Volker zur Linden

Krebs – Impuls für ein neues Leben

Wege vom Betroffenen zum Beteiligten
Behandlung und Begleitung Tumorkranker

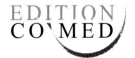

Volker zur Linden

Krebs – Impuls für ein neues Leben

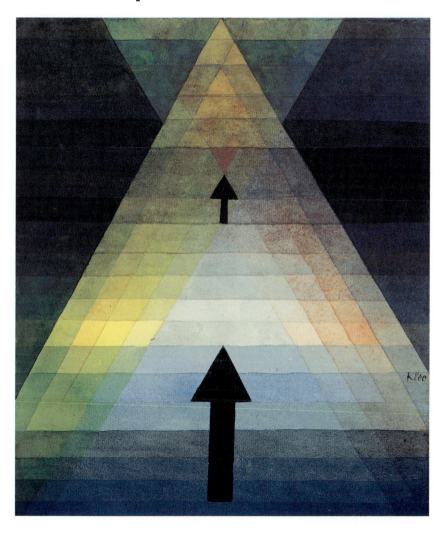

Wege vom Betroffenen zum Beteiligten
Behandlung und Begleitung Tumorkranker

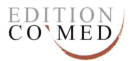

Produkthaftungsausschluss:
Alle in diesem Buch enthaltenen Angaben, Ergebnisse, Behandlungsempfehlungen usw. wurden vom Autor nach bestem Wissen erstellt und von ihm und dem Verlag mit größtmöglicher Sorgfalt überprüft. Gleichwohl sind inhaltliche Fehler nicht vollständig auszuschließen. Daher erfolgen die Angaben usw. ohne jegliche Verpflichtung oder Garantie des Verlages oder des Autors. Sie üben deshalb keinerlei Verantwortung oder Haftung für etwaige inhaltliche Unrichtigkeiten. Zum Ausschluss einer unkontrollierten Selbstbehandlung dürfen die in diesem Buch vorgestellten Therapieverfahren niemals ohne eingehende Rücksprache mit Ihrem Arzt / Ihren Ärzten erfolgen.

Titelbild:
Paul Klee
Eros, 1923,115
Aquarell, Gouache und Bleistift auf Papier
33,3 x 24,5 cm; Museum Sammlung Rosengart, Luzern
© VG BILD-KUNST, Bonn 2010

© **CO'MED** Verlagsgesellschaft mbH
Hochheim 2010

Alle Rechte vorbehalten

Umschlag: Jürgen Bücker
Satz: Jürgen Bücker

Lektorat: Anke Zimmermann

Druck und Bindung: TZ Verlag & Print GmbH, Roßdorf bei Darmstadt

ISBN 13: 978-3-934672-39-0

Inhalt

Vorwort Sven Kluwe 11
Geleitwort Dr. med. György Irmey 13
Der Schlüssel zu diesem Buch..15
Die Angehörigen sind entscheidend wichtige Mit-Beteiligte 19
Einführung 25

I.	**MEIN WEG DURCH DIE KRANKHEIT** 27
1.	**Diagnose: Krebs. Was nun? Allererste Bewusstseinsschritte**................29
1.1.	Wenn eine schnelle Entscheidung gefordert ist 29
1.2.	Nach dem Diagnose-Schock. Phasen seelischer Reaktionsweisen 30
1.2.1.	Schockphase. Angst, Verleugnung, Isolation 31
1.2.2.	Aufbegehren, Zorn..37
1.2.3.	Feilschen mit dem Schicksal 38
1.2.4.	Depression 39
1.2.5.	Zustimmung..42
1.3.	Wie ich wieder zu mir komme...42
2.	**Von der Betroffenheit zur Schicksalsgestaltung**................................45
2.1.	Hoffnung durch gezielte Eigeninitiative 45
2.2.	Bei wem ich Unterstützung für meinen Weg finde 46
2.2.1.	Unterstützung durch Angehörige und Freunde 47
2.2.2.	Ärzte als Experten oder Wegbegleiter 49
2.2.3.	Hilfe durch Selbsthilfegruppen 53
2.3.	Wie ich Erstarrtheit und Unzufriedenheit durch Eigeninitiative auflöse..55
2.4.	Der individuelle Weg vom Betroffenen zum Beteiligten im Spiegel der Persönlichkeitsstruktur 57
2.4.1.	Der Desorientierte 58
2.4.2.	Der Informierte 59
2.4.3.	Der „Tapfere" 60
2.4.4.	Der „Brave" 62
2.4.5.	Der Verweigerer 64
2.4.6.	Der Fanatiker 66
2.4.7.	Der ungewöhnliche Patient 69

2.5.	Den Problemen meiner Mitmenschen mit meinem Schicksal begegnen	71
2.6.	Krebs als Erkrankung des ganzen Menschen	74
2.7.	Krankheitssymptome als Signalsprache des Körpers	77
2.8.	Entscheidungen für die Zukunft treffen	81
2.9.	Konventionelle Therapien	84
2.10.	Von der Betroffenheit zur Schicksalsgestaltung	84
3.	**Der ganzheitliche Behandlungsweg**	**85**
3.1.	Die zentrale Frage: Wie werde ich wieder gesund?	85
3.2.	Der Mensch als Träger von Gesundheit und Krankheit	87
3.3.	Was heißt „ganzheitlich behandeln"?	91
3.4.	Behandlungsansätze über den Körper	94
3.4.1.	Behandlung mit Medikamenten	94
3.4.2.	Die zentrale Rolle des Immunsystems	100
3.4.3.	Arzneimittel – Heilmittel	104
3.4.4.	Der so genannte Placebo-Effekt	106
3.5.	Behandlung über die Seele	110
3.6.	Behandlung über den Geist	111
3.7.	Heilung	113
3.7.1.	Wunderheilung	118
3.7.2.	Glaube, eine Kraftquelle besonderer Art	122
3.8.	Wie finde ich meinen Arzt?	130
3.8.1.	Über die Wahrheit am Krankenbett	132
3.8.2.	Beteiligter werden als Partner des Arztes	134
3.8.3.	Der Beistandspakt mit dem Arzt	136
3.8.4.	Die Behandlung mittragen	137
3.9.	Eigenleistung ist unersetzlich für den Erfolg	139
4.	**Die stufenweise Selbstbeteiligung am Behandlungsgeschehen**	**141**
4.1.	Die Lebensweise ändern	141
4.2.	Die Ernährung überprüfen	146
4.2.1.	Andere Ernährungsempfehlungen	153
4.3.	Risikofaktoren erkennen und vermindern	155
4.3.1.	Gibt es eine Krebsdisposition?	156
4.3.2.	Vermeidung von Fehlernährung – eine wichtige Eigenleistung	157

Inhalt

4.3.3.	Missbrauch von Genuss- und Arzneimitteln	160
4.3.4.	Herdbelastungen	163
4.3.5.	„Gesundheitserreger" im Darm: Chronische Dysbiose	164
4.3.6.	Risikofaktor Strahlung: Elektro- und geobiologische Belastungen	168
4.3.7.	Psychische Belastungen	172
4.3.8.	Psychische Einflüsse – Stress	174
4.4.	Die geistige Ernährung	175
5.	**Was hat die Krankheit mit meinem Leben zu tun?**	**181**
5.1.	Die Bedeutung biographischer Zusammenhänge (Familiäre Belastungen, Schicksal, Traumata)	181
5.2.	Psychologische Zusammenhänge	186
5.2.1.	Stress	186
5.2.2.	Angst	187
5.2.3.	Depression	190
5.2.4.	Schmerz	193
5.3.	Das Schicksal gestalten – Aus den Signalen ein Lebenskonzept erstellen	196
5.3.1.	Krebserkrankung als sinnvolle Aufgabe?	197
6.	**Das Schicksal annehmen**	**201**
6.1.	Krebs und Sexualität	203
6.2.	Kann die Idee von Reinkarnation und Karma hilfreich sein?	206
6.3.	Für gute Pflege sorgen	210
6.3.1.	Klinikpflege	211
6.3.2.	Hauspflege	211
6.3.3.	Hospizpflege	213
6.4.	Loslassen zum Übergang in eine andere Dimension	215
6.4.1.	Abschied nehmen	219
6.4.2.	Helfer, die den Abschied erleichtern	222
6.4.3.	Sterbehilfe	224

| II. | **WISSENSWERTES ÜBER THERAPIEMÖGLICHKEITEN** | 227 |

7.	**Medizinische Aspekte der Krebserkrankung**	229
7.1.	Tumorbildung und Körperbauplan	229
7.2.	Theorien der Krebsentstehung	232
7.3.	Die körpereigene Krebsabwehr durch unser Immunsystem	235
7.4.	Möglichkeiten der Verlaufsdiagnostik	242
7.5.	Strahleneinflüsse	245
7.6.	Umweltgifte	253

8.	**Konventionelle Behandlungsmöglichkeiten**	259
8.1.	Operation	260
8.2.	Chemotherapie	263
8.3.	Bestrahlung	265
8.4.	Hormontherapie	266
8.5.	Andere konventionelle Therapieverfahren	267
8.5.1.	Schmerztherapie	268
8.6.	Tumor-Nachsorge – Theorie und Praxis	270
8.7.	Empfehlungen der Klinik für die Zeit nach der Entlassung	272
8.8.	Probleme im Verlauf der Klinikbehandlung	273
8.8.1.	Das Informationsdefizit – Ursache für Angst und Hoffnungslosigkeit	273
8.8.2.	Das Betreuungsdefizit	275
8.8.3.	Klinikatmosphäre	277
8.8.4.	Statistik und Individuum	278

9.	**Die Biologische Immuntherapie**	279
9.1.	Einsatzmöglichkeiten	279
9.2.	Misteltherapie	281
9.3.	Thymustherapie	286
9.4.	Therapie mit Immun-Modulatoren organischen Ursprungs	287
9.5.	Therapie mit eiweißspaltenden Enzymen	288
9.6.	Therapie mit Mineralstoffen, Spurenelementen und Vitaminen (Orthomolekulare Therapie)	289
9.7.	Sauerstoff-Mehrschritt-Therapie	296
9.8.	Methoden der Überwärmungstherapie (Hyperthermie)	298
9.9.	Mikrobiologische Therapie	300

Inhalt

10.	**Die Psychoneuroimmunologie**	303
10.1.	Psychohygiene	309
10.2.	Gesprächstherapie (mit Fragebogen)	315
10.3.	Psychotherapie / Psychoonkologie	317
10.4.	Visualisationsübungen	318
10.4.1.	Ablauf der Visualisationsübungen	320
10.4.2.	Erfahrungen aus achtjähriger Gruppentherapie	323
10.5.	Erweckung der inneren Heilkraft durch Meditation	329
10.6.	„Heiler"	332
10.7.	Kreative Übungstherapien	336
10.7.1.	Maltherapie	338
10.7.2.	Musiktherapie	340
10.7.3.	Therapeutisches Plastizieren	341
10.7.4.	Arbeit am Tonfeld	342
10.8.	Ergänzende Therapieformen	344
10.8.1.	Heileurhythmie	344
10.8.2.	Aktivierung der inneren Heilkraft des Atems	345
10.8.3.	Akupunktur	348
10.8.4.	Reflexzonenarbeit am Fuß	349

Danksagung 353

Anhang 355
Verwendete und weiterführende Literatur 355
Zeitschriften 364
Klinikliste 365
Kontaktadressen 379
Selbsthilfegruppen 381
Allgemeines 383
Glossar 384
Bildnachweis 391
Stichwortverzeichnis 392

Vorwort

Vorwort

„Krankheit ist Irrtum", lautete das Credo der Amerikanerin Mary Baker-Eddy, Begründerin der Christlichen Wissenschaft (Christian Science). In dieser Verallgemeinerung kann man die Behauptung wohl nicht gelten lassen. Wir wissen jedoch, dass eigenes Fehlverhalten und auch problematische Lebensumstände Ursachen für Krankheiten werden können, die sich dann durch Schmerzen oder andere Beschwerden zu Wort melden. Krankheitszeichen werden oft verdrängt oder bleiben allzu lange unbeachtet.

Als ich meinen Freund, Dr. zur Linden, Weggefährten und Berater bei den Produktionen meiner Fernsehfilme zur gesundheitlichen Aufklärung darum bat, in der Redaktion einer Zeitschrift für Krebspatienten mitzuarbeiten, die ich für den Verlag für Medizin, Dr. Ewald Fischer, Heidelberg, entwickeln sollte, erklärte er sich rückhaltlos einverstanden. Er fand auch gleich den Titel, unter dem dieses Blatt auch heute nach mehr als 20 Jahren noch erscheint: SIGNAL. Denn, das ist seine Grundauffassung, die Diagnose Krebs bedeutet Gefahr, eine Lebenskrise und Entscheidungen: Was kann ich tun, was muss ich lassen, um wieder gesund zu werden.

Das Krebsbuch von Dr. zur Linden enthält viele Wegweiser zu diesem Ziel sowie Informationen und praktische Anleitungen. Das Buch ist die Frucht einer langjährigen Praxiserfahrung. Mit seinen Erkenntnissen und Lehren hat er vielen Menschen helfen können, doch hat sich immer wieder erwiesen: Alle ärztlichen Bemühungen reichen oft nicht aus, um dem Krankheitsgeschehen beim Patienten Einhalt zu gebieten. Um es mit den Worten Martin Luthers zu sagen: „Es muss ein Jeder gewappnet und gerüstet sein für sich selbst."

Sven Kluwe

Geleitwort

Geleitwort von Dr. med. György Irmey zu dem Buch „Krebs – Impuls für ein neues Leben" von Dr. med. Volker zur Linden

Tag für Tag werden unzählige Menschen mit der Diagnose einer Krebserkrankung konfrontiert. Es ist vom ersten Augenblick an entscheidend, wie Betroffene mit dieser Situation umgehen, die zunächst als Schock empfunden und von Angst oder gar Panik geprägt ist. Mit der Krebsdiagnose beginnt für die meisten Patienten eine vielschichtige Suche: nach der geeigneten Therapie, nach der Ursache und vor allem nach der Sinnhaftigkeit der Erkrankung. Es ist die Zeit der brennenden Fragen und widersprüchlichen Antworten.

Die Krebserkrankung ist nie die Erkrankung eines einzelnen Organs oder Körperteils, sondern immer eine Erkrankung des ganzen Menschen als körperliche und seelische Einheit. Nur durch eine Begegnung mit dem kranken Menschen und nicht ausschließlich mit der Krankheit ist eine sinnvolle Wegbegleitung möglich. Der Individualität des Patienten wird immer noch in der klinischen und praktischen Medizin viel zu wenig Rechnung getragen – hier unterscheidet sich dieser umfassende und hervorragende Ratgeber meines lieben Kollegen Volker zur Linden sehr wohltuend von vielen anderen Büchern auf dem Markt.

Angst ist der direkte Gegenspieler des Mutes und eine Begleiterscheinung der Erkrankung, die im Umgang mit dem Thema viel zu wenig beachtet wird. Im Zusammenhang mit therapeutischen Entscheidungen oder der Einschätzung des Krankheitsprozesses wird diese im Hintergrund ständig anwesende Emotion häufig ausgeklammert und verdrängt. Mit Mut und Zuversicht kann einerseits so Vieles im Menschen aufgebaut, mit Angst und Ungewissheit andererseits so viel in Frage gestellt oder zerstört werden. Eine überwältigende Last von offenen Fragen, die die Krebserkrankung für die meisten Menschen mit sich bringt, wird in der Medizin und Öffentlichkeit genutzt, um massiv Druck auszuüben, und missbraucht, um mancherlei unseriöse Geschäfte zu machen. Verzweifelt sucht man als Patient nach einer objektiven Wahrheit.

Ein angemessenes und auf Heilung ausgerichtetes Vorgehen muss alle Ebenen unseres Wesens zu berücksichtigen suchen – die körperliche, die emotionale, die geistig-seelische, die soziale und die spirituell-religiöse Ebene. In ihrer Suche nach einem Mehr an Möglichkeiten für den weiteren Lebensweg und die Ausschöpfung aller Chancen zur Verbesserung der Lebensqualität steht die **Gesellschaft für Biologische Krebsabwehr e.V.,** für die ich nunmehr seit über 25 Jahren in leitender Funktion tätig bin,

Patientinnen und Patienten hilfreich zur Seite. Die Gesellschaft setzt sich mit all ihren umfassenden Informations- und Beratungsangeboten ein für das uralte und wieder neu entdeckte Recht des Patienten nach Individualität, nach Achtung und Respektierung seiner Intimsphäre und nach Zulassen seines Wunsches nach Eigenverantwortung.

In einer Zeit der Überflutung mit Informationen sind Orientierungshilfen für Therapeuten und Patienten gleichermaßen notwendig. Es geht nicht darum, prinzipiell gegen die eine oder andere Therapie zu sprechen, sondern notwendige Entscheidungen sehr individuell abzuwägen. Es ist fast nie nur ein einziger Weg möglich. Für den Betroffenen der Krankheit, der mit Hilfe von Volker zur Linden zum Beteiligten an seinem Gesundungsprozess wird, ist eine hervorragende Chance gegeben, den eigenen zu finden. Das Buch weist einen roten Faden im Umgang mit der Diagnose und den vielfältigen Herausforderungen dieser Erkrankung.

Es ist so unendlich wichtig, den vielen negativen Informationen, die im Zusammenhang mit der Erkrankung auf die Betroffenen einstürmen, positive Impulse entgegen zu setzen. Ankerpunkte sind wichtig, wo Betroffene für sich tätig werden können, um nicht nur die richtige Therapiestrategie zu entwickeln, sondern auch der inneren Stimme oder dem inneren Arzt mehr Bedeutung beizumessen. Die Selbstheilungskräfte werden in ihren Möglichkeiten von der Medizin unterschätzt. Dabei liegt in ihnen ein Potential, das bei weitem nicht ausgeschöpft wird. Vertrauen zu entwickeln in eine Therapie oder zu einem Therapeuten ist für die Aktivierung der körpereigenen Heilkräfte manchmal wichtiger als die Suche nach immer neuen oder vielfältigeren Möglichkeiten der Behandlung. Ohne den Sonnenstrahl von innen kann kein therapeutischer Samen wachsen.

In diesem Sinne wünsche ich dem motivierenden Ratgeber von Volker zur Linden viele Leserinnen und Leser, die daraus neuen Mut und Hoffnung für die Bewältigung ihrer komplexen Erkrankung schöpfen können.

Herzlichst
Ihr

Dr. med. György Irmey
Ärztlicher Direktor der Gesellschaft für Biologische Krebsabwehr e.V.,
Heidelberg, www.biokrebs.de

Der Schlüssel zu diesem Buch

Der Schlüssel zu diesem Buch

Krebs ist eine Schicksalskrankheit. Der Beweggrund dieses Buches ist, krebskranken Menschen eine Botschaft zu vermitteln, die ihr Schicksal verändern kann:

> Es gibt über das konventionelle Behandlungsprogramm hinaus mit Gewissheit einen oder sogar mehrere Schlüssel, die für das so komplizierte und rätselhafte Schloss jedes individuellen Krebsproblems passend sind. Jeder hat die Möglichkeit, seinen ganz persönlichen Schlüssel zur Bewältigung der ihm mit seiner Erkrankung gestellten Aufgaben zu finden.

Dies ist gesagt unter voller Berücksichtigung der Tatsache, dass Krebs beim derzeitigen Stand unseres Wissens für jeden Betroffenen eine schwere und im Hinblick auf Zusammenhänge und Folgen existenziell bedrohliche Erkrankung ist. Ich bin mir auch bewusst, dass meine obige Aussage für viele zunächst unglaubhaft, ja unseriös klingt. Vor allem werden Sie fragen: Was sind das für Schlüssel? Und erst recht: Wo ist das Schloss?

Das *Schloss* werden Sie finden können, wenn Sie sich zunächst selbst fragen, was „Ihnen fehlt", was Ihnen Ihre Krankheit eigentlich sagen will. Diesen wichtigen Akt der Selbsterforschung werden wir schrittweise gemeinsam zu vollziehen haben. Dann erst kann ich Ihnen die *Schlüssel* vorstellen, einen ganzen Schlüsselbund von unkonventionellen und Sie sicher vielfach überraschenden Behandlungsverfahren, deren wichtige gemeinsame Charakteristik ist: Sie selbst sind dabei der im Mittelpunkt stehende aktiv Handelnde beim Therapiegeschehen. Nur Ihr eigener, intensiver, von Überzeugung getragener Einsatz kann Veränderungen bewirken. Es sind dabei Veränderungen möglich sowohl im Krankheitsgeschehen wie im Persönlichkeitsbereich, die mich selbst miterlebend oft genug in Erstaunen versetzten und mir größte Hochachtung einflößten gegenüber dem Menschen, der solche Veränderungen an und in sich bewirkt hat. Ich habe als Begleiter solcher Entwicklungsverläufe den Rückgang oder sogar das völlige Verschwinden von Tumoren oder Metastasen gesehen, selbst da, wo konventionelle Behandlungsmethoden versagt haben. Ich habe beeindruckende Veränderungen von Lebenseinstellung und Persönlichkeitsausstrahlung erlebt und ich bin auch einige Male „Wundern" begegnet, also Verläufen, die mit unserem heutigen naturwissenschaftlichen Verständnis nicht zu erklären sind.

Damit aber von Anfang an keine falschen Vorstellungen aufkommen, muss ich ganz deutlich folgendes voranstellen: Ich habe keine „Wundermedizin" und keine „Allheilmethode" anzubieten. Auch bin ich nicht der „Erfinder" der Behandlungsweisen, die in diesem Buch vorgestellt werden. Wohl aber kann ich aus jahrelanger Erfahrung im Umgang mit Krebskranken sagen:

Es gibt für jeden einzelnen Kranken einen Weg, nämlich seinen Weg, die Aufgaben zu bewältigen, die ihm durch seine Erkrankung gestellt werden. Es ist uns nur das Bewusstsein dafür verloren gegangen, dass leben heißt: diesen einen bestimmten eigenen Weg zu finden und zu gehen.

Auch der so genannte „unheilbare" oder „austherapierte" Patient hat aus dieser Sicht noch oft entscheidend wichtige Entwicklungsschritte vor sich.

Damit kommen wir zu der Frage: Wo und wie finde ich nun für meine Schlüssel das Schloss, um mir den Weg für die notwendigen Veränderungen zu erschließen? Vielen wird es vielleicht überraschend oder unglaubhaft klingen, wenn ich Ihnen sage: Dieses Schloss tragen Sie von Geburt an in sich in der Tiefe Ihres Menschseins. Es ist nur in der Regel durch die Erziehung, durch Schicksalsumstände und die atmosphärischen Bedingungen unseres Alltagslebens im Zeitalter des Materialismus so tief in uns verborgen, dass die meisten Menschen nicht mal etwas von seiner Existenz ahnen. Wir müssen also gemeinsam auf die Suche gehen, um dieses verborgene Herzstück unseres Seins aufzuspüren und für den angestrebten Entwicklungsprozess zu öffnen.

Dazu müssen Sie aber folgende unerlässliche Vorbedingungen erfüllen können. Sie müssen in der Lage sein, kompromisslos zu sagen:

- „Ich habe Krebs – ohne wenn und aber."

- „Ich habe Angst und ich bin bereit, mich dieser Angst ehrlich zu stellen."

- „Ich bin bereit, alle meine bisherigen Vorstellungen und Informationen über Krebs in Frage zu stellen und mich einer neuen Betrachtungsdimension vorbehaltlos, aber durchaus kritisch zu öffnen."

Der Schlüssel zu diesem Buch

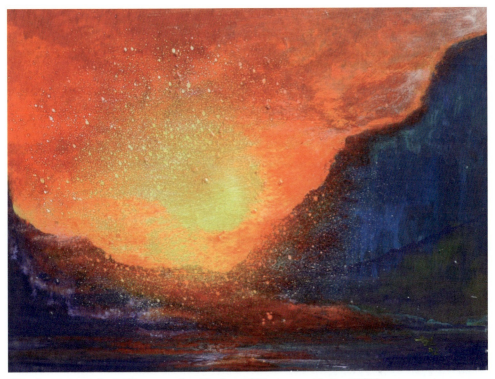

Abb. 1: „Geburt des Lichtes aus der Finsternis" (Anne zur Linden 1994)

Wir werden in den folgenden Kapiteln im Einzelnen über jeden Punkt zu sprechen haben.

Damit haben wir den ersten Schritt zum Verständnis des hier Gemeinten getan. Zur erfolgreichen Einleitung der auf diesem Verständnis aufbauenden, unumgänglich notwendigen weiteren Entwicklungsschritte schlage ich Ihnen darüber hinaus einen Pakt zwischen Leser und Autor vor. Erst damit können die Voraussetzungen geschaffen werden, dass die Inhalte, die ich Ihnen auf den folgenden Seiten zu vermitteln habe, Sie auch wirklich in ihrem ganzen Sinngehalt erreichen. Das bedeutet: Sie öffnen sich auf der Basis der oben genannten für den Einstieg notwendigen Vorbedingungen folgenden erweiterten gedanklichen Voraussetzungen:

- Krebs ist nicht identisch mit dem Tumor. Die Krebserkrankung ist eine Erkrankung des ganzen Menschen. Das Tumor-Zell-Geschehen ist nur die vordergründige physisch-manifeste Auswirkung der Erkrankung.

- Die Behandlung muss demnach den ganzen Menschen einbeziehen mit Leib, Seele und Geist.

- Ich bin bereit, mich als ganzer Mensch in das im Folgenden beschriebene Behandlungskonzept auf der Basis ungewohnter Bewusstseinsschritte einzubringen.

Damit erfüllen Sie die Grundbedingungen, um an das in Ihnen verborgen liegende Schloss zu gelangen. Ich werde dann die Schlüssel zu diesem Schloss in diesem Buch so weit darstellen, dass Sie Ihren ganz persönlichen Schlüssel, der für Ihr Schloss passend ist, finden können. Aufschließen müssen Sie dann allerdings selber. Das kann niemand für Sie tun.

Können Sie die Voraussetzungen dieses Paktes nicht oder noch nicht erfüllen, so können Sie doch in diesem Buch sicher eine große Zahl von wichtigen Informationen finden. Das eigentliche Anliegen des Buches wird Ihnen aber verschlossen bleiben; denn Informationen können lediglich das Gerüst bilden, das Sie dann aber selber ausfüllen müssen mit Ihrem heißen Wunsch zu leben *trotz der Erkrankung* und Ihrem festen Entschluss den ureigenen Lebensweg zu gehen mit aufgewachtem Bewusstsein *durch die Erkrankung*.

Die Angehörigen sind entscheidend wichtige Mit-Beteiligte

Die Angehörigen sind entscheidend wichtige Mit-Beteiligte

Bis an die Wurzeln Ihres Wesens erschüttert stehen Sie plötzlich unerwartet vor der Situation einer Krebserkrankung eines nahen Angehörigen, sei es Ihr Ehepartner, ein Elternteil, Ihr Kind oder ein anderer nahestehender Mensch; und Sie stellen mit Erschrecken fest: ich bin völlig unvorbereitet. Sicher, man hat in den Medien häufig über Krebs gelesen oder gehört, im Bekanntenkreis hat es Krebserkrankungen gegeben. Aber ganz offensichtlich haben Sie unbewusst die Problematik doch so weit von sich geschoben, dass Sie die Möglichkeit einer Krebserkrankung im engeren Angehörigenkreis nicht ernsthaft in Erwägung gezogen haben. Die Angst bringt solche Zaubertricks der Verdrängung auch bei den Menschen, die nicht nur gedankenlos in den Tag hinein leben, spielend fertig. Jetzt aber ist es unausweichliche Tatsache, mit der Sie konfrontiert sind. Wie konnte das nur geschehen? Welche neue Rolle kommt damit auf Sie zu? Welche neuen Aufgaben warten auf Sie?

An den Anfang möchte ich einige Grundgesichtspunkte stellen, die Sie wahrscheinlich zunächst überraschen werden, die aber die unersetzbare Wichtigkeit Ihrer jetzt entstandenen eigenen Aufgaben in dieser Situation eindeutig kennzeichnen:

> Es ist jetzt noch wichtiger etwas für den Krebskranken zu tun,
> als etwas gegen den Tumor zu tun!

Wenn Sie den Inhalt dieses Satzes in sich aufnehmen – spüren Sie, welche große Bedeutung für Ihren Angehörigen Ihr Denken, Mitfühlen und Handeln, neben den medizinischen Notwendigkeiten, in der nächsten Zeit hat? Ich möchte diesen Grund-Satz sogar durch noch eine weitere für Sie wahrscheinlich zunächst erstaunlich oder sogar unglaublich klingende Aussage konkretisieren:

Nicht die Tumorgröße bestimmt die Prognose, sondern die Situation des ganzen betroffenen Menschen. Damit ist sowohl seine Abwehrlage und sein Allgemeinzustand gemeint, aber eben auch gerade seine soziale, persönliche und spirituelle Lebenssituation. Für letztere Bereiche sind Sie jetzt der Ansprechpartner Nummer 1. Aber auch die körpereigene Tumorabwehr und der Allgemeinzustand sind, wie Sie in den nächsten Kapiteln erfahren werden, so stark von psychosomatischen Einflüssen abhängig, dass Ihre Einwirkungsmöglichkeiten gar nicht hoch genug eingeschätzt werden können.

In der normalen Klinikroutine spielen die Angehörigen im Gegensatz zu den hier geäußerten Ansichten oft genug eine untergeordnete Rolle. Teilweise werden sie mit ihren „dummen Fragen" als lästig und zeitraubend angesehen, und ihre Besuche werden nur als störend für einen geordneten Klinikbetrieb betrachtet. Diese Haltung ist in der Regel abhängig von der Persönlichkeit des Leitenden Arztes und auch der Oberschwester. In großen Kliniken wechselt die Einstellung oft krass von Abteilung zu Abteilung. Nur langsam wächst das Bewusstsein dafür, welche große Bedeutung für die Behandlung und den Heilungsverlauf einer gezielten Zusammenarbeit mit den Angehörigen zuzumessen ist. Die Erfahrung lehrt allerdings auch, dass es Fälle gibt, in denen der Angehörige seelsorgerische oder psychotherapeutische Hilfe nötiger hat als der Erkrankte.

Es ist also für das Helfenkönnen wichtigste Voraussetzung, dass Sie selber körperlich und seelisch auf festen Füßen stehen. Achten Sie also sorgfältig auf Ihre eigene Gesunderhaltung, gerade auch, wenn die Betreuungsaufgaben viel Zeit und Kraft in Anspruch nehmen. Ernähren Sie sich besonders gewissenhaft, sorgen Sie für genügend Schlaf und Erholungszeiten. Gönnen Sie sich auch ruhig Freude und Entspannung. Es ist Ihrem Angehörigen in keiner Weise gedient, wenn Sie glauben, sich für ihn „aufopfern" zu müssen und kaum noch wagen, einen anderen Gedanken aufkommen zu lassen. Weinen Sie, wenn die Sorgen einmal über Ihnen zusammenschlagen, aber vergessen Sie auch nicht zu lachen, wenn eine Gelegenheit zum Lachen anregt. Ich warne vor dem „Helfersyndrom", zu dem manche Menschen, auch berufliche Helfer, neigen. Mit diesem Ausdruck ist eine Einstellung gemeint, in der nichts anderes mehr Raum hat als nur noch die große Helferaufgabe, auch wenn der Helfer selber dabei zugrunde geht. Das Geheimnis liegt immer in der rechten Dosierung, mit der wir etwas tun, wie wir später an anderer Stelle noch sehen werden. Auch hier gilt: *weniger ist oft mehr.*

Hinsichtlich des Maßes sowie der Art und Weise der Betreuung vertrauen Sie in erster Linie der Stimme Ihres Herzens. Je echter und unverkrampfter Sie Ihre Hilfe anbieten, umso dankbarer wird sie angenommen.

Einige wichtige Ratschläge sollten Sie aber unbedingt beachten, damit Ihre Hilfe für Ihren Angehörigen auch eine wirkliche, den besonderen Umständen entsprechende Hilfe ist:

Die Angehörigen sind entscheidend wichtige Mit-Beteiligte

- Bitten Sie Ihren Angehörigen, seine Ärzte von der Schweigepflicht Ihnen gegenüber zu entbinden. Die ärztliche Schweigepflicht gilt, streng genommen, auch gegenüber den engsten Verwandten.

- Lassen Sie sich einen Gesprächstermin bei dem behandelnden Arzt geben und lassen Sie sich umfassend über die Diagnose, Prognose und die vorgesehene Therapie informieren. Ein paar Sätze zwischen Tür und Angel auf dem Krankenhausflur sind für Ihre Information nicht ausreichend. Lassen Sie sich nicht einschüchtern, auch wenn Sie es mit einer noch so großen Autorität zu tun haben. Es gehört zu den Aufgaben des Arztes, diese Auskünfte zu erteilen.

- Informieren Sie sich anhand der inzwischen ausreichend vorhandenen auch für Laien verständlichen Literatur (s. auch Anhang) über weitere Einzelheiten der Erkrankung, so weit es Ihrem Bedürfnis entspricht.

- Stellen Sie fest, wo Ihre eigenen bewussten oder unbewussten Krankheitsängste sitzen. Haben Sie den Mut, sich diesen Ängsten ganz offen zu stellen und versuchen Sie, zu einem übergeordneten Standpunkt zu gelangen. Solange Ihnen das nicht gelingt, versuchen Sie auf keinen Fall, Ihre Angst vor dem Angehörigen zu verschleiern, er hört es doch mit dem Spürsinn des Kranken heraus. Dadurch wird die Atmosphäre zwischen Ihnen verklemmt und Sie verbauen sich den Zugang zu seinem Inneren. Aus einer „Lüge" kann niemals ein Vertrauensverhältnis entstehen. Dieses Buch will Ihnen Orientierung und Hilfe in dieser Situation geben. Lesen Sie es, als wenn Sie selber der Erkrankte wären, so schwer es für Sie auch vielleicht sein mag. Nur so können Sie das erforderliche Verständnis für die wirklichen Nöte und Fragen Ihres Anghörigen gewinnen.

- Vermeiden Sie aber um Gottes Willen Mit-Leid! Der Mit-Leidende ist selber ein Hilfsbedürftiger und deshalb nicht in der Lage, anderen eine Hilfe zu sein. Machen Sie sich den Unterschied zwischen Mit-Leid und echtem menschlichen Mit-Gefühl bewusst. Nur aus einer liebevollen Distanz der innerlichen Stärke können Sie ein wirklicher Helfer sein.

- Seien Sie sich bewusst, dass sich innerhalb der Betreuungssituation zwangsläufig früher oder später die Fragen nach Ihrer eigenen Einstellung zu den großen Lebensproblemen wie Angst vor Siechtum und Tod, dem Zusammenhang zwischen Krankheit und Schicksal sowie Glaube und Hoffnung stellen. Diese Fragen treten für den Kranken mit einer solchen Aktualität und Brisanz auf, dass Sie selber als Gesprächspartner aufs Höchste gefordert werden und jedes vage Drumherumgerede schnell wie eine Seifenblase zerplatzt.

Betreuungsaufgaben
Welche *Betreuungsaufgaben* werden nun voraussichtlich auf Sie zukommen? Diese Aufgaben lassen sich auffächern in Betreuungstätigkeiten hinsichtlich des körperlichen, seelischen und geistigen Lebensbereiches des Kranken.

- *In körperlicher Hinsicht* wird es sich während des Klinikaufenthalts um kleine Hilfeleistungen handeln, die der Bequemlichkeit und dem Wohlbefinden des Kranken dienen. Sie werden ihn mit einer liebevoll bereiteten Speise, etwa einem Obstsalat, einer Quarkspeise oder einem frischen Saft erfreuen können, so weit es der augenblickliche Zustand erlaubt. Dazu gehört auch der häufige Wechsel der durchgeschwitzten Nachtbekleidung. Im Falle eines schweren Krankheitsverlaufs bildet die fachgerechte Krankenpflege eine große Aufgabe. Während des Klinikaufenthalts werden die Schwestern und Pfleger für jede Hilfeleistung dankbar sein. Eine häusliche Krankenpflege ist für jeden Angehörigen ein großes Problem, fordert sie doch nicht selten vollen Einsatz der körperlichen Kräfte und organisatorischen Fähigkeiten (s. Kap. 6.3.2). Da fachgerechte Pflege nicht allein mit Liebe und gutem Willen zu bewerkstelligen ist, sondern einige Fachkenntnisse voraussetzt, sollten Sie sich unbedingt der Unterstützung durch eine ausgebildete Pflegekraft bedienen. Hierfür kommen in Frage die Gemeindeschwester sowie Schwestern der Hauspflegevereine und karitativer Organisationen. In den meisten Städten gibt es Hospizvereine (s. Kap.6.3.3.), deren Pflegekräfte und geschulten onkologischen Laienhelfer die häusliche Krankenpflege und menschliche Betreuung als eine ihrer Hauptaufgaben betrachten. Generell ist zu sagen, dass eine Pflege im gewohnten häuslichen Milieu von den meisten Kranken einer Klinikpflege mit ihrer sterilen Atmosphäre vorgezogen wird.

- Die *seelische Betreuung* wird in der Regel in der ersten Phase der Krankheit die Aufgabe erfüllen müssen, dem Kranken einen Schutzraum zu verschaffen. Die meisten Kranken haben in dieser Zeit so viel mit sich selber zu tun, dass Besuche von Ihnen als störend, oft auch lästig empfunden werden. Mit Feingefühl müssen Sie herausfinden, wieviel Besuch Ihr Angehöriger verkraften kann, wer willkommen ist und wer ihn mit zu viel Fragen oder unangebrachter Betulichkeit überfordert. Sie werden eine

Die Angehörigen sind entscheidend wichtige Mit-Beteiligte

Art Filter sein müssen gegenüber familiären oder beruflichen Problemen, mit denen der Kranke in dieser Zeit nicht unbedingt konfrontiert werden muss. Sie werden dann ein sensibler Begleiter sein müssen bei den einzelnen Bewusstseinsschritten, die dem Diagnoseschock folgen (s. Kap. 1.2.ff). Allein schon liebevolles und geduldiges Zuhören vermittelt dem Kranken das tröstliche Gefühl, nicht allein und hilflos den inneren Problemen gegenüber zu stehen. Selbst wenn Sie sich nicht in der Lage sehen, mit Worten überzeugende Hilfe leisten zu können, stützen Sie Ihren Angehörigen bereits durch Ihr echtes mitmenschliches Dabeisein.

In einem anderen Bereich werden Sie durch Mitdenken und Informationssammeln sehr hilfreich sein können. Dabei geht es um die Orientierung über die Diagnose und die vorhandenen Behandlungsmöglichkeiten. Die in der Klinik vermittelten Informationen in dieser Hinsicht sind häufig sehr vage und unvollständig. Niemand hat die Zeit, auf die individuellen Fragen des Kranken einzugehen. Was bedeutet es, krebskrank zu sein? Welche Chancen habe ich und vor allem, was kann ich selber zu meiner Heilung beitragen? Die Möglichkeiten der 4. Säule der Krebstherapie (s. Kap. 9.ff) werden meist gar nicht der Erwähnung für wert gehalten. Sie werden also herausfinden müssen, wie groß das Informationsbedürfnis Ihres Angehörigen ist und sich auf die Suche nach weiteren Orientierungsmöglichkeiten machen müssen. Sie können Auskünfte einholen bei andern Krebskranken, bei Ärzten, Selbsthilfegruppen und Krebsinformationsdiensten (s. Anhang). Die meisten erfahrungsgemäß auftretenden Fragen und Probleme habe ich mich bemüht, in diesem Buch zu behandeln. Auf weiterführende Literatur ist im Anhang hingewiesen.

Sollte sich bei Ihrem Angehörigen aus irgendeinem Grund eine hohe Konfliktspannung aufbauen, der Sie sich alleine nicht gewachsen fühlen, werden Sie über den behandelnden Arzt die Hinzuziehung eines klinischen Psychologen oder einer Sozialtherapeutin einleiten müssen.

- Ein Bereich, der viel Fingerspitzengefühl und eigene menschliche Erfahrung und Reife erfordert, ist die *geistige Betreuung*. Das beginnt bei der Auswahl der Bücher, die dem augenblicklichen Seelenzustand, dem Geschmack und Niveau des Kranken entsprechen müssen. Die Auswahl sollten Sie nicht dem Zufall überlassen. Natürlich werden Sie direkt geäußerte Wünsche erfüllen. Darüber hinaus aber werden Sie lernen müssen, auf unter Umständen sehr verborgene Signale zu achten. Da klingt ein Thema, ein Stichwort ganz nebenbei im Gespräch an, vielleicht zum wiederholten

Male. Aber auch wenn Ihnen auffällt, dass der Kranke ein Thema ängstlich ausklammert oder bei einem für ihn heißen Stichwort schnell ablenkt, kann ein „neutrales" Buch zu dieser Fragestellung oft den Anstoß zu einem entlastenden Gespräch geben. Besonders schwierig ist es oft mit Männern in beruflich gehobenen Positionen, die nicht gewöhnt sind, über ihre persönlichen Gefühle und Anliegen nachzudenken und noch weniger zu sprechen. Hier müssen Sie eine hohe Einfühlungsgabe besitzen, um die wirkliche innere Bedürfnislage zu erfahren. Hohe Kunst ist es, die averbale Signalsprache des Kranken zu verstehen. Sie werden feinfühlig die „Gebärdensprache", den Ausdruck der Augen oder die „zufällige" Blickrichtung beobachten müssen, um die tiefsten inneren Bedürfnisse zu erraten. Haben Sie den Mut, sich im Umgang mit differenzierten oder introvertierten Kranken Ihren Intuitionen zu überlassen.

Oft bringt es die Ausnahmesituation der Erkrankung mit sich, dass mit einem Mal Themen auftreten, die sonst für den Kranken scheinbar keinerlei Bedeutung gehabt haben, z.B. weltanschaulicher oder religiöser Art. Hier sollten Sie ganz besonders aufmerksam die Bedürfnis- und Fragerichtung beachten und auf diesen Themenkreis umsichtig eingehen. Unter Umständen kann es im Verlauf sinnvoll sein, einen aufgeschlossenen Geistlichen zuzuziehen. In vielen Fällen ist der Kranke auch plötzlich aufgeschlossen für ein – vielleicht gemeinsames – Gebet oder es entsteht der Wunsch zu meditieren. Andere Menschen sind eher über gemeinsames Malen oder Musizieren zu erreichen. Viele Kranke sind außerordentlich dankbar für ein liebevolles Vorlesen, z.B. von Märchen. Versuchen Sie, in jedem Fall ein sensibler Erfüller aller ausgesprochenen und unausgesprochenen Wünsche und Bedürfnisse zu sein, dann können Sie für Ihren Angehörigen ein unersetzbar wichtiger Helfer auf seinem Weg zur Heilung oder zur Vollendung seines Schicksals werden. Ein Tonträger am Bett oder ein Fernsehapparat im Zimmer können in keinem Fall Ihr persönliches Engagement ersetzen (s. auch Kap. 4.4.)

Es wird Ihnen aus den Darstellungen in diesem Buch bewusst werden, welche überraschend hohe Bedeutung nach den jüngsten Erkenntnissen der Psychoonkologie die seelische Situation des Kranken und sein geistiger Hintergrund haben. Seien Sie sich der unschätzbaren Wichtigkeit bewusst, die Ihrer Mitwirkung im Krankheits- und Heilungsverlauf zukommt. Sie sind nicht nur Mitbetroffener der Schicksalskrankheit Ihres Angehörigen, sondern sollten auch zu einem wesentlichen Mit-Beteiligten am Überwindungsprozess werden.

Einführung

Einführung

Dieses Buch ist dem ungewöhnlichen Patienten, dem meine Bewunderung und Liebe gilt, gewidmet. Es soll alle von der Krebskrankheit Betroffenen motivieren, ihre in ihnen schlummernden ungewöhnlichen Fähigkeiten zu entwickeln und damit vom *Betroffenen* zum *Beteiligten* am Krankheits- und Heilungsgeschehen zu werden. Es werden für diesen Entwicklungsgang keine Rezepte oder Anweisungen gegeben, sondern *Gesichtspunkte* vermittelt, die es dem kooperativen Leser ermöglichen, zum aktiven mitverantwortlichen Partner des Arztes auf dem individuellen Behandlungsweg zu werden.

Krebs hat auch heute noch, trotz weltweiter intensiver Forschungsbemühungen, eine sehr ernste, häufig genug todernste Prognose. Niemand ist „nur ein bisschen krebskrank".

Deshalb kann man auch nicht nur „ein bisschen Krebstherapie" betreiben. Es gilt das Alles-oder-Nichts-Gesetz. Krebs ist eine Schicksalskrankheit. Wer dieses Signal nicht versteht oder nicht verstehen will, muss in der Regel früher oder später den wuchernden Zellen den Sieg überlassen.

Für alle, die die Bedeutung des Signals verstanden haben, geht dieses Buch von folgenden Grundvoraussetzungen aus:

- Die Prognose „*hoffnungslos*" gibt es nicht, auch nicht in fortgeschrittenen Fällen. Die Krankheit ist nur für den hoffnungslos, der die Hoffnung selbst aufgegeben hat.

- Entscheidend für die Prognose ist in erster Linie nicht der medizinische Krankheitsbefund, sondern die *Einstellung* des Erkrankten zu seiner Krankheit.

- Die aktive, zielstrebige *Mitarbeit* des Erkrankten am Behandlungsgeschehen ist das wirkungsvollste Heilmittel gegen die Krankheit.

Das gedankliche Gerüst der Darstellung beruht auf den von Ihnen zu vollziehenden Bewusstseinsschritten. Das Bewusstsein ist die Stufenleiter, auf der wir Menschen als ichbegabte Wesen unseren Lebensweg zu beschreiten haben. Deshalb reiche ich Ihnen mit der gewählten Darstellung die Hand, um Ihnen zu helfen, die besonderen von der

Krankheit geforderten Bewusstseinsschritte zu vollziehen. Erst dadurch werden von Ihnen die Voraussetzungen geschaffen, erfolgversprechend und sinnvoll am praktischen Ablauf des Behandlungsgeschehens mitzuarbeiten.

Es ist also das Hauptanliegen dieses Buches, Sie als aktiv *Beteiligten* für den Behandlungsablauf zu gewinnen. Deshalb ist der erste Teil des Buches vorwiegend der dazu notwendigen Motivation gewidmet. Um dieses vorrangige Ziel nicht mit zu viel Informationen zu überlagern, habe ich aus Gründen der besseren Überschaubarkeit die erforderlichen vertieften sachlichen Informationen in einem zweiten Teil des Buches zusammengefasst.

Jedes Kapitel ist so konzipiert, dass es auch einzeln aus dem Zusammenhang genommen verständlich ist. Deshalb habe ich mich bemüht, dem Leser den Umgang mit dem Buch dadurch zu erleichtern, dass verwendete Stichworte jeweils mit einem Hinweis auf das zugehörige spezielle Kapitel versehen sind. Jedoch geht das eigentliche Anliegen des Buches nur aus dem Gesamtduktus hervor.

Da Krebs eine Schicksalserkrankung ist, haben wir es nicht nur mit einer bösartigen Wucherung von Körperzellen unbekannter Ursache zu tun, sondern wir begegnen mit der Erkrankung dem *Schicksal des ganzen Menschen*. Die Art, wie wir uns mit der Krankheit auseinandersetzen, hängt also ganz eng mit unserer persönlichen Anschauungsweise zusammen. Das ganzheitliche Spektrum umfasst also nicht nur die körperliche Ebene des Geschehens, sondern ebenso seine seelische und geistige Entsprechung. Nur eine breit gefächerte *Weltanschauung* kann diesem vielschichtigen Lebensereignis gerecht werden. Es zieht sich also wie ein roter Faden (außer den notwendigen Informationen) eine Weltanschauung, meine Weltanschauung, wie ich sie mir im Laufe meines Lebens erworben habe, durch das Buch. Diese Anschauung wurde wesentlich durch die Begegnung mit meinen Patienten geprägt. Dafür bin ich zutiefst dankbar.

Ich habe großen Respekt vor der menschlichen Freiheit, insbesondere seiner Freiheit zu denken. Fassen Sie also bitte die dargestellten Anschauungen als *Angebote* auf. Setzen Sie sich mit den Gedanken auseinander und bilden Sie sich Ihr eigenes Urteil. Nur unter Einbeziehung dieser Gesichtspunkte werden Sie gegenüber einer so ernsten Lebensproblematik, wie einer Krebserkrankung, bestehen können.

I
Mein Weg durch die Krankheit

1. Diagnose Krebs: Was nun? Allererste Bewusstseinsschritte

Unser Bewusstsein ist der Bildschirm, auf dem die durch unsere Sinneswahrnehmungen vermittelten Gegebenheiten unseres Planeten aufleuchten. Durch Beobachtung machen wir uns ein Bild von dieser Welt. Indem wir dann unsere Fähigkeit zu denken einsetzen, können wir der Beobachtung den ihr entsprechenden Begriff zuteilen. So erkennen wir, sehr vereinfacht dargestellt, die Welt.

Wenn in unserem Bewusstsein brennende, lebensentscheidende Fragen im Gefolge einer schweren Erkrankung auftauchen, durchlaufen unsere Wahrnehmungen zunächst die Stufe der Beobachtung, ehe wir sie durch das Denken begrifflich fassen können. Diese Bewusstseinsschritte wollen wir in den folgenden Kapiteln gemeinsam vollziehen. Auf diese Weise wollen wir uns ein Bild machen von der gegebenen Schicksalssituation und uns gedanklich schrittweise mehr Transparenz verschaffen und gemeinsam Lösungsmöglichkeiten erarbeiten.

1.1. Wenn eine schnelle Entscheidung gefordert ist

Es ist nicht Stil und Aufgabe dieses Buches, Kurzinformationen und Anweisungen für den schnellen Gebrauch zu geben. Erfahrungsgemäß aber gibt es besonders im Zusammenhang mit der ersten Diagnosestellung häufig Situationen, in denen Sie mit der Notwendigkeit einer kurzfristigen Entscheidung konfrontiert werden: Operation? Krankenhaus? Chirurg? Chemotherapie? Bestrahlung? Alternative Behandlungsmöglichkeiten? Nur für diesen Fall habe ich im Folgenden in Form einer Tabelle für Sie eine Kurzübersicht mit Hinweisen auf die betreffenden in diesem Buch enthaltenen Informationskapitel zusammengestellt:

Tab. 1:

SITUATION	WEG	AUFGABE	FRAGE-STELLUNG	BEMERKUNG	INFO
Selbst oder vom Arzt festgestellter Krebsverdacht	Hausarzt ⇩	beschränkte diagnostische Möglichkeiten	Verdacht begründet?	nicht vor sich herschieben	Kap. 2.7.
Verdacht nicht auszuschließen	Facharzt ⇩	erweiterte diagnostische Möglichkeiten	Verdacht bestätigen oder ausschließen	planvoll vorgehen; Gefahr der „Überdiagnostik"	Kap. 3.8., 3.8.1.
Verdacht mit amb. Diagnostik nicht auszuschließen	Klinik ⇩	unbeschränkte diagnostische Möglichkeiten	schwierige Diagnosestellung	diagn. Einrichtung der gewählten Klinik ermitteln	Kap. 8.8.3.
Praecanzerose (Vorstadium einer Krebserkrankung)	Arzt für Naturheilweisen	biologische Immuntherapie	Immunstatus?	gute Kooperation Arzt – Patient	Kap. 3.1., 3.4., 3.8., 9.ff
Diagnose: Krebs operabel	Klinik Chirurg ⇩	radikale Tumorentfernung bzw. Reduzierung der Tumorgröße	radikale oder palliative Operation	Operation nicht überstürzen aber auch nicht ohne Grund verzögern	Kap. 8., 8.1.
nicht operabel bzw. Operation nicht indiziert	Onkologe und/oder ⇩	Eliminierung der Tumorzellen durch Chemotherapie	Ausmaß von Wirkungen und Nebenwirkungen?	Abwägung von Für und Wider	Kap 8.2., 8.4., 8.5.
dgl.	Radiologe	bzw. Strahlentherapie	dgl.	dgl.	Kap 8.3.
Jedes Krebsstadium	Arzt für Naturheilweisen	biologische Immuntherapie	Steigerung der körpereigenen Abwehr	Eigeninitiative unerlässlich	Kap 9.ff, 10.ff

1.2. Nach dem Diagnose-Schock. Phasen seelischer Reaktionsweisen

Die in den USA arbeitende, inzwischen leider verstorbene schweizerische Ärztin Elisabeth Kübler-Ross hat liebevoll-aufmerksam die seelischen Reaktionen von Krebspatienten in den ersten Wochen nach der Eröffnung der Diagnose beobachtet. Dabei hat sie festgestellt, dass die meisten ihrer Patienten vier grundsätzlich ähnliche seelische Entwicklungsphasen durchmachen auf dem schweren Wege der Bewusstseinsentwicklung vom bis dahin Gesunden zum Betroffenen. Es ist das Problem jeglicher Schematisierung menschlicher Reaktionsweisen, dass jeweils ganz einmalige, eben individuelle Verhaltensweisen eingeordnet werden müssen in ein allgemeingültiges Reaktionsmuster. Den damit zweifellos gegebenen Nachteilen der Verallgemeinerung stehen aber Vorteile sowohl für die Betroffenen wie ihren Helfern gegenüber, die dem Verstehen des ablaufenden inneren Entwicklungsprozesses dienen können. Gilt es doch, über Verständnisbrücken einen Weg für die Bewältigung der Lebenssituation zu finden. Die nachfolgende Darstellung der vier Reaktionsphasen sei den Menschen angeboten, die sich im Verlaufe ihres Schicksalsweges vor die Notwendigkeit gestellt sehen, sich auf die Suche nach dem versteckten Schloss in der Tiefe ihres Wesens zu machen, um die Türe zum Weiterleben öffnen zu können.

Den Angehörigen und Helfern der Menschen auf diesem Weg soll es über das Verstehen einen besseren Zugang zu den Patienten eröffnen, die sich gerade in diesen Wandlungsprozessen befinden.

1.2.1. Schockphase. Angst, Verleugnung, Isolation

Eine unsichtbare Hand hat auf den Auslöseknopf des Schleudersitzes gedrückt und Sie unerbittlich hinauskatapultiert aus der ruhigen Geborgenheit innerhalb der Gemeinschaft der Gesunden, hinaus in die kalte und grausame Vereinzelung des Kranken. Von einem Augenblick zum anderen stehen Sie auf dem unwirtlichen und kahlen anderen Ufer des Lebensflusses, unüberbrückbar getrennt von denen dort drüben auf der grünen Seite, die sich gar nicht des kostbaren Geschenks ihrer Gesundheit bewusst sind. Ein Wort hat diese einschneidende Veränderung bewirkt: KREBS! Ausgesprochen vom Arzt nach der Untersuchung, sei es nüchtern und kompromisslos, sei es auch in einfühlsamer und anteilnehmender Form, es bleibt das Unausweichliche, das Endgültige der Diagnose: KREBS! Und gleich beginnt das Mühlrad der untrennbar mit diesem Wort verbundenen Assoziationen sich zu drehen: Leid, Schmerzen, Sterben, Tod. Und sofort setzt es ein, dieses schneidend-helle, vibrierende, beengende Gefühl zwischen Magengrube und Herz: ANGST! Angst vor dem Ausgeliefertsein in der Klinik, Angst vor Untersuchungs- und Behandlungsmaßnahmen, Angst vor der Operation, vor Metastasen, dem Sterben unter furchtbaren Schmerzen, Angst vor dem großen unbekannten Ereignis des Todes, ein unüberschaubares Gefühl grenzenloser Angst... Nein, es kann doch nicht sein! Die Röntgenaufnahmen oder Gewebeproben sind sicher verwechselt worden. Vielleicht ist es doch gutartig. Was hat man alles gehört von falschen Diagnosen! Warum gerade ich? Ich habe doch immer so gesund gelebt! Und der Kollege: Kettenraucher, ungesunde Ernährung, Alkohol – der soll gesund sein und ich nicht? Warum denn gerade ich? Und immer wieder diese unentrinnbare Angst, diese alle anderen Gedanken und Gefühle überwuchernde Angst...

Hier glaube ich als Autor eine Einschaltung in eigener Sache machen zu müssen, als Autor, der im Moment meint, nicht zum Kreis der Betroffenen zu gehören. Habe ich als Nichtbetroffener überhaupt die Legitimation, über ein so heikles Thema wie Angst zu schreiben? Muss es nicht ein realitätsfernes Theoretisieren mit leeren Worten werden, angelesen aus psychologischen Lehrbüchern? Welche Bilder tauchen aus *meinem* Erfahrungsspektrum vor *meinen* Augen beim Stichwort Angst auf? Reicht deren Erlebniswert an die Ängste der Betroffenen heran? – Ich blicke zurück, die Erinnerungsbilder fangen an sich zu spiegeln...:

Dezember 1943 – Russland, Mittelabschnitt – als 19-jähriger Infanterist ständige nahe Konfrontation mit dem Feind, der fast jede Nacht mit markerschütterndem „urrääh, urrääh" wild um sich schießend aus den schneebedeckten Wäldern hervorbricht – hilfloses Liegen im Zentrum des engen Streufeldes von 36 Granateinschlägen der Stalinorgel innerhalb endloser 60 Sekunden – nach nur 3 Wochen sind von 120 Mann der Kompanie noch 12 übrig geblieben – einer davon bin ich. Von 38 Offiziersanwärtern des Bataillons blieb ein einziger übrig, der bin ich...

August 1969 – im Golf von Triest geht ein Motorboot nach 14 erlebnisreichen Ferientagen in einem plötzlich einsetzenden Bora-Sturm unter, an Bord zwei Ehepaare. Die 4 Menschen treiben über 7 Stunden in den hochgehenden Adriawellen, die beiden Frauen in einer Nussschale von Schlauchboot, die beiden Männer bäuchlings auf Luftmatratzen liegend, von den Frauen an den Handgelenken festgehalten. Nach Mitternacht kommt der einzige in dieser Sturmnacht ausgelaufene Fischkutter „zufällig" genau auf die hilflos treibende Gruppe zu und fischt sie auf. Meine Frau und ich gehörten dazu.

November 1974 – unsere damals 8 Monate alte Tochter kämpft gegen eine schwere Virusinfektion, seit 10 Tagen konstant über 40° Fieber, auch zwei erfahrene Kollegen können nicht helfen, der kleine Körper wird zunehmend schwächer, bis dann doch ein Breitband-Antibiotikum die Wende bringt.

1. Diagnose Krebs: Was nun? Allererste Bewusstseinsschritte

Ich habe nicht von Angst gesprochen, aber die geschilderten Erlebnisse sprechen wohl für sich. Hinzuzufügen sind natürlich noch die vielen Nächte in einem jahrzehntelangen Arztleben, die ich um schwer erkrankte Patienten gebangt habe, immer auch mit der Frage im Hintergrund: Hast Du auch nichts übersehen? Hast Du alles Notwendige bedacht und getan?

Ich meine in aller Bescheidenheit, dass ich Ihnen einige meiner erlebten Gedanken zum Thema Angst mitteilen darf in Verbindung mit gewonnenen Erfahrungen im Begleiten meiner Krebspatienten durch die verschiedenen Stadien der Angst.

Einem bewährten Grundsatz folgend, wollen wir zunächst die Begriffe klären, über die wir sprechen werden, damit wir von einer gemeinsamen Gesprächsgrundlage ausgehen können. Einer der entwicklungsgeschichtlich ältesten Uraffekte des Menschen ist die Furcht. Wir antworten auf bevorstehende oder aktuelle Bedrohungen unterschiedlichster Art unwillkürlich mit einer Skala natürlicher Primitivreaktionen, die ursprünglich eine Schutzfunktion hatten und der Lebenserhaltung dienten.

Auf der körperlichen Ebene reicht das von automatischen Abwehrbewegungen, Pupillenerweiterung, Erbleichen, Muskelzittern über Blutdruckerhöhung oder -abfall bis zum Totstellreflex. Im seelischen Bereich stellt sich eine erhöhte Wachsamkeit oder Aktivitätsbereitschaft ein. Auslösende Ursache für Furcht sind konkrete Bedrohungen wie Naturereignisse, Krankheiten, Feindeinwirkungen, kurz: Todesgefahr.

Der Furcht nahe verwandt ist das Gefühl der Angst. Im normalen Sprachgebrauch werden beide Begriffe meist nicht ganz zutreffend gleichbedeutend verwendet. Mit Angst bezeichnen wir einen seelischen Affekt, der ohne richtig fassbare konkrete Bedrohung auftritt. Die Ursachen sind unbestimmt oder unbekannt, oft „grundlos". Das kreatürliche Gefühl einer existenziellen Bedrohung bewirkt einen solchen Affektstau, dass auch unsere Reaktionen oft ungezielt und widersinnig sind. Das kann bis zur Panik gehen. Chronische Angstzustände können sich zu Phobien oder sogar zu psychotischen Entgleisungen steigern. Die körperliche Begleitsymptomatik ist meist ausgeprägter als bei Furcht. Wir erleben Pulsbeschleunigung, Atembeklemmungen, Schweißausbruch oder Krämpfe der inneren Organe. Oder „wir machen uns vor lauter Angst in die Hosen". In Extremfällen verlassen wir mit unserem Ich den bedrohten Körper und fallen in Ohnmacht.

Es kann einen Übergang von einer durch konkrete Ursachen bedingten Furcht zur Angst geben, nämlich dann, wenn die auslösenden Ursachen so zahlreich oder unüberschaubar werden, dass die ursprünglichen Bedrohungsobjekte an Bedeutung verlieren und das Gefühl der unmittelbaren Bedrohung allein im Vordergrund steht (s. Abb. 1).

Für unsere Fragestellung sind besonders wichtig die Möglichkeiten, die sich als bewusste Folgereaktionen auf Bedrohungen einstellen können. Furcht kann durch *Mut* und *Besonnenheit* beantwortet werden. Auf diese Weise sind gezielte Abwehrhandlungen, geplante Flucht oder ein überlegtes Sichverbergen möglich. Bei Angst allerdings führt der sich einstellende Affektstau meist zur Willenslähmung und damit zur Blockade vom Bewusstsein gesteuerter Aktivitäten.

Kann nun diese theoretische Begriffsklärung dem tief in der vorherrschenden Angst der Schockphase steckenden Betroffenen helfen? Zunächst muss ich Ihnen ganz nüchtern und klar sagen, dass es sinnlos ist, die Lösung zu suchen, indem etwas *gegen* die Angst unternommen wird. Jeder Versuch in dieser Richtung würde bedeuten, dass die Angst verlagert wird von der seelischen Ebene auf die Körperschiene oder gar in die Richtung neurotischer oder psychotischer Entgleisungen. In Ausnahmefällen kann es vertretbar sein, zur Vermeidung einer Paniksituation kurzfristig ein angstlösendes Psychopharmakon zu geben. Das kann aber auf keinen Fall eine Dauerlösung sein, denn diese verführerischen Medikamente decken ja nur vorübergehend das Gefühl der Angst zu. Die Situation verändern können sie natürlich in keiner Weise. Darüber hinaus besteht die Gefahr einer Suchtentwicklung. Die Lösung aus der Angst kann nur in Ihnen selbst und durch Sie selbst erfolgen. Von außen kann Ihnen Hilfestellung gegeben werden, die entscheidenden Schritte müssen Sie aber selber gehen. Jeder Versuch, irgendjemand oder irgendetwas zu finden, was Ihnen diese Eigenleistung abnimmt, ist zum Scheitern verurteilt. Das muss ich hier so ausdrücklich und kompromisslos hinstellen, weil jedes Schielen nach dem Zaubermittel, das Sie mit einem Schlag aus der qualvollen Situation erlöst, Ihre Eigeninitiative lähmt und die Überwindung des Angstzustands hinauszögert.

Der erste Schritt heißt, wie wir es bereits im Vorwort als Vorbedingung formuliert haben, das Eingeständnis: *Ich habe Angst und ich bin bereit, mich dieser Angst ehrlich zu stellen.* Sie glauben nicht, wie viele Menschen die raffiniertesten Tricks anwenden, um ihr eigenes Bewusstsein hinters Licht zu führen, um nicht sagen zu müssen:

1. Diagnose Krebs: Was nun? Allererste Bewusstseinsschritte

Ja, ich habe Angst. Die meisten Menschen stehen ja erstmals vor dieser unbestimmten und nicht fassbaren Bedrohung. Für sie bedeutet das eine Ausnahmesituation, der sie sich einfach nicht gewachsen fühlen. Hier bietet sich die Verdrängung ins Nicht-wissen-wollen, ins Nicht-wahrhaben-wollen oder in die Verharmlosung als erster Ausweg an. Der andere Teil der Betroffenen hat es „leichter", denn sie finden sich unmittelbar in ihrem Bewusstsein mit der Angst konfrontiert. Bei ihnen besteht dafür eher die Gefahr, dass sie in die Panik abrutschen.

In jedem Fall aber muss der nächste, zweite Bewusstseinsschritt lauten: *Wovor fürchte ich mich?* Das heißt der Schritt von der Angst zur Furcht, so merkwürdig das zunächst auch klingen mag. Vergegenwärtigen Sie sich, was wir weiter oben erarbeitet haben (s. Abb. 2): Die Furcht hat konkrete Inhalte. Indem wir also jetzt aus dem chaotischen und konturlosen Brei der Angstgefühle fest umrissene Inhalte der Furcht herauslösen, haben wir definierte Problembereiche, mit denen wir uns sinnvoll auseinandersetzen können: Furcht vor der Operation, Furcht vor Chemotherapie oder Bestrahlung, Furcht vor der plötzlichen Isolation als Krebskranker, Furcht vor dem ungewissen weiteren Schicksal, Schmerzen, Sterben und Tod. Jetzt ergeben sich ganz konkrete Fragestellungen, um deren Beantwortung man sich bemühen kann. Das bedeutet zweifellos noch keineswegs eine Auflösung der Situation, aber es bedeutet den Sprung aus der Ausweglosigkeit und Passivität der Angst in die Möglichkeit durch Eigenaktivität zielgerichtet eine Änderung der Lage herbeizuführen.

Daraus ergibt sich der dritte Schritt: *Information*. Der Weg führt also von der Angst vor dem Unbekannten über die Furcht vor einer erkannten Bedrohung zum aktiven Bemühen, sich Informationen über Art und Zusammenhänge der Bedrohung zu verschaffen. Aus dem hoffnungslosen, passiven Ausgeliefertsein ist eine zielgerichtete, sinnvolle Tätigkeit geworden. Wenn dann Zug um Zug die gegebene Situation durchschaubar wird, schmilzt das Gefühl der Furcht im selben Ausmaß zusammen. Eine Restfurcht wird aber bleiben. Sie gehört untrennbar zu unserem menschlichen Leben dazu, sie hat uns immer schon durch das Leben begleitet, selbst wenn wir uns dessen nicht bewusst waren. Diese verbleibende Furcht ist aber ein gesundes Stimulans, das uns wach hält für die zentralen Aufgaben, die uns zwischen Geburt und Tod gestellt sind. Wir werden daran erinnert, in jedem Lebensabschnitt wieder unsere ganz persönliche Einstellung zum Diesseits und Jenseits zu hinterfragen und mit den gemachten Erfahrungen bereichert neu zu gestalten.

Den Weg von der Angst zur Furcht müssen Sie selbst gehen. Ein vertrauter Gesprächspartner kann Ihnen behilflich sein, aber die Eigenleistung nicht abnehmen. Ihnen die erforderlichen Informationen anzubieten, ist ein Grundanliegen dieses Buches. Die Krankheit selber kann der Motor werden, der Sie bei der Vertiefung Ihrer Lebenseinstellung vorwärts bringt. Auch wenn sich diese Aussagen für manche in der akuten Phase des Betroffenseins recht theoretisch anhören mögen, so dürfen Sie mir glauben, dass ich erstaunlich oft von Betroffenen die tief aus dem Inneren aufsteigende Feststellung hören konnte: *„Erst seit meiner Krebserkrankung habe ich richtig begonnen zu leben."*

Halten wir noch einmal ohne Beschönigung fest: Wir können nichts direkt gegen die Angst tun. Wohl aber können wir etwas Anderes, Höherwertiges an die Stelle setzen.

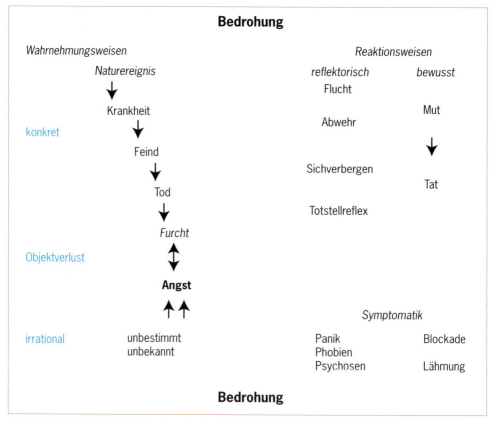

Abb. 2: Möglichkeiten menschlicher Reaktionsweisen auf Bedrohung

1. Diagnose Krebs: Was nun? Allererste Bewusstseinsschritte

Der erste Schritt ist sachlich-fachliche nüchterne Information. Darauf aufbauend können wir uns dann um die Entwicklung eines tragfähigen Vertrauens bemühen, eines Vertrauens in eine sinnvolle Zukunft trotz der Erkrankung. Nur wenigen Menschen ist das Geschenk eines metaphysisch verankerten Vertrauens in eine höhere Führung in die Wiege gelegt worden. Die meisten Menschen müssen sich im Verlauf ihres Lebens erst darum bemühen. Eine so existenzielle Bedrohung, wie sie eine Krebserkrankung darstellt, bietet die Chance, eine innere Entwicklung zu einer solchen Vertrauensbildung ernsthaft einzuleiten, wenn das Leben bis dahin keine Veranlassung dazu geboten hat. Anregung zur Vertrauensbildung sollen Ihnen die folgenden Kapitel anbieten.

1.2.2. Aufbegehren, Zorn

Wenn die Angst sich hat äußern dürfen und durch Akzeptieren ins Bewusstsein genommen wurde und auch die Verleugnung des Unabänderlichen keine Änderung der Situation gebracht hat, bricht ein ungeheurer Zorn sich Bahn. Ja, lassen Sie Ihren ganzen Zorn aus der Tiefe Ihres verstörten Inneren zu. Schimpfen Sie, toben Sie, fluchen Sie, wenn Ihnen nach Fluchen zumute ist! Nehmen Sie einen dicken Pinsel und schreiben Sie meinetwegen *Scheiße* auf einen großen Papierbogen, wenn Sie das Bedürfnis dazu haben. Tun Sie alles, was Ihnen im Augenblick Erleichterung verschafft, lassen Sie alles zu, gerade auch das, was Sie sonst niemals getan hätten. Nur reißen Sie sich bitte nicht zusammen! Seien Sie so ehrlich vor sich selbst, wie Sie vielleicht noch nie ehrlich gewesen sind. Verdrängen Sie nicht, was ja doch in Ihnen kocht und brodelt. Emotionale Energien, die durch Negieren in andere Kanäle gedrängt werden, können nur noch ein größeres Unheil anrichten als das bereits bestehende. Sie haben ja vollkommen Recht: auf den ersten Blick ist der Schicksalsschlag, der Sie getroffen hat, grausam, unverdient und ungerecht. Wie kann der Herrgott nur so etwas zulassen? Mit ungebremster Aggression kommt jetzt die Frage hoch: Warum gerade ich? Neid gegenüber den Gesunden breitet sich in Ihrer Seele aus. Jeder Nichtbetroffene wirkt wie eine Provokation. Warum ich und nicht der? Es ist, als seien plötzlich alle bisher gültigen Maßstäbe zur Beurteilung des Lebens und der Welt über den Haufen geworfen; der Angelpunkt allen Denkens und Fühlens heißt: Ich habe Krebs. Manchmal geht die Identifikation mit dieser Schicksalsproblematik so weit, dass die Formulierung heißen müsste: Ich bin Krebs!

Krebs – Impuls für ein neues Leben

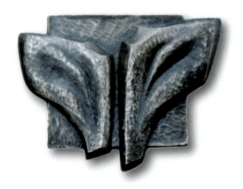

Abb. 3: „Zweifel"

So stellt sich das Erleben in dieser seelischen Reaktionsphase auf den ersten Blick dar. Wenn Sie diese Phase ohne Bremsung von innen oder außen voll durchlebt haben, wird Raum frei für den zweiten Blick. Dieser zweite Blick nämlich kann Ihre völlig verzerrte Sichtweise wieder in eine Balance bringen. Sie stellen nämlich auf einmal fest, wieviel *ungenutzte Energie* Ihnen zur Verfügung steht. Je mehr Sie getobt und gegen das Schicksal gewütet haben, umso größer ist das Potential an Kräften, die, sinnvoll eingesetzt, gerade jetzt in dieser schweren Lebenssituation Ihnen entscheidend helfen können. Sie sollten sich dieses Kraftreservoir voller Dankbarkeit bewusst werden. Das ist ein *innerer Reichtum*, der die günstigsten Voraussetzungen schafft, um sich aktiv in den Wiederherstellungsprozess, der jetzt vor Ihnen liegt, einbringen zu können. Die Möglichkeiten und Wege stelle ich Ihnen in den folgenden Kapiteln dar.

1.2.3. Feilschen mit dem Schicksal

Die hier geschilderten Reaktionsphasen müssen keineswegs gesetzmäßig in der angeführten Reihenfolge durchschritten werden. Menschliche Erlebnisweisen lassen sich nicht schematisieren. Auch kann es zu Wiederholungen oder „Rückschritten" kommen, wenn die äußeren oder inneren Umstände dazu angetan sind.

Eine Reaktionsweise, die oft von der Umgebung gar nicht wahrgenommen wird, weil sie sich tief im Inneren des Menschen abspielt, ist die des Feilschens mit dem Schicksal, des Verhandelns mit Gott. Aus der Einsicht, dass Auflehnung sinnlos ist, beginnt der Kranke durch besonderes Wohlverhalten sich Erleichterung seiner Beschwerden oder Verlängerung der Lebenszeit oder auch Gesundung zu erkaufen. Oft sind es geradezu kindisch erscheinende Verhandlungstaktiken, die auch hochintelligente Menschen anwenden: „Wenn ich regelmäßig die Verordnungen befolge oder nicht über meine Beschwerden jammere oder besonders nett zu meiner Umgebung bin,

1. Diagnose Krebs: Was nun? Allererste Bewusstseinsschritte

dann habe ich mir doch ein Entgegenkommen Gottes verdient." Oft sind es Schuldgefühle, die den Betroffenen zu schaffen machen, die Ihnen die Erkrankung als eine Strafe Gottes erscheinen lassen: „Wenn ich mich jetzt bei meiner Schwiegertochter für mein Verhalten entschuldige oder der Mutter Gottes eine Kerze stifte..." und viele andere Versprechungen werden als Gegenleistung für eine Erlösung von der Schicksalslast angeboten. Es ist natürlich nichts dagegen einzuwenden, wenn jemand in einer stillen Stunde aus echter Gläubigkeit eine Kerze an einem Altar anzünden möchte. Als Kaufpreis gedacht, wird dieser Vorgang allerdings die Mutter Gottes wohl nicht gnädig stimmen. Verstehen lässt sich dieses Feilschen auf dem Markte des Schicksals schon, wenn man die Verzweiflung des Einzelnen dahinter erkennt. Diese Phase spielt sich in der verborgenen Tiefe des Inneren ab. Selten erfährt ein sehr vertrauter Gesprächspartner etwas über den Vorgang. Er lässt sich meist nur aus einer subtilen Beobachtung der Verhaltensweisen des Patienten ablesen. Der nicht selbst Betroffene kann dieser meist sehr flüchtigen Durchgangsphase nur mit liebevoll-einfühlendem Verständnis begegnen. Vorsichtig lässt sich vielleicht ertasten, ob und inwieweit Schuldgefühle eine Rolle spielen. Ein offenes Gespräch über das drückende Schuldproblem bringt meist schon eine wesentliche Entlastung – allein durch das Aussprechen-Dürfen, ohne verurteilt zu werden.

1.2.4. Depression

Wenn der Diagnoseschock abgeklungen ist, die Auflehnung nichts verändern konnte und auch das Feilschen mit dem Schicksal ergebnislos verlief, lässt sich die Tatsache der bösartigen Erkrankung nicht mehr länger verleugnen. Das ruft verständlicherweise fast immer eine tiefe Depression hervor. Beim Stichwort „Depression" werden wohl die meisten von Ihnen rufen: „Nur das nicht! Möge es mir erspart bleiben!" Trotzdem möchte ich hier aber eine Lanze brechen für diese seelische Erlebnisstufe, so merkwürdig es auch klingen mag. Nur möchte ich den in seiner Wortbedeutung sehr belasteten und eingeengten Begriff Depression durch das Wort Traurigkeit ersetzen. Mit dem medizinischen Fachwort Depression werden ursächlich sehr unterschiedliche Verstimmungszustände, z.B. die endogene, reaktive und neurotische Verstimmtheit, zusammengefasst. Wenn wir im Zusammenhang mit dem Grundthema dieses Buches von *Traurigkeit* sprechen, weiß jeder, was gemeint ist. Jeder von Ihnen hat schon Trauer empfunden, ausgelöst durch irgendein Ereignis in seinem Leben. Damit kristallisiert sich auch schon eine Art Gesetzmäßigkeit der Traurigkeit heraus: Im Gegensatz z.B. zur endogenen Depression, bei der eine traurige Verstimmung ohne jeden erkennbaren Grund aus der Tiefe des Gemüts aufsteigt, liegt als Gemeinsames bei den Trauer auslösenden Ereignissen immer ein Verlust vor. Wir sind traurig über den Verlust eines Menschen, eines lieb gewonnen Gegenstandes, der Gesundheit sowie der körperlichen oder seelischen Unversehrtheit. Auch einem Unglück als Ursache für Traurigkeit liegt bei genauer Betrachtung immer ein Verlust zugrunde: Unser Glück hat uns verlassen oder wir haben das Vertrauen verloren, ein Ideal wurde zerstört. Auch ein noch nicht eingetretener, aber drohender Verlust kann sehr häufig Ursache einer Traurigkeit sein: In unseren Zusammenhängen der drohende Verlust des Lebens durch den herannahenden Tod.

Unter zeitlichen Gesichtspunkten gibt es also zwei verschiedene Ursachen für Traurigkeit. Einmal liegt das Traurigkeit auslösende Ereignis in der Vergangenheit oder der Gegenwart. Im anderen Fall betrifft es die Zukunft. Es ist praktisch wichtig, diese Unterscheidung zu treffen, denn die Hilfsmöglichkeiten zur Überwindung der Traurigkeit sind für beide Situationen ebenfalls verschieden.

Fragen wir zunächst: *Wie kann ich mir selber helfen?*

Grundvoraussetzung für eine Beeinflussung des bedrückenden Verstimmungszustandes ist die Anerkenntnis, dass es sich um eine wichtige und notwendige Durchgangsphase für die im Zuge der Erkrankung zu leistenden Bewusstseinsschritte handelt. Wenn ich auf einem Berg stehe und den nächstgelegenen Berg besteigen möchte, muss ich wohl oder übel das dazwischen liegende Tal durchqueren und mir dabei unter Umständen nasse Füße holen. So verläuft der Lebensweg eines jeden Menschen sinuskurvenförmig, wobei einer besonders tiefen Talsohle auch ein entsprechend besonders hoher Gipfel folgt. Je ausgeprägter die Amplituden, d.h. die Gipfelpunkte und Talsohlen, verlaufen, umso größer sind auch die Entwicklungsschritte, die dadurch bewirkt werden. Die Lebenskurve eines in seiner Entwicklung stagnierenden Spießbürgers verläuft flach und entsprechend langweilig. So kann man sagen: je wahrhaftiger, echter und ungeschminkter Sie das Tal der Traurigkeit durchschreiten, umso lebenswahrer und standfester ist auch der Entwicklungsschritt, der Ihnen auf diese Weise ermöglicht wird. Ich fordere Sie also auf: *Akzeptieren Sie Ihre Traurigkeit als außerordentlich leidvolle, aber unvermeidliche Durchgangsstufe.* Weichen Sie nicht aus, bagatellisieren Sie nicht, wehren Sie sich nicht oder versuchen Sie nicht die Flucht in irgendeine Betriebsamkeit! Der große französische Philosoph Descartes hat gesagt: Der Zweifel ist der

1. Diagnose Krebs: Was nun? Allererste Bewusstseinsschritte

Anfang jeden echten Glaubens. So möchte ich formulieren: Die Verstimmung ist der Anfang jeder wahrhaften Zustimmung. Wenn Sie Ihre Traurigkeit kompromisslos bejahen können, eröffnet sich in ihr auch der Beginn einer Zustimmung zu der unabänderlichen Tatsache Ihrer Erkrankung. In der Tiefe der Talsohle finden Sie bestimmt den Wegweiser zum nächsten Gipfel. Es ist deshalb ein Gipfel, weil erst durch eine gelungene Gipfelbesteigung die Voraussetzungen für eine erfolgversprechende Behandlung der Krankheit geschaffen werden. Im Vorwort haben wir bereits als Vorbedingung für die Auffindung des verborgenen Schlosses in uns den Leitsatz formuliert: Ich habe Krebs – ohne wenn und aber. Dieses Schloss in sich aber müssen Sie zuerst finden, um die Tür für eine sinnvolle Behandlung der Erkrankung aufschließen zu können. Deshalb habe ich eine Lanze für die Traurigkeit gebrochen, denn sie verhilft Ihnen einen wichtigen und unumgänglichen Schritt weiter.

So viel müssen Sie selbst tun und niemand kann Ihnen das abnehmen.

Sie schaffen damit die Voraussetzungen, dass auch andere Menschen Ihnen helfend zur Seite stehen können, seien es Angehörige und Freunde oder Ihre Ärzte, Pfleger, Psychologen, Geistliche oder Sozialpädagogen. Wir hatten gesehen, dass Traurigkeit verbunden ist mit Verlustangst. Deshalb verlangt der Traurige nach menschlicher Nähe, Zuwendung und Liebe. Allein liebevolles Zuhören und Eingehen auf die inneren Nöte und Sorgen des Kranken kann schon außerordentlich hilfreich und erleichternd sein. Äußere Probleme, die sich auf die Vergangenheit oder Gegenwart beziehen, können oft durch ganz konkrete Ratschläge oder direkte Hilfeleistungen geregelt werden. Schwieriger ist oft die Hilfe für auf die Zukunft gerichtete Verlustängste. Wer die Hoffnung verloren hat, muss zunächst ungestört trauern dürfen. Hier ist kein gutgemeinter „Trost" oder gar „Aufheiterung" oder auch „Ablenkung" angebracht. Erst wenn die Seele durch ungehemmte Tränen, äußere oder innere, gereinigt ist, ist der Weg frei für mit liebevoller Zuwendung angebotene zukunftsorientierte Impulse.

Selbst für den Hoffnungslosen im Endstadium der Krankheit lässt sich dann oft noch ganz vorsichtig anstelle der Hoffnung im Diesseits eine Hoffnung im Jenseits aufbauen.

1.2.5. Zustimmung

Wie Ordnung aus dem Chaos entsteht, so entwickelt sich eine überzeugende und überzeugte Zustimmung aus der wirklich existenziell erlebten Verstimmung. Wir brauchen aber eine kompromisslose Zustimmung zur Krankheit als bestehender Tatsache und zu der damit verbundenen Schicksalssituation, um uns damit auseinandersetzen zu können und die damit gegebenen Aufgaben erkennen zu können. Ohne diesen Bewusstseinsschritt können in der Behandlung bestenfalls Halbheiten zustande kommen, die auch nur eingeschränkte Ergebnisse erwarten lassen.

Wir müssen ein Werkstück mit beiden Händen fest umfassen, um es kunstgerecht bearbeiten zu können. So ist eine zielbewusste Mitarbeit an den Aufgaben der Krankheitsbewältigung nur möglich, wenn ich zuvor das Werkstück Krankheit in jeder Beziehung angenommen habe.

1.3. Wie ich wieder zu mir komme

Aus einer Haltung des Widerstrebens und Eigentlich-nicht-wahrhaben-wollens lässt sich nicht das Geringste verändern. Sie werden selbst erleben, wieviel innere „wohlbegründete" Widerstände und Bagatellisierungsargumente sich im Handumdrehen aufbauen und vielversprechende Ausweichmöglichkeiten anbieten, um der Notwendigkeit, *Ja* sagen zu müssen, zu entgehen. Es ist, als ob ein hochintelligenter Verwandter dieser in jedem Menschen verborgenen Instanz, die wir moralbezogen als „inneren Schweinehund" kennen, zu Höchstleistungen stimuliert worden ist. Es ist also meist ein hartes inneres Ringen erforderlich, um den Bewusstseinsstand zu erreichen, in dem Sie kompromisslos „nur" den kleinen Satz aussprechen können: *Ich habe Krebs*. Wenn Sie es aber erreicht haben, werden Sie erleben, wie sich plötzlich die Türen öffnen zu einem aktiven, zielgerichteten Mitwirken an den vielfältigen Aufgaben, die Ihnen durch Ihre Krankheit gestellt sind und die nur Sie alleine bewältigen können. Das kann Ihnen auch die größte medizinische Kapazität niemals abnehmen. Aber ich kann Ihnen aus voller Überzeugung auf Grund vielfältiger Erfahrung sagen: Es lohnt sich in einem Umfang, den Sie sich vor Ihrer eigenen Erfahrung einfach nicht vorstellen können. Immer wieder habe ich von Betroffenen, die den Weg zum echten Beteiligtsein gehen konnten, den mich jedes Mal erschütternden Ausspruch gehört:

1. Diagnose Krebs: Was nun? Allererste Bewusstseinsschritte

> Erst seit ich meinen Krebs bejahen kann, habe ich begonnen, bewusst zu leben!

Vermögen Sie zu ahnen, dass für einen Menschen, der in der Lage ist, seine Krankheitssituation so auszudrücken, das Tumorgeschehen in einer gewissen Weise zu einem „wichtigen Nebenproblem" geworden ist? Es ist zu einer Umwertung aller bisher gültigen Lebenswerte, einem persönlichen Paradigmenwechsel, gekommen, der den zukünftigen Lebensweg entscheidend verändert.

Jetzt werden einige von Ihnen ungläubig zweifeln, andere würden am liebsten das Buch in die Ecke feuern: Was heißt hier „persönlicher Paradigmenwechsel" – hier in meinem Körper wuchern die Krebszellen und wollen den ganzen Organismus überfluten, was haben, um Gottes Willen, meine „Lebenswerte" damit zu tun? Ja, richtig! Ich kann es verstehen! Ich kann Ihnen andererseits aber nur sagen, dass ich diese Verwandlungsprozesse von Menschen, von ganz gewöhnlichen Menschen, erlebt habe und dass ich Zeuge geworden bin von Krankheitsverläufen, die ungewöhnlich bis wunderbar waren. Damit sage ich nicht, dass auf diese Weise die Tumorkrankheit geheilt werden kann. Aber ich sage, dass sich so der Weg eröffnet, die mit dem Schicksalsereignis Krebs Ihnen gestellten Aufgaben zu erfüllen.

Auch eine mit dem Tode endende Krankheit kann ein vollendetes Leben bedeuten. Das Schicksal hat mit der Krankheit seinen verborgenen Sinn erfüllt.

Wer hier Verständnisschwierigkeiten hat, dem schlage ich vor, diese Aussagen zunächst einmal, meinetwegen unter Protest, so stehen zu lassen. Ich werde im Folgenden versuchen, Ihnen weitere Bausteine zu geben, die Ihnen die Einsicht in diese Gedankengänge erleichtern können.

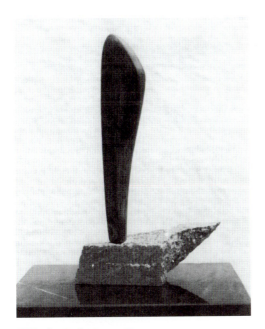

Abb. 4: „Aufschwung"

Wenn ich hier von der basisgebenden und wegbereitenden Wirkung des Satzes *„Ich habe Krebs – ohne wenn und aber"* spreche, so möchte ich erinnern an einen ähnlich wesentlichen Satz, den die erfolgreiche Selbsthilfeorganisation „Anonyme Alkoholiker" (AA) als Voraussetzung für jeden ihrer Klienten voranstellt. Jeder Hilfesuchende muss nämlich in der Lage sein, vor der Gruppe mit Überzeugung zu bekennen: *Ich bin Alkoholiker*. Nur so ist eine sinnvolle Hilfe zur Selbsthilfe möglich.

Wie wir gesehen haben, heißt Zustimmung, die Krankheit annehmen. Das bedeutet, die Krankheit mit allen ihren möglichen Folgen annehmen, was nicht immer konsequent durchdacht wird. Die letzte Konsequenz ist der Tod. Die Bereitschaft muss also so weit gehen, dass sie die Einwilligung zu sterben, wenn es der Krankheitsverlauf mit sich bringt, mit einschließt. Alleine durch diesen Bewusstseinsakt verliert der Tod schon einen Großteil seines Angst erregenden Schreckens.

2. Von der Betroffenheit zur Schicksalsgestaltung

2.1. Hoffnung durch gezielte Eigeninitiative

„Ich hoffe, dass meine Mutter mich demnächst besucht" oder „hoffentlich ist morgen besseres Wetter", wie gedankenlos sprechen wir solche Sätze aus, denen der Begriff der Hoffnung zugrunde liegt. Das mag im alltäglichen Sprachgebrauch nicht von besonderer Bedeutung sein. Wenn es aber um die Frage geht: „Gibt es trotz meiner Krankheit für mich eine begründete Hoffnung?", so ist das wahrlich eine Kardinalfrage, die wir näher untersuchen sollten.

Die eingangs angeführten Beispielsätze weisen uns schon darauf hin, dass Hoffnung etwas ist, das auf die Zukunft – demnächst, morgen – gerichtet ist. Weiter drückt sich in der Hoffnung eine Erwartung aus in Verbindung mit einem bestimmten Handlungsziel – dass meine Mutter mich besucht, dass das Wetter sich bessern wird. Charakteristisch ist außerdem, dass Hoffnung in mir ein als angenehm empfundenes Gefühl bewirkt, dass ein bestimmter Wunsch in Erfüllung gehen wird. Immer aber liegt in der Hoffnung wesenhaft ein Wagnis, ein Risiko verborgen, die Furcht vor dem Misserfolg steht immer im Hintergrund. Ein Ereignis, das mit Sicherheit eintreten wird, ist nie Gegenstand der Hoffnung. Mit anderen Worten ist Hoffnung ein auf die Zukunft gerichtetes Geltenlassen der Möglichkeit und zugleich der Wirklichkeit des Ersehnten. Insofern ist Hoffnung eine Erlebensqualität, die der tragende Grund der Erfüllung jeden religiösen Glaubens (allerdings aber auch das Grundprinzip aller Utopien) ist.

Was können wir jetzt mit diesen Bausteinen einer Begriffsbestimmung konkret anfangen? Können wir daraus Bausteine für unsere persönliche Hoffnung gewinnen?

Im Vordergrund dürfte bei den Lesern dieses Buches als Wunschziel die Frage stehen: Besteht die Möglichkeit, dass ich in einigen Monaten meine Krankheit überwunden habe oder doch wenigstens, dass ich eine möglichst lange beschwerdefreie Überlebenszeit habe? Schon diese bestimmte Zielvorstellung reißt den orientierungslos im trüben Meer der Hoffnungslosigkeit Treibenden heraus aus dem Zustand der Ausweglosigkeit und gibt seinem Suchen eine Richtung, auf die er sich konzentrieren kann. Damit ist der erste Bewusstseinsschritt getan. Der nächste Schritt ist die Frage nach den möglichen Wegen, um das angestrebte Ziel zu erreichen. Es ist das zentrale Anliegen dieses Buches, eine differenzierte Vielzahl solcher Wege aufzuzeigen, die es nach meiner Erfahrung jedem Betroffenen möglich machen sollte, seinen ganz besonderen eigenen Weg aus dem ausweglos erscheinenden Dschungel der ersten Konfrontation mit der Diagnose, aber auch in der bitteren Erfahrung eines Rückfalls, ja selbst im Falle der deklarierten „Unheilbarkeit" anzubieten. Das bedeutet selbstverständlich kein Heilungsversprechen. Es beinhaltet aber die Botschaft für den, der es hören will und kann:

> Es gibt für jeden einen Weg, durch Einsicht in die vielschichtigen Zusammenhänge seiner Erkrankung aus der passiven Opferhaltung des Betroffenen aufzusteigen in die aktive Rolle des selbstverantwortlich handelnden Beteiligten als Partner des Arztes am Behandlungskonzept.

Es wird also in erster Linie den durch Hoffnungslosigkeit blockierten eigenen Kräften gezielt Gelegenheit gegeben, sinnvolle Tätigkeit durch Eigeninitiative zu entwickeln. Im gleichen Augenblick, in dem Sie eines dieser Angebote aufgreifen, haben Sie auch, ohne es zu ahnen, die Hoffnung an einem Zipfel erwischt. Damit ist der entscheidende Schritt getan und der Zündfunke entfacht, der Stufe um Stufe das Feuer der Hoffnung am Leben erhält.

Eine ganz wesentliche Hilfe im Zustand der Hoffnungslosigkeit hat zweifellos der durch eine Glaubenseinstellung in der Gewissheit einer existierenden übergeordneten transzendentalen Dimension verankerte Mensch. Aus dieser Ebene fließen ihm jederzeit wieder die lebensnotwendigen Kräfte und spirituell verwurzelten Erfahrungen der Hoffnung zu, selbst wenn er sie in einem Augenblick der Schwäche verloren zu haben glaubt.

2.2. Bei wem ich Unterstützung für meinen Weg finde

Wenn nach Verzweiflung und Ratlosigkeit in Ihnen wieder ein Hoffnungsfunke zu glimmen beginnt, fangen in Ihrem Inneren Fragen an, sich zu formen. Das ist schon ein ganz wichtiger Schritt aus der Depression heraus, zu dem ich Ihnen gratulieren möchte. Sie haben damit bereits die Schocklähmung Ihres Ichs überwunden und die erste Stufe einer selbstverantwortlichen Gestaltung Ihres zukünftigen Schicksals erreicht. Lassen Sie alle Fragen zu, geben Sie sich Zeit, bis sie sich formuliert haben, auch wenn ein Teil Ihres Inneren noch meint, dass Sie niemals eine befriedigende Antwort erhalten werden.

2. Von der Betroffenheit zur Schicksalsgestaltung

Ganz gleich, welche Frage sich für Sie im Augenblick als die wichtigste herausstellt, das gemeinsame Anliegen aller Fragen wird sich um den Weg drehen, der Sie aus Ihrer schwierigen Schicksalssituation herausführen kann.

> Allein das Auftreten von Fragen nach dem Weg lässt erkennen, dass Sie in sich die Hoffnung zugelassen haben, es könnte einen solchen Weg geben.

Es ist das wesentliche Anliegen dieses Buches, Ihnen zu sagen: Es gibt diese Wege! Auch für Sie! Und: Wie können diese Wege aussehen? Ich möchte Ihnen behilflich sein, Ihren Weg zu finden und Ihnen Wegbegleiter sein auf Ihrem ganz persönlichen Weg.

Der wichtigste Faktor auf dem Weg sind Sie selbst! Ohne Ihre von Hoffnung und Vertrauen getragene Mitarbeit ist der Weg nicht zu bewältigen. Darüber haben wir in den folgenden Kapiteln ausführlich zu sprechen.

Der nächste Helfer ist Ihr Arzt und seine Mitarbeiter. Ich werde Ihnen Gesichtspunkte vorstellen, wie Sie *Ihren* Arzt finden können.

Weitere wichtige Helfer sind Ihre Angehörigen. Im Vorspann habe ich Ihre Angehörigen angesprochen, um sie auf ihre Aufgaben vorzubereiten. Jetzt müssen wir noch über Ihre Einstellung und Erwartungen zur Mithilfe Ihrer Angehörigen sprechen.

Dann können Sie noch aktive Hilfe von den Selbsthilfe-Einrichtungen erwarten. Die meisten von Ihnen werden über diese Möglichkeit nicht orientiert sein und werden sich unter Selbsthilfe nichts vorstellen können. Deshalb möchte ich Ihnen Mut machen, sich von Mitbetroffenen Mut für Ihren Weg geben zu lassen (s. Kap. 2.2.3. u. Adressen s. Anhang).

2.2.1. Unterstützung durch Angehörige und Freunde

Wenn Sie in der Klinik liegen oder auch bettlägerig zu Hause sind, bilden Ihre Angehörigen und Freunde den wichtigen Draht, der Sie weiter mit der Welt außerhalb Ihres Krankenzimmers verbindet. Seien Sie dankbar für diesen Draht, denn an ihn lässt sich die Hoffnung knüpfen, bald oder doch in absehbarer Zeit wieder zu dieser Welt und ihren Menschen zu gehören, von der Sie im Augenblick isoliert sind.

Manche Kranke zeigen im ersten Schock über ihre Diagnose die Tendenz, sich ganz von der Umwelt abzuschließen und sich gleichsam unter ihrer Bettdecke einen Schutzraum zu suchen. Nur nicht angesprochen werden! Nur keine Schwäche zeigen und in Tränen ausbrechen! Um Gottes Willen kein Mitleid!

Sie können sich diese Erlebnisphase sehr erleichtern, wenn Sie in Ihrem Unglück nicht so stolz sind. Haben Sie den Mut, Ihre Trauer, Ihre Verzweiflung oder Ihre Wut offen Ihren Angehörigen gegenüber zu zeigen! Sie werden sehen, der Kontakt zu Ihren Lieben wird sofort unverkrampft und engagiert, wenn Sie Ihr Rollenspiel aufgeben. Sie machen es so Ihren Angehörigen leichter, offen und mit herzlicher menschlicher Anteilnahme Ihnen zu helfen. Mit einem Menschen, der sich in einem Rollenverhalten verkriecht, kann man nicht kommunizieren.

Andere Kranke spielen den „Bescheidenen": „Es ist schon genug dass ich so krank bin. Jetzt will ich Euch nicht auch noch belasten!" bekommt man zu hören. Durch dieses Verhalten blockieren Sie die echte liebevolle Hilfsbereitschaft und Spontaneität Ihrer Angehörigen, die nicht wissen, wie sie sich Ihnen gegenüber verhalten sollen.

Gar nicht so selten begegnet man dem „anspruchsvollen Bescheidenen". Er weist jede Hilfe und Zuwendung strikt zurück und giert doch in der Tiefe seines Inneren nach jedem kleinen Zeichen der Liebe und des persönlichen Interesses von Seiten seiner Mitmenschen. Er setzt erwartungsvoll voraus, dass der Angehörige alleine weiß, wie er zu helfen hat, ohne dass er darum gebeten wird. Hier handelt es sich um eine besondere Form des Stolzes: Nur kein „Bittsteller" sein müssen! Damit sind die Angehörigen vor eine fast unlösbare Aufgabe gestellt.

Durch diese Beispiele möchte ich Sie darauf aufmerksam machen, welche Probleme in der so wichtigen Kommunikation mit Ihren Angehörigen für Sie auftreten können, wenn Sie Schwierigkeiten haben, sich in die für Sie möglicherweise ganz neue und unbekannte Rolle des Kranken hineinzufinden.

Sie müssen tatsächlich erst lernen, Kranker zu sein und ohne Einschränkung zu Ihrer derzeitigen Hilfsbedürftigkeit zu stehen. Akzeptieren Sie Ihre Situation einschränkungslos. So werden Sie am ehesten eine von Liebe getragene zwischenmenschliche Atmosphäre mit Ihren Angehörigen erleben können und ganz neue Erfahrungen machen. Durch Ihre krankheitsbedingte Hilfsbedürftigkeit verschiebt sich ja eine vielleicht seit Jahren festgelegte zwischenmenschliche Dynamik, besonders zwischen Ehepartnern. Rollen werden vertauscht, wenn der bisher starke Partner auf einmal der schwache ist. Darin liegt auch eine große Chance für eine Neuordnung und Belebung einer vielleicht im Ehealltag längst erstarrten Beziehung.

Genauso können Sie Freunde von einer ganz neuen unvermuteten Seite kennenlernen, wenn Sie ihnen Gelegenheit geben, Ihnen zu helfen. Bedenken Sie, helfen dürfen bereitet Freude. Hilfe annehmen dagegen ist oft viel schwerer.

Was ich Ihnen sagen wollte:

> In der Hilfsbedürftigkeit ist auch eine unerwartete Erlebensqualität versteckt. Nehmen Sie die Gelegenheit dankbar an!

2.2.2. Ärzte als Experten oder Wegbegleiter

Den Ärzten fällt natürlich in Ihrem Krankheitsverlauf die zentrale Helferrolle zu. Fragen Sie sich zunächst aber, wenn Sie Kontakt mit Ärzten aufnehmen: *Was erwarte ich von meinen Ärzten?*

Wenn Sie sich diese Frage stellen, werden Sie früher oder später auf zwei grundsätzliche Entscheidungskriterien stoßen.

Ihre Wahl wird zunächst einmal abhängig sein von der Phase der Erkrankung, in der Sie sich befinden. Die Frage lautet also: *Benötige ich einen Arzt, der eine exakte Diagnose stellt oder brauche ich bei bereits festgestellter Diagnose einen Arzt, der die erforderliche Therapie durchführt?*

Der Weg zur Diagnosestellung sieht im Regelfalle so aus: Ihr Hausarzt überweist Sie mit der Verdachtsdiagnose zu einem entsprechenden Facharzt. Die wichtigsten in Frage kommenden Fachärzte sind folgende:

Tab. 2:

Facharzt	Fachgebiet
Internist	Alle inneren Organe
Gastroenterologe	Magen-Darmtrakt
Hämatologe	Blut und blutbildende Organe, Lymphsystem
Onkologe	Bösartige Tumore aller Organe
Gynäkologe	Weibliche Sexualorgane
Urologe	Ableitende Harnwege, Harnblase, männliche Sexualorgane
Nephrologe	Niere
Pädiater	Kinderkrankheiten
Pulmologe	Lunge, Bronchien
Röntgenologe/Radiologe	Röntgendiagnostik, Strahlentherapie, Nuklearmedizin

Die Aufgabe des Facharztes ist es, mit Hilfe der ihm zur Verfügung stehen besonderen Untersuchungsmethoden eine exakte Diagnose zu stellen. Diese Untersuchungsmethoden sind mit für Sie fremden Fachausdrücken bezeichnet. Um Ihnen Verwirrung und Verunsicherung möglichst zu ersparen, liste ich Ihnen im Folgenden die wichtigsten Fachworte mit kurzer Erklärung auf:

Tab. 3:

Untersuchungsmethode	Erklärung der Methode
Sonographie	bildgebende Untersuchung mittels Ultraschall
Szintigraphie	Darstellung der Verteilung einer vorher eingebrachten radioaktiven Substanz in einem Körperbezirk
Röntgenographie/ Radiographie	Durchleuchtung und Anfertigung von Aufnahmen mittels Röntgenstrahlen
Tomographie	Schichtaufnahmen mittels Röntgenstrahlen
Computer-Tomographie (CT)	Röntgenschichtaufnahmeverfahren, das zum Bildaufbau einen Computer einsetzt
Positronen-Emissions-Tomographie (PET)	Feststellung einer vermehrten Anreicherung radioaktiv markierter Zuckermoleküle in Tumorgewebe oder Metastasen
Kernspin(resonanz)-tomographie (NMR)	Schichtbildverfahren mittels Messung des magnetisch angeregten Spins (Eigendrehung) von Zellkernen
Coloskopie	Spiegelung des Dickdarms

2. Von der Betroffenheit zur Schicksalsgestaltung

Untersuchungsmethode	Erklärung der Methode
Endoskopie	Spiegelung von Körperhöhlen und Hohlorganen mittels eines mit Lichtquelle und Optik ausgerüsteten röhrenförmigen oder schlauchartigen Instrumentes
Bronchoskopie	Spiegelung der Bronchien
Coloskopie	Spiegelung des Dickdarms
Gastroskopie	Magenspiegelung
Laparaskopie	Spiegelung des Bauchraums und seiner Organe
Mediastinoskopie	Spiegelung des Mittelfellraums hinter dem Brustbein
Oesophagoskopie	Spiegelung der Speiseröhre
Rektoskopie	Spiegelung des Enddarms
Thorakoskopie	Spiegelung des Raums zwischen Brustfell und Lungenoberfläche
Urethroskopie	Spiegelung der Harnröhre
Ventrikuloskopie	Spiegelung der flüssigkeitsgefüllten Hirnkammern
Zystoskopie	Blasenspiegelung
Mammographie	3D-Darstellung der weiblichen Brust mittels Röntgenstrahlen
Ultraschall-Echographie	Darstellung der weiblichen Brust mittels Ultraschall
Cholecystographie	Röntgen-Kontrastdarstellung der Gallenblase
Cholangiographie	Röntgen-Kontrastdarstellung der Gallenwege
Urographie	Röntgen-Kontrastdarstellung der ableitenden Harnwege und des Nierenbeckens
Magen-Darm-Passage (MDP)	Röntgen-Untersuchung des Verdauungstraktes durch ein oral verabreichtes Kontrastmittel
Irrigoskopie	Röntgen-Kontrasteinlauf des Dickdarms
Lymphographie	Röntgen-Kontrastdarstellung der Lymphbahnen

In der Regel bietet die Erstellung einer exakten Diagnose beim heutigen Ausbildungsstand unserer Ärzte und der fortschrittlichen apparativen Ausrüstung der Fachpraxen und Kliniken keine unlösbaren Schwierigkeiten. Es gibt aber das Problem einer Tendenz zu „Überdiagnostik", wovor ich warnen möchte. Besonders Patienten mit Krebsangst drängen ihre Ärzte gerne zu nicht notwendigen Untersuchungen, um ihre Ängste zu kompensieren. Die Folge sind immer wieder Patienten, die an ihren fehlinterpretierten Untersuchungsergebnissen mehr leiden, als an ihrer Krankheit.

Sehr viel mehr Schwierigkeiten bietet die Therapie der Tumorkrankheiten. Das hängt zunächst grundsätzlich damit zusammen, dass wir ja trotz aller Forschungsbemühungen immer noch keine klare Vorstellungen über die Ursachen der Tumorbildung haben. Deshalb entspricht der Therapieansatz der Sichtweise des jeweiligen Behandlers. Er wird daher derzeit überwiegend symptomatisch sein, d.h. auf die Vernichtung des Tumors gerichtet, solange wir keine ursächliche Behandlung kennen.

Das nächste Problem ist die Tatsache, dass es, abgesehen von einigen wenigen Tumorarten, auch in der klinischen Medizin keine Standard-Therapie der Krebserkrankungen gibt. Die meisten Universitätskliniken haben ihr eigenes Behandlungsschema, das auf den in dieser Klinik erstellten „Studien", d.h. statistisch erfassten Behandlungsergebnissen, beruht. Die in dieser Klinik ausgebildeten Ärzte verwenden dann in ihrer Praxis die in ihrer „Schule" übliche Therapie.

Schon unter diesem Gesichtspunkt ist die Auswahl Ihres behandelnden Arztes ein für Sie wichtiges Problem, weil Sie damit gleichzeitig auch die bei Ihnen zur Anwendung kommende Therapie auswählen. Eine zusätzliche Problematik entsteht, wenn Sie sich ergänzend oder ausschließlich für die Durchführung einer biologischen Immuntherapie (s. Kap. 9.) entscheiden. Auch dieser Entschluss ist wieder eng mit der Person des behandelnden Arztes verbunden.

Darüber hinaus ist in diesem Zusammenhang ein ganz wesentlicher Gesichtspunkt, ob Sie eine Behandlung durch einen ausgesprochenen onkologischen Experten, bei dem Sie sicher sein können, dass er auch die allerneuesten Forschungsergebnisse berücksichtigt, wünschen oder ob Sie besonderen Wert legen auf einen engen persönlichen Kontakt zu Ihrem Arzt und auf seine menschliche Zuwendung und Führung. Der Idealfall wäre es natürlich, wenn Sie einen Experten mit großem menschlichen Engagement finden würden. Leider aber sind die onkologischen Spezialisten in der Regel so überlastet, dass sie für die menschlich-psychologische Seite der Behandlung kaum genügend Zeit aufbringen können. Eine Lösung dieses Problems bietet sich dadurch an, dass Sie vom Onkologen den Therapieplan aufstellen lassen, der dann von einem psychoonkologisch orientierten Hausarzt im Einzelnen durchgeführt wird. Ich selber habe meinen Patienten immer empfohlen, die vorgesehenen Kontroll-Untersuchungen

2. Von der Betroffenheit zur Schicksalsgestaltung

in der Klinik regelmäßig durchführen zu lassen. Die von dort gegebenen Therapievorschläge haben wir dann jeweils individuell modifiziert. Wie Sie Ihren „Leib- und Seelenarzt" finden können, habe ich in Kap. 3.8. noch ausführlicher erörtert.

An dieser Stelle kam es mir darauf an, Ihnen die große Wichtigkeit Ihrer Arztwahl ins Bewusstsein zu rufen und die dabei zu berücksichtigenden Gesichtspunkte vor Ihnen auszubreiten. Ergreifen Sie die Initiative und treffen Sie eine gute Wahl!

2.2.3. Hilfe durch Selbsthilfegruppen

Eine ganz besonders hervorzuhebende Form „angewandter Psychoneuroimmunologie" vertreten die Selbsthilfegruppen. Anstatt über die mangelnde psychosoziale Betreuung von Seiten professioneller Helfer zu klagen, haben sich mutige und aktive Krebskranke zusammengeschlossen, um durch wechselseitige Hilfe ihre körperlichen und seelischen Behinderungen zu überwinden und den Anschluss an das Leben der Gesunden weitmöglichst wiederzufinden. Ausgehend von den USA und einigen anderen Ländern hat sich diese Bewegung auch in Mitteleuropa in den letzten Jahrzehnten rasch ausgebreitet und zur Gründung einer ganzen Reihe von Gruppierungen geführt, in denen sich Betroffene je nach der Art ihrer Erkrankung bzw. Behinderung zusammengeschlossen haben (s. Anhang). Die bekanntesten Gruppen sind:

- Frauenselbsthilfe nach Krebs e.V.
- Deutsche ILCO für Menschen mit künstlichem Darm- und Blasenausgang e.V.
- Bundesverband der Kehlkopflosen e.V.
- Bundesverband der Prostata-Selbsthilfe
- Arbeitskreis der Pankreatektomierten e.V. (AdP)
- Deutsche Leukämie- und Lymphom-Hilfe e.V.

Die vorrangigen Ziele der Gruppen sind die Schaffung von Möglichkeiten, persönlich Erfahrungen und Gefühle auszutauschen, ungefiltert durch die Gegenwart von professionellen Helfern, die Enttabuisierung des Themas Krebs in den Medien und die Information ihrer Mitglieder über medizinische, sozialmedizinische und sozialrechtliche Fragen. Natürlich steht die jeweilige Rehabilitierung stark im Vordergrund: Bei den Frauen das Leben mit der Brustprothese nach der Brustoperation, bei den Betroffenen mit künstlichem Darm- oder Blasenausgang die Stoma- und Körperpflege sowie Diätetik, bei den Kehlkopfoperierten das Erlernen der Oesophagussprache oder elektronischen Sprechhilfe. Die Wiederherstellung des durch die Behinderung verlorengegangenen Selbstwertgefühls kann im persönlichen Gespräch mit einem selbst Betroffenen viel „hautnäher" und kompetenter erfolgen als es mit einem professionellen Berater möglich wäre. Deshalb besuchen die aktiven Mitglieder der Gruppen die Kranken bereits am Krankenbett in der Klinik, wenn möglich bereits vor der Operation, wenn die Verzweiflung über die bevorstehende einschneidende Veränderung der Lebensumstände am größten ist. Hier könnte vielfach noch viel mehr wichtige Hilfe geleistet werden, wenn der Kontakt zwischen Klinik und Selbsthilfegruppen enger geknüpft würde.

Eine verständlicherweise sehr problembehaftete Aktivität ist die Betreuung schwerkranker oder sterbender Gruppenmitglieder. Es verdient größte Hochachtung, dass engagierte Gruppenteilnehmer sich nicht scheuen, Sterbebegleitung bis zuletzt durchzuführen, immer doch die eigene Schicksalssituation vor Augen.

Wenn auch in erster Linie der Kontakt der Gruppenteilnehmer untereinander im Vordergrund steht, so werden auch immer wieder Vorträge von Fachleuten organisiert über medizinische oder sozialpolitische Themen oder ein Kurs über Vollwerternährung durch eine Ernährungsberaterin angeboten. In einzelnen Gruppen wird sogar die Visualisationsmethode nach Simonton (s. Kap. 10.4.) unter Leitung eines Arztes oder Psychologen durchgeführt. Eine sehr aktive Gruppe habe ich erlebt, deren Initiative es zu verdanken ist, dass in einer großen Nachsorge-Klinik Vollwertkost angeboten wird. Von Seiten der Klinikleitung war das nicht für erforderlich gehalten worden.

Von der Gesellschaft für biologische Krebsabwehr (GfbK) werden regelmäßig große Kongresse für Selbsthilfegruppen, Ärzte, Therapeuten und onkologische Laienhelfer mit einem breit gefächerten Programm angeboten, deren Besuch Ihnen mit Sicherheit viel neue Informationen, Anregungen und Kontakte bietet. Lassen Sie sich die Programme schicken. Die von der Gesellschaft herausgegebene Patienten-Zeitschrift SIGNAL ist ein Forum für Patienten und Selbsthilfegruppen. Sie unterrichtet laufend über medizinische Fortentwicklungen sowie die Aktivitäten von Selbsthilfegruppen und alle damit zusammenhängenden Themen.

Meine eigenen Erfahrungen mit Selbsthilfegruppen sind ausgezeichnet. Ich habe unter den Mitgliedern mehrfach Menschen kennengelernt, die durch die mutige Art ihrer aktiven Schicksalsbewältigung meine größte Hochachtung erweckt haben. Ich kann

Ihnen nur dringend nahelegen, den Kontakt zu einer örtlichen Gruppe zu suchen. Sie brauchen in aller Regel nicht zu befürchten, dass Sie nur einen „Kaffeeklatsch" finden, „wo nur über Krankheiten geredet wird", wie ich es manchmal zu hören bekommen habe. Im Gegenteil! Es gibt viel fröhliche Geselligkeit, Ausflüge und Sport. Viele Menschen haben dort Freundschaften ungewöhnlicher Art, wie sie nur auf der Basis eines gemeinsamen Schicksals möglich sind, geschlossen. Wenn Sie die Kraft in sich verspüren, sich aktiv helfend an den Zielen der Gruppe zu beteiligen, werden Sie erleben, dass Ihnen in der Resonanz viel Liebe und neue Kraft entgegenströmt. Für nicht wenige Menschen hat sich hier ein neuer, unerwarteter Lebenssinn erschlossen.

2.3. Wie ich Erstarrung und Unzufriedenheit durch Eigenaktivität auflöse

Ich sehe noch die vielen Patienten lebhaft vor mir, wie sie mit verkniffen-verspannten Gesichtern und glanzlosen Augen in der ersten Konsultation ihre ganze Unzufriedenheit bei mir ausschütteten. Unzufriedenheit mit den Ärzten, den Pflegekräften, der Klinikatmosphäre mit ihrem ganzen von der Diagnose bedrohten Leben. Wie viele kippten ihren aufgestauten Unwillen in der ersten Gruppensitzung wie einen Kübel Unrat aus, wenn sie spürten, dass sie von den Teilnehmern der Gruppe ernst genommen wurden und liebevoll teilnehmende Aufmerksamkeit mit der Bereitschaft zuzuhören sie umgab. Gott sei Dank gab es auch Patienten, die des Lobes voll waren über ihre Ärzte, mit Dankbarkeit von ihren Pflegern berichteten und die die Klinikatmosphäre nicht als bedrückend erlebt hatten. Der größere Teil aber strahlte eine solche Unzufriedenheit aus, dass man sie fast wie einen grauen Nebel aus ihren Poren austreten zu sehen meinte. Eine derartige Stimmungslage stellt zweifelsohne die denkbar ungünstigste Ausgangssituation für den weiteren Verlauf der Erkrankung dar.

Un-zu-frieden sein heißt, ich habe den Frieden mit meiner Lebenssituation verloren. In der Vorsilbe un- drückt sich eine gesteigerte Verneinung aus, wie wir sie kennen aus den Begriffen Unhold, Unmensch, Unruhe, Unbilde, Unglück, Unfall, Ungeziefer, Unflat und vielen anderen Wortbildungen mehr. Insgesamt also bestimmt eine so un-heilvolle Zusammenballung von Negativität die Stimmungslage, dass keine zukunftsorientierten Gedanken mehr möglich sind. Bei genauer Betrachtung aber müssen wir feststellen, dass trotz Friedlosigkeit und Negativität in diesem Zustand eine Unmenge gestauter Energie verborgen liegt, die nur in ihrer Entfaltung blockiert ist. Besonders deutlich erlebten wir

Krebs – Impuls für ein neues Leben

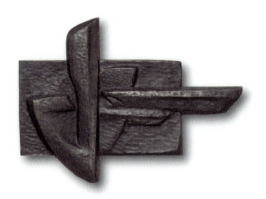

Abb. 5: „Entschluss"

das immer wieder, wenn der Unzufriedene in der Gruppensitzung erstmals den Mut fand, sich zu seinem Seelenzustand vor den anderen Teilnehmern zu bekennen und der emotionale Stau sich in Verbindung mit Enttäuschung, Ärger, Groll und Hoffnungslosigkeit vor der Gruppe ergoss und sich dann oft in einer Flut von Tränen löste.

Hier ist es von entscheidender Bedeutung, unterscheiden zu lernen zwischen dem Inhalt des Gesagten, der zunächst nur geeignet erscheint, Mitleid auszulösen. Für die Zukunftsentwicklung wichtig ist aber allein das meist enorm hohe Energiepotential, das hier aufgestaut ist. Für den Betroffenen ist diese Energie, so merkwürdig es auch klingen mag, ein Schatz, ein wirklicher Reichtum. Wie ist das zu verstehen? Energie ist zu definieren als „die Fähigkeit, Arbeit zu verrichten". Wir können vielleicht einfacher sagen: Es ist die „Tatkraft", die uns zur Verfügung steht. Diese Tatkraft können wir nun verwenden, indem wir uns ichverhaftet wie ein Kreisel auf der Stelle drehend immer tiefer in einen Sumpf von Unzufriedenheit, Missmut und Selbstmitleid hineindrehen. Wir können uns aber auch aus dieser sinnlosen Rotation um uns selbst befreien und die gleiche Tatkraft aus ihrer Blockierung lösen und sie für die Bewältigung der uns durch die Erkrankung gestellten Aufgaben verwenden. Dabei ist es wichtig zu betonen: Es ist tatsächlich die gleiche Energie, die im einen Fall um sich selbst kreisend eine immer tiefere unheilvolle Verstrickung in die negative Seite des Krankheitsgeschehens bewirkt und im anderen Falle das entscheidende Vermögen darstellt, mit dessen Hilfe die unumgänglich notwendigen Eigenaktivitäten möglich sind, um die Krankheit zu überwinden.

Da fällt mir Frau P. ein, die mir immer wieder fröhliche Aktivität ausstrahlend begegnet. Vor 30 Jahren hatte ein erfahrener Arzt es abgelehnt, noch eine biologische Therapie bei ihr zu beginnen. Bei der fortgeschrittenen Metastasierung ihres beiderseitigen Mamma-Ca bliebe ihr nur übrig, sich auf ihren baldigen Tod vorzubereiten. Daraufhin setzte sie sich ins Flugzeug und flog 3500 km auf ihre geliebte Insel, „um hier zu sterben". Das subtropische Klima, die Sonne und das Meer weckten aber sehr schnell die in ihr schlummernden Lebenskräfte, sodass sie jetzt nach über 30 Jahren immer noch

2. Von der Betroffenheit zur Schicksalsgestaltung

ein von Fröhlichkeit und Dankbarkeit erfülltes Leben führen kann. Sie hat es verstanden, den Reichtum ihrer Lebensenergie für ihr Weiterleben einzusetzen.

Nun gibt es zweifellos keinen Schalter, durch dessen Betätigung von negativer Energie auf positive umgestellt werden kann. Aber bereits die Einsicht, dass es sich tatsächlich um die gleichartige Energie handelt, gibt mir ja schon die Entscheidungsfreiheit, sie für mich oder gegen mich arbeitend einzusetzen. Damit bin ich selbst der Handelnde, auf dessen Willensentschluss es allein ankommt. Die Angst erregende Anonymität des unheilvollen Seelenzustands ist durchbrochen und mir sind wieder die Zügel für die weitere Gestaltung meines Lebens in die Hand gegeben. Die Unzufriedenheit kann sich auflösen, weil ich den verlorenen Frieden mit meiner Lebenssituation wiedergefunden habe. Das Wichtigste dabei ist aber, dass es mir gelungen ist, ein entscheidendes Hindernis auf der Suche nach dem Schloss in der verborgenen Tiefe meines Selbst wegzuräumen.

2.4. Der individuelle Weg vom Betroffenen zum Beteiligten im Spiegel der Persönlichkeitsstruktur

Wir hatten gesehen, dass für den in diesem Buch beschriebenen Weg der Bewusstseinsschritt entscheidend wichtig ist, mit dem Sie innerhalb der Hierarchie der Teilnehmer am Behandlungsgeschehen vom Betroffenen zum Beteiligten aufsteigen. Der Preis, den Sie für diese „Beförderung" und die damit ganz zweifellos verbundenen erheblich größeren Heilungschancen zu zahlen bereit sein müssen, ist die *Mitverantwortung am Gesundungsprozess*, die Ihnen damit zufällt.

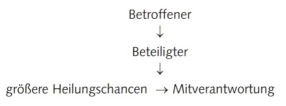

Nun ist der Weg, auf dem dieser Bewusstseinsschritt vollzogen werden kann, in gar keiner Weise genormt oder allgemeingültig. Es gibt auch keine Vorschrift oder Gebrauchsanweisung, wie der Weg zu finden und zu gehen ist. Im Gegenteil, das charakteristische an diesem Weg ist, dass es ein ganz einmaliger individueller Weg ist und sein muss. Jeder Betroffene muss seinen ganz persönlichen Weg selbst finden und gehen. Als Orientierungshilfen ist die Grundrichtung bekannt, nämlich *Beteiligter* zu werden. Einige Hinweisschilder stehen am Weg und können für den, der sich die Mühe macht sie zu entziffern, hilfreich sein. Die Erfahrung hat nun gelehrt, dass es einige typische Gefahren und Irrwege gibt, die unterwegs auftreten können. Diese Schwierigkeiten haben ihren Ursprung in der Persönlichkeitsstruktur des einzelnen Wanderers. In den folgenden Kapiteln mache ich Sie auf die besonders typischen Probleme aufmerksam, die ich im Umgang mit Krebspatienten immer wieder erlebt habe. Versuchen Sie in den folgenden Beschreibungen mit Distanz und geschärfter Selbstkritik, sich selbst und Ihre eigene Grundproblematik zu finden. Beachten Sie, dass sich natürlich durchaus zwei oder mehr Problemkreise überschneiden können. Es müsste auf diese Weise möglich sein, einigen von Ihnen Hindernisse und Irrungen auf ihrem Entwicklungsweg zu vermindern oder zu ersparen.

2.4.1. Der Desorientierte

Eine merkwürdige Form des Umgangs mit der Erkrankung zeigt der desorientierte Patient. Meist handelt es sich um Menschen, die es schon immer abgelehnt haben, sich mit den Problemen ihres Körpers zu beschäftigen, die noch nie etwas ihrer Gesundheit zuliebe unternommen haben. Sie haben niemals auf die Signalsprache ihres Organismus (s. Kap. 2.7.) gehört und werden deshalb von ihrer Krankheit völlig unvorbereitet überrascht. Aus diesem Grunde wird auch meistens ihr Tumor erst in einem fortgeschrittenen Stadium entdeckt. Auch dann versuchen sie die Rolle des medizinisch desorientierten Patienten weiterzuspielen, selbst bei oft hohem Bildungsniveau. Auf diese Weise übergeben sie die ganze Verantwortung für ihre Gesundheit in die Hände des Arztes und ziehen sich auf ihr Nichtwissen zurück. Nur nicht selbst beteiligt sein müssen, nur keine eigenen Entscheidungen treffen müssen! Manchmal wirkt es, als hätten sie ihren Körper, wie ihr Auto, zur Reparatur in der Werkstatt abgegeben und warten jetzt in einem nahen Café hinter einer Zeitung auf die Fertigstellung. Selbst wenn man solchen Menschen die Zusammenhänge ihrer Krankheit ausführlich erklärt, sind sie bei der nächsten Konsultation genauso ahnungslos. Man muss ihnen jede Einnahmevorschrift genau aufschreiben, sonst wird sie nicht befolgt oder einfach „vergessen". „Ach, das wusste ich gar nicht, haben Sie das gesagt?" bekommt man zu hören. Oft verstecken sich auch hochintelligente Menschen hinter einer unglaublich infantilen Maske. Kinder halten sich ja auch oft die Augen zu und glau-

2. Von der Betroffenheit zur Schicksalsgestaltung

ben, dann nicht gesehen zu werden. Hier wird vom Bewusstsein jede Beteiligung am Schicksalsgeschehen verweigert und allenfalls noch ein passives Über-sich-ergehen-lassen geduldet in der utopischen Hoffnung, dass die unangenehmen Probleme sich irgendwie von alleine lösen werden.

Sollten Sie, lieber Leser, ein eigenes Verhaltensmuster in diesen Zeilen in irgendeiner Form wiedererkennen, so lassen Sie mich an Ihr Bewusstsein appellieren, sich diese Zusammenhänge hellwach vor Augen zu führen und dieses Rollenspiel schleunigst fallen zu lassen. Die nötige Intelligenz für diese Einsicht haben sie ja. Schließlich können Sie sich in der gegebenen Situation wirklich kein „Versteckspiel auf dem Schulhof" leisten. Nur wer vollverantwortlich seine Schicksalssituation erkennt und sich aktiv in das Behandlungsgeschehen einschaltet, hat die Chance der Krankheitsüberwindung.

2.4.2. Der Informierte

Für manche Menschen geht der Weg der Auseinandersetzung mit ihrer Krankheit überwiegend über den Intellekt. Diese Menschen setzen mit bewundernswertem Elan ihre ganze Kraft ein in dem Bemühen, die medizinischen Zusammenhänge ihrer Erkrankung verstandesmäßig zu durchschauen. Ich habe Patienten erlebt, die in erstaunlich kurzer Zeit sich ein umfangreiches Wissen über die Pathologie und die therapeutischen Möglichkeiten bei dem Tumortyp, an dem sie erkrankt waren, erworben hatten. Der Wissensstand einiger Patienten übertraf hinsichtlich ihres speziellen Falles oft bei weitem den ihres Hausarztes. Ja, eine sehr intelligente Patientin ist mir in Erinnerung, die sich über das Internet in eine wissenschaftliche Datenbank des amerikanischen Cancer Research Centrums eingeschaltet hatte und sich auf diese Weise die neuesten wissenschaftlichen Informationen über ihre relativ seltene hämatologische Erkrankung verschafft hatte, wie sie z.T. nicht einmal der Universitätsklinik vorlagen.

Selbstverständlich ist eine solche Aktivität, wie jede andere in eigener Sache, nur zu begrüßen. Ich sehe nur zwei Probleme: einmal besteht die Gefahr der Überschätzung des rein informatorischen Wissensstandes, zum anderen ist es nicht möglich, mit einem sehr speziellen, eng begrenzten Halbwissen die doch sehr umfangreichen Bezüge und Zusammenhänge, in denen ein Tumorgeschehen abläuft, genügend sinnvoll einzuordnen und zu durchschauen. Benutzt der Informierte aber sein Wissen als Stimulans für seine behandelnden Ärzte, um als „unbequemer Patient", wie ich es in Kap. 2.4.7.

über den „ungewöhnlichen Patienten" dargestellt habe, seine Ärzte mit gezielten Fragen zu konfrontieren, so hat diese Art von Eigenaktivität durchaus einen positiven Wert im Krankheitsverlauf.

2.4.3. Der „Tapfere"

Wenn wir uns und unsere Mitmenschen genau beobachten, so stellen wir fest, dass mit ganz wenigen Ausnahmen jeder dazu neigt, in seinem Leben oder doch wenigstens in bestimmten Lebenssituationen eine „Rolle" zu spielen. Bekannt ist die Rolle des „Herrgott in Weiß" bei den Ärzten. Schon im Schulalter haben wir den „Klassen-Clown" erlebt, der sich oft später zur im Kollegenkreis beliebten „Betriebsnudel" entwickelt. Oder der „allgewaltige Boss", der bei ein wenig Fieber und Husten in die Rolle des „hilflosen Kindes" schlüpft. Wir kennen den „Mitleidheischenden", den „Weltverbesserer", den „Dulder" und den „Dynamischen". Jedes dieser Rollenspiele hat seine Licht- und Schattenseite. Denken wir doch z.B. nur daran, wie viele soziale Leistungen ein Mensch mit „Helfer-Syndrom" zu vollbringen in der Lage ist, während er selbst sich oft bis zur Erschöpfung verausgabt. Nur ganz wenige Menschen mit einer hohen seelisch-geistigen Reife sind so weit in sich integriert, dass ihr natürliches So-sein es nicht nötig hat, durch ein So-scheinen mit Hilfe eines Rollenverhaltens aufgebessert zu werden. Schauen Sie doch nur einmal Ihren eigenen Bekanntenkreis unter diesem Gesichtspunkt an!

Nun kann es aber auch sein, dass eine akute, häufiger aber eine chronische Krankheit manchen Menschen eine „Bühne" bietet, auf der sie unausgelebte innere Neigungen und Tendenzen „in Szene setzen" können. Sie kennen das Rollenverhalten des Mitleidsuchenden oder auch des im Selbstmitleid Zerfließenden. Weniger bekannt ist die Rolle des „tapferen Patienten", doch habe ich sie immer wieder erlebt. Hier wird die Lebensbühne der Erkrankung ergriffen, um die Rolle des „Helden", des „Unerschütterlichen", des „Bewunderungswürdigen" zu spielen. Diese Charakterisierungen bitte ich aber in keiner Weise als abfällig gemeint aufzufassen. Ich habe Menschen erlebt, denen die Identifikation mit einer derartigen Rolle eine echte Hilfe bei der Bewältigung ihres Krankheitsschicksals war. Freilich kann dieses Rollenspiel auch so weit zum Selbstzweck werden, dass es einer im Krankheitsgeschehen liegenden tieferen menschlichen Reifungsmöglichkeit im Wege steht.

2. Von der Betroffenheit zur Schicksalsgestaltung

Gut in Erinnerung ist mir Beate, eine attraktiv aussehende Frau Anfang 40, die über 10 Jahre lang einen bewundernswerten Kampf mit einem metastasierenden Mamma-Ca zu bestehen hatte. Es gab fast keine schulmedizinische oder alternative Behandlungsmethode, die in diesen Jahren nicht bei ihr zur Anwendung gekommen ist. Sie kannte alle onkologischen Koryphäen und einschlägigen Kliniken. Überall war sie in kurzer Zeit die Starpatientin, hatte zu allen ihren Ärzten auf Grund ihrer überzeugenden Selbstdarstellung einen ganz persönlichen Kontakt und wurde von ihren Pflegekräften wegen ihrer tapferen Haltung nicht nur geschätzt, sondern bewundert. Mit strahlendem Lächeln erschien sie in meiner Praxis, immer mit einem Schmerzen und Beschwerden karikierenden Scherzwort auf den Lippen. Ihre Berichte über die zuletzt durchgemachten Therapien waren geradezu spannend und die wiedergegebenen Gespräche mit den behandelnden Ärzten oft wirklich amüsant. Das tragische war nur, dass ich keinen Kontakt mit dem Menschen Beate bekam, obwohl gegenseitige Sympathie vorhanden war. Immer stand die Rollenschablone der tapferen Patientin im Wege und verhinderte einen Zugang zu ihrem menschlichen Inneren. Nur in sehr wenigen Momenten, wenn Schmerzen sie zu stark überfluteten oder Hoffnungslosigkeit vorübergehend die Oberhand gewann, war eine kurze Begegnung mit der hinter der Maske ihrer Rolle verborgenen Beate möglich. Aber bereits am nächsten Tag hatte sie sich wieder „in der Hand" und erklärte strahlend, dass sie ihren Krebs überwinden werde.

Eine andere Patientin, Frau B., war über 60 Jahre alt und lag auf meiner Station, die ich damals als junger Assistenzarzt betreute. Es war noch die Zeit, in der man eine andere Einstellung zur Wahrheit am Krankenbett hatte und glaubte, bei unheilbar Kranken die Hoffnung auf Gesundung unbedingt aufrecht halten zu müssen. Der Körper von Frau B. war übersät mit Metastasen eines Unterleibskrebses. Auch die Angehörigen hatten dringend gebeten, der Mutter nicht die Wahrheit über ihren Zustand zu sagen, da sie es sicher nicht ertragen würde. Frau B. galt als sehr schwierige Patientin, die ständig nach den Schwestern schellte und ihre Ärzte mit einer Vielzahl von meist sehr vagen Beschwerden konfrontierte. Eines Tages überraschte sie mich bei der Visite mit der direkten Frage: „Herr Doktor, habe ich Krebs?" Ich habe das spontan entgegen den herrschenden Vorstellungen bejaht und wir erlebten von dem Augenblick an mit Staunen die Verwandlung eines bis dahin hoffnungslos depressiven Patienten ohne jeden inneren Halt in einen Menschen, der in der Lage war, bewusst sein Schicksal anzunehmen und mit bis dahin verborgenen Inneren Kräften auf seinen Tod zuzugehen. Sie war es dann, die ihren Angehörigen Trost gab und ihnen das Abschiednehmen erleichterte. Ihr hatte die Konfrontation mit der Wahrheit die Möglichkeit eröffnet, ein tapferer Patient zu sein, statt ihn nur zu spielen.

Zweifellos hat Beate das standhafte Durchhalten ihrer selbstgewählten Rolle geholfen, ihren bewundernswerten Kampf gegen ihre Krankheit so viele Jahre durchzuhalten. Jedoch hat die Rolle zu Gunsten der Aufrechterhaltung einer menschlichen „Fassade" die echte Identifikation mit dem persönlichen Schicksal behindert.

Wenn ich eine solche Beurteilung ausspreche, frage ich mich allerdings, wie ich selber mich in einer vergleichbaren Schicksalssituation wohl bewähren würde. Zum Rollenspiel neigt wohl jeder, weil es der scheinbar leichtere Weg ist. Wem aber ist es gegeben, im Angesicht des Todes konsequent sein echtes So-sein zu verwirklichen?

2.4.4. Der „brave" Patient

Wenn ich an meine Krebspatienten der vergangenen Jahre denke, nehmen die „braven" einen besonderen Platz ein. Lange Zeit galten sie bei den Psychologen als die „typischen Krebspatienten". Das wird in jüngster Zeit bezweifelt. Wir wollen uns hier nicht in die Auseinandersetzung um die Frage der „Krebspersönlichkeit" einmischen. Mein Eindruck ist jedoch, dass die „Braven" auf Grund ihrer Persönlichkeitsstruktur besonders zu Krebserkrankungen disponiert sind. Nun ist es aber gerade eine ihrer hervorstechenden Eigenschaften, dass sie nicht dazu neigen, aus dem von der Autorität der Klinik vorgezeichneten Behandlungsweg auszuscheren und nach „alternativen" Behandlungsmöglichkeiten zu suchen. Deshalb waren sie unter meinen Patienten keineswegs besonders häufig vertreten. Es entspricht nicht ihrem Wesen, eigene Ideen und Entschlüsse zu verwirklichen, vielmehr sind sie bemüht, die Vorschriften des erstbehandelnden Arztes zu befolgen – und zwar mit größter Zuverlässigkeit und Präzision. Sie neigen dazu, die Schicksalszusammenhänge kritiklos zu akzeptieren, die sie gerade in diese Klinik und zu diesem Arzt geführt haben und der Gedanke, dass es auch noch andere Möglichkeiten geben könnte, liegt ihnen fern. Sie sind bei den Pflegekräften der Klinik beliebt, weil sie sich problemlos in den Stationsalltag einfügen und kaum Sonderwünsche haben. Auch das Ertragen von Schmerzen und Beschwerden fällt ihnen scheinbar leichter als vielen anderen Menschen. Jedenfalls hört man sie nur selten klagen. Die Behandlungsvorschriften des Arztes erfüllen sie buchstabengenau,

2. Von der Betroffenheit zur Schicksalsgestaltung

um nur ja nicht „aus der Reihe zu tanzen" oder bei einer Nachlässigkeit ertappt zu werden. Psychologisch gesehen gehören Sie nach ihrer Persönlichkeitsstruktur überwiegend zu den „zwanghaften" Menschen. Sie sind also unbedingt zuverlässig, gewissenhaft, pünktlich und ordentlich. Dieser ihrer Anlage entsprechende „Zwang" befähigt sie, in ihrem beruflichen Rahmen außerordentlich geschätzte Mitarbeiter zu sein. Das allerdings im „zweiten Glied" als Assistenten, jedenfalls in einer nachgeordneten Position, in der sie alle aufgetragenen Aufgaben mit hohem Pflichtbewusstsein erledigen. Zu Führungsaufgaben sind sie in der Regel weniger geeignet. Innerhalb der Familie sind sie aufopferungsvolle, liebevolle Mütter und Ehefrauen. Der Haushalt klappt „wie am Schnürchen". Die polare Problemseite dieser Eigenschaften kann zu penibler Übergewissenhaftigkeit und Pedanterie, z.B. zum „Putzteufel" führen. Ich habe Patienten erlebt, die hoch beunruhigt anriefen, wenn ihre Apotheke ein verordnetes Medikament nicht am gleichen Tage beschaffen konnte. Sie meinten, etwas Wesentliches zu versäumen. Ich kenne Patienten, die große Listen und Tabellen über ihre Behandlung jahrelang exakt führten, in denen jedes besondere Ereignis und jede Änderung der Behandlung genauestens vermerkt war und die jedes Mal in der Sprechstunde vorgelegt wurde. Andere hatten einen Aktenordner angelegt, in dem alle Laborbefunde und Arztberichte lückenlos chronologisch gesammelt waren. Oft habe ich das durchaus als hilfreich empfunden. Andererseits war es aber sehr mühsam, einem solchen Patienten seine Seelenruhe wiederzugeben, wenn er sich an einem zum Vorbefund veränderten Laborwert „festgebissen" hatte. Diese Patienten brauchen viel geduldige Zuwendung und man muss als Arzt sehr hellhörig sein, um die versteckten Signale der Angst oder des Zweifels richtig zu deuten. Nie fragt der „Brave" direkt nach einer anderen Behandlungsmöglichkeit, es könnte ja als Unzufriedenheit gedeutet werden. Er legt höchstens ganz nebenbei einen Zeitungsausschnitt über eine neue Krebsbehandlung – genau dokumentiert mit Quelle und Datum – auf den Schreibtisch und fragt ganz nebensächlich, ob der Arzt schon davon gehört habe. In Wirklichkeit ist es aber für ihn ein brennend heißes Problem. Er kann sich nur nicht dazu bekennen, rangieren doch seine eigenen Probleme in der Wertskala immer hinter den Belangen seiner Mitmenschen. Deshalb möchte er keineswegs den Arzt mit seinen Fragen belästigen.

Wenn Sie beim Lesen dieser Zeilen viele Ihrer eigenen Persönlichkeitsmerkmale wiederfinden, so führen Sie sich die Skala dieser Eigenschaften einmal ganz klar und deutlich in ihrer ganzen Spannweite vor Augen. Sehen Sie die Problemseite ohne Beschönigung an aber sehen Sie auch die vielen guten Eigenschaften, die auf der gegenüberliegenden Seite vorhanden sind. Das ist ein wichtiger Schritt auf dem Weg zu dem versteckten Schloss in der Tiefe Ihrer Seele.

Allen Krebspatienten, die sich in diesen Schilderungen erkennen, möchte ich zurufen:

> „Haben Sie den Mut, sich laut und deutlich zu allen Ihren Fragen, Ängsten und Problemen zu bekennen. Werden Sie ein ‚unbequemer' Patient!"

Menschen mit den beschriebenen Persönlichkeitsmerkmalen, die den Wunsch haben, verändernd an ihren Eigenschaften zu arbeiten, empfehle ich, viel mit Wasserfarben zu malen aus freier Hand auf einem großen Papier (z.B. Rückseite einer alten Tapete) ohne scharfe Konturen. Die Farben ruhig in einander laufen lassen. Keinesfalls mit Bleistift vorzeichnen. Gegebenenfalls an einem maltherapeutischen Kurs (s. Kap.10.7.1.) teilnehmen („Nass-in-nass-Technik").

2.4.5. Der Verweigerer

Eine Reaktionsweise auf den Diagnose-Schock ist bei manchen Menschen die Verweigerung. Diese kann sich darauf erstrecken, dass der Betroffene es ablehnt, die Diagnose überhaupt ernsthaft zur Kenntnis zu nehmen, also eine Art Totstellreflex. Das kommt verhältnismäßig selten vor, stellt aber Angehörige wie Ärzte vor unlösbare Probleme. Eine meiner Patientinnen, eine geistig ungewöhnlich hoch stehende Frau, lehnte im Vertrauen auf ihre zweifellos außerordentlich intensive Geistesschulung jede weitergehende Diagnostik ab, als ich ihr meinen dringenden Verdacht auf das Vorliegen eines Darmkrebs mitteilen musste. Sie hat dann lange Zeit ein Leben auf hohem kreativem Niveau führen können, sodass ich mir schon die Frage vorlegte, ob mein Verdacht unbegründet war. Nach 8 Jahren Latenzzeit allerdings war der Tumor in einem fortgeschrittenen Stadium nicht mehr zu übersehen. Ein leidvolles Lebensende blieb ihr nicht erspart. Es sei hier aber die Frage erlaubt, ob eine Operation und Behandlung zum Zeitpunkt des Verdachts in diesem besonderen Fall der Patientin ein längeres und genauso erfülltes Leben ermöglicht hätte.

Immer wieder kommt der biologische Krebsbehandlungsverfahren anwendende Arzt auch mit Operationsverweigerung in Berührung. In der Regel spielt bei den Betreffen-

2. Von der Betroffenheit zur Schicksalsgestaltung

den Angst vor der Operation die Hauptrolle. Dabei wird entweder angegeben, dass der Großvater oder eine Bekannte auch wegen Krebs operiert worden sei und kurz darauf gestorben sei. Oder es wird unter Negierung der Krebsangst einem Heiler oder irgendeinem anderen Heilverfahren größeres Vertrauen entgegengebracht. Dazu ist zu sagen, dass beim heutigen Stand der uns zur Verfügung stehenden Behandlungsmöglichkeiten eine möglichst radikale Operation des Tumors oder wenigstens eine weitgehende Reduzierung der Tumormasse in der Regel eine unumgängliche Maßnahme ist (s. auch Kap. 8.1.). Es gilt hier, durch geduldige und einfühlsame sachliche Information den Betreffenden ihre Angst zu nehmen. Jeder Zwang oder jede unsachliche Beeinflussung ist zu vermeiden. Ein Gespräch mit einem kürzlich Operierten oder mit Mitgliedern einer Selbsthilfegruppe (s. Kap. 2.2.3.) ist oft der überzeugendste Weg.

Etwas anders liegt die Problematik bei den nicht seltenen Behandlungsverweigerern, d.h. bei den Menschen, die die vorgeschlagene Chemotherapie (s. Kap. 8.2.) oder Bestrahlung (s. Kap. 8.3.) ablehnen. Von Seiten der Patienten liegt hier eine grundsätzliche Ablehnung aggressiver Behandlungsmethoden vermischt mit Angst vor den bekannten unangenehmen Nebenwirkungen vor. Die Entscheidung hängt hier eines Teils vom vorhandenen oder fehlenden Vertrauensverhältnis zwischen behandelndem Arzt und Patient, zum anderen aber auch von der Persönlichkeitsstruktur des Betroffenen ab. Der „brave" Patient (s. Kap. 2.4.4.) wird widerstandslos den Behandlungsvorschriften seines Arztes zustimmen während der „ungewöhnliche" Patient (s. Kap. 2.4.7.) dazu seine ganz persönliche eigene Meinung, eben unter Umständen Ablehnung, ausdrücken wird. Hier kann die Entscheidungsfindung nur gemeinsam im Gespräch zwischen Arzt und Patient erfolgen. Der Arzt kann lediglich seine Sachinformationen vortragen, wird aber vorurteilslos die Entscheidung seines Patienten tolerieren müssen. Jeglicher versteckte Zwang würde dazu führen, dass eine so erreichte Behandlung wegen unbeherrschbarer Nebenwirkungen (s. Kap. 8.) auf Grund des unterdrückten psychischen Widerstandes abgebrochen werden müsste.

Ein ganz besonderes Problem stellt die Verweigerung jeglicher medizinischer Eingriffe oder Behandlungsmaßnahmen aus weltanschaulichen Gründen dar. Hier handelt es sich in der Regel um Angehörige bestimmter Glaubensgemeinschaften oder Sekten, die nur das Gebet als heilungversprechend ansehen. Auch in diesem Fall bin ich der Meinung, dass jedem Mensch die Freiheit seiner eigenen Entscheidungen zusteht, auch wenn man in solchen Fällen vom rein medizinischen Standpunkt vielleicht völlig verzweifelt ist über eine derartige „Starrköpfigkeit".

Es soll aber jedem Menschen die volle Verantwortung für sein Schicksal oder auch Karma (s. Kap. 6.2.) zugestanden werden. Das gleiche gilt, wenn Eltern für ihr Kind eine Behandlung ablehnen. In solchen Fällen die Behandlung mit polizeilichen Zwangsmaßnahmen durchzusetzen, wie es immer wieder vorkommt, halte ich nicht für berechtigt. Eltern und Kinder sind eine nicht zufällige Schicksalsgemeinschaft und stehen karmisch gesehen unter anderen Gesetzmäßigkeiten als sie unsere irdische Gerichtsbarkeit vertritt. Ich bin mir darüber klar, dass ich damit bei Menschen, die sich bisher nie mit dem Karmagedanken auseinandergesetzt haben, auf Unverständnis stoßen werde, muss das aber hier unter Hinweis auf die an anderer Stelle gegebenen Ausführungen und die angeführte Literatur so stehen lassen, weil das Thema für eine eingehendere Erörterung in diesem Zusammenhang zu umfangreich und vielschichtig ist.

2.4.6. Der Fanatiker

Eine besondere Form der Realitätsflucht wenden manche Menschen an, wenn sie sich in eine ausweglose Situation, wie es eine schwere Krankheit sein kann, versetzt fühlen. Sie steigen um in einen anderen Ideenkreis und verschreiben sich ihm mit Haut und Haaren.

Mit oft leidenschaftlich-blindem Eifer erhöhen sie ihre Ideen zur Ideologie, von der sie völlig und kritiklos durchdrungen sind, weil sie in ihr die Lösung ihres Lebensproblems sehen.

Wir bezeichnen diese Menschen als *Fanatiker* (vom lat. fanum = Opferhaus, Tempel) und haben häufig Mühe, uns von ihrem meist vorhandenen Missionseifer abzugrenzen. In unseren Zusammenhängen begegnen wir in erster Linie weltanschaulich-religiösen Ideen und Ernährungsfanatismus. Aber auch eifernder Einsatz für eine Behandlungsmethode oder ein Umweltproblem ist nicht selten.

Die Schwierigkeiten im Umgang mit Fanatikern sind nicht so sehr die zugrunde liegenden sachlichen Vorstellungen, denn ein wahrer Kern ist fast immer vorhanden; das Problem ist das manchmal geradezu aggressive Verhalten und die schwärmerisch übersteigerte Darstellungsweise des Fanatikers selber, der es nicht verstehen kann, wie andere Menschen nicht der gleichen Überzeugung sein können. Tragisch ist, dass der

2. Von der Betroffenheit zur Schicksalsgestaltung

Fanatiker seine Ideen durch diese Verhaltensweisen selbst in Misskredit bringt, was aber seinen Missionseifer eher nur noch steigert.

Ein bevorzugtes Gebiet für fanatische Eiferer ist die *Ernährung*. Die absurdesten Vorschriften werden mit peinlichster Sorgfalt befolgt, das natürliche Verlangen und die Genussfreude werden zu Gunsten eines Asketentums unterdrückt. Häufig werden die Initiatoren einer Ernährungsrichtung schwärmerisch vergöttert.

„Herr Dr. B. hat gesagt: 3 Mandeln zum Frühstücksmüsli, keine mehr und keine weniger", bekommt man zu hören. Auf die Zubereitung der Mahlzeiten wird enorme Zeit und Energie verwandt und sie gestaltet sich oft genug zu einer Art Ritual. Zu Hause steht eine ganze Kochbuch-Bibliothek und darüber hinaus werden aus der Regenbogenpresse alle einschlägigen Artikel ausgeschnitten, die wichtigen Passagen unterstrichen und kommentiert und dann in einem speziellen Ordner katalogisiert. Anhänger der verschiedenen Ernährungsrichtungen unter sich haben endlosen Gesprächsstoff und überbieten sich gegenseitig mit Wissen und Erfahrung. Sie reisen zu jeder Vortragsveranstaltung ihres „Ernährungs-Apostels" und genießen das Zusammensein mit Gleichgesinnten.

Ich trete mit Nachdruck für die Einhaltung einer gesunden Ernährung im Sinne der Vollwertkost ein (s. Kap. 4.2.ff), rate aber jedem Leser, der sich bei obigen Schilderungen angesprochen fühlt, seine Einstellung einer vorurteilsfreien Überprüfung zu unterziehen und sich folgende Fragen vorzulegen:

- Welche Lebenssituation war der *Anlass* für meine intensive Beschäftigung mit Ernährungsfragen?

- Welches Gefühl könnte ich durch mein Ernährungsverhalten *unterdrücken* wollen? (Angst? Ratlosigkeit? Depression? Aggression?)

- Welche fehlende Einstellung oder welches unbefriedigte Bedürfnis könnte ich dadurch *ersetzen* wollen? (Einstellung zu meinem Körper? Fundierte Gesundheitseinstellung? Einstellung zu meinem Seelenleben? Religiöse Einstellung? Bedürfnis nach Liebe und Zuwendung?)

- Bin ich sicher, dass ich mich nicht in eine *Abhängigkeit* von einer Ideologie oder Person begeben habe?

Ich bin mir klar darüber, dass es für den Fanatiker außerordentlich schwer ist, die nötige kritische Distanz zu sich selbst zu finden, um sich überhaupt veranlasst zu sehen, sich diesen Fragen ernsthaft zu stellen. Es ist ja gerade die unbeirrbare Vorstellung von der absoluten Richtigkeit der eigenen Einstellung, das Wesen des Fanatismus. Vielleicht haben aber in dem einen oder anderen Fall doch Hinweise oder Reaktionen von Freunden oder Angehörigen schon Zweifel am eigenen Verhalten geweckt, sodass die Beschäftigung mit den angegebenen Fragen hilfreich und bewusstseinbildend sein kann. Eins ist auf jeden Fall völlig aussichtslos: einem Fanatiker seine Ideen „ausreden" zu wollen.

Sinngemäß lassen sich natürlich die gleichen Fragen stellen, wenn der Gegenstand der fanatischen Überzeugung ein anderer ist: Sei es ein neues Heilmittel, ein geheimnisvoller Apparat oder eine heilungsversprechende Person. Schwierigkeiten kann es geben bei der Abgrenzung zwischen der von mir für außerordentlich wesentlich gehaltenen positiven Erwartung (s. Kap. 3.4.4.) und seinem Extrem, eben dem Fanatismus. Hier ist gegebenenfalls die Beleuchtung des Problems von verschiedenen Standpunkten mit Hilfe von Fachleuten und Vertrauenspersonen erforderlich.

Eine besonders schwierig zu beurteilende Situation kann sich für Betroffene durch fanatische Ärzte, Heilpraktiker, andere Angehörige aus Heilberufen oder selbsternannte Heiler (s. Kap. 10.6.) ergeben, die ein Krebsheilmittel oder ein besonderes Behandlungsverfahren gefunden zu haben glauben. Das kommt gar nicht so selten vor. Angesichts der enormen aber bisher unbefriedigenden Forschungsanstrengungen zur Aufdeckung der Krebsursache ist es schon zu verstehen, dass ein forschender Einzelgänger sich z.B. Robert Koch zum Vorbild nimmt, der das Jahrhunderte lange Herumtappen im Dunkeln im Kampf mit der Tuberkulose durch Entdeckung des Tuberkel-Bazillus beendet hat. So kommt es immer wieder vor, dass ein Einzelner aus echtem Heilerwillen vermischt mit Ehrgeiz sich auf die Suche begibt. Durch intensive private Forschung oder aber auch mit Intuition erwischt er vielleicht das unüberschaubar komplexe Krebsgeschehen an einem kleinen Zipfel und glaubt aber nun, damit „das Krebsproblem gelöst" zu haben. Hier kann nur nüchtern abwägende Information zur Orientierung verhelfen. Das dürfte für nach Hilfe suchende Patienten nicht immer leicht sein. Ich selber bin auch einmal kurzzeitig der Faszination eines Biochemikers

2. Von der Betroffenheit zur Schicksalsgestaltung

erlegen, der ein vom theoretischen Konzept her mir sehr einleuchtendes Mittel erfunden hatte.

2.4.7. Der ungewöhnliche Patient

> Der ungewöhnliche Patient hat mit Abstand die größten Chancen, seinen Krebs zu überwinden. Der ungewöhnliche Patient ist der Patient der Zukunft. Dem ungewöhnlichen Patient gilt meine ganze Liebe. Ihm ist dieses Buch gewidmet.

Was veranlasst mich zu dieser Laudatio?

Es ist gleich zu spüren, wenn er ins Zimmer tritt: Nicht gebeugt, eher gestärkt durch die Krankheit – der Ungewöhnliche! Eine Ausstrahlung gewachsener Selbstsicherheit geht von ihm aus und erfüllt den ganzen Raum mit einer Atmosphäre von Aktivitätsbereitschaft. Sein Blick ist ruhig, gerichtet und kontaktnehmend. Seine Fragen sind zielsicher, überlegt und gleich auf den Kern zusteuernd. Wenn er sich in seinem Anliegen erkannt fühlt, beginnt gleich eine Schwingung kooperativer Sympathie zu pulsieren, die gleichsam die ganze Praxis ergreift und zum Mitschwingen bringt. Die Mitarbeiter spüren es, auch wenn sie bei dem Gespräch nicht anwesend sind. Hier ist wieder ein Mensch, der seine Krankheit nicht als Unglück, als Strafe eines ungerechten Gottes ansieht, sondern sie als Herausforderung, als Prüfung eines allwissenden und liebevollen Gottes empfindet.

Nach einer kurzen Durchgangszeit der Verwirrung hat er seine Krankheit als Aufgabe angenommen, hat seine bisher ruhenden Kräfte mobilisiert und vibriert jetzt förmlich vor verhaltener Kooperationsbereitschaft. Er braucht keine Motivation, er sucht Gesichtspunkte für seine Mitarbeit, Ansatzstellen für den Einsatz seiner in Bereitschaft stehenden Selbstheilungskräfte, sachliche Informationen für sein Mitdenken. Schon kleine Anregungen führen zu selbstständiger, kreativer Umsetzung, wobei ich immer wieder überrascht wurde über das Ausmaß an Originalität, das seinen Ausdruck suchte und fand. Ein nebenbei gegebener Anstoß genügte oft, um ein gleichsam schon lange auf der Lauer liegendes Bedürfnis, vielfach ein ganz individuelles Urbedürfnis, zu wecken und schlummernde Fähigkeiten ins aktive Leben miteinzubeziehen. Schon bei der nächsten Konsultation durfte ich staunen über wahre Farbexplosionen im Skizzenblock oder seitenweise Tagebucheintragungen auf dem Wege der Selbsterforschung.

In einzelnen Fällen konnten wir in den Praxisräumen Ausstellungen von eindrucksvollen Bildern zeigen, deren Zündfunke in einem Beratungsgespräch über die vorhandene bösartige Erkrankung entstanden war. Andere Patienten waren in der Lage, ihre innere Auseinandersetzung mit der Krankheit in Versen oder Prosa zu fassen, die zum Teil sogar in Buchform verlegt wurden.

Nicht jeder ungewöhnliche Patient kann natürlich in einer solchen nach außen gewendeten Form sein persönliches Ringen umsetzen. Viel öfter erlebte ich eine mehr nach innen gerichtete Kreativität, in die ich dann zu besonderen Gelegenheiten Einblick nehmen durfte. Sie offenbarte immer wieder einen bewundernswerten Reichtum, gewonnen durch Kontemplation, Meditation oder andere spirituelle Verinnerlichung.

Wenn ich meine Gespräche mit ungewöhnlichen Patienten vor meinem inneren Auge vorbeiziehen lasse, bin ich von tiefer Dankbarkeit für die Begegnungen mit diesen Menschen erfüllt. Sie haben mein Leben bereichert. Jedes Beratungsgespräch mobilisierte in mir Energie und wurde von mir nicht als eine Kraft beanspruchende berufliche Leistung empfunden. Es war oft, als wäre ich mit dem Patienten in ein gemeinsames Puzzlespiel vertieft, bei dem jeder mit Freude und Eifer zur Gestaltung des fertigen Bildes beiträgt. Die rein sachlichen Instruktionen und Informationen der Behandlung wurden zweifellos eingehend und ernsthaft besprochen, spielten sich aber gleichsam auf einer Nebenbühne ab. Stillschweigend stand die Krankheit als Lebensaufgabe im Mittelpunkt des Gesprächs. Das waren die Sternstunden meines Arztseins! Ob es für meine Patienten auch Sternstunden innerhalb ihrer Krankheit waren, kann ich nur hoffen. Manches spricht dafür, dass uns immer wieder gemeinsame Sternstunden geschenkt wurden.

Bernie Siegel, ein amerikanischer Chirurg, Vollblutarzt und Gründer einer Selbsthilfegruppe für Krebspatienten schildert viele Beispiele eindrucksvoller Reaktionsweisen außergewöhnlicher Patienten. Ich kann mir nicht verkneifen, wenigstens eine Begebenheit aus meinen eigenen Patientenbegegnungen hier zu erzählen, weil wir in der Krebsgruppe so erfrischend darüber lachen konnten. Eine attraktive junge Frau lag mit einer besonderen Form einer Leukämie in einer der großen Universitätskliniken. Die Tür öffnete sich und herein rauschte eine ganze Flut weißer Kittel. Chefvisite! Voran der onkologische „Papst" der Klinik. Dieser setzte sich zur Patientin auf die Bettkante, tätschelte väterlich ihre Hand und verkündete nebenbei eine weitere Verschlechterung des Blutbildes. „Na, junge Frau, Kopf hoch, es wird schon werden!" Darauf die Patien-

2. Von der Betroffenheit zur Schicksalsgestaltung

tin schlagfertig: „Oh, Herr Professor, spielen wir wieder Schwarzwaldklinik?" Die mühsam verkniffenen Reaktionen der Weißkittel im Hintergrund können Sie sich vorstellen.

Verstehen Sie, liebe Leser, was ich mit dieser Laudatio Ihnen sagen möchte? *Werden Sie ein ungewöhnlicher Patient oder begeben Sie sich wenigstens auf den Weg dahin!* Ich bin ganz sicher, dass in jedem von Ihnen ein Stück Ungewöhnlichsein veranlagt ist. Meist haben die Erziehung und die Lebensumstände nur nicht zugelassen, dass Ihre ungewöhnlichen Eigenschaften und Bedürfnisse sich entwickeln und ausleben konnten.

> Wenn Ihnen nun das Schicksal eine Krebserkrankung beschert hat, so ergreifen Sie die darin verborgene Chance und haben Sie den Mut, ja zu sagen zu Ihrem verdrängten Eigensein.

Die Aufgabe der Krankheitsbewältigung bietet Ihnen die Gelegenheit für die in der Tiefe Ihres Inneren vorbereiteten Entwicklungsschritte! Die Auswirkung auf den Tumor ist dann nur ein natürlich wesentlicher Teil des vielschichtigen Geschehens.

2.5. Den Problemen meiner Mitmenschen mit meinem Schicksal begegnen

Mit Ihrer Erkrankung begegnen Ihnen kurzfristig viele neue Themen, mit denen Sie sich völlig unvorbereitet konfrontiert sehen. Neue Probleme stürmen auf Sie ein.

Ein Sekundärproblem, an das Sie wahrscheinlich im Traum nicht gedacht haben, sind die Schwierigkeiten, die die Menschen Ihrer Umgebung mit *Ihrer* Erkrankung haben. Ich meine hier alle Menschen, mit denen Sie in Ihrem Leben zu tun haben außerhalb Ihrer Familie, nennen wir es Ihr gesellschaftliches Umfeld. Sie sollten aber auf dieses Problem vorbereitet sein. Sie können nämlich durch Einsicht in die bestehenden psychologischen Zusammenhänge sich selbst unangenehme und schmerzliche Überraschungen ersparen und peinliche Spannungen mit anderen Menschen vermeiden.

Ursache dieser Schwierigkeiten ist einerseits die von Vorurteilen und Fehlinformationen belastete Grundeinstellung, die erstaunlich viele Menschen gegenüber der Krebserkrankung haben: Andererseits ist aber auch das Verhalten vieler Krebskranker ihrer eigenen Erkrankung gegenüber problematisch.

Die mit bewussten und unbewussten Vorurteilen belastete Grundeinstellung vieler Menschen Ihrer Umgebung gipfelt darin, dass gleichsam automatisch mit dem Stichwort „Krebs" die Vorstellung einrastet: unheilbar, aussichtslos, Schmerzen, Gebrechlichkeit, Tod. Ja, gelegentlich herrschen noch geradezu mittelalterliche Ansichten: ansteckend, aussätzig, nur ja nicht berühren, Strafe Gottes für unmoralisches Verhalten! Vielleicht haben sogar Sie sich selbst anfangs mit dem einen oder anderen der genannten Stichworte auseinandersetzen müssen?

Der andere Teil der Ursachen wurzelt in der zwiespältigen Einstellung vieler Krebskranker zu ihrer eigenen Erkrankung. Diese ist belastet durch eine grundlegende Verunsicherung gegenüber dem eigenen Schicksal und der Weiterentwicklung des Lebens. Bin ich jetzt „abgeschrieben"? Was werden die anderen Menschen zu meiner „anrüchigen" Krankheit sagen? Plötzlich ist ein unüberwindbar tiefer Graben zwischen den Gesunden und mir, dem Krebskranken, entstanden. Das Selbstwertgefühl hat einen fundamentalen Knacks abbekommen. Besonders häufig treten diese Probleme nach Eingriffen im Intimbereich der Sexualorgane auf, weil dann ja die menschliche „Vollwertigkeit" besonders in Frage gestellt erscheint.

Als Folge ergibt sich meist zunächst der Versuch der Geheimhaltung der Krankheit. Ich habe sogar Patienten erlebt, die ihrer Familie gegenüber die Art der Erkrankung verschwiegen haben. Erfahrungsgemäß gelingt die Geheimhaltung nur in ganz seltenen Fällen. Gerade die merkwürdig unklaren Auskünfte über die Gründe des Klinikaufenthalts und die folgende Behandlung legen den Verdacht nahe, dass es sich um Krebs handeln könnte, besonders wenn von Bestrahlung oder Chemotherapie die Rede ist. Aber selbst wenn der Umgebung gegenüber zwar die Diagnose erwähnt wird aber das weitere Verhalten des Kranken zum Thema Krankheit mangelnde Gesprächsbereitschaft, Ablehnung oder krampfhafte Verharmlosung signalisiert, lässt es bei Freunden und Kollegen eine spannungsgeladene Verunsicherung entstehen. Niemand weiß recht, wie er sich verhalten soll. Schon die erst genannten Gründe führen oft dazu, dass auch engere Freunde und Bekannte sich plötzlich mit fadenscheinigen Ausreden zurückziehen oder auch den Kontakt ganz abbrechen. Man weiß nicht, wie man reagieren soll, weil die eigene Angst vor Krebs sich in die Begegnung mit einschleicht.

2. Von der Betroffenheit zur Schicksalsgestaltung

Aber auch im Umgang mit voll informierten Freunden entsteht eine verklemmte Atmosphäre. Soll oder darf ich nach dem gesundheitlichen Ergehen fragen? Werden zu eingehende Fragen als lästig oder indiskret empfunden? Oder gelte ich als lieblos und uninteressiert, wenn ich ganz vermeide auf die Erkrankung einzugehen? Kurz: Die Situation wird sowohl für den Kranken, wie auch für seine Umgebung peinlich oder unerträglich.

Hier sind alleine Sie selbst derjenige, der grundlegende Abhilfe schaffen kann!

Die Erfahrung zeigt, dass die geschilderten Schwierigkeiten niemals auftreten, wenn der Kranke selber voll zu seiner Krankheit steht und sie einschließlich aller Folgen nüchtern und realistisch akzeptiert. Jetzt kann keine Verunsicherung und Spannung entstehen. Die Erkrankung ist ein Gesprächsthema, wie jedes andere auch. Dem Fließen von Gefühlen der freundschaftlichen Anteilnahme und liebevoller Hilfsbereitschaft stehen keine verkrampfenden Hemmnisse mehr im Wege. Es zeigt sich, dass die zwischenmenschliche Atmosphäre das unmittelbare Spiegelbild Ihrer eigenen Einstellung zur Lebenssituation ist. Suchen Sie also bei Schwierigkeiten mit Ihrem sozialen Umfeld nicht die Ursachen bei Ihren Mitmenschen, sondern bemühen Sie sich, Ihre eigene Einstellung zu verändern. Hilfestellung und Gedankenanstöße finden Sie in den folgenden Kapiteln.

Eine besondere über die geschilderten Schwierigkeiten hinausgehende Problematik kann auf der beruflichen Ebene entstehen. Hier kommen zu den zwischenmenschlichen Umständen noch Fragen Ihrer weiteren Einsatzfähigkeit und versicherungsrechtliche Probleme hinzu. Ihr Arbeitgeber gerät u.U. in einen Konflikt zwischen seiner rein menschlichen Einstellung zu Ihnen und Ihrer Erkrankung und den Gesichtspunkten, die er als Arbeitgeber im Auge haben muss: Wie lange werden Sie als Arbeitskraft ausfallen? Wann hört seine Verpflichtung zur Weiterzahlung von Lohn oder Gehalt auf und beginnt die Krankengeldzahlung der Krankenkasse? Kehren Sie wieder in den Arbeitsprozess zurück und wie wird Ihre Einsatzfähigkeit dann aussehen? Soll er Ihnen raten, einen Antrag auf Anerkennung der (vorübergehenden) Berufsunfähigkeit zu stellen?

Fassen Sie diese Fragestellungen ganz nüchtern und realistisch auf. Ihr Arbeitgeber muss natürlich die Rentabilität seines Betriebes im Auge haben oder ein Behördenleiter muss für die Effektivität seiner Behörde einstehen. Auch einer sozialen Einstellung sind in solchen Fällen in der Regel enge Grenzen gesetzt. Sie würden es deshalb Ihren Vorgesetzten und sich selbst nur unnötig schwer machen, wenn Sie beim Auftreten derartiger Fragestellungen mit persönlicher Verletztheit reagieren würden.

2.6. Krebs als Erkrankung des ganzen Menschen

An dieser Stelle der gemeinsam vollzogenen Bewusstseinschritte muss ich Sie mit grundsätzlichen Besonderheiten Ihrer Erkrankung konfrontieren. Nur so sind Sie in der Lage, das ganze Ausmaß der mit dem Schicksalsereignis Ihrer Krankheit für Sie entstandenen körperlichen, seelischen und geistigen Zusammenhänge so zu verstehen, dass Sie die nun erforderlichen Entscheidungen ihrer Tragweite entsprechend treffen können.

In der überwiegenden Zahl der Fälle sieht der Verlauf einer Krebserkrankung heute, kurz zusammengefasst, so aus:

Nach dem Diagnoseschock erfolgt möglichst rasch die Operation mit dem Ziel, den Tumor zu entfernen oder wenigstens die Tumormasse zu reduzieren. Bei hämatologischen Erkrankungen (Blut- oder Lymphkrebs) ist keine Operation möglich und dieser Behandlungsschritt wird übersprungen. Danach wird in den meisten Fällen eine Chemotherapie oder Bestrahlung eingeleitet, um etwa noch verbliebene Krebszellen zu vernichten. In speziellen Fällen erfolgt eine Hormonbehandlung oder Immuntherapie. Nach Abschluss dieser Therapiemaßnahmen wird die so genannte Nachbehandlung in Gestalt regelmäßiger Kontrolluntersuchungen durchgeführt. Bei Wiederauftreten von Tumorzellen kann eine Wiederholung von Chemotherapie oder Bestrahlung oder auch in seltenen Fällen eine Nachoperation erfolgen. (Eine ausführlichere Beschreibung dieser Therapiemaßnahmen finden Sie in Kap. 8.ff)

Das ist ein völlig korrekter Behandlungsablauf, der den Forschungsergebnissen der Universitätsmedizin entspricht und deshalb als „wissenschaftlich allgemein anerkannt" gilt.

Diesem Behandlungskonzept liegt die heute vorherrschende Anschauung zugrunde, dass Krebs ein lokales Geschehen ist, bei dem sich Zellen aus unbekannten Ursachen

2. Von der Betroffenheit zur Schicksalsgestaltung

in ihrer Struktur verändern und bösartig wuchernd einen Tumor bilden. Es existieren einige Theorien zur Krebsentstehung (s. Kap. 7.2.). Aber die Grundfrage, warum gerade bei diesem einen Menschen an gerade dieser Stelle ein Tumorwachstum auftritt, konnte trotz immenser Forschungsbemühungen bisher nicht befriedigend gelöst werden.

Das ist natürlich eine wissenschaftlich und vor allem therapeutisch unbefriedigende Situation. Im Bereich der Naturheilverfahren finden wir dem gegenüber eine grundsätzlich andere Anschauungsweise des Krebsgeschehens. Nach dieser Anschauung ist *Krebs eine Erkrankung des ganzen Menschen* und das Zellgeschehen des Tumors nur die Spitze des Eisbergs. Im Vordergrund der Betrachtung steht die Abwehrlage des Organismus. Es handelt sich also um eine immunologische Betrachtungsweise ausgehend von der Vorstellung, dass in der Regel jeder Mensch mindestens ab dem 25. Lebensjahr sich ständig oder immer wieder mit Tumorbildungstendenzen in seinem Körper auseinandersetzen muss. Solange die natürlichen Tumorabwehrfunktionen unseres Immunsystems in Ordnung sind, kann der Organismus spielend damit fertig werden und unter Umständen mehrere hundert Krebszellen täglich vernichten. Ist die Abwehrlage aus irgendeinem Grunde geschwächt oder besteht eine Überflutung mit krebserregenden Einflüssen z.B. aus der Umwelt, wird der Organismus mit der Tumorbildungstendenz nicht mehr fertig und es kann sich durch unbehinderte Zellvermehrung eine Geschwulst bilden.

Aus dieser Auffassung hat sich ein Therapiekonzept entwickelt, das die Aktivierung der körpereigenen Tumorabwehr zum Ziel hat. Anstelle der gegen Tumorzellen gerichteten *Anti-Therapie* tritt damit eine *Pro-Therapie zu Gunsten der Selbstheilungskräfte*. Diese Behandlung wird überwiegend von Ärzten für Naturheilverfahren durchgeführt und ist insbesondere im Rahmen der anthroposophischen Medizin mit der Misteltherapie (s. Kap. 9.2.) und Begleitbehandlung seit über 90 Jahren eingeführt. Im letzten Jahrzehnt hat dieses Behandlungskonzept durch die neuen Forschungsergebnisse im Bereich der Funktionselemente und Wirkzusammenhänge des Immunsystems (s. Kap. 3.4.2. u. 7.3.) eine enorme Bereicherung der therapeutischen Ansatzpunkte und damit Ausweitung seiner Möglichkeiten erfahren. Unter der von mir bevorzugten Bezeichnung „biologische Immuntherapie" oder aber auch „komplementäre" oder „alternative" Krebsbehandlung wird jetzt in zunehmend zahlreichen Praxen, Kliniken und Sanatorien (s. Anhang) in diesem Sinne behandelt.

Schon immer haben viele Ärzte dieser zunächst überwiegend medikamentösen Therapierichtung versucht, den ganzen Menschen, also auch seinen seelisch-geistigen Bereich mit in die Behandlung einzubeziehen. Das hat in der anthroposophischen Medizin z.B. zum Einsatz von künstlerischer Therapie (s. Kap. 10.7.) und Heileurythmie (s. Kap. 10.8.1.) geführt. In der letzten Zeit hat sich dieser mehr intuitiv entwickelte Therapieansatz durch die Forschungsergebnisse der *Psychoneuroimmunologie* in einem solchen Umfang wissenschaftlich bestätigt, wie es noch vor wenigen Jahren für utopisch gehalten worden wäre. Unter der Bezeichnung „Psychoneuroimmunologie" (s. Kap. 10.) werden alle Wirkzusammenhänge zusammengefasst, die sich zwischen unserer Geist-Seele und dem Körper abspielen und in der Lage sind, unsere gesundheitsbewahrenden und lebenserhaltenden Kräfte und Funktionssysteme zu steuern und zu aktivieren. Dieses im Augenblick expansivste Forschungsgebiet innerhalb der Medizin hat durch seine unglaublichen konkreten Ergebnisse in kurzer Zeit eine solche Bedeutung erlangt, dass dadurch ganz neue Behandlungsmethoden entwickelt wurden und andere bisher schon praktizierte Behandlungen eine neue Antriebe vermittelnde Bestätigung erlangt haben.

Die Impulse, die von der Psychoneuroimmunologie ausgehen, werden inzwischen zunehmend auch in Kliniken und Praxen, die sonst konventionelle Krebstherapie betreiben, umgesetzt. Am intensivsten wurden sie aber von den Ärzten, die biologische Immuntherapie betreiben, aufgegriffen, weil das Grundkonzept der Psychoneuroimmunologie ja völlig mit der ganzheitlichen Auffassung dieser Ärzte von den zugrundeliegenden Wechselbeziehungen der Tumorkrankheit übereinstimmt. Für mich ist damit erst mein Therapiekonzept so ergänzt und abgerundet worden, dass es meiner ganzheitlichen Auffassung vom Wesen des Menschen entspricht.

Wer sich von meiner Darstellung der heutigen Möglichkeiten, Tumorkrankheiten zu behandeln, angesprochen fühlt, wird aber auch zugleich die für ihn daraus sich ergebenden Konsequenzen erkennen:

> Sie werden selbst entscheiden müssen, welche Art der Behandlung Sie für die richtige halten!

Sie werden sich zunächst weitere Informationen über die alternativen Möglichkeiten verschaffen müssen. Die für Ihre Entscheidung nötigen Mindestinformationen habe ich

2. Von der Betroffenheit zur Schicksalsgestaltung

versucht, Ihnen in diesem Buch zusammenzustellen. Auf eingehendere Darstellungen von Einzelthemen wird im Anhang verwiesen. Ich bin mir völlig bewusst, dass diese Entscheidung vielen nicht leicht fallen wird. Sie werden wahrscheinlich viele unterschiedliche Meinungen von Ärzten, Angehörigen, Mitpatienten und Freunden zu hören bekommen. Wer viel fragt, bekommt halt auch viele Antworten. Ich kann Ihnen nur raten: Lassen Sie sich nicht verwirren. Lassen Sie sich nicht unter Zeitdruck bringen. Diese Entscheidung ist für Ihr zukünftiges Schicksal so wichtig, dass sie auch nur aus einer inneren Ruhehaltung nach sorgfältigen Überlegungen getroffen werden sollte. Aber es ist sicher nicht nur eine Entscheidung des Kopfes. Wenn es möglich ist, verschaffen Sie sich einige Tage der Stille und horchen Sie nach innen. Vielleicht hat Ihnen Ihr „innerer Arzt" etwas zu sagen? Ich habe viele Patienten getroffen, die ihrer „inneren Stimme" gefolgt sind und damit sehr gut gefahren sind. Vielleicht erfahren Sie bei dieser für Sie so entscheidenden Gelegenheit, dass es tatsächlich auch für Sie so etwas wie eine *innere Zustimmung* gibt?

2.7. Krankheitssymptome als Signalsprache des Körpers verstehen

Eine äußerst wichtige und berechtigte Frage, die wir uns auf der Suche nach dem versteckten Schloss in uns stellen müssen, ist die Frage, ob es nicht eine Verständigungsebene zwischen unserer zentralen steuernden Instanz, dem inneren Arzt (s. Kap. 3.7.), und unserem Bewusstsein gibt. Diese Frage lässt sich eindeutig mit ja beantworten. Es gibt sogar zwei verschiedene Kommunikationsebenen, auf denen der innere Arzt uns ständig seine Botschaften vermittelt, wenn wir unsere innere Empfangsbereitschaft nicht selbst blockiert haben. Noch häufiger ist aber, dass wir die Kommunikationswege gar nicht als solche erkennen und deshalb die empfangenen Mitteilungen in ihrem Aussagegehalt nicht von unserem Bewusstsein entschlüsselt werden können. Beide Kommunikationswege benutzen nämlich einen eigenen Code, der zunächst für den modernen Menschen nicht ohne Weiteres verständlich ist.

Der eine Code verwendet die *Bildersprache*. Diese Bilder erreichen uns jede Nacht im Traum. Sie wurden von dem amerikanischen Geistlichen John A. Sanford so treffend als „Gottes vergessene Sprache" bezeichnet, weil wir die Bilder nicht mehr zu deuten vermögen. Auf diesem Wege erhalten wir Mitteilungen nicht nur vom inneren Arzt, sondern eher noch aus übergeordneten Daseinsbereichen. Wir werden deshalb an anderer Stelle (s. Kap. 6.2.) eingehender darüber sprechen.

Der andere Code benutzt die *Organsprache*, ausgedrückt durch Beschwerden oder Krankheitssymptome auf der körperlichen oder auch seelischen Ebene. Wir pflegen diese Signale zu negieren oder, sobald sie lästig werden, mit rein symptomatischen Maßnahmen zu beseitigen. Wir sind so sehr auf unserer körperlich-materiellen Daseinsebene verhaftet, dass wir diese Botschaften nicht mehr hören können und wollen oder ihre Aussage nicht zu enträtseln vermögen. Dabei geht der innere Arzt bei seinen Kommunikationsversuchen sehr systematisch vor in einer zielgerichtet abgestuften Reihenfolge von Gesprächseinleitungen:

- Zunächst macht er behutsam durch Befindlichkeitsstörungen auf sich aufmerksam. Man fühlt sich ohne erkennbaren Grund müde und schlapp, der Appetit lässt nach, der Schlaf wird unruhig und bringt keine rechte Erholung. Die Stimmung ist ohne jeden äußeren Anlass gereizt, meist aber eher gedrückt bis depressiv gefärbt, es fehlt die Initiative und Konzentrationsfähigkeit.

- In der nächsten Eskalationsstufe bekommen wir schon deutlichere Hinweise in Form von Funktionsstörungen im Bereich jener Organe, die beim Einzelnen entweder anlagemäßig oder durch bereits vorangegangene Erkrankungen einen Schwachpunkt bilden. Sehr häufig treten Herz-Kreislaufstörungen auf wie Schwankungen des Blutdrucks, Herzbeklemmungen oder Rhythmusstörungen. Im Bereich der Verdauungsorgane äußert sich das als „Gastritis", Blähungen, Verstopfung oder Durchfälle.

Seltener werden andere Organe wie Haut, Nervensystem oder Sinnesorgane betroffen. Auf der seelischen Ebene findet sich ausgeprägtere Unausgeglichenheit, je nach Reaktionstyp eher angstbesetzt oder aber auch zur Aggressivität tendierend.

- Werden die Vorsignale auf den beiden geschilderten Ebenen nicht beachtet oder, wie heute vorwiegend üblich, mit symptomatischen Maßnahmen „wegtherapiert", greift der innere Arzt in die höheren Register und schickt unübersehbare Signale. Diese äußern sich als *vorübergehende, akute oder subakute*, meist fieberhafte z.T. auch mit Schmerzen verbundene *Erkrankungen*. Bei Auftreten einer Gürtelrose bin ich immer besonders hellhörig geworden. Oft kommt es zu einer ausgesprochenen

2. Von der Betroffenheit zur Schicksalsgestaltung

Infektanfälligkeit als Ausdruck einer verminderten körpereigenen Abwehrfähigkeit. Im seelischen Bereich treten ausgeprägte mit Schlafstörungen verbundene Depressionen oder Angstzustände auf. Ich habe auch schon in dieser Phase eine auffallende Unfallträchtigkeit erlebt.

Häufig genug wird aber auch ein solcher ernsthafter Versuch des inneren Arztes, mit uns Kontakt aufzunehmen, fehlgedeutet als „zufällige" Häufung von Infekten oder einfach als „Pech" oder durch ähnliche oberflächliche Erklärungen. Es ist nun heutzutage tatsächlich keine große Kunst, einen Erkältungsinfekt mit Hilfe von symptomunterdrückenden Medikamenten zu „eliminieren". Bis dann nach einigen Wochen dummerweise ein Harnwegsinfekt auftritt und nach kurzer Zeit eine unerklärliche Nebenhöhlenentzündung. So verschiebt man die Symptome von einem Organ in das nächste, solange man nicht in der Lage ist, die eigentliche Aussage des Geschehens auf der gesamtmenschlichen Ebene zu verstehen.

Dann bleibt unserer übergeordneten Gesundheitsinstanz nichts anderes übrig, als sich ganz energisch zu Wort zu melden und auf die vorliegende bedrohliche Verschiebung des inneren Gleichgewichtszustandes innerhalb der polaren Spannung zwischen Harmonie und Disharmonie im psychophysischen Wechselspiel (s. Kap. 3.2.) hinzuweisen.

- Die nächste Stufe auf der Signalebene sind dann schwere chronische Erkrankungen mit Organdefekten. Hier sind besonders charakteristisch einerseits die chronische Polyarthritis (Gelenkrheumatismus) und andererseits die Tumorkrankheiten. Warum der eine Mensch mit einer deformierenden Gelenkerkrankung reagiert und der andere einen Tumor entwickelt, kann ich nicht genügend einleuchtend erklären. Es hängt sicher mit dem Wechselspiel zwischen dem individuell gegebenen äußeren Ursachenmosaik und der persönlichen Veranlagung und Schicksalssituation zusammen. Eine lohnende Aufgabe für eine eingehende interdisziplinäre Untersuchung!

Selbst in diesem Stadium wird immer noch die Lösung überwiegend alleine auf der medizinisch-pragmatischen Ebene gesucht: Eine Polyarthritis lässt sich mit modernen Antirheumatica weitgehend zudecken, ein Tumor wird weg-operiert, weg-chemotherapiert oder weg-bestrahlt. Für eine Fragestellung wie: *Warum befällt diesen Menschen zu dem Zeitpunkt gerade diese eine schwere Erkrankung?*, fehlt die Bewusstseinseinstellung, die Motivation und nicht zuletzt die Zeit. Mit der Erledigung der anstehenden medizinischen Konsequenzen gibt es genug zu tun. Warum das Problem also noch durch völlig überflüssige spekulative Hinterfragungen komplizieren?

Wer von meinen Lesern auf Grund dieser Darlegungen sich veranlasst sieht, den Code der Signalsprache seines Organismus verstehen zu lernen, dem sei geraten, sich rückblickend einmal gründlich mit seiner eigenen Anamnese (Krankheitsvorgeschichte) zu beschäftigen. Ich bin nach meinen Erfahrungen sicher, dass in aller Regel erstaunliche Zusammenhänge auftauchen werden und manchem unter Ihnen die Schuppen von den Augen fallen werden! Wer das Glück hat, für dieses Unterfangen einen verständnisvollen Gesprächspartner zu finden, sollte unbedingt diese Hilfe dankbar in Anspruch nehmen. Stehen wir doch oft völlig „schaufensterblind" vor unseren eigenen Problemen, die ein unvoreingenommener Außenstehender auf Anhieb durchschaut. Wer einen solchen Helfer zunächst nicht findet, sollte sich jedoch unbedingt auch alleine an die Arbeit begeben. Dazu möchte ich eine methodische Hilfestellung geben, die sich mir in vielen Fällen außerordentlich bewährt hat:

Ich habe die Methode „synoptische biographische Anamnese" genannt. Das Verfahren als solches ist eigentlich ganz einfach und von jedem leicht „im stillen Kämmerlein" zu bewältigen. Ich habe stark motivierte Patienten erlebt, die ihre Anamnese (Vorgeschichte) in einer Nacht hingeschrieben haben. Andere haben mehrere Tage oder sogar Wochen gebraucht. Es fällt nicht jedem leicht, die eigenen Problemzusammenhänge ganz ehrlich und ungeschminkt zu betrachten. Die Vorgehensweise ist folgendermaßen:

Ein großer Bogen Papier (Kanzleibogen) wird in 4 vertikale Rubriken geteilt. Am besten geschieht das durch drei vertikale Trennungsstriche, so dass folgendes Einteilungsschema entsteht:

Zeit	Lebenslauf	Krankheitsanamnese	Innerlicher Lebenslauf

In die Spalte ZEIT wird nun der Zeitpunkt oder Zeitraum der zu schildernden Ereignisse chronologisch eingetragen. Beginnen Sie mit dem Zeitpunkt Ihrer Geburt. Berücksichtigen Sie unter Umständen sogar die vorgeburtliche Zeit, wenn Ihnen aus der Schwangerschaft Ihrer Mutter mit Ihnen besondere Ereignisse bekannt sind.

2. Von der Betroffenheit zur Schicksalsgestaltung

In die Spalte LEBENSLAUF tragen Sie stichwortartig die Stationen Ihres äußeren Lebensweges ein, wie Sie das bei einem Lebenslauf für eine Bewerbung tun würden.

In der Spalte KRANKHEITSANAMNESE zählen Sie Ihre Erkrankungen auf in der Reihenfolge ihres Auftretens und zwar so, dass sie jeweils mit dem in der 1. Spalte vermerkten Zeitraum übereinstimmen (synoptisch).

Genauso füllen Sie die Spalte INNERLICHER LEBENSLAUF aus, indem Sie stichwortartig Ihre seelischen Reaktionsweisen und besondere innere Entwicklungsphasen oder Konflikte dem jeweiligen Zeitraum zugeordnet schildern. Es kann dabei durchaus größere Leerräume in ein oder zwei Spalten geben, wenn die Schilderung von Ereignissen in der dritten Spalte mehr Raum beansprucht.

Schon bei der Niederschrift dieser Anamnese werden Ihnen möglicherweise bis dahin nicht gesehene Zusammenhänge klar werden. Ein eingehendes Studium der Synopsis wird weitere Einsichten ermöglichen. Hilfreiche und vertiefende Gesichtspunkte für eine sinnvolle Auswertung der so gewonnenen Ergebnisse werden im Kap. 5.f geschildert.

Die von mir in Kap. 5.1. dargestellte Arbeit an der eigenen Biographie ist für diejenigen Leser bestimmt, die ihren Lebenslauf über die vorwiegend auf Erkrankungen bezogenen Zusammenhänge hinaus in einer noch mehr vertieften und verbreiterten Sicht betrachten wollen.

2.8.   Entscheidungen für die Zukunft treffen

Dieses Buch wendet sich an *mündige Patienten* und Menschen, die eingesehen haben oder wenigstens ahnen, dass sie zur Bewältigung der ihnen mit ihrer Erkrankung gestellten Schicksalsaufgabe sich ein neues Maß von Mündigkeit gegenüber den direkten und indirekten mit der Erkrankung für sie gegebenen Problemen aneignen müssen. Das Übungsfeld, das Sie schrittweise zur erstrebten Mündigkeit führen wird, sind die Entscheidungen, die Sie treffen, um Ihre verloren gegangene Gesundheit wieder zu erwerben oder, umfassender ausgedrückt, um wieder „heil" (s. Kap. 3.7.) zu werden.

- Eine ganz zentrale Frage, die Sie zu einer grundsätzlichen Entscheidung auffordert, betrifft die Art des Menschenbildes, das Ihrem Suchen nach Heilung zugrundeliegt. Diese Feststellung wird vielleicht viele überraschen. Wie will ich aber nach Wiederherstellung meiner Gesundheit suchen, wenn ich mir niemals darüber Gedanken gemacht habe, wie ich als gesunder Mensch eigentlich beschaffen bin (s. Kap. 3.2.)?

- Wir haben schon in Kap. 2.6. gesehen, dass Sie eine gundlegende Entscheidung hinsichtlich der Art der Behandlung treffen müssen.

- Damit zwangsläufig verbunden ist die Entscheidung für die Person des behandelnden Arztes. Wir haben schon über die Frage gesprochen: Der Arzt als Experte oder Wegbegleiter? Eng damit verknüpft ist das Thema des Vertrauens zum verordneten Heilmittel (s. Kap. 3.4.3.). Hinweise, wie Sie Ihren Arzt des Vertrauens finden können, finden Sie in Kap. 3.8.

Hinsichtlich Ihres direkten persönlichen Engagements im Rahmen der Behandlung haben Sie zu entscheiden,

- ob Sie bereit sind, den Schritt vom Betroffenen zum Beteiligten am Behandlungsgeschehen zu machen (s. Kap. 3.8.2.).

- ob Sie bereit sind, die Behandlung verantwortlich mitzutragen (s.Kap. 3.8.3.).

- ob Sie bereit sind, durch die notwendigen Eigenleistungen Ihre Selbstbeteiligung am Behandlungsgeschehen unter Beweis zu stellen (s. Kap. 3.9.).

Zur Durchführung dieser Entscheidungen ist ein hohes Maß an Elastizität notwendig, mit der Sie wesentliche Änderungen Ihrer bisherigen Lebensgewohnheiten herbeiführen müssen. Diese Änderungen betreffen:

- Ihre Lebensweise (s. Kap. 4.1.).

- Insbesondere die Ernährung, die unter neuen Gesichtspunkten zu überprüfen und gegebenenfalls neu zu gestalten ist (s. Kap. 4.2.).

2. Von der Betroffenheit zur Schicksalsgestaltung

- Risikofaktoren Ihrer persönlichen Lebensumstände. Diese sind zu erkennen und möglichst zu vermeiden oder zu reduzieren (s. Kap. 4.3.ff).

- Seelische Belastungen und psychologische Faktoren. Sie sind als mitverursachende Elemente der Erkrankung zu erkennen, zu verarbeiten und zu überwinden (s. Kap. 4.3.7. u. 4.3.8.).

- Die so oft vernachlässigte geistige Ernährung, die eine sorgfältige und selbstkritische Überprüfung erfordert (s. Kap. 4.4.).

Als Konsequenz aller dieser von Ihnen geforderten Entscheidungen

- kann sich für Sie ein ganz neues und erstrebenswertes Lebenskonzept ergeben (s. Kap. 5.3.).

- bekommt Ihre Einstellung zum Schicksal eine veränderte Dimension (s. Kap. 5.1.)

- eröffnet sich vielleicht für Sie ein Zugang zu der Vorstellung von Karma und Reinkarnation (s. Kap. 6.2.).

Sie sollten jetzt angesichts der Fülle von Aufgaben und Entscheidungen nicht erschrecken und verzagen! Seien Sie dagegen dankbar und froh, dass Sie nicht verurteilt sind, einen möglicherweise unangenehmen Behandlungsablauf nur passiv über sich ergehen zu lassen. Bei eingehenderer Beschäftigung mit den oben genannten Themen und Aufgabenstellungen anhand der im weiteren Verlauf des Buches angebotenen Anregungen und Hilfestellungen, werden Sie schnell erkennen, dass so viele sinnvolle und chancenreiche Möglichkeiten, sich aktiv als Beteiligter am Behandlungsgeschehen einzubringen, auf Sie warten, dass keine Zeit für Resignation und Depression übrig bleibt! Ich möchte es sogar aus tiefster Überzeugung ausdrücklich so formulieren:

> Sie selbst, Ihre Einstellung zur Krankheit und die Art Ihrer Eigenaktivitäten beim Wiederherstellungsprozess sind der wesentlichste bestimmende Faktor der Prognose Ihrer Erkrankung.

Einem hoffnungslosen und negativistischen Patienten kann auch der beste Arzt und die ausgefeilteste Behandlung nicht helfen.

2.9. Konventionelle Therapie

Das Prinzip der offiziell allgemein anerkannten Medizin, auch „Schulmedizin" genannt, zur Therapie des Krebses ist ein sehr realistisches: Solange wir die Ursachen nicht kennen, die dazu führen, dass ein Körper anfängt, Gewebsneubildungen außerhalb des Körperbauplans zu bilden, bleibt uns nichts anderes übrig als Mittel und Wege zu suchen, diese Gewebswucherungen zu beseitigen. So hat die Situation der Ratlosigkeit, in der wir uns zur Zeit noch gegenüber den Tumorkrankheiten befinden, zur Entwicklung ausgesprochen aggressiver Therapieverfahren geführt. Diese werden unter den Schlagworten „Stahl, Strahl und Chemie" zusammengefasst, d.h. also Operation, Bestrahlung und Chemotherapie.

Daneben wird bei bestimmten Tumorarten eine Hormontherapie angewandt. In den letzten Jahren ist darüber hinaus eine „Immuntherapie" in der Entwicklung. Diese sollte nicht mit der „biologischen Immuntherapie" verwechselt werden, wenn auch ihre Zielsetzung grundsätzlich die gleiche ist.

Eine ausführlichere Darstellung der hier genannten Therapiemöglichkeiten im Sinne unmittelbar gegen die entarteten Tumorzellen gerichteten Maßnahmen finden Sie im II. Teil des Buches in Kap. 8.ff.

2.10. Von der Betroffenheit zur Schicksalsgestaltung

Wir haben uns in den vorangehenden Kapiteln mit den Fragen und Problemen beschäftigt, mit denen Sie in den ersten Durchgangsphasen der Bewusstseinsverwirrung, Hilflosigkeit und Desorientiertheit konfrontiert werden. Jetzt wollen wir gemeinsam die nächsten Bewusstseinsschritte vollziehen, die Ihnen Stufe um Stufe mehr Durchblick ermöglichen und erste Bausteine für eine Bewältigung der Schicksalssituation geben sollen. Das setzt voraus, dass Sie die folgenden Darstellungen bewusstseinsmäßig in Ihrem Inneren nachvollziehen können. Ein nur oberflächliches Zur-Kenntnis-Nehmen auf der Verstandesebene genügt nicht, um die Bewusstseinsentwicklung zu verwirklichen, die die Signale Ihrer Erkrankung unerbittlich von Ihnen fordern.

3. Der ganzheitliche Behandlungsweg

3.1. Die zentrale Frage: Wie werde ich wieder gesund? Bausteine für eine umfassende Antwort.

Im Eingangskapitel waren wir von der Voraussetzung ausgegangen, dass Sie ganz bewusst akzeptieren, krebskrank zu sein. Diese schmerzhafte, oft genug erst mühsam der Selbstverantwortung abgerungene Feststellung mündet zweifellos für den Betroffenen in die zunächst wichtigste Frage: *Wie werde ich wieder gesund?*

Zur Beantwortung dieser erstrangigen Schicksalsfrage müssen wir, um nicht hoffnungslos ins Schwimmen zu kommen, erst gemeinsam die wesentlichen gedanklichen Grundbausteine zusammentragen, damit wir ganz klar wissen, worüber wir sprechen und wonach wir fragen. Es würde in meinen Augen eine Missachtung Ihrer brennend heißen Fragestellung und eine Unterschätzung Ihrer Beurteilungsfähigkeit bedeuten, wenn ich mich hier darauf beschränken würde, nur Behandlungsanweisungen in Form von „Kochrezepten" – 3 x täglich... – anzugeben.

Die Fragestellung lautet: *Wie werde ich wieder gesund?*

- Der erste Baustein für die Antwort lautet: *Was verstehen wir unter Gesundheit?*

- Aus dem Begriff der Gesundheit folgt zwangsläufig – zweitens – die Frage: *Was ist demnach Krankheit?*

- Über beide Begriffe könnten wir nur abstrakt theoretisieren, wenn wir nicht weiter fragen: *Wer ist krank, wer will wieder gesund werden?* Also die Suche nach einem umfassenden Bild des Betroffenen, nach einem ganzheitlichen *Menschenbild*.

- Der nächste notwendige Baustein für die Beantwortung unserer Fragestellung ist: *Was verstehen wir unter Heilung?*

- Daraus ergibt sich die Frage: *Welche Heilmaßnahmen sind möglich?* Und darüber hinaus: *Was ist eigentlich ein Heilmittel?*

Krebs – Impuls für ein neues Leben

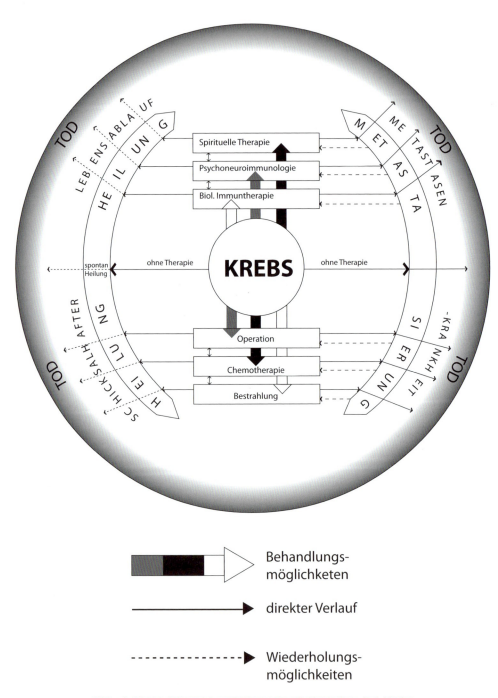

Abb. 6: Verlaufsformen und Therapiemöglichkeiten bei Krebs

- Ich bin sicher, dass Ihnen jetzt noch zusammenfassend und abschließend die Frage am Herzen liegt: *Was kann ich selber zur Heilung beitragen?*

3.2. Der Mensch als Träger von Gesundheit und Krankheit

Die Definition der beiden Begriffe Gesundheit und Krankheit liegt keineswegs auf der Hand, worüber Sie sich wahrscheinlich wundern werden. Je nach Ausbildung und geistig-kulturellem Standort bestehen erstaunlich unterschiedliche Auffassungen darüber, was unter Gesundheit bzw. Krankheit zu verstehen ist.

Wenn wir uns zur Aufgabe stellen, unsere Gesundheit zu erhalten oder durch Krankheit verloren gegangene Gesundheit wiederherzustellen, müssen wir uns natürlich zuerst Klarheit darüber verschaffen, was wir verloren haben oder welches Schwingungsniveau des Lebens wir wiedergewinnen wollen, weil ja die notwendigen Maßnahmen in erster Linie von der angestrebten Zielvorstellung abhängen.

Im offiziellen Sprachgebrauch versteht man unter Gesundheit: „normales Aussehen, Verhalten und Befinden bzw. soziales Wohlbefinden". Anders ausgedrückt auch: „das subjektive Fehlen körperlicher und seelischer Störungen bzw. die Nichtnachweisbarkeit entsprechender krankhafter Veränderungen". Die Definition des Begriffs Krankheit lautet entsprechend: „subjektives und/oder objektives Bestehen körperlicher und/oder geistig-seelischer Störungen bzw. Veränderungen". Ich kann damit, offen gestanden, nicht viel anfangen. Es erinnert mich eher an das Scherzwort: Schmerz ist, wenn etwas weh tut. Vor allem werde ich durch die Aneinanderreihung von sehr statisch aufgefassten Begriffen wie Aussehen, Verhalten, Befinden, Störung oder Veränderung höchstens angeregt, *Symptome* zu behandeln, was ja auch tatsächlich heute die gebräuchliche Vorgehensweise ist. Ganz anders aber sieht meine Ausgangsposition aus, wenn ich sage: Es gibt keine Krankheit oder Gesundheit als „Zustand an sich", *es gibt nur gesunde oder kranke Menschen.*

Die Frage gibt doch erst einen Sinn, wenn wir gleichzeitig den Menschen als Medium, auf dessen Ebene sich das Wechselspiel von Gesundheit und Krankheit abspielt, anschauen. Damit haben wir eine grundsätzlich andere Betrachtungsdimension gewonnen, vorausgesetzt wir sehen den Menschen auf allen seinen Daseinsebenen als ein in fortwährendem Wandlungsprozess befindliches lebendes Wesen. Der *Mensch* hat ständig unter übergeordneter zentraler Steuerung um die Erhaltung eines äußerst dynamischen Fließgleichgewichtes zu ringen, um Träger einer menschlichen Individualität sein zu können.

Eine Betrachtungsweise, die überwiegend an der Leiche auf dem Seziertisch der Anatomie gewonnen ist, kann zwar über den Strukturaufbau der Gewebe exakteste Aussagen machen, ist aber von der Erkenntnis eines mit Leben begabten Organismus meilenweit entfernt. So erscheint heute leider im rein naturwissenschaftlichen Weltbild – etwas überspitzt ausgedrückt – der Mensch viel zu sehr als hochdifferenzierter statischer Zustand, wobei ablaufende physiologische Stoffwechselvorgänge dummerweise die Exaktheit der mit akribischem Forschungseinsatz gewonnenen wissenschaftlichen Untersuchungsergebnisse als Störfaktor behindern. Was uns verloren gegangen ist im Verlauf des letzten Jahrhunderts durch die sich rasant entwickelnde kausalanalytische, überwiegend mechanistische Denkweise, ist ein umfassendes Bild vom Menschen. Als Preis für die erarbeitete eindrucksvolle Fülle von hochspezialisierten Einzel-Daten und Fakten haben wir die Gesamtschau des Menschen in seinen vielschichtigen Zusammenhängen opfern müssen.

> Wir ersticken förmlich an informellen Kenntnissen, verhungern andererseits aber geistig aus Mangel an Erkenntnissen über das rätselhafte Wesen Mensch.

Wenn wir uns dem Menschen jedoch unvoreingenommen zuwenden, so begegnen wir zweifellos zunächst seiner *körperlichen* Ebene. Hier haben wir zunächst keine Probleme für unser Verständnis, denn das ist der materielle Bereich, den wir mit unseren Sinnesorganen ohne Weiteres erfassen, messen, zählen und wiegen können.

Schwieriger wird es allerdings bei der Betrachtung des *nicht-materiellen*, aber doch zweifellos existenten Anteils des Menschen. Seit Freud ist die Dimension der Psyche in die wissenschaftliche Diskussion eingeführt worden. Niemanden kann man aber nun in eine größere Verlegenheit führen als einen Psychologen, wenn man ihn bittet, zu erklären, was er unter der Psyche, dem zentralen Objekt seiner Wissenschaft, versteht. Er wird eine große Liste psychischer Phänomene aufzählen und das in der Regel für eine ausreichende Antwort halten.

3. Der ganzheitliche Behandlungsweg

Wir wollen uns damit nicht zufrieden geben und für das Verständnis der uns hier beschäftigenden Fragen über den nichtmateriellen Anteil des Menschen eine erweiterte Betrachtung anstellen.

Vergleichen wir einen schlafenden Menschen mit einem Leichnam, kommen wir zu einer wichtigen Feststellung. Der Leichnam unterliegt ab dem Zeitpunkt des Todeseintritts den physikalisch-chemischen Naturgesetzen, d.h. es beginnt unmittelbar der Verwesungsprozess. Beim schlafenden Menschen ist das nicht der Fall. Wir müssen also davon ausgehen, dass beim schlafenden Menschen ein Wirkprinzip tätig sein muss, das ununterbrochen die Verwesung verhindert. Dass also eine Kraftwirkung vorhanden ist, die stärker sein muss als die Zersetzungskräfte der Natur. Diese Kraftwirkung ist eine wesentliche Erscheinungsform des geheimnisvollen, dynamischen Naturprozesses, den wir *Leben* nennen. Da dieser Prozess mit einer Art abgeschlossener Eigenständigkeit unseren ganzen physisch-mineralischen Leib ergreift, wollen wir ihn als *Lebensleib* bezeichnen. Dieser ist der Träger aller der Erscheinungsweisen des Lebens, die wir auch an der Pflanze beobachten können, also die Ausgestaltung der Form durch Wachstum, die planmäßige Steuerung des zeitlichen Ablaufs der Entwicklungsstadien und die Fähigkeit zur Vermehrung. Wer Schwierigkeiten mit der Annahme der Realität des Lebensleib hat, dem empfehle ich die Lektüre des Buches „Das Gedächtnis der Natur" von Rupert Sheldrake (s. Lit.-Verz.). Hier erklärt der englische Biochemiker und Zellbiologe Gestalt- und Formbildung in der Natur durch „schöpferische morphische Felder", denen er die Eigenschaft von „selbst-organisierenden Ganzheiten" zuschreibt, womit er dem oben beschriebenen Lebensleib erstaunlich nahe kommt.

Haben wir bisher unsere Beobachtungen am schlafenden Menschen gemacht, so entdecken wir bei der Betrachtung des wachen Menschen weitere neue Eigenschaften und Fähigkeiten. Wir finden hier Lebensprozesse auf der seelischen Ebene des Bewusstseins gespiegelt in der Erscheinungsform der Triebe und Instinkte, in den von den Sinnesorganen vermittelten Empfindungen sowie im variationsreichen Lebensbereich der Gefühle. Als neue über das pflanzliche Dasein hinausgehende Fähigkeit tritt hier auch die Fortbewegungsmöglichkeit mit Hilfe der Bewegungsorgane auf. Diese Daseinsebene besitzen wir gemeinsam mit den Tieren. Wir wollen diesen in sich wiederum abgeschlossenen Wirkzusammenhang *Seelenleib* nennen.

Was uns aber erst zu Menschen macht, ist die Fähigkeit, sich als einmaliges Individuum zu erleben und zu erkennnen. Auf diese Weise können wir uns als ein eigenständiges Ich anderen Wesen oder Objekten gegenüber behaupten. Wir können denken und mit Hilfe abwägender und urteilender Vernunft die Anforderungen des Mikrokosmos unseres Planeten bewältigen. Durch weise Gestaltung unseres Organismus besitzen wir Empfangsorgane für die übergeordnete Ebene des Makrokosmos und können die empfangenen Impulse zu schöpferischen Gedanken und Bildern gestalten. Durch diesen Wesensbereich, den wir *Ich* nennen wollen, sind wir Träger der Dimension des Geistes.

Jetzt haben wir, wenn auch nur skizzenhaft, ein Bild des lebenden Menschen uns vor Augen geführt mit seinen wesentlichen Äußerungsformen und Fähigkeiten. Damit haben wir eine Ahnung bekommen von der Bühne mit ihren vielschichtigen Spielebenen, auf der sich das wechselvolle, dynamische Geschehen von Gesundheit und Krankheit abspielt. Vor allem dürfte erkennbar geworden sein, dass Gesundheit und Krankheit nicht ein Zustand sein kann, der wie ein Denkmal beziehungslos auf dieser Bühne herumsteht. Im Gegenteil: Gesundheit ist ein fortlaufend sich wandelndes aktives Geschehen als „schöpferische Antwort des Organismus auf Umweltherausforderungen" (Capra). Wir müssen, wollen wir Naturgeschehnisse wie Gesundheit und Krankheit wirklich umfassend verstehen, lernen, in *Prozessen* zu denken. Von der Schule her sind wir gedrillt, Daten, Fakten und Begriffe zu speichern. Wir haben kaum gelernt, in großen sinnvoll gesteuerten kybernetischen Zusammenhängen zu denken. Erst wenn wir den Menschen in seiner Vernetzung im ökologischen, sozialen und kulturellen Umfeld als ein in einem ständigen lebendigen Auseinandersetzungsprozess befindliches Wesen erkennen, können wir uns eine wirklichkeitsnahe Vorstellung von Grundphänomenen wie Gesundheit und Krankheit machen. Ich bin der Überzeugung, dass eine falsche oder gar keine Vorstellung vom Wesen der Gesundheit es dem Arzt unmöglich macht, einen echten Heilungsvorgang einzuleiten und außerdem den Patienten hindert, ein aktiver Mitarbeiter am Gesundungsgeschehen zu sein.

Für mich persönlich hat sich eine Verknüpfung von Gesundheit und Krankheit als sinnvolle Grundvorstellung für mein ärztliches Denken und Handeln ergeben. Dieses Konzept lässt sich so formulieren:

> Krankheit ist ein an sich normaler, gesunder Prozess, der sich nur zur falschen Zeit, am falschen Ort und mit falscher Intensität oder Geschwindigkeit abspielt.

3. Der ganzheitliche Behandlungsweg

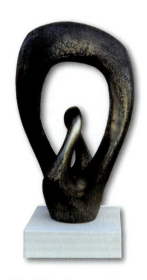

Abb. 7: In „Harmonie"

Auf das Krebsgeschehen transponiert, würde das bedeuten: Zellvermehrung durch Teilung ist ein normaler gesunder Prozess, wenn er sich planvoll gesteuert im Zuge von Wachstum oder Regeneration abspielt. Tritt Zellvermehrung ohne Zusammenhang mit dem zeitlichen Entwicklungsablauf außerhalb des Körperbauplans in unkontrolliert wuchernder oder zerstörerischer Form auf, so handelt es sich um einen krankhaften Prozess. Ziel der Behandlung unter diesen Gesichtspunkten ist es also, die Wiederherstellung der normalen natürlichen Ordnung in zeitlicher, räumlicher und intensitätsbezogener Hinsicht zu erreichen.

Ich habe Sie hier ganz bewusst nicht mit einer akademischen Abhandlung über das vielschichtige Thema Gesundheit und Krankheit im Leben des Menschen konfrontiert. Es war mir aber entsprechend des Anliegens dieses Buches wichtig, einige mir wesentliche Gesichtspunkte als Bausteine für das Grundverständnis der in den folgenden Kapiteln behandelten Themen vor Sie hinzustellen. Wenn Sie in der Lage sind, sich mit den dargestellten Gedanken innerlich einverständlich zu verbinden, haben wir bereits einen wichtigen Einstieg für Ihre selbstverantwortliche Mitarbeit am Behandlungskonzept gewonnen. Ich halte diese Voraussetzungen für so grundlegend, dass ich Sie bitte, gegebenenfalls dieses Kapitel noch einmal oder mehrmals zu lesen. Alle hier sehr gerafft dargestellten Gesichtspunkte werden im Folgenden immer wieder aufgegriffen und von anderen Seiten beleuchtet dargestellt.

3.3. Was heißt „ganzheitlich behandeln"?

Der Begriff „Ganzheitsmedizin", oder mit dem gut klingenden Fremdwort auch „holistische Medizin" (holos griech. = ganz) genannt, begegnet uns heute in den Medien erstaunlich oft. Ein Zeichen für das weit verbreitete Interesse, das viele Menschen dieser „neuen" medizinischen Behandlungsweise entgegenbringen. Ein Zeichen aber auch für die weit verbreitete latente Unzufriedenheit der Menschen gegenüber dem heute üblichen Medizinbetrieb. Häufig wird der Begriff in den Veröffentlichungen aber sehr einseitig oder missverständlich gebraucht, sodass wir zunächst fragen müssen: Was wollen wir unter Ganzheitsmedizin verstehen?

Zunächst muss ich Sie mit der Feststellung überraschen, dass es *die* Ganzheitsmedizin eigentlich gar nicht gibt, weder im institutionellen noch im medizinisch definierten Sinne. So gibt es auch keinen Facharzt für Ganzheitsmedizin. Auch ist diese medizinische Richtung keineswegs „neu", sondern knüpft bewusst an die alten medizinischen Traditionen an, wie sie uns aus früheren Hochkulturen überliefert sind. „Neu" ist allerdings in unserer dem materialistischen kausalanalytisch orientierten Weltbild verschworenen Zeit, dass wieder der *ganze Mensch mit Körper, Seele und Geist* im Mittelpunkt steht und nicht nur eine mehr oder weniger komplizierte Anordnung von Zellen, Geweben und Organen.

Ganzheitsmedizin bedeutet also eine andere medizinische Grundauffassung als die heute überwiegend übliche. Der ganzheitlich ausgerichtete Arzt hat die gleiche medizinische Ausbildung erfahren, wie alle anderen Ärzte auch. Er hat aber über die vorherrschenden medizinischen Sichtweisen hinaus durch meist jahrelange Fortbildungen

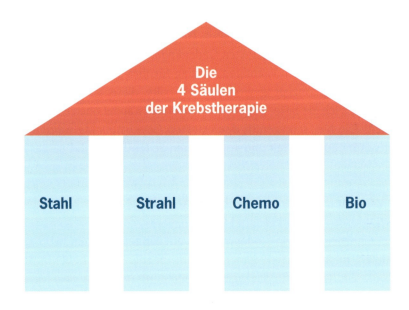

Abb. 8: Die vier Säulen der Krebstherapie

3. Der ganzheitliche Behandlungsweg

sein Blickfeld erweitert und gewinnt dadurch grundlegende zusätzliche Einsichten, die in seiner Diagnostik und Therapie zum Ausdruck kommen:

- Der Patient ist nicht nur das passive Objekt eines perfektionierten medizinischen Handelns, sondern ist der erklärte Partner des Arztes bei der Diagnostik und Behandlung. Es werden damit die Voraussetzungen geschaffen, dass der Patient als Partner die Mitverantwortung am Gesundungsprozess übernehmen kann.

- Seine seelischen und geistigen Probleme und Bedürfnisse werden genauso wichtig genommen, wie die körperlichen Beschwerden, und die auf diese Weise sichtbar werdenden psychophysischen Wechselwirkungen werden aufmerksam berücksichtigt.

- Die Biographie und das soziale Umfeld des Patienten werden achtsam in alle Maßnahmen miteinbezogen.

- Das Ziel der Heilbehandlung ist nicht die Reparatur defekter Organe oder Körperfunktionen, sondern unter vorrangiger Inanspruchnahme der Selbstheilungskräfte des Organismus die harmonische Einheit des ganzen Menschen wiederherzustellen. In letzter Zeit hat sich für diese Vorgehensweise der Begriff „Salutogenese" eingebürgert.

Der große Vorteil dieses medizinischen Konzepts ist, dass die bei konventioneller Behandlung weitgehend brach liegenden Mitwirkungskräfte des Patienten durch entsprechende Motivation und die Einsicht in die geplanten Heilmaßnahmen als wesentlicher Faktor mit in die Therapie eingebracht werden. Durch Fortfall des autoritären Expertenstatus des Arztes wird der Patient in seiner Selbstständigkeit und Wichtigkeit bestätigt. Er ist so in der Lage, die Behandlung von seinem Bewusstsein her mit Überzeugung und Hoffnung mitzutragen, eine Voraussetzung, die in ihrer Bedeutung nicht hoch genug eingeschätzt werden kann.

Der aufmerksame Leser wird den Niederschlag der dargestellten Gesichtspunkte als roten Faden in diesem Buch finden.

3.4. Behandlung über den Körper

Verfolgen wir den Weg, den Sie als Patient nach der Diagnosestellung innerhalb der Klinik und nach der Klinikentlassung vor sich haben, so müssen Sie sich in den meisten Fällen zunächst der *Operation* stellen (s. Kap. 8.1.). Nur bei „malignen haematologischen Systemerkrankungen" (bösartigen Erkrankungen des Blutes oder des Lymphsystems) ist eine Operation nicht möglich und diese Stufe wird übersprungen. Zur weiteren Behandlung werden Sie dann dem Onkologen (Krebsspezialisten) übergeben. Dieser entscheidet auf Grund des Operationsbefundes und des Ergebnisses der histologischen (feingeweblichen) Untersuchung, ob eine

Chemotherapie (s. Kap. 8.2.), *eine Bestrahlung* (s. Kap. 8.3.) oder auch eine Kombination aus beiden erforderlich ist. Bei einigen besonderen Tumorarten können andere Therapieverfahren wie *Hormontherapie* (s. Kap. 8.4.) oder eine *Immuntherapie* (s. Kap. 8.5.) ergänzend oder als Monotherapie erfolgversprechend sein. In den günstigen Fällen einer Früherkennung des Tumors und einer radikalen Operation kann auf diese Nachbehandlungsmaßnahmen verzichtet werden. In jedem Fall aber wird für die Zeit nach der Klinikentlassung eine so genannte *Nachsorge* (s. Kap. 8.6.) eingeleitet, d.h. ein festgelegter Terminplan von Kontrolluntersuchung nach einem je nach Tumorart besonderen Zeitschema. Für diejenigen Patienten, die sich auf Grund ihres Informationsstandes und ihrer daraus gewonnenen Überzeugung für die Durchführung *komplementärer Therapieverfahren* (s. Kap. 9.ff) zur Wiederherstellung und Steigerung ihrer körpereigenen Tumorabwehr entschlossen haben, beginnt nach der Klinikentlassung der aktive, weitgehend auf Eigenleistung beruhende Teil von Behandlungsmöglichkeiten. Damit ist jedem Krebskranken die Gelegenheit geboten, im Zuge seines Schicksalsablaufs *vom Betroffenen zum Beteiligten* am Heilungsgeschehen zu werden.

3.4.1. Behandlung mit Medikamenten

Eine der ersten und brennendsten Fragen, die für Sie nach Überwindung des Diagnose-Schocks und Überstehen der Operation auftritt, ist die nach den Möglichkeiten der Nachbehandlung mit Medikamenten. In der Regel sind Sie ja noch nie mit den Problemen einer Krebsbehandlung konfrontiert worden. Sie stellen sich also vor, dass nach der Verlegung von der chirurgischen auf die onkologische Abteilung eine eindeutig

3. Der ganzheitliche Behandlungsweg

festgelegte „Standard-Therapie" durchgeführt wird. Häufig ist das auch der normale Verlauf. Der „brave" Patient ist mit dieser Vorgehensweise auch einverstanden und unterzieht sich bereitwillig der ihm vom Onkologen vorgeschriebenen Behandlung, sei es Chemotherapie oder Bestrahlung. Wir kennen in Deutschland, von wenigen Ausnahmen abgesehen, leider immer noch nicht das „onkologische Konsil", wie es in den USA zunehmend zur feststehenden Einrichtung wird. Hier wird der Patient vor Beginn der Behandlung von den behandelnden Onkologen zu einem Gespräch gebeten, in dem im Beisein des Chirurgen und des Röntgenologen anhand des Operationsbefundes und des Ergebnisses der feingeweblichen Untersuchung das vorgesehene Nachbehandlungskonzept gemeinsam besprochen und festgelegt wird. Auch die zuständige Stationsschwester und gegebenenfalls die Diätassistentin und Physiotherapeutin werden zugezogen. Im günstigsten Falle einer Früherkennung des Tumors und radikaler Operation kann eine Nachbehandlung sich erübrigen. In den anderen Fällen wird dem Patienten die für notwendig gehaltene Chemotherapie, Bestrahlung oder auch eine Kombination beider Behandlungen erläutert. Der Patient hat hierbei Gelegenheit, alle seine Fragen zu stellen und wird über die möglichen Nebenwirkungen informiert.

Für uns ist die Einrichtung eines solchen Konsils im Augenblick zweifellos noch eine Wunschvorstellung. Ich bin aber überzeugt davon, dass in absehbarer Zeit die Entwicklung auch hierzulande in diese Richtung geht, auch wenn es sich hierbei um besonders „zeit- und personalintensive Leistungen" handelt, wie es so schön heißt. Diese Entwicklung würde bedeutend gefördert, wenn zunehmend ungewöhnliche Patienten den Mut haben, sich nicht einfach mit kommentarlosen Therapieanordnungen abspeisen zu lassen, sondern sich energisch mit ihren gezielten Fragen durchzusetzen. Es ist also jeder Betroffene aufgerufen, sich selber die nötigen Informationen zu verschaffen, um sich eine eigene Meinung über seine Lebenssituation bilden zu können. Er ist damit in die Lage versetzt, einer vorgeschlagenen Behandlung entweder zuzustimmen und sie dann auch mitzutragen oder aber auch sie begründet ablehnen zu können. Es ist das Grundanliegen dieses Buches, Ihnen die Bausteine zu liefern, die Sie zu selbstverantwortlichen Entscheidungen befähigen.

Wir haben schon in Kap. 2.9. gesehen, dass Chemotherapie eine aggressive Behandlungsmethode ist, die mit Hilfe von Zellgiften in Form von Tabletten oder Injektionspräparaten Krebszellen zu vernichten trachtet (s. auch Kap. 8.2.). Vereinfacht ausgedrückt, haben wir es also mit einer Anti-Therapie zu tun. Diese Mittel werden so lange verabreicht, wie noch ein Anhalt für das Vorhandensein von Krebszellen im Körper besteht oder der Allgemeinzustand und die Nebenwirkungen, wie z.B. ein therapiebedingter bedrohlicher Abfall der Leukozyten oder Thrombozyten, es zulässt.

Von einer anderen Therapiemöglichkeit erfahren Sie in der Regel in der Klinik nichts. Es ist meist der berühmte „Zufall", durch den Sie von anderen Behandlungsweisen bei Krebs hören. Es sind die Methoden der „biologischen Immuntherapie" (s. Kap. 9.), ein Begriff, unter dem wir hier eine ganze Reihe von Behandlungsmöglichkeiten verstehen wollen, deren gemeinsames Ziel die Wiederherstellung oder Stärkung der körpereigenen Abwehrkräfte gegen Tumorbildungstendenzen in unserem Organismus ist. Es handelt sich also um eine Therapieform, die nicht gegen bösartiges Zellwachstum gerichtet ist, sondern die für die Stützung oder Steigerung körpereigener natürlicher Abwehr- und Selbstheilungsvorgänge konzipiert ist. Damit soll krankhaftes Zellwachstum verhindert oder zum Stillstand gebracht werden. Wir können sie deshalb mit Fug und Recht als *Pro-Therapie* bezeichnen.

Erfahrungsgemäß wird nun aber Ihre Entscheidungssituation in dem Augenblick, in dem Sie von diesen „alternativen" Therapieverfahren Kenntnis bekommen, erheblich schwieriger und zunächst undurchschaubar. Zu viele Fragen entstehen in Ihnen, denen Sie vorerst hilflos gegenüberstehen.

Aus der Erfahrung der vielen Beratungsgespräche, die ich in meiner Praxis zu diesem Themenkreis zu führen hatte, greife ich im Folgenden die am häufigsten gestellten Fragen heraus:

Warum wird die biologische Immuntherapie nicht in allen unseren Kliniken durchgeführt. Hier berühren wir ein recht heißes Eisen innerhalb grundsätzlicher medizinischer Anschauungsweisen. Es betrifft die unterschiedlichen Denkansätze der Ärzte, die die so genannten schulmedizinischen Auffassungen vertreten und der Ärzte, die sich der Denkrichtung der Naturheilkunde zugewandt haben. Ich habe diese beiden Ärztegruppen in einer früheren Veröffentlichung als „die feindlichen Brüder" bezeichnet. Brüder sind sie, weil sie gemeinsam die gleiche Universitätsausbildung durchlaufen haben. Das ist also gleichsam die verbindende familiäre Basis. Darauf aufbauend finden wir dann aber unterschiedliche Sichtweisen für das medizinische Handeln. Der Arzt für Naturheilweisen stellt das traditionelle medizinische Weltbild, wie es von Hippokrates über Galen und Paracelsus geformt wurde, in den Mittelpunkt seiner Anschauungsweisen, natürlich unter Einbeziehung der modernen naturwissenschaftli-

3. Der ganzheitliche Behandlungsweg

chen Erkenntnisse. Für den Schulmediziner haben die Ansichten der alten Ärzte eigentlich nur noch medizinhistorische Bedeutung. Sein Denken fußt auf dem festen Boden moderner naturwissenschaftlich beweisbarer Tatsachen. Es gilt, was man messen, wiegen und zählen kann. Die Ergebnisse werden unter strengen kausal-analytischen Gesichtspunkten statistisch erfasst und durch Vergleich kritisch ausgewertet und auf ihre praktische Anwendbarkeit untersucht. Dabei ist der Mensch Untersuchungsobjekt wie jeder andere Forschungsgegenstand auch. Gerade diese unbestechliche Objektivität der Forschungsmethodik gilt als wesentlicher Fortschritt gegenüber den stark subjektiven Anschauungsweisen der traditionellen Medizin. Wir haben schon in Kap. 3.2. gesehen, welche Veränderungen die medizinischen Grundbegriffe Gesundheit und Krankheit als Ausgangsbasis allen therapeutischen Handelns im Zuge dieser Entwicklung erfahren haben. Zwangsläufig wird der Schulmediziner, wenn er ein krankhaftes Zellwachstum im Körper seines Patienten feststellt, sein ganzes Sinnen und Trachten darauf ausrichten, diese pathologischen Zellen mit allen zur Verfügung stehenden Mitteln zu beseitigen, zu vernichten, zu zerstören. Ich bin sicher, dass ich auch nicht anders denken und handeln würde, wenn ich ausschließlich die Universitätsausbildung durchlaufen hätte.

Der Arzt für Naturheilweisen hat sich durch eine besondere Fortbildung ein ganzheitliches Menschenbild als Ausgangsbasis seines ärztlichen Handelns erworben. Für ihn ist der Tumor nur die Spitze des Eisberges. Unter der Wasseroberfläche aber sieht er das gestörte innere Milieu des ganzen Menschen als Ausgangssituation des unkontrollierten Zellwachstums. Folglich ist sein therapeutischer Denkansatz ein ganz anderer. Krebs als eine Erkrankung des ganzen Menschen ist natürlich ganz anders zu behandeln als eine lokale Entgleisung einer Zellpopulation. Die Behandlung hat also zum Ziel die Wiederherstellung des gestörten Körpermilieus und die Ausschaltung der verursachenden Faktoren auf allen Ebenen. In erster Linie wird eine Stärkung der körpereigenen Abwehrkräfte des Immunsystems (s. Kap. 3.4.2. und Kap. 7.3.) angestrebt. Hier spielt die Behandlung mit Medikamenten der biologischen Immuntherapie (s. Kap. 9.) eine wichtige Rolle.

Sie sehen also, dass von den beiden brüderlichen Ärztegruppen zwei sehr unterschiedliche Denkansätze für das therapeutische Vorgehen vertreten werden. Leider hat das in der Vergangenheit zu manchmal recht unfairen Auseinandersetzungen geführt, die teilweise geradezu in einen Weltanschauungsstreit ausarteten. Die Leidtragenden waren die Patienten. In den letzten Jahren aber haben die feindlichen Brüder sich doch zunehmend auf ihre gemeinsame Aufgabe und Verantwortung besonnen. Es hat sogar gemeinsame Kongresse beider medizinischer Richtungen gegeben, auf denen deutlich das Bestreben zu gegenseitiger Toleranz und Kollegialität zu spüren war. Wir befinden uns jetzt noch in einer Übergangszeit, in der die biologische Immuntherapie sich noch durch eine einwandfreie Dokumentierung ihrer Therapieerfolge durchsetzen muss. Es ist aber zu erwarten, dass in Zukunft zunehmend ein fairer Wettstreit im Kampf um die Besiegung der Krebskrankheit zum Wohle der Betroffenen entstehen wird.

Wo finde ich eine Klinik oder einen niedergelassenen Arzt, der biologische Immuntherapie durchführt?

Die Zahl der Ärzte, die Erfahrung mit der biologischen Immuntherapie haben, ist verglichen mit der Gesamtzahl der Ärzte gering. Jedoch dürfte in jeder größeren Stadt eine Behandlungsmöglichkeit bestehen. Auch einige erfahrene Heilpraktiker üben diese Behandlung aus. Es gibt eine ganze Reihe von Kliniken mit biologischer Immuntherapie, von denen einige ganz hervorragend eingerichtet sind und über die gleichen diagnostischen und therapeutischen Möglichkeiten verfügen, wie jedes andere mittlere Krankenhaus auch. Auskunft erhalten Sie bei der Gesellschaft für biologische Krebsabwehr e.V. (s. Anhang).

Ist eine Kombination von Pro-Therapie und Anti-Therapie möglich?

Der Idealfall einer Behandlung ist es zweifellos, nur eine eindeutig konzipierte Behandlungsform durchzuführen, entweder die schulmedizinische Therapie oder biologische Immuntherapie. Das empfiehlt sich besonders auch aus Gründen einer klaren und sauberen Feststellung der Behandlungsergebnisse. Nur so ist eine einwandfreie Dokumentation der Medikamentenwirkung und gegebenenfalls ihre statistische Auswertung möglich. Auch aus grundsätzlichen Erwägungen ist eine saubere Trennung der beiden Behandlungsrichtungen wünschenswert. Wir haben schon erfahren, dass alle aggressiven Therapien als Nebenwirkung eine Beeinträchtigung der Immunfunktionen unseres Organismus bewirken. Es erscheint also nicht sinnvoll, auf der einen Seite eine Behandlung durchzuführen, die eine Stimulation der körpereigenen Abwehrkräfte zum Ziel hat und parallel dazu infolge einer anderen Therapie Nebenwirkungen in Kauf nehmen zu müssen, die eine gegenteilige Auswirkung haben. Andererseits liegen Erfahrungen vor, dass es durch gleichzeitigen Einsatz von biologischen Immuntherapeutika möglich ist, die Nebenwirkungen einer aggressiven Therapie zu begrenzen

3. Der ganzheitliche Behandlungsweg

(s. Kap. 9.4.). Die häufigsten Situationen, die zu einer kombinierten Behandlung führen, sind meiner Erfahrung nach folgende:

- Die Erkrankung ist durch Ausbreitung des Primärtumors oder durch Metastasierung weit fortgeschritten, sodass eine Reduzierung der Tumormasse mit aggressiven Mitteln unter Inkaufnahme der unvermeidlichen Nebenwirkungen vordringlich erscheint, um einer folgenden biologischen Monotherapie bessere Erfolgschancen zu verschaffen.

- Der Patient kommt erst nach Einleitung einer aggressiven Therapie in biologische Behandlung. Eine Begrenzung der bereits vorhandenen Nebenwirkungen ist beabsichtigt.

- Der Patient kann sich nicht entscheiden für eine Monotherapie der einen oder anderen Richtung und möchte „um ganz sicher zu gehen" beide Behandlungsweisen in Anspruch nehmen.

Eine Kombinationsbehandlung ist in den meisten Fällen ein problembehafteter Kompromiss, jedoch sind die konkreten sachlichen und menschlichen Verhältnisse oft so komplex, dass ein solches Vorgehen gerechtfertigt erscheint.

Wie lange soll oder muss eine biologische Immuntherapie durchgeführt werden?

Wir haben gesehen, dass die biologische Immuntherapie nicht, wie die aggressiven Therapien, in erster Linie unmittelbar auf die Vernichtung von Tumorzellen ausgerichtet ist. Ihr Ziel ist die Wiederherstellung, Stärkung und Erhaltung der körpereigenen Abwehrfunktionen gegen Tumorbildungstendenzen. Dieses Ziel bleibt für die ganze Lebenszeit bestehen. Nur ein ganz individuell abgestimmtes Therapiekonzept unter ständiger ärztlicher Kontrolle kann dieser Forderung gerecht werden. Es wird also bei bestehendem Tumorgeschehen oder unmittelbar nach der Primärbehandlung eine sehr intensive und dichte Behandlung notwendig sein. In der Folgezeit kann bei tumorfreiem Verlauf eine allmähliche Lockerung der Behandlungsintensität erfolgen. In der Regel werden bei einer Misteltherapie z.B. die behandlungsfreien Intervalle langsam vergrößert. Eine Basistherapie mit Mineralstoffen, Vitaminen oder Enzymen kann aber zur Erhaltung der Stabilität über viele Jahre notwendig und sinnvoll sein. Der erfahrene Arzt kann sich mit Hilfe der klinischen Untersuchungsmethoden einschließlich des großen Immunstatus des Labors und den empfindlichen Untersuchungsmethoden der Naturheilweisen (s. Kap. 7.4.) jederzeit ein Bild davon machen, welche Behandlungsmaßnahmen noch angezeigt erscheinen.

Zusammenfassend möchte ich hervorheben, dass die Behandlung mit Medikamenten sicher eine der wesentlichsten Therapiemaßnahmen bei Krebserkrankung ist. Da wir es aber mit einer Erkrankung des ganzen Menschen zu tun haben, dürfte es einleuchtend sein, dass diese überwiegend auf den Körper ausgerichtete Therapie nicht die einzige Maßnahme sein kann und darf. Von einer auf den ganzen Menschen ausgerichteten Behandlung handelt dieses Buch.

3.4.2. Die zentrale Rolle des Immunsystems

Die Bühne, auf der sich das oft hochdramatische Geschehen im Verlauf der Auseinandersetzung um Gesundheit und Krankheit in unserem Organismus abspielt, ist unser Immunsystem. Hier findet die fortwährende Auseinandersetzung statt, die die zahlreichen Akteure unserer körpereigenen Abwehr mit der ununterbrochen anbrandenden Flut der Gegenspieler unserer Gesundheit bestehen müssen. Die Schauspieler auf dieser Bühne sind eine große Zahl von Charakterdarstellern, die jeweils einen ganz bestimmten Charaktertyp verkörpern. Ohne ihre genau nach Spielplan erfolgende Mitwirkung ist ein störungsfreier Ablauf des Bühnengeschehens nicht möglich. Eine Vielzahl von Komparsen und ein großer Chor vervollständigen das eindrucksvolle Bühnenwerk. Im Hintergrund überwacht der allgegenwärtige Regisseur das bis in jede Einzelheit festgelegte Zusammenspiel aller Mitwirkenden, um sicherzustellen, dass jeder Schauspieler auf das zu seiner Rolle gehörige Stichwort in das Handlungsgeschehen eingreift. Er dirigiert den Chor, wenn das Drama einen seiner Höhepunkte erreicht und schickt die Komparsen in der nötigen Zahl auf die Bühne.

Mit diesem Bild lässt sich die Tätigkeit unseres Immunsystems recht zutreffend schildern, ohne die Phantasie übermäßig zu strapazieren. Wenn man sich den Ablauf des Schauspiels genau vor Augen führt, so meine ich sogar, dass es nicht nur mit einem Drama, vielmehr noch am ehesten mit einem Mysterienspiel zu vergleichen ist. Wie lässt sich diese doch recht anspruchsvolle Bezeichnung verstehen?

3. Der ganzheitliche Behandlungsweg

Es ist eine höchst bemerkenswerte Feststellung, die auffällt in der Darstellungsweise, mit der in populärwissenschaftlichen Veröffentlichungen über die Funktionsweisen des menschlichen Organismus berichtet wird. Wir hören von der „Muskelmaschine", die durch die Ernährung mit „Kraftstoff" versorgt wird, der im Organismus erst „zerkleinert", dann „chemisch aufbereitet" und später „entsorgt" wird, während das Herz als „Pumpe" für die Verteilung im Körper sorgt. So oder ähnlich wird mit Vergleichen aus der Mechanik und Chemie über die Tätigkeit unserer Organe gesprochen.

Ganz anders wird selbst oft in rein wissenschaftlichen Abhandlungen das Wirken unseres Immunsystems geschildert. Hier sind ganz offenbar die Bilder aus dem physikalisch-chemischen Bereich nicht mehr brauchbar, denn erstaunlicherweise fordern die Wirkungsweisen der einzelnen Träger des Immungeschehens zu Vergleichen aus unserem menschlichen Leben heraus. Die „Wiege" des Immunsystems befindet sich im Knochenmark. Hier werden die Stammzellen unserer körpereigenen Abwehr gebildet, um in der „Schule" der Immunzellen, der Thymusdrüse, eine ganz „individuelle Ausbildung" zu erfahren. Die „Lernfähigkeit" dieser Zellen ist offenbar sehr groß, sodass sie als „Helferzellen" oder „Killerzellen" wie „Spürhunde" durch den Körper „patrouillieren", um die „Personalausweise" anderer Zellen daraufhin zu „kontrollieren", ob sie im Körper „fremd" oder „eigen" sind. Fremdzellen werden von besonderen kleinmolekularen Substanzen, so genannte Haptenen, „verhaftet", durch bestimmte Kennzeichen „markiert" und von Makrophagen (Fresszellen) „aufgefressen". Geradezu geheimnisvoll ist bei genauerem Hinsehen das Geschehen in der Thymusdrüse, die wohl aus einem intuitiven Wissen heraus schon im Althebräischen als Heret – die „magische Schachtel" – bezeichnet wurde. Die enorme Anzahl der gebildeten Immunzellen werden in einem scharfen „Auswahlverfahren" in „gute" und „schlechte" getrennt. Nur die guten reifen zu vollentwickelten Abwehrzellen heran, der weitaus größere Teil wird „in den Selbstmord getrieben", weil er nicht das „Lernziel" erreicht hat, sondern sich aggressiv gegen körpereigene Zellen richten würde. Dieser Vorgang wird auch „Apoptose" oder programmierter Zelltod genannt. Ihm gilt in letzter Zeit das besondere Interessse der Krebs- und Aidsforscher. Wenn diese „positive und negative Selektion" aus noch unbekannten Gründen nicht richtig abläuft, entstehen die in letzter Zeit zunehmenden Autoaggressionskrankheiten, bei denen Immunzellen sich „irrtümlich" aggressiv gegen bestimmte körpereigene Zellen verhalten. In anderen Darstellungen wird die Thymusdrüse als das „Ministerium" der Abwehrfunktionen bezeichnet, in dem der „innere Arzt" als oberster Koordinator der Immuntätigkeiten seinen Sitz hat. (Eine eingehendere Darstellung der Abwehrvorgänge finden Sie in Kap. 7.3).

Wenn ich oben von einem Mysterienspiel gesprochen habe, so fassen Sie das bitte nicht als einen Ausdruck literarischer Romantik auf. Werden nicht in einer Mysterienstätte die Adepten einer intensiven Schulung, einem strengen Auswahlverfahren und einer scharfen Prüfung unterzogen, ehe sie vom Meister oder dem Hohe-Priester zur Erfüllung ihrer Aufgaben in die Welt entlassen werden? Auch der Schleier des Geheimnisvollen, der über einer solchen Stätte liegt, passt zu dem Vergleich. Trotz der großartigen Forschungsergebnisse der letzten Jahre geben die Immunologen zu, dass viele Vorgänge im Zusammenspiel innerhalb unseres vielschichtig vernetzten Abwehrsystems noch völlig im Dunkeln liegen. Wir werden mit Sicherheit in naher Zukunft noch erheblich mehr Faktenwissen über immunologische Einzelheiten sammeln, wir werden aber genauso sicher die übergeordnete, ja weisheitsvolle Steuerung des Immungeschehens auf dieser Erklärungsebene nicht verstehen können. Wir sind hier in der physiologischen Medizin an der gleichen Schnittstelle angekommen, wie die Physiker beim Übergang von der Teilchenphysik in den Bereich der unsichtbaren Energien. Wenn wir jetzt nicht den Mut haben, wie einige herausragende Physiker, die Existenz einer geistigen Dimension anzunehmen, werden wir uns endlos weiter vergeblich um das goldene Kalb unserer materiegebundenen Denkvorstellungen drehen ohne die Möglichkeit, wie von der Physik in die Metaphysik, auch in eine *Metamedizin* vorzustoßen.

Ein für die Weiterentwicklung unserer Vorstellungen über die Wirkzusammenhänge des Lebendigen außerordentlich fruchtbarer Denkimpuls geht überraschenderweise von der „Chaosforschung" aus. Gegenstand dieser Forschungsrichtung ist das scheinbar Ungeordnete, Regellose und Unberechenbare. Merkwürdigerweise eröffnet sich mit diesem wissenschaftstheoretischen Konzept auch eine ganz neue Sichtweise zum Verständnis der Lebensvorgänge. Gesundheit kann so verstanden werden als ein dynamischer Gleichgewichtsprozess, der ständig zwischen Chaos und Ordnung hin und her pendelt. Ein so komplexer Lebensvorgang wie unsere Immunfunktionen stellt sich unter diesen Gesichtspunkten dar als ein „hochdimensionales, rückgekoppeltes Kausalgewebe im Sinne eines Wirkgefüges".

Einen ganz wesentlichen neuen Weg in der Erforschung der Natur und der Erscheinungen des rätselhaften Vorgangs, den wir „Leben" nennen, sind ausgerechnet die Physiker gegangen. Mit der so genannten neuen Physik, der *Quantenphysik*, sind

3. Der ganzheitliche Behandlungsweg

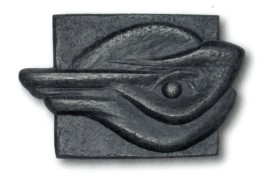

Abb. 9: „Im Gleichgewicht"

Erkenntniswege eröffnet worden, die uns an die Grenzen unserer Verständnismöglichkeiten heranführen. Der Mensch als Beobachter wurde wieder in die naturwissenschaftliche Forschung eingeführt, nachdem vorher mit allen Mitteln versucht wurde, den menschlichen Einfluss als „Störfaktor" aus der Forschung auszuschließen. Auf einmal spielt z.B. der „Beobachtereffekt" als direkte Beteiligung des Bewusstseins bei der Erforschung der manifesten Wirklichkeit eine ganz wesentliche Rolle.

Wir können an dieser Stelle nicht weiter auf diese hochinteressanten und zukunftsträchtigen Entwicklungen unseres medizinischen Weltbildes eingehen, zumal es sich sicher angesichts der konservativen Grundeinstellung der meisten Mediziner noch längere Zeit hinauszögern wird, bis diese Gedanken sich ausbreiten können. Ich muss mich aber hier darauf beschränken auf die Existenz der neuen, weitgehend auf den Gesetzen der Quantenphysik beruhenden „Informationsmedizin", hinzuweisen.

Ich bitte Sie aber, meine Leser, sich dieser Grenzsituation bewusst zu sein, wenn Sie sich eine Vorstellung oder besser ein Bild verschaffen wollen über das Wirken dieser für Ihr späteres Schicksal absolut entscheidenden Zusammenhänge. Hier liegt der wichtige Schlüssel verborgen, der die Tür öffnet zu einer gesamtmenschlichen Sicht von Gesundheit und Krankheit. Nur wenn Sie den hinter dieser Tür liegenden Bereich mit einbeziehen in Ihr zukünftiges Denken und Handeln, werden Sie die Möglichkeit bekommen, Ihrer Krankheit ihrem Wesen entsprechend zu begegnen, ja einer Heilung entgegenzugehen (s. Kap. 3.7.).

3.4.3. Arznei-Mittel – Heil-Mittel

Ich gehe davon aus, dass Sie nicht einfach gedankenlos das Ihnen vom Arzt verordnete Arzneimittel akzeptieren wollen, sondern dem Mittel auch ihr Vertrauen entgegenbringen wollen. Ganz zweifellos ist Vertrauen ein erheblicher Multiplikator einer Heilmittelwirkung. Wenn in zwei vergleichbaren Krankheitsfällen dem einen Patienten ein Arzneimittel kommentarlos nur als Rezept verordnet wird – „nehmen Sie mal das..." – und dem anderen Patienten das gleiche Mittel so gegeben wird, dass er deutlich spürt, mein Arzt steht mit seiner ganzen Erfahrung voll hinter dieser Verordnung, so ist im letzteren Fall von vornherein eine wesentlich erfolgreichere Arzneimittelwirkung zu erwarten. Vertrauen auf die Wirkung des verordneten Mittels ist also eine wesentliche Voraussetzung für den Erfolg der Behandlung. Ich scheue mich in gar keiner Weise, das in unserer so skeptischen und überkritischen Zeit hier so ungeschminkt auszusprechen. Wir werden über die Frage des Vertrauens auch im Zusammenhang mit dem Placeboproblem (s. Kap. 3.4.4.) noch zu sprechen haben. Wie aber bekomme ich Vertrauen, das wirklich echt gewachsen ist und nicht nur einer Hoffnungslosigkeit verzweifelt entgegengesetzt ist in der Gestalt des „rettenden Strohhalms"?

Drei Bedingungen sind notwendig, um überhaupt in sich Vertrauen entwickeln zu können. Davon sind zwei Bedingungen abhängig von äußeren Gegebenheiten, eine betrifft die eigene innere Situation.

- In letzterem Fall handelt es sich darum, *ob ich in der Lage bin, in mir die Grundbereitschaft zur Entstehung von Vertrauen zu entwickeln.*

Ich muss zulassen können, dass neben den Verstandeskräften auch mein Gefühlsbereich zur Vertrauensbildung mit beiträgt. Ich muss den Mut aufbringen, die innere Ebene in mir, in der ich das finde, was wir „innere Zustimmung" oder auch Intuition nennen, in meine Urteilsbildung mit einzubeziehen. Diese Ebene trägt jeder Mensch in sich, nur ist sie meistens unterentwickelt oder dem Bewusstsein kaum zugänglich. Auch wird sie vom Verstand in der Regel mit größtem Misstrauen betrachtet und, da sie sich dem logischen Denken entzieht, als unbrauchbar für eine „vernünftige" Urteilsbildung diskriminiert. Wenn wir uns allerdings rückblickend an Situationen erinnern, in denen Vertrauen in uns entstanden ist, sei es zu den Eltern oder Freunden, aber auch zur Wachsamkeit und Treue eines Hundes, ja selbst auch zur Zuverlässigkeit eines Autos, werden wir eine überraschende Feststellung machen. Durch innere Auf-

3. Der ganzheitliche Behandlungsweg

merksamkeit und bewusste Beobachtung der in unserem Inneren ablaufenden Vorgänge entdecken wir, dass echtes Vertrauen in uns nicht ein einziges Mal ohne einen mehr oder weniger großen „irrationalen" Anteil entstanden ist. Immer ist es die Sprache des Herzens, die unseren tiefsten Gefühlen Ausdruck verleiht und damit wesentlich zur Vertrauensbildung beiträgt.

Das müssen wir ganz klar sehen, wenn es um die Frage geht, welche Voraussetzungen in mir selbst erfüllt sein müssen, um Vertrauen, in diesem Falle zu einem Arzneimittel, entwickeln zu können.

- Die zweite Bedingung schließt sich hier unmittelbar an.
  Besteht eine echte Vertrauensbeziehung zum verordnenden Arzt?

Wie oben schon dargestellt, kommt es keineswegs nur darauf an, welches Arzneimittel verordnet wird, sondern auch *wie* die Verordnung erfolgt. Ein Arzneimittel ist Träger eines bestimmten pharmakologischen Wirkstoffs. Das ist aber keineswegs seine einzige Bestimmung. Über die an die Substanz gebundene Wirkung kann ein Arzneimittel Träger substanzfreier Heilwirkungs-Informationen sein, wie wir später noch sehen werden.

Aber damit sind die Wirkmöglichkeiten immer noch nicht erschöpft. Ein Arzneimittel sollte Träger der Vertrauensausstrahlung sein, die eine wesentliche Seite einer gewachsenen Arzt-Patientenbeziehung ausmacht. Damit wird eigentlich erst der Sprung vom Arznei-Mittel zum Heil-Mittel ermöglicht. Darüber hinaus geschieht aber gleichzeitig noch etwas sehr Wichtiges: Das Heil-Mittel wird zum in sich begründeten Hoffnungsträger erhoben. Ich kann diesen Vorgang hier nur einfach informatorisch vor sie hinstellen. Wer es einmal selbst erlebt hat, weiß, wovon ich spreche.

Ich kann Ihnen als Betroffenem nur dringend raten, diesen Gesichtspunkt der Wirkzusammenhänge eines Arzneimittels so ernst zu nehmen, wie ich hier versucht habe, es Ihnen nahe zu bringen. Dann werden Sie auch die nötige Motivation in sich vorfinden, sich auf die vielleicht mühevolle Suche nach dem Arzt Ihres Vertrauens zu begeben (s. auch Kap. 3.8.). Ich aber wünsche mir, dass immer mehr meiner Kollegen diesen Gesichtspunkt zur Basis ihrer Verordnungstätigkeit machen können und dadurch bei ihren Patienten mehr Erfolg und für sich selbst mehr Freude am Beruf erleben.

- Als letzte Bedingung zu einer Vertrauensbildung gegenüber einer Arzneimittelverordnung ist die *verstandesmäßige Einsicht in die pharmakologischen Wirkzusammenhänge* des verordneten Arzneimittels zu erwähnen.

Der moderne Mensch will wissen, auf welche Weise ein Arzneimittel wirkt und sollte deshalb die Möglichkeit erhalten, dieses Wissen entsprechend seinen Vorkenntnissen und seinem Informationsbedürfnis vermittelt zu bekommen. Darüber wollen wir im nächsten Kapitel noch eingehender sprechen.

3.4.4. Der so genannte Placebo-Effekt

„Viele medizinische Gelehrte glauben, die Geschichte der Medizin sei in Wahrheit die Geschichte des Placebo-Effektes." So drückt es Norman Cousins aus. Das ist sicher sehr überspitzt gesagt, kennzeichnet aber die Brisanz des Themas.

Was ist der Placebo-Effekt? Was ist ein Placebo (lat. = ich werde gefallen)? Die offizielle Definition lautet: „wirkstoff-freies, äußerlich nicht vom Original unterscheidbares ‚Leer-, oder ‚Scheinmedikament' (‚Falsum-Präparat') für Placebo-Therapie (um das Verlangen nach einer nicht notwendigen Medikation zu befriedigen) und Blindversuch." Mit anderen Worten: Placebo ist eine Medikamenten-Imitation mit dem Aussehen eines echten Medikamentes. Nun könnte man sagen, Placebo-Anwendung ist eine bewusste Irreführung des gutgläubigen Patienten. Das ist auf den ersten Blick zweifellos nicht falsch und insofern wird in der Anwendung ein Problem der ärztlichen Ethik berührt. Bei genauerer Betrachtung allerdings ergeben sich überraschende andere Gesichtspunkte, die wir näher beleuchten wollen, weil sie für unsere Fragestellung von großer Bedeutung sind.

Tatsache ist, das ergeben viele statistisch einwandfrei gesicherte Untersuchungen, dass Placebo-Präparate, wenn sie mit der positiven Versicherung hinsichtlich ihrer erwünschten Wirkung verabreicht werden, bei einem erstaunlich hohen Prozentsatz von Patienten eine gute bis sehr gute Wirkung hervorrufen. Dabei spielt sogar die Farbe der Dragierung eine Rolle, wenn sie z.B. als „Schlafmittel" gegeben werden.

3. Der ganzheitliche Behandlungsweg

Was kann Ihnen als Betroffener diese Darstellung sagen? Ich schneide ja hier dieses Thema gewiss nicht deshalb an, um Ihr Mißtrauen gegenüber jedem Ihnen von nun an verordneten Arneimittel zu wecken.

Bei vorurteilsfreier Betrachtung kann uns der geschilderte Placebo-Effekt etwas außerordentlich Wichtiges sagen. Halten wir fest: Die Verabreichung eines Placebos ist ganz offensichtlich in der Lage, erstaunliche Wirkungen hervorzurufen, ohne jeden von einer Substanz ausgehenden pharmakologischen Wirkzusammenhang. Wir können uns das Zustandekommen der Wirkung nur durch seelische Beeinflussung erklären. Das Wirkprinzip ist am treffendsten durch Entstehung einer positiven Erwartung zu umreißen. Ist es bei nüchterner Betrachtung nicht höchst erstaunlich, dass Schmerzen, Krämpfe, Funktionsstörungen unterschiedlichster Art, Hautveränderungen und Unruhezustände bis zu Schlafstörungen verschwinden wie durch Zauberei, „nur" durch Hervorrufung einer positiven Erwartung?

Höchst merkwürdig ist in diesem Zusammenhang aber auch, wie der Placebo-Effekt von der offiziellen Medizin eingestuft wird: Das ist ja *nur* psychisch oder das ist ja *nur* ein Placebo-Effekt! Ja, was heißt denn hier *nur*? Als ob man eifersüchtig herunterspielen möchte, dass ein Heil-Effekt ohne ärztlich veranlasste medikamentöse Einwirkung tatsächlich erfolgt ist.

Andererseits wird der Placebo-Effekt offiziell berücksichtigt in der anerkannten Arzneimittelprüfung in Form des so genannten Doppel-Blind-Versuchs (s. auch Kap. 9.2.). Hier wird einer Patientengruppe zur Hälfte das zu prüfende Mittel verabreicht, die andere Hälfte bekommt Placebo. In diesem Falle wird also der Placeboeffekt als Faktor ernst genommen und in die Prüfung mit einbezogen.

Ich selber habe die allergrößte Hochachtung vor dem Placebo-Effekt und bin der Ansicht, dass Ärzte und Patienten aus den nicht ohne Weiteres durchschaubaren Zusammenhängen Wesentliches lernen können.

Dazu ein Beispiel: In meiner Klinikzeit wurde ich im Nachtdienst zu einer Patientin mit schweren Gallenkoliken gerufen. Krampflösende Mittel hatten bisher nicht geholfen und man wusste von vorangegangenen Koliken, dass die üblichen Medikamente kaum gewirkt hatten. Einem Impuls folgend, habe ich ihr eine sonst nur zur Verdünnung von konzentrierten Medikamenten benutzte Kochsalzlösung intravenös verabreicht, und schon während der Injektion ließen die Koliken schlagartig nach.

Was ist hier geschehen? Ich bin nachts zu der Patienten ans Bett gekommen, habe sie untersucht und habe sie befragt und dabei ihre Hand gehalten. Dann habe ich ihr die Spritze gegeben. Ich habe ihr gleichsam Zuwendung und Vertrauen gespritzt und eine Wirkung hervorgerufen, die mit der Verabreichung eines üblichen Routine-Medikamentes nicht erreichbar gewesen wäre.

Am nächsten Tag habe ich dann mit der Patientin ganz offen über diese Zusammenhänge gesprochen. Auf diese Weise lernte sie, die Hintergründe ihrer Erkrankung zu durchschauen. Durch diese Erfahrung konnte sie dann in ihrem Leben Zuwendung erbitten, ohne den Umweg über eine Kolik nehmen zu müssen.

Was können wir daraus zusammenfassend lernen?

- Placebo ist zwar ein „Schein-Medikament", aber der Schein trügt, denn das dahinter verborgene Wirkpotential übertrifft oft die Wirkung eines „richtigen" Medikamentes.

- Der Placebo-Effekt spielt sich ausschließlich auf der seelischen Ebene ab.

- Die Placebo-Substanz (meist Milchzucker oder bei Flüssigkeiten Kochsalzlösung oder Alkohol) ist nur das materielle Vehikel für eine Übertragung seelischer Energien.

- Es tritt eine seelisch bedingte Wirkung ein, die durch eine positive Erwartung zu charakterisieren ist.

- Die positive Erwartung entsteht einerseits aus der Vertrauensübertragung vom Patienten zum Arzt, andererseits aus dem Vertrauen des Patienten zum verordneten Medikament (s. auch Kap. 3.4.3.).

- Insofern ist die verantwortliche Anwendung des Placebo-Effektes eine besondere Einwirkungsmöglichkeit auf der Schwingungsebene des Vertrauens.

3. Der ganzheitliche Behandlungsweg

- Bei genauer Betrachtung wird uns klar, dass der Placebo-Effekt, also die Anwendung des Vertrauens-Potentials, bei jeder Art von Heilmaßnahmen eine oft entscheidend große Rolle spielt, wenn es uns auch, Ärzten wie Patienten, kaum bewusst ist.

- Und noch eine in der heutigen Zeit wichtige Feststellung: Placebo verursacht keine unerwünschten Nebenwirkungen.

Allerdings gibt es auch den *Nocebo-Effekt*. Dieser spielt sich auf der gleichen seelischen Ebene ab, nur ist die Wirkrichtung eine negative. Experimente haben z.B. gezeigt, dass in wenigen Minuten eine Brandblase entsteht, wenn einer Person in Hypnose gesagt wird, es würde jetzt eine brennende Zigarette auf ihrem Handrücken ausgedrückt. Viel häufiger ist aber die verheerende Wirkung einer nüchternen Mitteilung an den Patienten, dass er nach der vorliegenden Statistik noch 2 bis 3 Monate Überlebenszeit habe. Das berührt das Thema „Wahrheit am Krankenbett", über das wir in Kap. 3.8.1. ausführlicher sprechen werden.

Welche Folgerungen können wir aus diesen Bewusstwerdungsschritten ziehen?

- Grundsätzlich hat also die seelische Einstellung im Krankheitsgeschehen einen wichtigen Stellenwert von wesentlicher Bedeutung.

- Die seelische Einstellung ist mein ureigener Persönlichkeitsbereich, kann also von mir selbst in dieser oder jener Richtung beeinflusst werden.

- Es muss mir bewusst werden, dass ich an diesem Punkt an einer wesentlichen Schwelle meines Schicksals stehe, wo ich selbstverantwortlich zu entscheiden habe, ob ich für mich das *Leben* wähle oder die *Resignation*.

- Ich muss erkennen lernen, wo seelische Blockaden, aufgebaut aus Angst, Hoffnungslosigkeit, Vorurteilen und Depression, mich hindern, aktiv am Gesundungsprozess teilzunehmen.

- Nur durch meine Entscheidung *für* das Leben habe ich, unabhängig von den einzuschlagenden Heilmaßnahmen, allein durch meine positive Erwartung bereits einen unschätzbar wichtigen Schritt für das optimale Wirksamwerden des angestrebten Heilungsprozesses getan.

Eines möchte ich an dieser Stelle abschließend noch ausdrücklich hervorheben: Es ist in gar keiner Weise berechtigt, im Zusammenhang mit der durch Placebo verursachten Beeinflussung der seelischen Einstellung in abwertender Form von „Einbildung" oder „Suggestion" zu sprechen, wie das leider noch häufig geschieht. Wer mit mir die oben geschilderten Bewusstseinsschritte vollziehen konnte, wird den grundlegenden Unterschied in sich erkennen können.

3.5. Behandlung über die Seele

Entsprechend der Grundvoraussetzungen dieses Buches ist bei einer ganzheitlichen Behandlung unser seelischer Bereich gleichwertig in das Therapiegeschehen mit einzubeziehen. Es dürfte einleuchtend sein, dass eine solche Behandlung die feinstofflich-energetische Natur der Seele zu berücksichtigen hat. Eine Behandlung mit den modernen Psychopharmaka, wie es heute üblicherweise geschieht, hat mit einer echten Heilbehandlung der Seele nicht das geringste zu tun. Diese meist hochwirksamen Medikamente können nur die Seele manipulieren, indem sie Symptome unterdrücken. Allenfalls kann eine kurzzeitige Behandlung in ausgesprochenen seelischen Krisensituationen gerechtfertigt erscheinen. Zum Beispiel kann eine Psychopharmakabehandlung bei Selbstmordgefährdung zweifellos lebensrettend sein. Natürlich ist es viel leichter, einen Depressiven mit einem antriebsstimulierenden Medikament oder einen Unruhigen mit einem Sedativum zu behandeln als sich eingehend mit den tieferen Zusammenhängen der Störung zu befassen und ihn menschlich aufzufangen. Allerdings fehlen bei der zunehmenden Ausbreitung seelischer Störungen auch einfach die Zeit und die notwendigen Fachkräfte, um sich mit den seelischen Nöten jedes einzelnen Kranken eingehender befassen zu können.

Im Mittelpunkt einer seelischen Behandlung steht die Frage: *Woran leidest Du?*

Keineswegs jeder schwer kranke Patient kann diese Frage ohne Weiteres im engeren Sinn der Fragestellung beantworten, so merkwürdig es auch klingen mag. Wohl kann er sagen: „ich leide an diesen oder jenen Schmerzen", oder über andere Befindlichkeitsstörungen klagen. Wir werden bei der Besprechung des Themas Schmerz (s. Kap. 5.2.4.) noch hören, dass die meisten Schmerzen überwiegend seelisch bedingt sind. Genauso ist es mit anderen Missempfindungen. Für viele Menschen in der heutigen Zeit ist der Bereich ihrer Seele ein unbekanntes, unentdecktes Gebiet, vor dem sie auch oft eine unbewusste Angst haben. Auch die Erziehung und der Zwang, auf jeden Fall „funktionieren" zu müssen, verhindern das Akzeptieren seelischer Bedürfnisse, besonders aber seelischer Probleme oder Leiden.

So leiden viele Menschen, ohne es zu wissen. Sie verdrängen ihr seelisches Leid in die Körperschiene, wo es ihnen dann in einer vom Verstand legitimierten Form im Gewande des Schmerzes oder einer Übelkeit oder anderer Organfunktionsstörungen begegnet. Derartige in eine andere Darstellungsebene verschobene seelische Irritationen lassen sich nur rein symptomatisch unterdrücken. Eine echte Behandlung fragt nach den wirklichen Ursachen, nämlich: *Woran leidest Du?* Nur so kann eine echte Heilung eingeleitet werden.

Für eine wirksame Behandlung gerade einer Tumorkrankheit ist ein möglichst ausgeglichenes Seelenleben von so grundlegender Bedeutung, dass eine sorgfältige Beachtung der Vorgänge auf der seelischen Ebene des Kranken für eine ganzheitliche Diagnostik unerlässlich ist. Wird seelisches Leid gefunden, unter welcher Maske es auch immer verborgen sein mag, so ist eine der Leidensqualität und der Persönlichkeitsstruktur des „Leidtragenden" entsprechende ursächliche Behandlung auf jeden Fall gleichrangig zu der körperlichen Behandlung einzuleiten. Die vielfältigen Behandlungsmöglichkeiten finden Sie im Informationsteil (s. Kap. 10.ff) ausführlicher dargestellt.

Sie können durch Ihre Einsicht in die Zusammenhänge und Ihre seelische Offenheit ganz wesentlich zum Behandlungserfolg beitragen. Gerade die besondere Art der seelischen Behandlungsmöglichkeiten erfordert Ihre aktive Mitarbeit und gibt Ihnen eine hochbefriedigende Möglichkeit, am Heilungsgeschehen Ihrer Erkrankung mitzuwirken.

3.6. Behandlung über den Geist

Eine Behandlung über den Geist ist in der offiziellen Medizin unbekannt. Der Geist gehört nicht zum Menschenbild der Universitätsmedizin und ist deshalb im Bereich der „allgemein anerkannten Naturwissenschaften" nicht existent. Deshalb kann es für den Geist auch kein Behandlungskonzept geben. Betonen muss ich, dass hier nicht etwa eine Behandlung von Geisteskrankheiten gemeint ist. Unser Geist ist der Funke Gottes in uns und kann dieser Dimension entsprechend nicht erkranken. Die Bezeichnung

Geisteskrankheiten ist irreführend und entstammt einer Zeit, in der man sich die bei Schizophrenie und manisch-depressivem Irresein auftretenden Persönlichkeitsveränderungen nicht erklären konnte. Jetzt beginnt man zu entdecken, dass diese Erkrankungen viel mehr mit subtilen Stoffwechselveränderungen zu tun haben, als man sich früher vorstellen konnte. Wir wollen hier also nicht über eine Behandlung des Geistes sprechen, sondern betrachten, welche Behandlungsmöglichkeiten *über* den Geist gegeben sind.

Nach dem meinen Darstellungen zugrundeliegenden Menschenbild (s. Kap. 3.2.) haben wir unseren geistigen Wesenskern als unser „Ich" bezeichnet, weil es die Dimension repräsentiert, die uns zu einer einmaligen Individualität werden lässt. Die zentrale Frage für eine Behandlung über den Geist heißt demnach: *Warum gerade ich? Was will mir die Krankheit sagen?*

Haben Sie sich diese Fragen nicht auch schon gestellt? Haben Sie Antworten gefunden? Oder haben die offen gebliebenen Fragen vielleicht Ihre Verzweiflung noch vergrößert? Immer wieder habe ich es erlebt, dass diese Fragestellungen in Schuldgefühle, ja Versündigungsideen einmündeten. So bekommt man zu hören: Ich bin selber schuld an meiner Krankheit, weil ich mich ungesund ernährt habe, das Rauchen nicht eingestellt habe, den Schlafplatz nicht gewechselt habe, nicht zur Vorsorgeuntersuchung gegangen bin, und was dergleichen Selbstvorwürfe mehr sind. Darüber hinaus wird die Schuld im eigenen Verhalten gegenüber Kindern, Schwiegertochter oder Ehepartner gesucht, oft aber auch dem Arbeitgeber, einem Atomkraftwerk oder der Umweltverschmutzung in die Schuhe geschoben. Ganz problematisch wird es, wenn religiöse Skrupel eine Rolle spielen: Weil ich nicht regelmäßig in die Kirche gegangen bin, nicht zur Beichte ging oder mich Gott gegenüber nicht dankbar erwiesen habe, muss ich jetzt die Strafe Gottes erleiden. Wenn dabei auch oft ein tatsächlich gegebener Zusammenhang gesehen wird, wirkt die Ebene der Selbstvorwürfe, Schuldzuweisungen oder Skrupel nur lähmend und verhindert die Entwicklung der jetzt so notwendigen aktiven Selbstbeteiligung am Behandlungsgeschehen. Auf dem Boden von Selbstanklagen kann nur Stagnation entstehen, die jeden Heilungsprozess verhindert.

Das Ich aus diesem sinnlosen Drehen um sich selbst zu erlösen und ihm stattdessen zukunftsgerichtete Gesichtspunkte zu vermitteln, ist Ziel und Aufgabe einer Behandlung über den Geist. An die Stelle von Selbstvorwürfen tritt dann *Selbstverantwortung* und ermöglicht damit erst über die Stufe der *Selbsterkenntnis* auch eine bewusste *Selbstbeteiligung* am Schicksalsprozess.

Hier eröffnen sich dem kooperativen Patienten wichtige Wege zur Selbsthilfe und angeleiteten Behandlung. Auf der Grundlage einer sorgfältigen geistigen Ernährung (s. Kap. 4.4.) gibt es Möglichkeiten zu sinnvollen Eigenaktivitäten z.B. in Gestalt der vertieften biographischen Anamnese (s. Kap. 2.7.), die Arbeit an der eigenen Biographie (s. Kap. 5.1.) oder die Beschäftigung mit dem Karmagedanken (s. Kap. 6.2.). Alle kreativen Übungstherapien (s. Kap. 10.7.ff) sowie Heileurythmie (s. Kap. 10.8.1.) und Atemtherapie (s. Kap. 10.8.2.) haben einen tiefgreifenden Einfluss nicht nur auf unseren seelischen Bereich, sondern gerade auch auf unsere geistigen Kräfte.

Lassen Sie sich beeindrucken durch die überraschend vielen und hochdifferenzierten Möglichkeiten der vernachlässigten Behandlung über den Geist. Überzeugen Sie sich selbst von der erfahrbaren Wirksamkeit, indem Sie sich vorurteilslos und offen auf die Ihnen gegebenen Angebote einlassen. Nur auf diese Weise kann Sie eine Behandlung als ganzen Menschen umfassen und die Therapiemöglichkeiten voll ausschöpfen.

3.7. Heilung

Unsere übergeordnete Fragestellung lautet: Wie werde ich wieder gesund? Mit anderen Worten: Wie und wo finde ich Heilung meiner Erkrankung? Ich kann auch sagen: Wie werde ich wieder heil in der Bedeutung von gesund und glücklich? Heil-sein betrifft im Zusammenhang mit dem Thema dieses Buches immer den ganzen Menschen als Einheit von Körper, Seele und Geist. Ich spreche deshalb aus der Sicht einer Heil-Kunst, die solche Heil-Mittel verwendet, die für den ganzen Menschen heil-sam sein sollen und nicht nur für ein paar wildgewordene Zellen oder ein defektes Organ. Deshalb kann ich mich auch nicht mit der offiziellen Definition identifizieren, die unter Heilung „die Wiederherstellung des Gesundheitszustandes unter Erreichen des Ausgangszustandes oder mit organischem oder funktionellem Restzustand (Defektheilung)" versteht. Wir haben schon gesehen, dass es bei einer wirklichkeitsnahen Betrachtung des lebendigen Menschen, als einem in ständigem Wandel befindlichen Fließgleichgewicht, niemals *Zustände* geben kann (s. Kap. 3.2.). Bei einer Maschine ist es vollauf berechtigt, von einem Defektzustand zu sprechen. Dieser bleibt unverändert bestehen bis er durch Reparatur beseitigt wird.

Krebs – Impuls für ein neues Leben

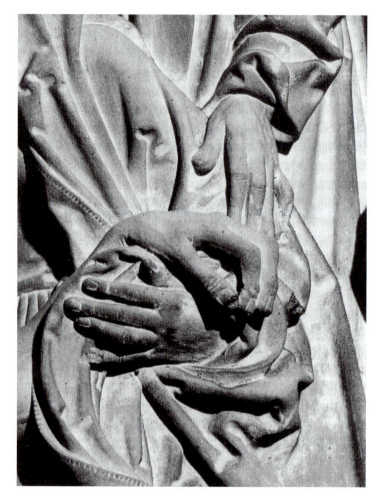

Ich kann keine Blumen machen.
Ich kann keinen Himmel malen.
Ich kann den Morgen nicht verzaubern,
aber ich kann fühlen
und leise sagen
„Ich mag Dich"
und vielleicht eine Träne trocknen.
Halte still.

Wolfgang Lunger im Verlauf
seiner Leukämieerkrankung

Abb. 10: Detail aus dem Maidbronner Passionsaltar von Tilman Riemenschneider

3. Der ganzheitliche Behandlungsweg

Beim Menschen beginnen bei einer Verschiebung des Fließgleichgewichtes im Sinne einer Krankheit sogleich die Selbstheilungsprozesse zu wirken. Wir erleben also ein sofort einsetzendes zielstrebiges dynamisches Geschehen und niemals einen Zustand. Heilung beruht also in erster Linie auf einer Eigentätigkeit unseres Organismus, die bei eingehender Betrachtung so vielschichtig und darüber hinaus zweckmäßig und zielgerichtet erscheint, dass sie unsere uneingeschränkte Bewunderung verdient. Merkwürdig ist nur, dass sich in der offiziellen immunologischen Forschung (Immunologie = Lehre von den Selbstheilungsvorgängen) niemand über diese neuen Forschungsergebnisse zu wundern scheint. Jedes Jahr, ja fast jeden Monat, werden gerade auf diesem Gebiet neue Fakten veröffentlicht. Diese werden mit abgeklärter wissenschaftlicher Nüchternheit dargestellt und zur Kenntnis genommen. Gemütsbewegungen wie Erstaunen oder Bewunderung gelten als unwissenschaftlich. Ich glaube, deshalb kommt auch niemand auf die Idee, einmal zu hinterfragen, wer oder was denn diese mit größter Präzision und Koordination ablaufenden biochemischen Vorgänge eigentlich derartig zielgerichtet steuert (s. Kap. 3.4.2. u. 7.3.). Sind es die beteiligten Moleküle und chemischen Verbindungen? Sind es die Nerven oder Hormone? Niemand, der einen wichtigen Brief erhält, kommt auf den Gedanken, die Schreibmaschine, den Briefträger oder gar die verwendete Briefmarke als Absender und Autor der Mitteilung anzusehen. Beim Lesen der immunologischen Literatur hat man den Eindruck, es sind die beteiligten Antikörper, T-Lymphozyten und Killerzellen oder z.B. die Lymphokine und das Interferon, die eigenständig die vielschichtigen Abläufe des Immungeschehens bewirken. Zweifellos haben diese Immunkörper und Wirkstoffe in ihrem Funktionsbereich differenzierte Aufgaben zu erfüllen. Sie sind aber doch nicht mehr als gleichsam Rädchen in einem Präzisionsuhrwerk. Wenn eines fehlt, funktioniert das ganze Werk nicht mehr. Niemals aber kann man den Einzelteilen eine eigenständige Steuerungsfähigkeit zusprechen. Kant hat dieses Problem so ausgedrückt: „Das Ganze ist mehr als die Summe seiner Teile." Wie aber können wir uns eine Vorstellung von diesem übergeordneten „Ganzen" verschaffen?

Je mehr ich mich mit der fast schon nicht mehr überschaubaren Vielfalt der Forschungsergebnisse der letzten Jahre auf dem Gebiet der Immunologie beschäftigt habe, umso mehr ist meine bewundernde Hochachtung gestiegen vor der sinnvollen, ja weisheitsvollen Steuerung des vielschichtigen Zusammenwirkens der zahllosen verschiedenen Funktionsebenen unseres körpereigenen Abwehrsystems[1]. Es erhebt sich die Frage: *Wer oder was steuert?*

Eigentlich habe ich mir gerade eben etwas ganz Unmögliches erlaubt, ich habe mir im Zusammenhang mit einer ernsthaften wissenschaftlichen Erörterung erlaubt, Bewunderung auszudrücken und habe obendrein noch von einer „weisheitsvollen" Steuerung gesprochen. Damit habe ich mich aus der Sicht des gängigen naturwissenschaftlichen Denkschematas in eine eigentlich nicht mehr diskussionswürdige Außenseiterposition begeben. Gerade aber dieser Sprung in eine andere Denkebene ist das Entscheidende. Wie die Physiker ihre Denkgewohnheiten erweitert haben und den Sprung von der Materie zu ihrer dynamischen Daseinsform als Energie gewagt haben, so müssen wir bei unserer Betrachtung den Mut haben zu sagen: Wir kommen bei vorurteilsfreier Beobachtung der physiologischen Vorgänge in unserem Organismus gerade auch unter Einbeziehung der neuesten Forschungsergebnisse unweigerlich an eine Grenze, an der wir uns eingestehen müssen, dass unsere rein naturwissenschaftlichen Erklärungsmodelle nicht mehr ausreichen. Wir erleben, wenn wir uns die Steuerungsvorgänge unseres Immunsystems vor Augen führen und deren Ablauf Stufe um Stufe forschend nachvollziehen, ein so hochvollendetes zielgerichtetes Zusammenwirken differenziertester zellbiologischer wie biochemischer Abläufe, dass wir ihren Ursprung nur noch jenseits der Ebene unserer logischen Denkkategorien annehmen können. Ergebnisse immunologischen Forscherfleißes mit Bezeichnungen wie „Chemotaxis", „immunologisches Gedächtnis", „Antigen-Antikörper-Reaktion", „komplementbedingte Zytolyse", „koloniale Expansion" oder „cytotoxische Immunreaktion" sind sicher als Einzelbausteine einer mikroskopierenden Biochemie und Zellularphysiologie wichtige Erkenntnisse. Je tiefer wir aber in diese Zusammenhänge hineinschauen, umso mehr kann uns bewusst werden, dass wir an dieser Stelle dem Wirken einer höheren Ordnungsdimension, die unseren irdisch-physikalischen Gesetzmäßigkeiten übergeordnet ist, begegnen. Ohne den Mut zu diesem Erkenntnissprung bleiben wir der Ebene des kausalanalytischen etikettierenden Beschreibens verhaftet und verwehren uns selbst die Grenzüberschreitung zur Ebene geistiger Wirkzusammenhänge.

Aus seinem intuitiven Bewusstsein heraus hat Paracelsus die steuernde Instanz für die körpereigenen Abwehrvorgänge den „inneren Arzt" genannt. Andere Bezeichnungen

---

[1] s. V. u. H. zur Linden, „Immunsystem natürlich stärken", Gräfe und Unzer GmbH, München 1989; V. zur Linden, Maria Ursula Kreye, „Der Immun-Code", EHP-Verlag Bergisch-Gladbach 2010

3. Der ganzheitliche Behandlungsweg

sind „élan vital" (Bergson), „innerer Schöpfer" (Lick) oder „innerer Führer" (Simonton). In der aristotelischen Philosophie hat man das steuernde Lebensprinzip „Entelechie" genannt und der englische Biochemiker und Zellbiologe Sheldrake spricht von „morphogenetischen Feldern", also immateriellen Kraftfeldern ähnlich den Magnetfeldern, denen er sowohl formgebende wie verhaltenssteuernde Grundfunktionen bei lebenden Organismen zuordnet. Wir haben schon bei der Besprechung von Gesundheit und Krankheit (s. Kap. 3.2.) über den „Lebensleib" gesprochen, der im Zusammenwirken mit Seelenleib und Ich die geistige Wirkebene des Menschen bildet. Das Wissen um derartige geistige Ordnungs- und Steuerungsprinzipien der Natur war in allen vergangenen Hochkulturen vorhanden, ging uns dann aber im Zuge der Entwicklung der rein auf die Erforschung der Materie orientierten Naturwissenschaft verloren. Jetzt wird es auf einer neuen evolutionären Bewusstseinsstufe von modernen Naturwissenschaftlern wiederentdeckt und ermöglicht uns zunehmend eine neue Zusammenschau der Naturabläufe. Der englische Atomphysiker und Einstein-Schüler David Bohm drückt es so aus: „Die Ergebnisse der modernen Naturwissenschaft ergeben nur noch einen Sinn, wenn wir eine innere, einheitliche und transzendente Wirklichkeit annehmen, die allen äußeren Daten und Fakten zugrunde liegt." Durch diese in geradezu revolutionärer Veränderung begriffene Sichtweise wird auch die Medizin eine wesentliche, am ganzen Menschen orientierte Erweiterung erfahren und wieder zu einer echten Heil-Kunst werden können.

Aus dem Gesagten geht zusammenfassend hervor, dass äußere Eingriffe alleine nicht zu heilen vermögen, sie können aber Bedingungen schaffen, die es dem inneren Arzt ermöglichen, eine echte Heilung herbeizuführen. Heil-Mittel können Anstöße geben, die den kreativen inneren Heilungsprozess unterstützen oder dessen Richtung fördern. Auch kann es notwendig sein, dem inneren Arzt Aufbaustoffe wie Vitamine oder Mineralien zur Verfügung zu stellen. Niemals aber kann es eine passive Heilung geben. Wer oder was weist dem Vitamin seinen ihm zukommenden Platz im Stoffwechselgeschehen an und wie werden Mineralien dem Bauplan entsprechend in die Organstrukturen eingefügt? Will etwa jemand im Ernst behaupten, das Vitamin D „weiß", dass es den Calciumstoffwechsel zu regulieren hat oder das Calciumcarbonat-Molekül kennt den Platz, wo es im Knochenaufbau gerade benötigt wird? Das Heilungsgeschehen ist die Wirkebene, auf der wir mit offenen Augen das steuernde Eingreifen wiederherstellender Kräfte aus einer höheren Ordnungsdimension als es das biologische Naturgeschehen ist, wahrnehmen können. Das allerdings nur, wenn wir uns nicht durch Vorurteile im Sinne materialistischer Denkschemata völlig blockiert haben.

Wir müssen also ganz klar unterscheiden zwischen Reparatur und Heilung.

> Reparaturen können nur im Bereich der unbelebten Dingwelt stattfinden und geschehen ausschließlich passiv durch Eingriff von außen. Heilung setzt ein ganzheitliches, lebendes System voraus, in dem ein Heilimpuls eine entsprechende Reaktion im Sinne eines dynamischen, selbstordnenden Wechselgeschehens hervorruft.

Auf noch einen bemerkenswerten Zusammenhang möchte ich Ihre Aufmerksamkeit lenken. Im Krankheitsgeschehen ist die Selbstheilungstendenz schon enthalten. Wir haben schon bei der Besprechung von Gesundheit und Krankheit (s. Kap. 3.2.) gesehen, dass Krankheit als ein an sich normaler Prozess angesehen werden kann, der nur zur falschen Zeit, am falschen Ort und mit falscher Intensität oder Geschwindigkeit abläuft. Wir hatten auch gesehen, dass Krankheit eine Verschiebung eines selbstregulierenden Fließgleichgewichtes ist. So ist also eine Entzündung in der Umgebung eines Tumors oder eine Kalkeinlagerung ins Tumorgewebe als Selbstheilungsversuch des Organismus anzusehen, und es kann sinnvoll sein, diesen eher zu unterstützen als zu bekämpfen. So sind Gesundheit und Krankheit nicht unbedingt als diametrales Gegensatzpaar anzusehen sondern eher als ein ständiges dynamisches Wechselspiel, in dem der innere Arzt zu jedem Zeitpunkt die polaren Verschiebungen so zu beeinflussen trachtet, dass das harmonische innere Gleichgewicht erhalten bleibt oder wiedergewonnen wird. Heilung aber kann letzten Endes nur geschehen, wenn sie die Kraft bezieht aus der Quelle, die wir als Christen aus dieser Erfahrung den Heiland nennen.

3.7.1. Wunderheilung

Ich habe mir lange und ernsthaft überlegt, ob es richtig ist, in diesem Buch über Wunderheilungen zu schreiben und ob ich mich überhaupt berechtigt fühle, das zu tun. Als ich mir aber meine Erfahrungen mit Betroffenen vor Augen führte, wurde mir klar, dass dieses heikle Thema in diesem Buch behandelt werden muss, um den ausgesprochenen oder geheimen Fragen der Menschen, für die dieses Buch bestimmt ist, nicht auszuweichen. Das bedenkliche Kopfschütteln einiger skeptischer „Fachleute" muss ich dabei in Kauf nehmen.

In der offiziellen Medizin existiert der Begriff Wunderheilung nicht. Er wird dem Wortschatz von religiösen Sekten und „Heilern" oder Schamanen zugerechnet und ist somit

3. Der ganzheitliche Behandlungsweg

unseriös und indiskutabel. Allenfalls wird von „Spontanheilung" gesprochen. Die Begriffsbestimmung dafür lautet: „Selbstheilung auf Grund natürlicher immunologischer und reparativer Potenzen, d.h. nicht als Folge von Heilmaßnahmen". Es wäre sicher eine interessante und lohnende wissenschaftliche Aufgabe, die in der medizinischen Literatur verstreuten gelegentlichen Mitteilungen über „Spontanheilungen" zusammenzufassen und kritisch zu sichten. Ich glaube, dass man bei dieser Gelegenheit in vielen Fallberichten sein „blaues Wunder erleben" dürfte[2]. Kennzeichnend für die Grundeinstellung ist, dass Berichte über ungewöhnliche Heilerfolge, besonders wenn sie von „Außenseitern" kommen, sehr schnell mit dem Etikett „Fehldiagnose" aus dem wissenschaftlichen Bewusstsein verbannt werden. Ein solcher „Außenseiter" war ein Arzt namens Lukas, der in einem der am weitesten verbreiteten Bücher der Welt über eine ganze Reihe von Wunderheilungen, die er beobachtet hat, berichtet. Dabei handelt es sich sowohl um körperliche Erkrankungen wie z.B. Aussatz, Blutfluss, Fieber und Gichtbrüchigkeit, wie auch um so genannte Geisteskrankheiten wie Besessenheit von bösen Geistern. In einzelnen Fällen wird sogar von der Erweckung Toter berichtet. Der Heiler, der diese Wundertaten vollbracht hat, heißt Jesus von Nazareth. Interessant an diesen Berichten ist, dass Lukas bereits zwei Wirkzusammenhänge genau unterscheidet. Zum einen sah er die wirksame Energie vom Heiler ausgehen, „…denn es ging Kraft von ihm aus und heilte alle." Zum anderen trug der Kranke selber wesentlich zum Heilerfolg bei: „Dein Glaube hat Dir geholfen." Damit hat Lukas vor etwa 2000 Jahren schon die zwei wichtigen Kraftkomponenten beschrieben, die einzeln oder im Zusammenwirken ungewöhnliche, mit unseren Verstandeskräften nicht erklärbare Heilungen verursachen können.

Ich bin der festen Überzeugung, dass die gleichen Heilungskräfte auch heute noch wie vor 2000 Jahren wirksam werden können, wenn die Umstände die Voraussetzungen dafür bieten. Wenn es wohl auch derzeit keinen Heiler von der Größe eines Jesus von Nazareth gibt, so lebten in der jüngeren Vergangenheit und leben auch heute einige

---

[2] 1976 veröffentlichten zwei amerikanische Ärzte, Pepper und Pelletier, eine Zusammenstellung von über 400 in der medizinischen Literatur dokumentierten Fallberichten über „Spontanremissionen" von Krebspatienten. Eine weitere fleißige Literaturübersicht gibt Kurt Bammer in seinem Buch „Krebs und Psychosomatik". Herbert Kappauf u. Walter M. Gallmeier berichten in ihrem lesenswerten Buch „Nach der Diagnose Krebs – Leben ist eine Alternative" über vier selbst beobachtete „Spontanremissionen", ohne eine Deutung der Wirkzusammenhänge geben zu können. Die offiziellen Krebsforschungsinstitute betrachten das Thema aus den verschiedensten Gründen als nicht zu ihren Forschungszielen gehörend.

Menschen, denen die Fähigkeit zuzuschreiben ist, über ungewöhnliche Ausstrahlung von Heilkräften zu verfügen.

Wunder, die durch die Glaubenskräfte des einzelnen Menschen geschehen können, sind prinzipiell so oft möglich, wie es Menschen auf der Welt gibt. Nur gibt es kein Patentrezept für die Erzeugung von Wundern. Jede Kultur und jede Religion aber bietet Anweisungen und Wege an, die inneren seelischen Glaubenskräfte ihrer Anhänger zu schulen und zu stärken. Es liegt im Verantwortungsbereich jedes einzelnen Menschen, wieviel er von diesen Angeboten Gebrauch macht. Sicher aber gibt es einzelne Menschen, denen die Gnade zuteil geworden ist, über eine „mitgebrachte" Glaubenskraft als Geschenk Gottes zu verfügen.

Um Ihnen zu zeigen, dass auch heutzutage noch Wunder geschehen können, will ich Ihnen von einem meiner Patienten berichten, der aus verborgenen Kraftquellen schöpfend seine „unheilbare" Krebserkrankung überwunden hat. Ich selber habe aber dabei nur die Rolle eines medizinischen „Weichenstellers" übernommen, sonst würde ich nicht davon sprechen.

Herr H., 81 Jahre alt, wurde Ende Februar 1979 aus einer Münchner Universitätsklinik entlassen. Man hatte den Magen wegen eines hochsitzenden ausgedehnten Magen-Krebses total entfernt. Die Lymphgefäße der Umgebung waren von Krebs befallen. Es wurde eine Verbindung zwischen Speiseröhre und Dünndarm hergestellt, um die Nahrungsaufnahme zu ermöglichen. Er hatte sich unmittelbar nach der Operation trotz des hohen Alters überraschend schnell erholt. Zu Hause allerdings ging es ihm sehr schlecht, sodass der Hausarzt ihm noch eine Lebenserwartung von vier Wochen gab. Als ich ihn Anfang März erstmals sah, wurde er von beiden Seiten unterstützt ins Sprechzimmer geschleppt. Er konnte kaum essen wegen ständigen Würgens und Erbrechens. Der Allgemeinzustand war stark reduziert, das Gewicht betrug noch 50 kg. Die Stimmung war hoffnungslos depressiv. Nach meinem Ersteindruck gab ich ihm im Stillen noch eine Lebenserwartung von 14 Tagen. Zur Vermeidung von Schmerzen und Beschwerden verordnete ich ihm für die noch verbleibende Lebenszeit ein Mistelpräparat (Iscador) und ein Lebermittel. Ende März ging es ihm besser. Ende April klagte er noch über Übelkeit, Schleimerbrechen und Würgen aber die Blutsenkung war fast normal. Daraufhin verordnete ich ihm zusätzlich ein Enzympräparat (Wobemugos) als Heilklistier.

3. Der ganzheitliche Behandlungsweg

Mitte Mai war das Blutbild annähernd normal, trotz gelegentlichen Schleimerbrechens war das Gewicht auf 55 kg gestiegen. In den nächsten Monaten war das Befinden wechselnd, das Gewicht rutschte bis 49 kg herunter. Im September aber konnte er im Wald spazieren gehen. Im Oktober waren Blutbild und Blutsenkung weiter normal. Im Dezember konnte er eine Stunde spazierengehen.

So ging es langsam weiter aufwärts. Herr H. hatte die Freude zu erleben, wie seine geliebte Enkelin in die Schule kam. Das Essen schmeckte, wenn er es in kleinen Portionen zu sich nahm. Das Leben machte ihm zunehmend Freude. Nach einem Jahr stellte er sich in der Universitätsklinik vor, aber man hatte kaum Zeit für den alten Herrn und wohl auch längst vergessen, welche infauste (unheilbare) Diagnose dem Patienten gestellt worden war. Im Mai 1980 wurde durch Röntgen-Untersuchung ein einwandfreies Funktionieren des magenlosen Verdauungstraktes festgestellt – ohne krankhafte Veränderungen im Operationsgebiet. In den folgenden Jahren habe ich Herrn H. immer wieder in größeren Abständen gesehen und mich mit ihm über sein Ergehen gefreut. Zwei oder drei mal hat er sich in der Krebsgruppe vorgestellt und den staunenden Teilnehmern gezeigt, welche Gymnastikübungen er jeden Morgen zu machen pflegte. Ende 1991 teilte mir seine Frau brieflich mit, dass er sich mit über 93 Jahren altersentsprechend wohl fühlt. Er wiegt 60 kg, geht täglich mit seinem Stock spazieren. Außer einem Altersdiabetes und anderen relativ geringen Altersbeschwerden blickt er dankbar und in geistiger Frische auf die geschenkten 12 Jahre zurück.

Sehen wir uns nüchtern die Tatsachen dieses Krankheitsverlaufs an, so muss auch der größte Skeptiker zugeben: Hier ist eine Heilung einer fortgeschrittenen Erkrankung geschehen, die nach allen medizinischen Erfahrungen als absolut unheilbar gelten musste. Mit anderen Worten: Es handelt sich um „einen Vorgang, der dem gewöhnlichen Verlauf der Dinge oder den Naturgesetzen anscheinend widerspricht". Wir dürfen das Geschehen nach dieser Definition mit Fug und Recht als *Wunder* bezeichnen. Wenn Sie mich aber nun fragen, aus welchen Kraftquellen dieses Wunder bewirkt worden ist, dann kann ich Ihnen keine Antwort geben. In den am Anfang dieses Kapitels gemachten Erörterungen haben wir zwei verschiedene Ursprungsorte der Kraft gesehen. Der Heiler kann es nicht gewesen sein, denn ich bin mit Sicherheit nicht als Heiler aufgetreten. Es fehlt mir auch jeder Hinweis, dass eine besondere Gläubigkeit des Patienten die Heilung bewirkt haben könnte. Die Medikamente? Man müsste ja von einer Lösung des Krebsproblems sprechen, wenn diese Mittelkombination die Heilung eines derartig fortgeschrittenen Tumorprozesses bewirkt haben würde. Der Placebo-Effekt (s. Kap. 3.4.4.)? Dazu fehlt die positive Erwartungshaltung des Patienten, denn die konnte ich dem Patienten nicht mitgeben, weil ich selbst bestenfalls nur eine lindernde und nicht eine heilende Wirkung meiner Verordnung erwartet habe. Wenn wir uns nun schon auf die Suche gemacht haben nach der Krafteinwirkung, die eine so erstaunliche Heilung hervorgerufen haben könnte, so ist mir in meinem Suchen und Erkennen nur eine einzige solche Kraftquelle sichtbar. Wir nennen sie *Gnade*. Die Bibel sagt dazu „Zuwendung des Heils ‚ohne Verdienst'" (Röm. 3,24). Ganz bestimmt aber wird Gnade nicht dem fordernden Menschen zuteil, sondern nur dem demütigen. Genauso wenig wie man sich vornehmen kann, ein Wunder zu vollbringen, kann man die Gnade für sich erzwingen. Fassen wir zusammen: Wunder sind auch heute möglich. Die bewirkende Kraft geht vom befähigten Heiler aus, wurzelt in der Glaubenseinstellung des einzelnen Menschen oder fließt ihm als Gnadenerweis zu. Niemals aber ist es möglich, Wunder zu „machen". Immer ist die Zustimmung und Mitwirkung aus der Dimension Gottes erforderlich. Eins aber bleibt jedem von uns jederzeit und ungehindert zugänglich, das sind die „kleinen" Wunder, die uns überall umgeben: Die Blüte, in der ein Tautropfen glänzt, der Schneekristall an der Fensterscheibe, das Lied der Amsel in der Morgenfrühe, das Kind in der Wiege... Es liegt allein an uns, diese Wunder mit Offenheit und Dankbarkeit wahrzunehmen.

3.7.2 Glaube, eine Kraftquelle besonderer Art

Ich muss Ihnen eine ganz indiskrete Frage stellen: *Glauben Sie an irgend etwas?*
Jetzt brauchen wohl viele von Ihnen eine lange Denkpause, die Sie, bitte, auch intensiv nutzen sollten...
(Schließen Sie das Buch oder, besser noch, schließen Sie die Augen, um wirklich ungestört und ernsthaft nachdenken zu können – nehmen Sie sich Zeit...).

Nun? Was hat Ihnen Ihr Inneres geantwortet? Die Antworten werden irgendwo zwischen dem Eingeständnis einer absoluten Glaubenslosigkeit und einer tief verwurzelten Glaubensgewissheit liegen. Einige von Ihnen werden sich vielleicht sogar eine derartige indiskrete Frage, zumal in einem Buch über Krebs, verbitten.

Ich will Sie gar nicht mit einer theoretischen philosophischen oder gar theologischen Abhandlung über Glaubensfragen konfrontieren. Dafür ist hier nicht der Ort. Dazu fühle ich mich auch gar nicht berufen, sehe ich mich doch selbst noch viel zu sehr als

3. Der ganzheitliche Behandlungsweg

Sucher auf dem Weg. In einem philosophischen Wörterbuch heißt es: „Glaube ist ein Fürwahrhalten, das nicht durch die notwendige lückenlose Bezeugung des Fürwahrgehaltenen seitens Wahrnehmung und Denken erhärtet ist, also keine objektiv gesicherte Geltung beanspruchen kann." Alles klar?

Mein Anliegen ist viel bescheidener und bewusst begrenzt. Aber es ist mir im Rückblick auf meine Erfahrungen mit meinen Patienten auf dieser Ebene ein echtes und wichtiges Anliegen. Den Glaubenssicheren unter Ihnen brauche und kann ich zu diesem Thema sicher nichts mehr sagen. Aber ich meine, es ist hier der Ort, das Bewusstsein zu wecken für den Stellenwert, der dem Glauben auf der Ebene von Krankheit und Heilung einzuräumen ist. Ich will also nicht mehr und nicht weniger, als Ihnen einen Bewusstseinsschritt zu ermöglichen, oder Sie in Ihrem bereits erreichten Bewusstsein zu bestätigen, der Sie erkenntnismäßig ein Stück näher an das verborgene Schloss in Ihrem Inneren, von dem wir gesprochen haben, heranbringt.

Dazu möchte ich Ihnen provokativ drei Thesen zu denken geben:

Die erste These lautet: Glaube macht krank

Viele unter Ihnen werden schon einmal Menschen mit Krebsangst begegnet sein. In meiner Praxis hatte ich immer wieder mit diesen angstgeplagten Patienten zu tun. Sie rennen von Arzt zu Arzt, lassen ständig Krebstests machen und unterziehen sich geduldig den unangenehmsten Untersuchungen. Ein einwandfreies Untersuchungsergebnis verschafft ihnen aber nur kurzzeitig etwas Beruhigung. Die eigene Glaubensüberzeugung, dass sie einen Krebs entwickeln werden, ist mit Abstand größer als der Glaube an die Aussagekraft der differenziertesten Untersuchungen. Wie eine Sucht überfällt sie bald beim geringsten Körpersymptom erneut die Angst und die Untersuchungen fangen wieder von vorne an. Es ist, als wollten sie einen inneren Leerraum mit ihrer Angst und den dadurch ausgelösten Aktivitäten ausfüllen. Einige von ihnen können sich zwar selbst über ihr Verhalten lustig machen, geben aber nicht eher Ruhe, bis die nächsten Untersuchungen durchgeführt sind. Oft genug aber haben sie dann eines Tages tatsächlich ihren Krebs „herbeigeglaubt". Dann geschieht aber eine merkwürdige Wandlung mit ihnen. Die Angst löst sich auf. Es ist, als verschaffe ihnen der nun endlich festgestellte Tumor eine Art mit Befriedigung erlebter Rehabilitation gegenüber der ungläubigen Umwelt.

Zweifellos handelt es sich hier um die Perversion eines Glaubens, um eine besondere Form eines Aber-glaubens. Aber jedes Phänomen in unserer Welt hat bekanntlich seine Kehrseite. Wir haben es hier mit der Schattenseite des Glaubens zu tun, die im Gewande der Angst ihre ihr innewohnende Kraft entfaltet. Auch ein Irr-glaube ist eine Erscheinungsform des Glaubens. Wir dürfen nicht die Augen vor ihr verschließen, wenn wir ihr begegnen.

Die zweite These lautet: Glaube tötet

Sie haben sicher schon davon gehört, dass Angehörige einiger afrikanischer und auch australischer Stämme, wenn sie sich gegen die Stammesgesetze vergangen haben, vom Medizinmann für tot erklärt werden und dann tatsächlich nach kurzer Zeit vom Tod ereilt werden (so genannter Tabutod oder auch Voodoo-Tod). Eine medizinische Todesursache ist in solchen Fällen nicht festzustellen. Der auf diese Weise zum Tode Verurteilte ist vom Votum des Medizinmannes unterrichtet. Sein Glaube an die unfehlbare Wirksamkeit der ungeschriebenen Gesetze seines Stammes und die Macht des Medizinmannes ist so groß, dass er sich diesen Wirkkräften widerstandslos unterwirft. Wiederum haben wir es mit einer ungewöhnlichen Kraftentfaltung auf der Ebene des Glaubens zu tun, auch wenn dieser Wirkzusammenhang in unseren Augen ein sehr problematischer ist. Aber selbst in unserer westlichen Welt soll es in letzter Zeit noch vergleichbare Todesurteile von magischen Zirkeln mit Todesfolge gegeben haben. Erinnern Sie sich aber auch, was wir über den Nocebo-Effekt in Kap. 3.4.4. gesagt haben.

Die dritte These ist die für uns unmittelbar wichtige: Glaube heilt

Wir sind dieser These schon bei der Betrachtung der Wunderheilungen (s. Kap. 3.7.1.) begegnet: „Dein Glaube hat Dir geholfen". In den Korintherbriefen des Apostel Paulus heißt es sogar: „Der Glaube versetzt Berge". Sicher kann man bei oberflächlicher Betrachtung sagen: in der Bibel stehen viele bildhafte Merkwürdigkeiten, man darf das nicht so wörtlich nehmen. Blicken wir aber einmal zurück in die Geschichte, dann können wir feststellen, wieviel große und wahrhaft erstaunliche Taten von einzelnen Menschen, Menschengruppen oder ganzen Völkern vollbracht wurden allein auf der Grundlage ihrer Glaubenseinstellung. Leider stehen dem aber ebenso viele Untaten aus Glaubenseifer gegenüber. Wir wollen aber an dieser Stelle nicht urteilen oder verurteilen, sondern uns nur vor Augen führen, welche unvergleichliche Kraftquelle in der Fähigkeit zu glauben uns Menschen geschenkt wurde. Diese Glaubens-Kraft ist eine

3. Der ganzheitliche Behandlungsweg

Energie wie jede andere auch, selbst wenn wir sie nicht in Pferdestärken, Kilopond oder Ampère messen können, wie physikalische Energieformen.

- Ist nicht aber eine *Pilgerfahrt*, ganz gleich ob ins heilige Land, nach Mekka, Lhasa, nach Lourdes oder Santiago de Compostela, aus Glaubensgründen auch ein Maßstab für die Stärke der bewegenden Kraft, die hinter diesen persönlichen Leistungen des einzelnen Pilgers steht?

- Sind nicht die monumentalen *Bauwerke* wie die christlichen Kathedralen, die Pyramiden oder die Tempel der Inka bewundernswerte Ausdrucksformen architektonischer Kreativität auf der Basis einer glaubensgetragenen Gottesverehrung? Diese Bauleistungen könnte man durchaus meinetwegen in Kubikmeter umbauten Raum oder auch mittels einer Punkteskala unter künstlerischen Gesichtspunkten „messen", wenn jemand unbedingt Maßeinheiten für die Beurteilung von Energieleistungen auf Glaubensbasis braucht.

- Zahlenmäßig messbar sind dagegen ohne Weiteres die Anzahl der Gläubigen einer Glaubensgemeinschaft, sowie deren finanzielle *Opferleistungen*.

Lassen Sie die angeführten Aussagen auf sich wirken und ergänzen Sie sie durch Beispiele, die Ihnen spontan noch zusätzlich einfallen. Ist es nicht beeindruckend, sich vor Augen zu führen, über welches unermessliche Energiepotential jeder von uns mit der ihm in dieses Leben mitgegebenen Fähigkeit zu glauben verfügt? Jeder von uns wäre in der Lage, in gesunden Tagen unter Inkaufnahme von Anstrengungen und Opfern, eine vergleichbare Pilgerreise zu unternehmen, wenn ihm eine entsprechende Glaubenseinstellung zu eigen ist. Jeder von uns hat grundsätzlich auch die Möglichkeit, eine Heilung entsprechend dem Wort „*Dein Glaube hat Dir geholfen*" zu erfahren wenn, ja wenn sein Glaube nur stark genug ist.

Der amerikanische Arzt Dr. Hans Grünn beschreibt in seinem sehr lesenswerten Buch „Die innere Heilkraft" einen Erlebnisbericht seines Kollegen Bruno Klopfer, der für uns sehr lehrreich sein kann, weil er von der engen Verbindung von Glaube mit Hoffnung (s. Kap. 2.1.) handelt und zugleich das Thema Placebo-Effekt (s. Kap. 3.4.4.) anklingen lässt:

„Es geht dabei um einen Patienten mit einem fortgeschrittenen Lymphom, einem Krebs, der das Lymphsystem befällt. Als er ins Krankenhaus eingeliefert wird, befand sich der Patient schon im Endstadium: Er hatte Tumore im ganzen Körper, manche so groß wie eine Orange, und er hatte einen Erguss im Pleuraraum, also zwischen Rippenfell und Lunge, der einmal täglich abdrainiert werden musste. Aber vom Sterben wollte er nichts wissen. Zufälligerweise wurde das Medikament Krebiozen – damals in der Presse als Wundermittel gegen Krebs angepriesen – gerade im Krankenhaus klinisch auf seine Wirksamkeit hin überprüft. Der Patient drängte darauf, dass das Medikament auch an ihm getestet wurde. Die Ärzte lehnten zunächst ab, weil die Krankheit des Patienten schon zu weit fortgeschritten war. Aber der Kranke ließ nicht locker, und so gaben die Ärzte schließlich nach und gaben ihm seine erste Krebiozeninjektion. Das war an einem Freitag. Als der ihn behandelnde Arzt am Montag zur Visite kam, traute er seinen Augen nicht. Er berichtet: „Was für eine Überraschung. Ich hatte ihn fiebrig, um Luft ringend, völlig ans Bett gefesselt verlassen. Nun lief er auf der Station herum, redete mit den Schwestern und verkündete jedem seine glückliche Botschaft. Ich eilte zu den anderen Patienten, die zur selben Zeit ihre erste Injektion bekommen hatten. Bei ihnen waren keinerlei Veränderungen zu bemerken. Nur er zeigte eine unglaubliche Besserung. Die Tumore waren wie ein Schneeball auf einem heißen Ofen zusammengeschmolzen und nur noch halb so groß. Das war eine weitaus schnellere Rückbildung, als sie selbst bei strahlenempfindlichen Tumoren unter intensiver täglicher Bestrahlung beobachtet wird. Wir wussten jedoch, dass sein Tumor nicht mehr strahlensensibel war. Zudem hatte er neben der Injektion keine weitere Behandlung erhalten. Der Patient verließ das Krankenhaus und war symptomlos."

Einige Monate später wurde die Wirksamkeit von Krebiozen in den Medien angezweifelt, und kurz darauf wurde der Patient neuerdings ins Krankenhaus eingewiesen. Er war im gleichen schlechten Zustand wie zuvor. Da nichts zu verlieren war, gaben ihm die Ärzte nochmals eine Injektion, eine doppelt starke Dosis, wie sie ihm sagten. In Wirklichkeit war es diesmal reines Wasser. Wieder erholte er sich zum Erstaunen der Ärzte sogar noch dramatischer als zuvor und konnte ohne Beschwerden entlassen werden. Zwei Monate später wurden die endgültigen Ergebnisse der Krebiozen-Studie in der Presse veröffentlicht: „Bei der Behandlung von Krebs hat sich Krebiozen als völlig unwirksam erwiesen." Der Patient kam erneut ins Krankenhaus. Er hatte seine letzte Hoffnung verloren und starb zwei Tage später.

3. Der ganzheitliche Behandlungsweg

Sicher hat es sich bei diesem Patienten um eine so genannte „schlichte Seele" gehandelt. Ihm hat ein neues Krebsmittel genügt, um seinen Glauben zu entzünden. Wir wollen aber als wesentlich festhalten, dass er es durch seine Glaubenskraft in Verbindung mit der daran geknüpften Hoffnung vermocht hat, seine Tumore in wahrhaft unglaublicher Weise zu beeinflussen in einem Umfang, der mit medizinischen Mitteln nicht zu erreichen gewesen wäre. Voraussetzung für vergleichbare Glaubenswirkungen ist aber mit Sicherheit, dass der Glaubensinhalt dem seelisch-geistigen Niveau des Glaubenden entspricht. Hier reicht die Spannweite von einem in autoritärer Weise verkündeten Versprechen bis zu hohen religiösen Wahrheiten, die erst durch einen mühsamen Erkenntnisprozess erarbeitet werden können. Das lässt sich durch zahlreiche Begebenheiten aus der Geschichte belegen. An Wallfahrtsorten, wie Lourdes, werden durch unabhängige Expertenkommissionen die durch Glaubensinbrunst bewirkten Heilungen sehr kritisch überprüft und nur anerkannt, wenn sie einwandfrei nicht im Sinne medizinisch-physiologischer Wirkungen zu erklären sind.

Nun lässt sich Glaube aber ganz bestimmt nicht willentlich herbeizaubern, vor allem nicht, wenn damit ein egoistischer Zweck erreicht werden soll. Der Glaube ist in einer geistigen Dimension angesiedelt, die weit über dem Bereich unserer egoistischen Wünsche und Ziele liegt. Doch aber hat er mit Gewissheit eine solche Bedeutung, dass es mir ein Anliegen ist, Ihr Bewusstsein für diese Wirkebene zu öffnen und empfänglich zu machen. Ich kann Sie nur sehr dringlich dazu anregen, sich mit diesem Thema intensiv auseinanderzusetzen, geht es doch um eine mögliche Kraftquelle, die Ihren Gesundungsprozess gegebenenfalls entscheidend beeinflussen kann.

Vielleicht sind Sie jetzt, möglicherweise zum ersten Mal in Ihrem Leben, nachdenklich geworden hinsichtlich Ihrer persönlichen Glaubenseinstellung?
Wie sehen Ihre Glaubensinhalte aus im Zusammenhang mit Ihrer Erkrankung?
Können Sie sich vorstellen, dass Ihre eigene Fähigkeit zu glauben in Ihrem Krankheitsverlauf eine, vielleicht sogar wichtige, Rolle spielen könnte?

Ich kann Ihnen keinen „Trick" verraten, wie Sie lernen können zu glauben, beispielsweise dass Sie wieder gesund werden. Der eine Mensch findet eine Glaubenshaltung in sich vor und kann seine Glaubenskraft unmittelbar in seinen Gesundungsprozess einbringen. Der andere steht hilflos da und weiß nicht, wo er ansetzen soll. Hier handelt es sich um ein ganz persönliches spirituelles Problem, das in der Regel der Unterstützung durch einen sehr reifen Menschen oder einen Seelsorger bedarf. Der größte Lehrmeister ist aber das Leben selbst.

Die Glaubensinhalte allerdings, um die es im Zusammenhang mit Krankheit und Heilung geht, sind selten vordergründiger Natur, wie in dem oben geschilderten Beispiel, sondern stammen überwiegend aus dem transzendentalen Bereich.

Ich kann Ihnen eine Einstiegshilfe anbieten, die geeignet sein kann, Ihnen den Eintritt in die gedankliche Ebene, in der auch der Glaube lebt, zu erleichtern: Welche Meinung haben Sie sich in Ihrem bisherigen Leben über den *Zufall* gebildet? Im philosophischen Lexikon finden wir folgende Definition: „Zufall, das Eintreten unbeabsichtigter, im Rahmen der gültigen Naturgesetze unvorhergesehener Ereignisse, bes. auch ihr unvorhergesehenes Zusammentreffen mit anderen Ereignissen." Entspricht diese Formulierung Ihrer Einstellung? Oder können Sie im Zufall das Wirken einer übergeordneten geistigen Dimension, mögen wir sie Gott oder Vorsehung nennen, sehen? Versuchen Sie sich an die Zufallsereignisse Ihres eigenen Lebens zu erinnern, vielleicht mit Hilfe der Anregungen, die ich Ihnen in dem Kapitel über die Arbeit an der eigenen Biographie (s. Kap. 5.1.) gegeben habe. Benutzen Sie in der nächsten Zeit jede Gelegenheit, um mit anderen Menschen über den Zufall und deren Zufallserlebnisse zu sprechen.

Ich erinnere mich an die Erzählung einer meiner Patientinnen, in der der Zufall in mehrfachem Gewande eine merkwürdige Rolle spielt:

Die betreffende Patientin war mit zwei befreundeten Ehepaaren auf der Rückreise im Auto von einem Urlaub in Südfrankreich. In Dijon machen sie Station und die Männer und Frauen gehen getrennt auf einen Stadtbummel. Bei der Rückkehr zum Auto finden die Männer ihre Frauen am Auto im Gespräch mit einem lebhaft gestikulierenden Franzosen vor. Dieser erzählt folgende Geschichte: „Ich bin seit Wochen für eine wichtige geschäftliche Besprechung am heutigen Tag in Paris verabredet. Vor drei Tagen träumte ich von einem schwarzen Mercedes, wie Ihrer, mit Ihrem Kennzeichen (!), der in der Kurve einer Landstraße mit einem ihm auf der falschen Straßenseite entgegenkommenden blauen Renault frontal zusammenstieß. Ich bin sehr erregt aufgewacht und habe, ohne zu wissen warum, meine Besprechung in Paris abgesagt und mich statt dessen mit einem Freund hier in Dijon getroffen. Vor einer Stunde bin ich hier eingetroffen und stellte bei meinem Freund fest, dass mir die Zigaretten ausgegangen sind. Beim Gang zum Zigarettenautomaten stehe ich plötzlich vor Ihrem schwarzen Merce-

3. Der ganzheitliche Behandlungsweg

des mit dem geträumten Kennzeichen. Das ist meine Geschichte, nun machen Sie daraus, was Ihnen richtig erscheint." Betroffen verabschiedet sich die Gruppe von dem Franzosen. Sie überlegen, ob sie wenigstens die Frauen im Zuge nach Hause fahren lassen sollen, entscheiden sich dann aber für die gemeinsame Weiterfahrt. Nach einigen Stunden, als die Begegnung in Dijon bereits in den Hintergrund des Bewusstseins zu treten begann, kommt ihnen in einer Kurve tatsächlich ein blauer Renault auf der falschen Seite entgegen. Nur durch die besonders aktivierte aufmerksame und vorsichtige Fahrweise des Freundes am Steuer kann durch ein gechicktes Ausweichmanöver ein Zusammenstoß um Haaresbreite vermieden werden.

Jetzt kann ich eigentlich auch nur sagen: „Machen Sie daraus, was Ihnen richtig erscheint." Vielleicht werden Sie in Ihrer eigenen Erinnerung noch vergleichbare Erlebnisse finden oder sie hören im Gespräch mit Freunden von deren Erfahrungen.

Zur Vertiefung möchte ich hier noch eine weitere un-glaub-liche Geschichte anführen:

In meiner Klinik lag ein höherer Beamter mit den Folgen eines schweren Herzinfarktes. Über den Eintritt der Erkrankung gab seine Ehefrau folgenden Bericht:

Auf einer Gebirgswanderung befand sie sich mit ihrem Mann in größerer Höhe auf einem einsamen Almweg. Plötzlich brach ihr Mann mit schier unerträglichem Vernichtungsschmerz im Brustkorb ohnmächtig zusammen. So stand sie hilflos mit ihm allein auf weiter Flur. Da hörte sie auf einmal von oben sich nähernd ein merkwürdiges Geräusch, das sich als ein talwärts fahrender leerer Krankenkraftwagen (!) herausstellte. Nur diesem unwahrscheinlichen „Zufall" war es zu verdanken, dass der Patient noch gerade rechtzeitig in eine Klink transportiert werden konnte.

Werden hier „mystische Zusammenhänge" willkürlich konstruiert, wie der Skeptiker sagen wird, oder können Sie in derartigen Ereignissen das Wirken höherer Mächte, des gottgewollten Schicksals (s. Kap. 5.1.) oder eines Karmas (s. Kap. 6.2.) erkennen? Wie sehen Sie unter diesen Gesichtspunkten Ihre Erkrankung? Wenn Sie ein Wirken übergeordneter Kräfte aus dem transzendentalen Bereich erkennen können, befinden Sie sich bereits auf der Ebene, auf der auch der Glaube wurzelt. Folgen Sie vertrauensvoll diesem gedanklichen Selbsterkenntnisprozess und lassen Sie ihn sich weiterentwickeln.

Bernie Siegel, ein ungewöhnlicher amerikanischer Chirurg, der eine Selbsthilfegruppe für Krebskranke gegründet hat, erzählt in seinem sehr empfehlenswerten Buch „Prognose Hoffnung", wie ihm ein Zuhörer nach einem seiner Vorträge einen Zettel zugesteckt hat, auf dem stand: *Ein zufälliges Zusammentreffen ist Gottes Methode, anonym zu bleiben.* Was sagen Sie dazu?

Wir haben uns hier unter den uns interessierenden Gesichtspunkten ganz bewusst auf die Darstellung der Glaubenskraft überwiegend unter energetischen Gesichtspunkten beschränkt. Es ließen sich zweifelsohne unschwer noch weitere Beispiele für Kraftwirkungen des Glaubens anführen. Ein ganzes Buch wäre zu schreiben, wollte man der Dimension des Glaubens unter religiösen und philosophischen Gesichtspunkten einigermaßen gerecht werden. Da diese Zeilen aber für Menschen bestimmt sind, die im Zusammenhang mit ihrer Krebserkrankung in eine Glaubenskrise gestürzt sind oder die wissen wollen, welcher Zusammenhang besteht zwischen ihrem Glauben und ihrer aktiven Beteiligung am Heilungsverlauf ihrer Erkrankung, werden Sie mir die Beschränkung auf diesen einen einzigen Ausschnitt des Themas verzeihen. Aber eins muss ich Ihnen hier abschließend unter Aufgabe der sonst von mir geübten Zurückhaltung verraten: *Ich glaube felsenfest an das, was ich Ihnen hier über den Glauben gesagt habe.*

3.8 Wie finde ich meinen Arzt?

Nach den vorangegangenen Erörterungen wird sich in Ihnen eine Vorstellung gebildet haben, welche Erwartungen der Arzt Ihrer Wahl erfüllen sollte. Wenn Sie nicht bereits über eine gewachsene Arzt-Patienten-Beziehung zu einem Hausarzt verfügen, kann es schwierig sein, den Arzt zu finden, den Sie im Augenblick brauchen. Sicher wollen Sie in erster Linie Vertrauen haben können sowohl in seine ärztlichen Fähigkeiten wie in seine menschlichen Eigenschaften. Zudem soll er auch Erfahrung haben in der Behandlungsweise, die Sie für sich für richtig halten. Ärzte dürfen sich laut Standesordnung nicht in Sonderverzeichnisse aufnehmen lassen. Deshalb werden Sie bei ärztlichen Standesorganisationen wenig Informationen bekommen. Im Branchentelefonbuch finden Sie die örtlichen Ärzte lediglich nach Fachgruppen, also Allgemeinärzte, Internisten, Gynäkologen usw. aufgeführt. Zusatzbezeichnungen wie Naturheilverfahren oder Homöopathie sind nicht angegeben. Am ehesten finden Sie Adressen in Apotheken sowie bei den im Anhang genannten Patienten-Selbsthilfeorganisationen. Erfahrungs-

3. Der ganzheitliche Behandlungsweg

gemäß am häufigsten aber erhalten Sie Empfehlungen im Bekanntenkreis oder von Mitpatienten. Gott sei Dank haben wir in Deutschland im Augenblick noch – allerdings mit zunehmenden Einschränkungen – die freie Arztwahl. Im Rahmen der gesetzlichen Krankenversicherung allerdings sollte als erstes der Allgemeinarzt aufgesucht werden, der erforderlichenfalls die Überweisung zum Facharzt vornimmt.

Betreten Sie erstmals eine Arztpraxis, fahren Sie bitte alle Ihre Antennen aus, um alle Eindrücke aufnehmen zu können, die Sie für Ihre Entscheidung brauchen. Dabei kommt es natürlich sehr auf Ihre persönliche Einstellung an, ob Sie eher Vertrauen gewinnen können in eine Praxiseinrichtung mit hygienisch vorbildlichen weißen Schleiflackmöbeln, die funktional perfekt nach dem neuesten Stand der Medizintechnik ausgerüstet ist und eine mustergültige Sterilität ausstrahlt oder ob Sie sich wohler fühlen in einer weniger perfekt eingerichteten Praxis mit persönlicher Note, wo vielleicht ein Gartenblumenstrauß im Empfang steht statt eines teuren Gärtner-Blumenarrangements. Auch das Wartezimmer kann schon viel aussagen über den Geist, der in der Praxis herrscht. Stahlrohrmöbel mit Glastischen und Vitrinen? Moderne Bilder oder Drucke an den Wänden? Neonlicht und künstliche Blumen? Hintergrundmusik und Lesemappen mit den neuesten Illustrierten? Oder fühlen Sie sich mehr angesprochen von bequemen Holzmöbeln, einem weniger hygienischen aber bunten Teppich und gepflegten Blumen am Fenster?

Die Arzthelferinnen sind das kennzeichnende Aushängeschild einer Praxis. Wollen Sie lieber korrekt-höflich mit distanzierter Freundlichkeit und Sachlichkeit angesprochen werden oder ziehen Sie eine persönliche Ausstrahlung mit kleinen Fehlern vor? Fragen Sie sich, ob in diesen Räumen wohl gelacht werden kann.

In der Begegnung mit dem Arzt lassen Sie sich leiten von der Frage, ob Sie sich als – vielleicht sogar wissenschaftlich besonders interessanten – Fall betrachtet fühlen oder ob Sie sich als erkrankten Menschen mit allen Ihren Problemen angenommen empfinden. Im Idealfall kann die Begegnung mit dem Arzt eine Schicksalsbegegnung sein, die über die rein fachliche Qualifikation weit hinausgeht. Auf jeden Fall aber ist die Arztwahl für jeden Krebspatienten so wichtig, dass Sie keine Mühe scheuen sollten, den Arzt zu finden, den Sie als *Ihren* Arzt erleben können.

In den letzten Jahren hat zunehmend die moderne Verwaltungstechnik in den Arztpraxen Einzug gehalten. Das hat den Vorteil, dass Ihrem Arzt alle Ihre persönlichen Daten und die bisher erhobenen Befunde unmittelbar auf dem Bildschirm vorliegen. Auf der anderen Seite haben die berufsfremden bürokratischen Verwaltungszwänge enorm zugenommen. Gleichzeitig ist die Verordnungsfreiheit der Ärzte stark eingeschränkt worden. Davon betroffen sind in erster Linie die nebenwirkungsfreien Naturheilmittel, angeblich wegen fehlendem Wirkungsnachweis. „Ohne Nebenwirkungen keine Wirkung" wird tatsächlich vielfach verkündet!

Es besteht ferner die große Gefahr, dass die Digitalisierung zunehmend den persönlichen Arzt-Patientenkontakt einschränkt. Die zentrale ärztliche Aufgabe, das Gespräch, tritt aus Zeitmangel immer mehr in den Hintergrund.

Auch wird ein solches Gespräch beschämend niedrig oder gar nicht honoriert. Das müssen Sie leider berücksichtigen, wenn Sie sich heutzutage in ärztliche Behandlung begeben.

3.8.1. Über die Wahrheit am Krankenbett

Wahrheit und Wahrhaftigkeit sind zwei tragende Säulen des Beistandspaktes zwischen Patient und Arzt. *Wahrheit* ist ein allgemeiner Begriff und bedeutet, dass eine Aussage oder Behauptung mit dem gegebenen Sachverhalt übereinstimmt. *Wahrhaftigkeit* ist eine Eigenschaft desjenigen, der eine Aussage macht und besagt, dass eine Übereinstimmung seiner Rede mit seinen Gedanken oder seiner Überzeugung besteht. Bezogen auf unsere Zusammenhänge bedeutet das mit anderen Worten, jeder Partner des Beistandspaktes kann darauf vertrauen, dass die Aussage des anderen sowohl mit den Tatsachen wie auch seiner Meinung übereinstimmt. Diese Voraussetzung bildet den Sockel eines gegenseitigen Vertrauensverhältnisses.

Das war aber im Verhältnis zwischen Arzt und Patient keineswegs immer die vorherrschende Gesprächsbasis. Noch zu meiner Studien- und Assistenzarztzeit war man überwiegend der Meinung, dass im Umgang mit Schwerkranken Verschweigen der „bitteren Wahrheit" der Ausdruck einer besonders humanitären Einstellung sei.

3. Der ganzheitliche Behandlungsweg

Meine persönliche Meinung dazu ist durch zwei Erlebnisse geprägt worden, die die große Spannweite des Problems besonders eindrücklich wiedergeben.

Während meiner klinischen Studienzeit sprach der bekannte Röntgenologe Prof. Janker in einer letzten Vorlesung des Semesters, die üblicherweise allgemeinen Themen gewidmet war, über das Thema Wahrheit am Krankenbett. Das war bezeichnenderweise das einzige Mal in meiner ganzen Ausbildungszeit, dass ich von meinen Lehrern eine Meinung zu diesem wichtigen psychosozialen Problem zu hören bekam. Er erzählte uns sehr engagiert, sodass es mir jetzt noch lebhaft in Erinnerung ist, wie er von einem älteren Kollegen um eine Röntgenuntersuchung seines Magens gebeten wurde. Vorher habe ihn dieser ausdrücklich um Mitteilung der vollen Wahrheit gebeten, denn er wäre auf alles gefasst und könne die Wahrheit vertragen. Wie der Kollege offenbar schon selber vermutet hatte, war das Ergebnis der Untersuchung ein ausgedehnter Magenkrebs. Nach Information über die Diagnose sei nun aber der Kollege völlig zusammengebrochen und in tiefe Hoffnungslosigkeit und Depression versunken, sodass die Krankheit besonders schnell mit dem Tode endete. Dieses Erlebnis, berichtete der Professor, habe ihn so beeindruckt, dass er sich in Zukunft geweigert habe, seinen Patienten die volle Wahrheit mitzuteilen.

Das andere Erlebnis – das ich bereits an vorangehender Stelle dargestelllt habe – hatte ich als junger Assistenzarzt in der Klinik. Auf meiner Station lag eine ältere Frau mit ausgedehnten Metastasen eines Unterleibskrebses. Die Angehörigen hatten mich dringend gebeten, der Mutter ihre Diagnose auf keinen Fall mitzuteilen. Sie sei hochsensibel und könne die Wahrheit bestimmt nicht vertragen. Diese Patientin war als besonders schwierig bei Ärzten und Schwestern bekannt. Obwohl sie eigentlich keine direkten Schmerzen von Seiten der Erkrankung hatte, war sie dauernd am „quengeln" über alle möglichen, meist nicht recht fassbaren Beschwerden. Eines Morgens überraschte sie mich bei der Visite mit der direkten Frage: „Herr Doktor, habe ich Krebs?". Entgegen den herrschenden Gepflogenheiten habe ich diese Frage nach kurzem Zögern bejaht und ihr ihren Zustand offen, aber doch nicht jede Hoffnung verbauend, geschildert. Von dem Augenblick an erlebten wir zu unserem Erstaunen eine geradezu aufregende Verwandlung dieser Patientin. Sie hörte sofort auf zu klagen und konnte ihre Krankheit voll annehmen. Sie war es fortan, die ihren Angehörigen Kraft gab und den Abschied leicht machte bis zu ihrem friedlichen Ende.

Diese beiden Beispiele zeigen eindrücklich, dass im Mittelpunkt der Betrachtung einzig und alleine nur der Patient in seiner Lebenssituation unter Berücksichtigung seiner Persönlichkeitseigenschaften und seiner individuellen Reaktionsweisen stehen kann. Es ist eine Frage des Gespürs, herauszufinden, in welchem Kontext die Mitteilung der Wahrheit erfolgt. Inzwischen ist es in unseren Kliniken allgemein üblich, den Patienten die Wahrheit zu sagen. Das muss aber durchaus nicht so verlaufen, dass, wie es leider immer wieder vorkommt, dem Betroffenen die Diagnose „links und rechts um die Ohren geknallt" wird, ohne ihm den geringsten Hoffnungsfunken zu lassen. Leider wird das noch viel zu oft in Verkenneng der verheerenden Wirkung auf den Patienten so praktiziert. Damit wird in Umkehrung zum Placebo-Effekt (s. Kap. 3.4.4.) ein Nocebo-Effekt (lat. nocere = schädigen) ausgelöst und damit Angst und Hoffnungslosigkeit nur noch vermehrt. Selbst in einer medizinisch als unheilbar einzustufenden Situation ist es möglich, dem Patienten noch einen echten Hoffnungsaspekt zu vermitteln, und wenn es ein metaphysisch orientierter ist.

Sie sehen also, dass Sie in aller Regel davon ausgehen können, dass Ihnen vom Arzt die Wahrheit mitgeteilt wird. Sie sehen aber auch, wie wichtig es ist, mit wem Sie den Beistandspakt abschließen. Wer selbst kein Verhältnis zu metaphysischen Bereichen hat, kann auch keine Hoffnung aus dieser Dimension vermitteln. Fachliche Kompetenz ist nicht immer der einzig maßgebliche Gesichtspunkt. Menschlichkeit und Einfühlungsvermögen ist gefragt! Zur Vertrauensbildung gehört verantwortungsvoller Umgang mit der Wahrheit auf der Basis eines eindeutig positiven Verhältnisses zur persönlichen Wahrhaftigkeit.

3.8.2. Beteiligter werden als Partner des Arztes

Partner ist jemand, wenn er seinen „Part" (von lat. pars = Teil), also seinen Anteil an Aufgaben, innerhalb einer Gemeinschaft zweier oder mehrerer Menschen übernimmt. Wenn nun aber in einem zwischenmenschlichen Verhältnis von vornherein keiner der Beteiligten an eine Aufgabenteilung denkt, kann natürlich niemals eine Partnerschaft entstehen. Wenn Sie zu einem Arzt gehen mit der Einstellung, dass dieser die verdammte Pflicht hat, Sie zu heilen, weil er ja Medizin studiert hat und Sie davon nichts verstehen, degradieren Sie sich selbst, ohne es zu wissen, zum „Patienten" (von lat. patiens = der passiv Leidende). Es entsteht also das heute überwiegend übliche einseitige Arzt-Patientverhältnis, in dem der Arzt alleine die aktive Rolle übernimmt und der

3. Der ganzheitliche Behandlungsweg

Patient allenfalls bereit ist, die verordneten Medikamente zu nehmen oder sich auf den Operationstisch zu legen. So entzieht er sich der Verantwortung für sich selbst und überträgt diese erleichtert auf den Arzt, indem er ihm eine Art Allwissenheit unterstellt. Damit provoziert er aber geradezu das vielfach angeprangerte Rollenverhalten als „Halbgott in Weiß". Der Arzt ist meist auch mit der ihm zufallenden Rolle einverstanden, kann er doch seinen Sachverstand zur Geltung bringen, ohne sich erst um Zustimmung bemühen zu müssen oder durch lästige Fragen aufgehalten zu werden. Die einzige Wechselbeziehung, die in dieser Situation zwischen Arzt und Patient besteht, ist der juristische *Behandlungsvertrag*, der in dem Augenblick in Kraft tritt, in dem ein Patient sich in ärztliche Behandlung begibt.

Wie anders sieht das Arzt-Patientverhältnis aber auf der Grundlage eines *Beistandspaktes* (s. Kap. 3.8.3.) aus!

Der Arzt bringt selbstverständlich seinen Sachverstand ein. Der Patient aber tritt aus seiner nur passiven Rolle als Betroffener heraus und fühlt sich als aktiv *Beteiligter* mitverantwortlich am Behandlungsgeschehen. Er ist durch diesen entscheidend wichtigen Schritt vom Statisten zu einem der Hauptdarsteller aufgestiegen. Damit ist eine Partnerschaft optimaler therapeutischer Kreativität entstanden, die gar nicht hoch genug eingeschätzt werden kann. Der Beteiligte ist motiviert zum Mitdenken und Mithandeln und alleine dadurch schon stimuliert er seine Selbstheilungkräfte. Seine Motivation wirkt zurück auf den Arzt, der seinerseits zur Entwicklung vermehrter therapeutischer Phantasie angeregt wird. Wir erleben also eine anders nicht erreichbare gegenseitige Verstärkung der therapeutischen Effizienz: beide Partner sind zu Resonatoren in einem *therapeutischen Resonanzsystem* geworden, in dem bei guter Übereinstimmung beider Eigenschwingungen durch Überlagerung der Frequenzen ungewöhnliche Heilerfolge möglich werden. Oft spielt sich dieser Vorgang für beide Beteiligten ganz unbewusst ab. Der berühmte „Zufall" war es, der die richtigen Menschen mit der richtigen Schwingung zum richtigen Zeitpunkt zusammengeführt hat. Jeder mag gegebenenfalls für „Zufall" das seinem Verständnis entsprechende Wort wählen: Schicksal, Vorsehung, Schutzengel, Gott (s. auch Kap. 3.7.2.). Wer unter Ihnen oder unter meinen Kollegen das Glück einer solchen Begegnung hatte, weiß, was ich meine. Wem aber dieses Glück bisher nicht zuteil geworden ist, sollte auf keinen Fall resignieren. Jedem Menschen wurden die Antennen mitgegeben, die in der Lage sind, im richtigen Moment die richtige Frequenz zu empfangen. Ihr innerer Arzt wird Ihnen helfen. Er hat ständig die Kopfhörer auf und lauscht aufmerksam in die Atmosphäre Ihres Lebensumfeldes. Er wird Ihnen bestimmt die nötigen Signale geben, wenn Sie selbst mit wachen Sinnen durch das Leben gehen. Nur eins ist mit Sicherheit nicht möglich: Eine solche optimale Arbeitsgemeinschaft zwischen Arzt und Patient lässt sich nicht erzwingen oder organisieren. Sie geschieht aber, wenn Ihr Glaube und Ihr Vertrauen an die innere Führung stark genug sind.

Zweifellos habe ich hier den Idealfall einer Arzt-Patienten-Begegnung geschildert. Aber wer hindert Sie, ein Ideal anzustreben? Wer keine Ideale mehr sucht, hat sich selbst aufgegeben.

3.8.3. Der Beistandspakt mit dem Arzt

Sie können sicher eine Bagatellerkrankung, wie z.B. einen Erkältungsinfekt, mit einem kurzen Arztbesuch, Rezept und Behandlungsanweisung zum Verschwinden bringen. Eine Schicksalserkrankung wie Krebs erfordert ihrer Dimension nach eine ganz andere Kommunikation mit dem behandelnden Arzt. Die Konsultation eines medizinischen Experten, mag er noch so versiert sein, erfüllt diese Forderung in keiner Weise. Eine Schicksalskrankheit mit ihrer vielschichtigen Problematik auf der körperlichen, seelischen und geistigen Ebene verlangt ihrer Natur nach auch nach einer schicksalhaften Begegnung zwischen Arzt und Patient. Dabei sollten beide aus ihrem typischen Rollenverhalten so weit heraustreten, dass sie sich als Menschen von Angesicht zu Angesicht gegenüberstehen, wobei die sachlich-fachliche Thematik der Erkrankung nur einen Teilaspekt des Gespräches bilden sollte. Nur so kann das zwischenmenschliche Vertrauensverhältnis entstehen, das der gemeinsam zu bewältigenden Aufgabe entspricht.

Die medizinische Behandlung erfährt eine wesentliche Erweiterung über die zeitlich begrenzte Begegnung zur ärztlich-menschlichen *Begleitung* auf einer ganz anderen Zeit- und Kommunikationsebene. Ohne dass Arzt und Patient sich dessen oft bewusst werden, entwickelt sich stillschweigend zwischen beiden ein gegenseitig verpflichtendes Verhältnis, das am zutreffendsten als *Beistandspakt* zu bezeichnen ist. Dieser Pakt (von lat. pactum = Bündnis, Vertrag) bezieht auch die Mitarbeiter des Arztes, also Schwestern, Pfleger, Arzthelferinnen und andere selbstverständlich mit ein. In einem solchen Bündnis kann sich dann eine tragfähige Basis entwickeln für eine auf Einfühlung, Zuwendung, ja Liebe beruhende Begleitung im Verlauf des wechselvollen Geschehens einer Schicksalserkrankung wie Krebs.

3. Der ganzheitliche Behandlungsweg

Tab. 4: Beziehungen zwischen Arzt und Patient

Arzt	Interaktion	Patient
mit Sachverstand Handelnder	**BEHANDLUNGSVERTRAG** →	Betroffener passives Objekt ärztlichen Handelns
↓		↓
Sachverstand Motivation	**BEISTANDSPAKT** ← →	aktiv am Heilungsgeschehen Beteiligter
↓		↓
Aktivierung der therapeutischen Phantasie	**RESONANZSYSTEM** ←~~~~~→	Aktivierung der Selbstheilungskräfte
↓		↓
Partner Verantwortung	**ZUSAMMENARBEIT**	Partner Mitverantwortung

3.8.4. Die Behandlung mittragen

Wenn Sie ein Haus bauen wollen, gehen Sie dann einfach zum Architekten und sagen: „Bau mir ein Haus. Du hast es gelernt und ich verstehe nichts davon."? Nach einem Jahr kommen Sie und wollen in das Haus einziehen und stellen fest, dass es in keiner Weise Ihren Vorstellungen und Bedürfnissen entspricht. Es ist nicht *Ihr* Haus. Wie wir uns schon vor Augen geführt haben, gehen viele Menschen aber mit einer ähnlichen Grundhaltung zum Arzt, indem Sie sagen: „Bau mir ein neues Gesundheits-Haus. Du hast es gelernt und ich verstehe nichts davon." Ob auf diese Weise *Ihr* Gesundheits-Haus entstehen kann? Beide Situationen sind aber durchaus in vielen Punkten gut miteinander zu vergleichen. Schauen wir uns doch einmal zwei parallel laufende Musterfälle an: Sie gehen zum Architekten / Arzt und schildern ihm Ihr Bauvorhaben / *Beschwerdebild*. Sie werden zunächst nach Größe und Lage des Grundstücks / *der Anamnese* befragt. Die beabsichtigte Funktion und Größe des Gebäudes / *Berufsbeanspruchung und familiäre Gegebenheiten* werden erörtert. Der Architekt / Arzt besichtigt das Grundstück / führt eine *körperliche Untersuchung* durch. Es werden weitere Untersuchungen zur Feststellung der Bebaubarkeit bei Bauämtern und Behörden / *Fachärzten und Laboratorien durchgeführt*. Wenn alle Unterlagen vorliegen, bespricht der Architekt / *Arzt* mit Ihnen die Bauauflagen und Möglichkeiten / *Diagnose und Prognose*. Sie vereinbaren den Architektenvertrag / *Behandlungsvertrag* oder besser *Beistandspakt* (s. Kap. 3.8.3.).

Als nächster Schritt wird der Bauplan / *Behandlungsplan* erstellt und ausführlich besprochen. Der Baustil / die *Behandlungsweise* wird miteinander festgelegt. Jetzt können die Bauaufträge / *Rezepte und Verordnungen* ausgefüllt werden. Es wird festgestellt, welche Eigenleistungen am Bau oder bei der Materialbeschaffung / bei der *Behandlung* oder *Bereitstellung von Gesundheitsbausteinen* (s. Kap. 3.1.) Sie erbringen können und wollen. In jeder Bauphase stehen Sie in engem Kontakt mit dem Architekt / *Arzt* und den Handwerkern / *Therapeuten*, um den Baufortschritt / *Behandlungserfolg* zu beobachten oder notwendige Veränderungen im richtigen Augenblick vornehmen zu können. Sie erleben mit Freude, wie ihr Haus / *Gesundheitshaus* wächst und der Fertigstellung entgegen geht und dürfen auf Grund ihrer ständigen intensiven Mitarbeit das Bewusstsein haben, dass es wirklich *Ihr* Bauwerk ist, das durch diese Arbeitsgemeinschaft entstanden ist.

Ich meine, diese Gegenüberstellung dürfte einleuchtend sein. Muss ich jetzt noch viele Worte machen, um Sie zu motivieren, in jede auf Sie zukommende Behandlungssituation von vorneherein mit der Einstellung eines potentiellen Mitarbeiters und nicht mit der üblichen Konsumentenhaltung einzutreten? Wir wissen bereits, weshalb die Behandlungschancen vom Augenblick des Behandlungsbeginns um so Vieles günstiger sind alleine nur durch diese Grundeinstellung als Beteiligter am Heilungsgeschehen (s. auch Kap. 3.9.). Das gilt ganz unabhängig vom Krankheitsbefund in der Ausgangssituation. Es ist für mich einfach unverständlich, warum diese auf der Hand liegende Tatsache, die jeder, Arzt und Patient, im eigenen Bereich ständig erleben könnte, nicht die Basis jeglicher Behandlung bildet. Ich kann Ihnen nur eindringlich zurufen:

> Setzen Sie Ihre ganze Energie dazu ein, jede Behandlung als informierter und motivierter Beteiligter mitverantwortlich mitzutragen, denn es geht um *Ihr* Leben, *Ihre* Krankheit und *Ihren* Gesundungsprozess!

3. Der ganzheitliche Behandlungsweg

3.9. Eigenleistung ist unersetzlich für den Erfolg

In der klinischen Behandlung lassen Sie sich die Verordnungen des behandelnden Arztes geben. Sie nehmen die Medikamente regelmäßig, lassen sich eventuell operieren, Infusionen anlegen oder Bestrahlungen geben. Das ist die wichtige *Basisbehandlung*, bei der Sie selbst nur eine überwiegend passive Rolle spielen. Damit, glauben Sie, haben Sie den auf Sie zukommenden Anteil an der Behandlung erfüllt.

Es ist meine Überzeugung, dass zu einer umfassenden Krebsbehandlung noch wesentliche Ergänzungen nötig sind, die über die konventionelle Basisbehandlung erheblich hinausgehen. Das trifft besonders für die Menschen zu, die in ihrer Persönlichkeitsstruktur so viel Eigeninitiative mitbringen, dass sie ihre Krankheit hinterfragen und wissen wollen, welche Bedeutung die Erkrankung für ihr Leben und ihr Schicksal hat. Für Menschen also, die bereit sind, ein solches Buch wie dieses überhaupt in die Hand zu nehmen.

Wir haben bisher einige grundlegende Informationen besprochen, die die Voraussetzung bilden sollen, die notwendige Motivation in Ihnen aufzubauen, sich selbst aktiv handelnd an der Wiedergewinnung Ihrer Gesundheit zu beteiligen.

Im Einzelnen haben wir gemeinsam betrachtet:

- die seelischen Reaktionsphasen, die in irgendeiner Form jeder Patient nach dem Diagnoseschock durchmacht und die als ganz normale Durchgangsphasen anzusehen sind,

- wie wichtig es ist, nach dem Durchlaufen dieses Erlebnisabschnittes zu einem die Realität bejahenden Annehmen der Krankheit als Schicksalsereignis zu gelangen,

- wo Sie Unterstützung für den vor Ihnen liegenden Weg bekommen können,

- unter welchen Umständen Hoffnung auf eine bessere Zukunft begründet ist und wie Sie sie in sich wachsen lassen können,

- wie Erstarrung und Unzufriedenheit Ihre Eigeninitiative lähmen können und wie diese Blockaden aufzulösen sind,

- welche individuellen Probleme auf Grund Ihrer Persönlichkeitsstruktur auftauchen können,

- dass Krebs eine Erkrankung des ganzen Menschen ist,

- wie Sie lernen können, die Signalsprache Ihres Organismus zu verstehen und zu deuten,

- welche Entscheidungen Sie treffen müssen, um eine chancenreiche Zukunft zu haben,

- welche konventionelle Behandlungen Ihnen in der Klinik verordnet werden,

- welche darüber hinausgehenden Therapiemöglichkeiten Ihnen der ganzheitliche Behandlungsweg anbieten kann,

- wie das Menschenbild aussieht, das den von mir empfohlenen ganzheitlichen Behandlungsverfahren und den von Ihnen selbst zu lösenden Aufgaben und Übungen zugrunde liegt,

- wie die ganzheitliche Behandlung grundsätzlich aussieht:
  - welche Art von Medikamenten Verwendung finden,
  - welche wichtige Rolle das Immunsystem in der Behandlung spielt,
  - wie die Seele in die Behandlung mit einbezogen wird,
  - welche Rolle der Geist in der Behandlung spielt,

- was unter Heilung zu verstehen ist,

- wie Ihr Verhältnis zum Arzt Ihrer Wahl aussehen kann.

Wenn Sie diese Themen nicht nur zur Kenntnis genommen haben, sondern auch weitgehend „verinnerlicht" haben, müsste in Ihnen der brennende Wunsch entstanden sein, sich aktiv an dem geschilderten Wiederherstellungsprozess zu beteiligen. Darüber wollen wir in den nächsten Kapiteln sprechen.

4. Die stufenweise Selbstbeteiligung am Behandlungsgeschehen

4.1. Die Lebenssituation ändern

Es gibt ein zentral wichtiges Stichwort für jeden Beteiligten, der ernsthaft gewillt ist, sich mit allen seinen Kräften für eine Bewältigung der ihm mit seiner Krankheit gestellten Aufgaben einzusetzen. Dieses Stichwort kann in vielen Fällen zu einem *Schlüsselwort* werden, das in der Lage ist, Türen zu ungewöhnlichen Krankheitsverläufen aufzuschließen, die sonst ausnahmslos verschlossen blieben. Ich bin sogar nach den Erfahrungen, die ich bei meinen Patienten mit geglückten Umsetzungen dieses Stichworts gemacht habe, fast geneigt, es als „Zauberwort" zu bezeichnen. Der „Zauberer" müssen allerdings Sie selbst sein, sonst bewirkt es nicht das Geringste. Wenn aber alle Voraussetzungen erfüllt sind, kann durch dieses Wort im wahrsten Sinne Un-glaubliches bewirkt werden!

Das geheimnisvolle Wort heißt *Änderung*.

Vermutlich sind Sie jetzt überrascht, vielleicht enttäuscht oder Sie finden es einfach lächerlich? Was soll schon Änderung bewirken können und was soll denn wohl verändert werden?

Betrachten wir einmal genauer, welche erstaunlichen Wirkungen innerhalb der Natur nur durch *Änderung* bestimmter Umweltbedingungen möglich sind:

- Wir haben ein Gefäß mit Wasser. Jetzt ändern wir die Umweltbedingungen, indem wir die Temperatur absinken lassen. Zunächst geschieht nichts. Aber an einem ganz bestimmten Punkt, nämlich bei der minimalen Senkung der Temperatur von +1° auf 0°, wird plötzlich aus der Flüssigkeit feste Materie, ein Eisklotz.

- Eine ähnliche überraschende Wirkung wird durch Veränderung der Temperatur von 99° auf 100° verursacht. Aus der Flüssigkeit wird auf einmal eine gasförmige Materie: Dampf!

Wir sind von Kindheit an gewöhnt, diesen Vorgang als „Wechsel des Aggregatzustandes" gedankenlos einfach hinzunehmen. Aber ganz „naiv" betrachtet: Ist das nicht eine ganz erstaunliche Wirkung, die durch eine nur geringfügige Änderung der Umweltbedingungen hervorgerufen wird? Das Staunen haben wir „modernen Menschen" uns allerdings leider abgewöhnt. Nun gibt es wirklich noch genug Anlass zum Staunen, wenn wir Änderungsvorgänge in der Natur mit offenen Augen betrachten. Denken wir z.B. daran, was passiert, wenn wir die Bedingungen für ein chemisches Gemisch dadurch ändern, nur indem wir einen *Katalysator* (z.B. eine Spur Platin) zusetzen. Aus dem Gemisch entsteht in kürzester Zeit eine ganz neue chemische Verbindung, ein Vorgang, der in unserem Organismus ständig in vielfältigster Form abläuft und uns am Leben erhält.

Das un-glaub-liche daran ist aber die Tatsache, dass der Katalysator als Substanz gar nicht an der chemischen Umsetzung teilnimmt. Er muss nur anwesend sein. Zur „Erklärung" heißt es, dass die „Aktivierungsenergie" der chemischen Reaktion durch die Anwesenheit des Katalysators geändert wird.

Es ließen sich noch unendlich viele Beispiele aus der unbelebten und belebten Natur und ebenso auch aus dem Bereich der Psychologie anführen. Es geht mir hier nur darum, Ihnen bewusst zu machen, was minimalste *Änderungen* im Bereich eines scheinbar stabilen Systems, wenn sie zur richtigen Zeit und in der richtigen Art und Weise erfolgen, bewirken können.

Warum soll das im menschlichen Bereich nicht genauso sein, sind wir doch ein Teil der Natur? *Änderungen* unserer Lebensbedingungen, mögen sie auch noch so unauffällig und scheinbar sinnlos sein, können gerade im Verlauf schwerer Erkrankungen oft unglaubliche Wirkungen hervorrufen, allerdings wirklich nur, wenn sie zur richtigen Zeit, in der richtigen Art und Weise vom richtigen Individuum Mensch vollzogen werden.

Hier tritt nun ein entscheidend wichtiges, zweifellos aber auch einschränkendes Stichwort bei den Grundvoraussetzungen für Änderungensprozesse auf: Individuum. Jeder Mensch ist seinem Wesen nach ein Individuum, eine einmalige Schöpfung, die auf diesem Planeten noch nie existiert hat und auch nie wieder existieren wird. Es ist deshalb von vornherein unmöglich, irgendwelche allgemeingültigen Empfehlungen für Änderungen zu geben, z.B. weil bei Frau Maier im gleichen Alter und mit gleichem Krank-

4. Die stufenweise Selbstbeteiligung am Behandlungsgeschehen

heitsbefund durch eine ganz bestimmte Veränderung ein so ungewöhnlich günstiger Krankheitsverlauf eingetreten ist. Jeder Einzelne ist aufgerufen, aus der großen Zahl von Möglichkeiten des in diesem Buch vorgestellten Schlüsselbundes, seinen ureigenen passenden Schlüssel für sein ganz individuelles Schloss zu finden. Nur so ist die mit der Schicksalskrankheit gemeinte innere Tür zu öffnen, die den als Lebensaufgabe zu vollziehenden Entwicklungsprozess ermöglicht. Damit werden die Voraussetzungen geschaffen, dass sich parallel dazu ein dem Entwicklungsprozess entsprechender Gesundungsprozess abspielen kann.

Die Skala der Lebensbereiche, in denen Änderungen vollziehbar sind, ist breit und vielfältig. Es ist mein Anliegen, Ihnen alle die Bereiche vor Augen zu führen, die im Laufe meiner Arbeit mit Krebspatienten in mein Erfahrungsspektrum eingingen. Ich will nicht behaupten, dass es darüber hinaus nicht noch weitere Möglichkeiten gibt, denn dazu ist der Strom des Lebens viel zu reichhaltig und bunt. Ich bin aber der festen Überzeugung, dass jeder, der seine seelischen Antennen nur weit genug ausgestreckt hat, sein ganz persönliches Lebensgebiet findet, das zu verändern ist. Natürlich sind es oft mehrere Bereiche, in denen Änderungen anstehen. Aber immer wieder erweist sich eine ganz bestimmte Änderung als so besonders wichtig und wirkungsvoll, als habe das Schicksal dieses Menschen nur auf die Gelegenheit gewartet, um endlich diesen Änderungsprozess einleiten zu können. Oft kann man rückblickend im Leben eines Menschen eine ganze Reihe diskreter und deswegen überhörter Signale feststellen, bis dann eine schwere Erkrankung den endgültigen Anstoß für die überfällige Veränderung gibt.

Zwei Beispiele aus ganz unterschiedlichen Bereichen möchte ich zur Illustration des hier Gemeinten anführen.

Dr. Sattilaro, Arzt und Verwaltungschef eines mittleren amerikanischen Krankenhauses, nahm schon lange Zeit starke Schmerzmittel wegen zunehmender Rückenschmerzen, bis endlich durch eine Röntgenuntersuchung und Scintigraphie des Skelettsystems als Schmerzursache Wirbelmetastasen eines Prostatakrebses festgestellt wurden. Auch Schädel, Rippen und andere Knochen waren bereits von Metastasen befallen. Seine Kollegen gaben ihm noch allerhöchstens 3 Jahre Lebenszeit. Durch ganz merkwürdige „Zufälle" sah er sich veranlasst, seine typisch amerikanische Ernährung zu Gunsten einer makrobiotischen Kost umzustellen. Alleine diese Änderung seiner Lebensweise bewirkte, dass nach wenigen Wochen die Schmerzen verschwunden waren und die

Metastasen sich nicht weiter ausgebreitet hatten. Nach 1 1/2 Jahren stellten seine Kollegen ungläubig fest, dass die Metastasen bei einer Kontrolluntersuchung nicht mehr nachweisbar waren. Dr. Sattilaro war als Arzt natürlich von seinem eigenen Krankheitsverlauf tief beeindruckt und beschäftigte sich daraufhin intensiv mit dem in der Medizin sträflich vernachlässigten Gebiet der menschlichen Ernährung und den Grundlagen der Makrobiotik. Auf Grund seiner gewonnen Überzeugung richtete er in seinem Krankenhaus eine eigene Diätabteilung ein. Sein sehr engagierter Erfahrungsbericht liegt in Buchform vor (s. Anhang).

Dr. Ian Gawler, einem australischen Tierarzt, wurde wegen eines osteogenen (vom Knochen ausgehenden) sehr bösartigen Sarkoms das linke Bein amputiert. Nach 11 Monaten trat eine Neubildung des Krebses auf, was in der Regel innerhalb von 3-6 Monaten zum Tode führt. Nach 4 weiteren Monaten gab der behandelnde Onkologe noch 2 Wochen Überlebenszeit. Da nahm Dr. Gawler zusammen mit seiner Frau selbst den Kampf mit dem Krebs auf. Nach Anwendung aller verfügbaren Behandlungsmethoden einschließlich philippinischer Geistheiler war er 3 Jahre später frei von Krebs. Der *Änderung seiner weltanschaulichen Einstellung* schreibt er selbst den größten Einfluss auf seinen Heilungsprozess zu. Er begab sich auf den geistigen Weg und aktivierte seine Selbstheilungskräfte durch intensive meditative Übungen. Er gründete daraufhin eine Krebshilfe-Gruppe in Melbourne, um seine Erfahrungen an andere Menschen weitergeben zu können. Auch er schildert seine Erlebnisse in einem lesenswerten Buch (s. Anhang).

Nun gibt es aber genauso wenig, wie es für jeden Tumortyp *die* Therapie gibt, *die Änderung* für jeden Menschen mit vergleichbaren Krankheitsbefunden. Krebstherapie, besonders biologische Krebstherapie, kann nur eine ganz individuell konzipierte Therapie sein. Ein *Änderungs*-Konzept muss aber erst recht sorgfältig entwickelt werden aus den individuellen Gegebenheiten des biographischen Schicksalsverlaufs weit über die Augenblicksproblematik des Erkrankungszeitpunktes hinaus.

Wie können nun Sie Ihr persönliches *Änderungs*-Konzept finden? Lesen Sie mit äußerster Konzentration und wachen seelischen Sinnen die folgenden Kapitel und versuchen Sie zu erspüren, wo beim Lesen innerlich etwas mitzuschwingen beginnt, vielleicht nur ganz versteckt, aber mit nach innen gerichteter Aufmerksamkeit doch erkennbar. Manchmal wird es eine Art „Herzklopfen" sein oder ein merkwürdiges

4. Die stufenweise Selbstbeteiligung am Behandlungsgeschehen

Vibrieren in der Magengegend, das Ihnen Ihr „Thema" signalisiert. Es ist wie eine Art innerseelisches „Gewissen" für die Bereiche, die eigentlich längst hätten von der eigenen Lebens- und Gesundheitsverantwortung ergriffen sein sollen. Der Verstand sollte erst in zweiter Linie zu Rate gezogen werden, denn dieser ist bei weitem nicht so sen-

Tab. 5: Möglichkeiten zu *Änderungen* nach Lebensbereichen geordnet

Lebensbereich	Einflussfaktoren	Änderung	Erläuterung Kap.
Ernährung	Fehlernährung	Vollwertkost	4.2., 4.2.1., 4.3.2.
		Diät	4.2.1.
Umwelt	Gifte	Vermeidung	7.6.
	geopath. Belast.	Bettplatzwechsel	4.3.6.
	Elektrostress	Netzfreischalter	4.3.6.
	radioakt. Strahlung	Vermeidung	4.3.6.
Störfelder	Zähne	Herd-Diagnostik	4.3.4.
	Tonsillen	Herdsanierung	4.3.4.
	Nasennebenhöhlen	Herdsanierung	4.3.4.
	Verdauungstrakt	Herdsanierung	4.3.4., 9.9.
	Unterleibsorgane	Herdsanierung	4.3.4.
Therapiefolgen	Antibiotikaschäden	mikrobiol. Therapie	4.3.5., 9.9.
	Amalgambelastung	Sanierung	7.6.
Verhalten	Missbrauch:		
	Alkohol	Entzug	4.3.3.
		Psychotherapie	10.3.
	Nikotin	Entwöhnung	4.3.3.
	Drogen	Entzug	4.3.3.
		Psychotherapie	10.3.
Seelische Faktoren	Stress	Reduzierung	4.3.8., 5.2.1.
	Angst	Erkennen	1.2.1., 5.2.2.
	Aggressionen	Psychotherapie	1.2.2., 10.3.
	Depression	Psychotherapie	10.3.
	Konflikte	Gesprächstherapie	10.2.
	Partnerprobleme	Gesprächstherapie	10.2.
	Sexualität	Information	6.1.
Weltanschauung	innere Leere	Bedürfnisbefriedigung	4.4., 10.1.
	Kreativitätsmangel	Bedürfnisbefriedigung	10.7 ff.
	Glaubenskrise	religiöse Entwicklung	3.7.2.
	Spiritualität	religiöse Entwicklung	3.7.2., 10.2., 10.5.

sibel wie die inneren Sinnesempfindungen. Vertrauen sie einfach einmal diesem Ihrem inneren Gespür und Sie werden vielleicht eine ganz neue Bekanntschaft mit einem für Ihr weiteres Leben wichtigen persönlichen Signalgeber machen.

Gesundheit kauft man nicht im Handel,
denn sie liegt im Lebenswandel.
Karl Kötschau

4.2. Die Ernährung überprüfen

„Krebs und Ernährung" – es ist geradezu, als ob man etwas höchst Unanständiges gesagt habe. Was in aller Welt soll Krebs mit Ernährung zu tun haben? Man braucht doch nur durchs Mikroskop zu schauen, um den Unterschied zwischen einer Krebszelle und einer normalen Zelle deutlich vor Augen zu haben. Man müsste schon blind sein, wenn man angesichts eines derartig offensichtlich zellularpathologischen Geschehens an so etwas Abseitiges wie Ernährung denken würde! Das ist doch nur etwas für Spinner und unkritische Sektierer...

Dieser Einstellung begegnen Sie leider noch viel zu oft im Rahmen der vorherrschenden Schulmedizin. So ist es zu verstehen, dass auch heute noch der weitaus größte Teil der Krebspatienten aus der Klinik entlassen werden mit dem Rat: „Leben Sie wie eh und je. Essen und trinken Sie, was Ihnen schmeckt." Auf eine ausdrückliche Frage nach der Ernährung, bekommen Sie höchstens zu hören: „Vitaminreiche Mischkost", was auch immer darunter zu verstehen ist. Entsprechend ist auch die Ernährung, die Ihnen in der Klinik angeboten wird. Wenn Sie „Vollwertkost" verlangen, ist das in der Regel ein Reizwort, das Sie in die Rolle eines verschrobenen Querulanten drängt.

Ich stelle hier die Situation so drastisch und ungeschminkt dar, nicht um mich über meine schulmedizinischen Kollegen zu mokieren, sondern um Sie auf die gegebenen Tatsachen vorzubereiten. Wie aber ist es zu verstehen, dass ich als Vertreter der biologischen Immuntherapie Ihnen sagen muss: Die biologische Vollwertkost ist die unverzichtbare Basis jeder Krebsbehandlung? Wie kann es zu so konträren Auffassungen innerhalb der Ärzteschaft kommen? Schließlich haben wir alle die gleichen Vorlesungen über Physiologie, physiologische Chemie und Pathologie gehört. Die Vorlesung über „Medizinische Diätetik" wurde und wird allerdings nicht so ernst genommen, wie

4. Die stufenweise Selbstbeteiligung am Behandlungsgeschehen

es ihrer Wichtigkeit und Bedeutung zukommt. Hier hört man über die Diät bei den typischen Stoffwechselkrankheiten Diabetes, Gicht und Fettsucht. Warum aber soll man die Patienten mit allzu viel Diät belasten, gibt es doch heute so gute blutzucker-, harnsäure- und cholesterin-senkende Tabletten! Über Ernährung bei Krebs hört man kein Wort.

Hier offenbart sich wieder die unterschiedliche Grundanschauung über die Krebserkrankung: *Lokales Zellgeschehen* in den Augen der Schulmedizin – *Allgemeinerkrankung des ganzen Menschen,* wobei der Tumor nur die Spitze des Eisberges bildet, in der Sichtweise der biologischen Immuntherapie.

> Wenn wir hier von der Vorstellung, dass Krebs eine Allgemeinerkrankung ist, ausgehen, dann spielt der Stoffwechsel zwangsläufig eine zentrale Rolle; denn der Stoffwechsel jeder Zelle unseres Körpers wird in erster Linie von der zugeführten Nahrung beeinflusst. Und natürlich werden demnach die Wachstums- und Teilungsfähigkeit jeder Zelle, ihre Reaktionsbereitschaft und ihre Abwehrkraft gegen Umwelteinflüsse, kurz: ihre Normalität, auf diese Weise entscheidend bestimmt.

Das ist fast zu primitiv, um es hier aufzuschreiben. Aber diese Binsenwahrheit ist offenbar nicht im Bewusstsein der heutigen Medizin verankert, sonst könnte eine derartig eklatante Missachtung so wesentlicher Grundtatsachen nicht geschehen. Dabei habe ich hier bewusst nur von der einzelnen Zelle gesprochen. Darüber hinaus müssen wir natürlich im Auge haben, dass der menschliche Organismus in seiner Gesamtheit mehr ist als die Summe seiner einzelnen Zellen. Auch ist Ernährung mehr als die bloße Zufuhr von energiehaltigen Stoffen, ausgedrückt in Kalorien oder Joule, sowie Vitaminen und Spurenelementen. Mit der heute vorherrschenden Anschauungsweise kann man gerade verstehen, wie man einen Ofen heizt, aber in keiner Weise, wie man einen Menschen ernährt.

Prof. W. Zabel, der Begründer der ersten deutschen biologischen Krebsklinik, sagte: „Kein Umweltfaktor greift so tief in das biologische Geschehen ein, wie die zugeführte Ernährung." Bedarf es da noch einer weiteren Begründung für die Notwendigkeit einer besonders sorgfältigen Ernährung zur Vorbeugung und Behandlung einer bösartigen Allgemeinerkrankung, die mit lokalen Zellveränderungen einhergeht, wie Krebs? Kann man erwarten, dass eine solche Erkrankung wirklich grundlegend gebessert wird durch welche Behandlung auch immer, wenn das Stoffwechselmilieu des Organismus als Basis jeglichen biologischen Geschehens keine Beachtung findet? Die Ausgangssituation dieses Problems wird durch die Feststellung maßgeblicher Ernährungswissenschaftler verdeutlicht, dass heute in den führenden Industrienationen jeder dritte Mensch an einer ernährungsabhängigen Erkrankung stirbt. Das heißt mit anderen Worten, unsere so genannte normale Ernährung ist hinsichtlich Qualität und Zusammensetzung so schlecht, dass allein dadurch unser aller Lebenserwartung in diesem katastrophalen Umfang beeinflusst wird. Von den Auswirkungen auf unser Volksvermögen durch die auf diese Weise verursachten Krankheitskosten ganz zu schweigen. Können wir es uns da leisten, einen so wichtigen Faktor wie das ernährungsabhängige Grundstoffwechselmilieu Krebskranker einfach zu ignorieren? Ich glaube, die Antwort kann sich jeder selber geben.

Sie werden jetzt verstehen, warum von den Vertretern der biologischen Immuntherapie als Basis jeder Krebsbehandlung die Einhaltung einer *gesunden Ernährung* gefordert wird.

Was heißt nun „gesunde Ernährung"? Zunächst möchte ich betonen, dass es sich nicht um eine „Diät" handelt, sondern um eine Grundernährung, wie sie hinsichtlich Qualität und Zusammensetzung jedem gesundheitsbewussten Menschen zur anhaltenden Gesunderhaltung dringend zu empfehlen ist. Es ist meine Meinung, dass eine wirklich sinnvolle und grundlegende Behebung der viel beklagten Kostenexplosion in unserem Gesundheitswesen nur durch eine grundsätzliche Veränderung der Ernährungsgewohnheiten der Bevölkerung zu erreichen ist. Das wäre wirkliche Gesundheitspolitik statt des erfolglosen Herumflickens an unserem maroden Krankenversicherungswesen! Ich bin überzeugt, dass auf diese Weise speziell auch eine deutliche Reduzierung der Krebserkrankungen statistisch nachzuweisen wäre.

Man sollte endlich mit dem Unsinn aufhören, von einer „Krebsdiät" zu sprechen. Dieser Begriff weckt nur falsche Vorstellungen bei den Betroffenen und Vorurteile bei den Kritikern gegenüber Ernährungsmaßnahmen bei Krebserkrankungen. Eine Krebsdiät gibt es nicht. Diät wird definiert als: Jede nach Erfahrung und physiologischen Erwägungen zusammengestellte, von der normalen Ernährung deutlich abweichende Kostform als Mittel zur gezielten therapeutischen Beeinflussung des Stoffwechsels.

Wir haben hier also über eine *gesunde Ernährung bei Krebserkrankung* zu sprechen. Diese Kostform weicht allerdings von der so genannten normalen Ernährung vieler Menschen erheblich ab. Es heißt also Abschied nehmen von manchen liebgewordenen

4. Die stufenweise Selbstbeteiligung am Behandlungsgeschehen

Essgewohnheiten zu Gunsten der Gesundheit. Es gehört erfahrungsgemäß zu dem Willensakt dieser Kostumstellung eine sehr gute Motivation oder ein großer Leidensdruck. Zur Erzielung der notwendigen Motivation gebe ich Ihnen im Folgenden einige grundsätzliche Gesichtspunkte.

Als erstes sollten wir uns Gedanken machen über die *Qualität unserer Nahrungsmittel*. Dieser Begriff ist heutzutage sehr verwässert worden und wird meistens mit Quantität verwechselt. Qualität gibt Auskunft über die Beschaffenheit, die Güte und den Wert einer Sache. Die *Beschaffenheit* eines Nahrungsmittels wird in der Regel dargestellt in Form der quantitativen Ergebnisse der chemischen Analyse. Die *Güte* wird mit der äußeren Optik verwechselt und der *Wert* in Euro und Cent berechnet. Demgegenüber möchte ich Ihnen zu bedenken geben, wie stark die Qualität der Nahrungsmittel bestimmt wird vor allem von der Produktionskette: Saatgut – Bodenbeschaffenheit – Düngung – Schädlingsbekämpfung – Ernte – Lagerung – Zubereitung. Jede Stufe erfordert ihre besondere Beachtung der sorgfältigen Bewahrung der natürlichen Entwicklungsbedingungen und schonenden Erhaltung des Nahrungsgutes. In jeder Stufe kann die Qualität durch rücksichtslose Maßnahmen zur Erzielung eines möglichst hohen Gewinnes erheblich in Mitleidenschaft gezogen werden. Jeder von uns weiß mittlerweile, dass das auch in großem Umfang praktiziert wird. Die *Beschaffenheit* des Nahrungsgutes wird durch künstliche Düngung, Schädlingsbekämpfungsmittel und Genmanipulation eingreifend verändert. Die *Güte* leidet, weil man verlernt hat, die Lebendigkeit des Nahrungsmittels zu fördern und zu bewahren. Der *Wert* wird nach dem zu erzielenden Preis und nicht nach dem Wert für unsere Gesundheit beurteilt. So kommt es, dass die heutige Ernährung eigentlich eine stetige „Kränkung" des Organismus bedeutet; und was einen „kränkt" macht krank.

Unter diesen Beurteilungskriterien kommen wir folgerichtig dazu, zwischen *Nahrungsmitteln* und *Lebensmitteln* unterscheiden zu müssen. Nahrungsmittel sind zwar biochemisch und hinsichtlich ihres „Brennwertes" mit Lebensmitteln identisch, sie unterscheiden sich aber wesentlich in ihrer Lebendigkeit. Denken Sie an den Unterschied zwischen frischer unbehandelter Kuhmilch und H-Milch, einer „Milchleiche", zwischen Frischgemüse und Konserve, zwischen Vitamin C in Citrusfrüchten und Ascorbinsäure in Tablettenform. Beweisende Untersuchungsmethoden für diese Unterscheidung sind in der Entwicklung, z.B. die empfindliche Kupferchlorid-Kristallisation nach Ehrenfried Pfeiffer (s. Kap. 7.4.) und die Untersuchungen auf Basis der Biophotonik nach F.-A. Popp (s. Lit.-Verz.).

Ein anderes Kapitel ist die heutige Kontamination (Verseuchung) unserer Nahrungsmittel mit *Karzinogenen*, das sind krebserregende Substanzen. Die Zahl der bisher bekannten Karzinogene wird derzeit auf über 20.000 geschätzt, also eine unüberschaubar große Zahl, mit denen jeder Mensch mehr oder weniger häufig in Berührung kommt. Es ist deshalb nicht möglich, sich kanzerogenfrei zu ernähren. Sie sollten aber versuchen, die häufigsten Nahrungskanzerogene zu vermeiden. Dazu gehören die Nitrosamine, die besonders in gepökelten und erhitzten Fleischwaren zu finden sind. Eine Vorstufe, das Nitrat, ist leider schon viel zu oft im Trinkwasser angereichert als Folge der intensiven Landwirtschaftsmethoden. Im Körper wird aus Nitrat sowie Nitrit das gefährliche Nitrosamine gebildet. In Ihre eigene Hand ist es ferner gegeben, die Karzinogene des Tabaks zu vermeiden, die durch das Ko-Karzinogen Alkohol als Lösungsmittel einen erleichterten Übertritt in die Schleimhautzellen unseres Körpers erhalten.

So sehr ich hier anraten muss, Karzinogene zu vermeiden, so sehr warne ich aber auch vor übertriebener Ängstlichkeit in dieser Hinsicht! Ich habe schon mehrfach Menschen erlebt, die keinen Bissen in den Mund brachten, den sie nicht vorher hinsichtlich seiner Schädlichkeit ausgependelt hatten. Hier wirkt die Angst als ein viel gefährlicheres Ko-Karzinogen!

Am Beispiel Tabak und Alkohol wurde schon deutlich, dass Sie in keiner Weise hilflos der Flut der Karzinogene und anderer zu Krebs disponierender Faktoren ausgesetzt sind. Ihre persönliche Entscheidung über die Beachtung und Vermeidung der hier besprochenen Gesichtspunkte hat einen entscheidenden Stellenwert. Hier sind ganz alleine Sie selbst gefragt in Ihrem Verhalten, in Ihrem Tun und Lassen. *Nur Sie selbst* sind in der Lage, die angesprochenen Steine aus dem Ursachenmosaik der Krebsinduktoren herauszubrechen. Ich kann nur versuchen, Ihnen die nötigen Bausteine für Ihre Motivation zu liefern.

Ein eindrucksvolles Beispiel, wieweit gerade auch Essgewohnheiten auf die Bereitschaft, an Krebs zu erkranken, wirkt, bieten die Mormonen, die in einer Enklave leben und eine gesunde Kost zu sich nehmen. Hier wurde eine ganz wesentlich geringere Erkrankungshäufigkeit festgestellt bei Dickdarm- und Brustkrebs verglichen mit den USA und den westlichen Industrienationen. Das gleiche fand man in den unterentwickelten Ländern Afrikas und Asiens. Die Japaner haben viel weniger Magenkrebs. Bei nach den USA ausgewanderten Japanern gleicht sich die Magenkrebshäufigkeit nach

4. Die stufenweise Selbstbeteiligung am Behandlungsgeschehen

2-3 Generationen der übrigen Bevölkerung an. Die 7-Tage-Adventisten verzichten aus religiösen Gründen auf Tabak und Alkohol, essen wenig Fleisch, dafür aber reichlich Balaststoffe und haben eine um die Hälfte bis Zweidrittel geringere Krebssterblichkeit. Ziehen Sie aus diesen Beispielen Ihre eigenen Schlüsse!

Nach diesen notwendigen Vorbemerkungen wollen wir uns jetzt der zu empfehlenden Kostform zuwenden. Die im Rahmen einer biologischen Immuntherapie empfohlene Ernährungsweise läuft unter verschiedenen Bezeichnungen mit kleinen Variationen in einzelnen Punkten: „Biologische Vollwertkost", „Vollwerternährung", „Naturkost" oder auch „Grunddiät". Es würde den Rahmen dieses Buches erheblich sprengen, hier auf Einzelheiten der Kostzusammenstellung und Rezeptvorschläge einzugehen. Dazu verweise ich auf die im Anhang genannten speziellen Kochbücher und Ernährungsratgeber. Das gemeinsame Grundprinzip ist folgendes:

- Getreideprodukte, vor allem Vollkornerzeugnisse, sowie Frischgemüse sollen im Mittelpunkt der Ernährung stehen.

- Fleisch und Fleischwaren sollten möglichst ganz vermieden oder wenigstens stark reduziert werden. Schweinefleisch ganz streichen, dgl. Wurstwaren und Schinken.

- Fette können in der Regel auf die Hälfte des bisherigen Gebrauchs reduziert werden. Pflanzliche Fette mit hochungesättigten Fettsäuren bevorzugen.

- Industriezucker und alle zuckerhaltigen Lebensmittel ganz vermeiden.

- Alkohol vermeiden.

Von Seiten der anthroposophischen Medizin wird vor dem Verzehr von Nachtschattengewächsen gewarnt. Das hängt mit besonderen Entwicklungbedingungen dieser Pflanzen, besonders Kartoffel und Tomaten, zusammen und ihrem Gehalt an dem giftigen grünen Farbstoff Alanin (s. Udo Renzenbrink: „Diät bei Krebs").

So sehr ich die Einhaltung einer gesunden Ernährung im hier geschildertem Sinne als Basis jeglicher Krebsbehandlung empfehle, so sehr muss ich aber auch vor jeder Übertreibung warnen. In gar keiner Weise gilt hier der Satz. Viel hilft viel, den Ernährungsfanatiker sich immer wieder zu eigen machen! Denken Sie daran:

Jedes Nahrungsmittel kann Gift, jedes Nahrungsmittel kann Arznei sein; allein die Dosierung macht`s.

(Pirlet)

Es gibt einfach Menschen, deren Verdauungssystem den zweifellos großen Anforderungen einer Vollwertkost zunächst nicht gewachsen ist. In diesen Fällen muss der Ernährungsplan im Kontakt mit dem Arzt den Möglichkeiten elastisch angepasst werden. Z.B. genügt es oft, die Speisen nach einem kleinen Vorverdauungsprozess in Gestalt von Kochen oder Dünsten zu sich zu nehmen. Das heißt also einen Getreidebrei statt des Frischkorn-Müslis oder gedünstetes Gemüse statt der Rohkost zubereiten. Erforderlichenfalls muss anfangs ein Enzympräparat zur Unterstützung der Verdauungsleistungen des Organismus gegeben werden. In der Regel handelt es sich um Anfangsschwierigkeiten bei einem durch die normale denaturierte Kost „verwöhnten" Verdauungssystem, die sich mit einiger Geduld überwinden lassen. Quälen Sie sich also auf keinen Fall mit ungewöhnlichen Blähungen oder anderen Beschwerden herum, sondern sprechen Sie mit einem erfahrenen Arzt.

In den weitaus meisten Fällen aber zeigt die Erfahrung, dass die Patienten sich nach der Kostumstellung unmittelbar wesentlich wohler fühlen. Die frühere regelmäßige Müdigkeit nach dem Essen fällt weg, der Stuhlgang ist durch die vermehrte Aufnahme von Balaststoffen kein Problem mehr, das Wohlbefinden wird wesentlich gebessert. Insgesamt hat die Erfahrung gezeigt, dass die Abwehrleistungen des Immunsystems allein durch die Einhaltung einer Vollwertkost nachweislich entscheidend verbessert werden können. Das aber ist ja das Hauptziel der geschilderten Ernährungsweise bei Krebs.

Zum Schluss ein nicht unwichtiger Hinweis: wenn Ihnen die Vollwertkost wie „Hühnerfutter" schmeckt, dann liegt das nicht an der Vollwertkost, sondern an der Zubereitung. Inzwischen kann man eine kleine Bibliothek füllen mit den bisher erschienenen Kochbüchern für Vollwertkost (s. Lit.-Verz). Hier können Sie genug Ratschläge und Anregungen finden, Ihre Kost so zuzubereiten, dass sie Ihnen nicht nur eine Gaumenfreude, sondern auch eine Augenweide ist.

4. Die stufenweise Selbstbeteiligung am Behandlungsgeschehen

4.2.1. Andere Ernährungsempfehlungen

Ich kenne kein wissenschaftliches Gebiet, in dem die Meinungen der Fachleute so weit auseinandergehen, wie die Ernährungslehre. Selbst bei den „alternativ" eingestellten Ernährungsfachleuten gibt es unterschiedliche Vorstellungen und leider auch immer wieder Intoleranz oder gar Fanatismus. Selbst die biologische Vollwertkost wird unterschiedlich interpretiert. Das löst bei den Patienten Verunsicherung und Verwirrung aus. Bitte lassen Sie sich nicht durcheinanderbringen. Folgen Sie den Ratschlägen Ihres behandelnden Arztes oder wählen Sie aus der breiten Palette der Ernährungsratgeber die Ihnen am meisten einleuchtende Version der Vollwertkost aus. Ich kenne aus dem bestehenden Angebot keine Kostform, der ich aus zwingenden Gründen den Vorzug geben würde. Nur wo die Ernährungsratschläge zu einer „Heilkost" hochstilisiert werden, muss ich vor falschen Vorstellungen warnen! Solche unverantwortlichen und unqualifizierten Behauptungen bringen nur den ganzen Bereich der biologischen Immuntherapie in Misskredit und sind ein gefundenes Fressen für die Kritiker. Niemand kann mit einer noch so ausgefeilten Diät „Krebs heilen", wie z.T. behauptet wird. Wohl aber ist, wie oben geschildert, die Einhaltung der Vollwertkost die Basis jeder Krebstherapie, weil sie die Blockierung der körpereigenen Abwehrfunktionen durch Stoffwechselschlacken verhindert und eine erfolgversprechende Wirksamkeit der Behandlung erst ermöglicht.

Im Folgenden gebe ich zu Ihrer Orientierung eine Kurzdarstellung der Besonderheiten der bekanntesten Kostformen, die im Verlauf einer Krebsbehandlung empfohlen werden. Eine ausführlichere Darstellung würde ein eigenes Buch erfordern. Ich muss Sie daher auf die im Anhang genannte Literatur verweisen. Die Ernährungsempfehlungen von *Dr. Anemüller, Dr. Bruker, Dr. Issels, Dr. Kuhl, Dr. Nieper, Dr. Schulz-Friese, Dr. Windstoßer und Prof. Zabel* beruhen im Wesentlichen übereinstimmend auf einer lacto-vegetabilen Vollwertkost. Je nach Autor wechselnd wird der Akzent mehr auf milchsäurehaltige Produkte, Frischkornbrei, ungesättigte Fettsäuren, Karottensaft oder einzelne andere Nahrungsbestandteile gelegt.

Bei der so genannten *Gerson-Diät* wird besonders großer Wert auf Gemüse und Obstverzehr gelegt mit sorgfältig hergestellten Säften. Milchprodukte sind zeitweise verboten. Zusätzlich gibt Dr. Gerson Jod und Niacin (Vitamin PP, „Anti-Pelagra-Vitamin").

Der *makrobiotischen Ernährung* nach Dr. Kushin liegt die fernöstliche Philosophie zugrunde. Die Nahrungsmittel werden unter dem Gesichtspunkt der polaren Beziehung zwischen Yin und Yang ausgewählt.

Die *Haysche Trennkost* legt vor allem Wert auf die Trennung von säurebildenden und basenbildenden Nahrungsmitteln. Es dürfen also nicht Kohlehydrate und Eiweiße gleichzeitig während einer Mahlzeit gegessen werden. Die Ernährung soll zu 80% aus basenbildenden und zu 20% aus säurebildenden Nahrungsmitteln bestehen. Besonders bei stärkeren Stoffwechselentgleisungen hat sich mir diese Kostform sehr bewährt.

Durch eine zeitlich begrenzte und von einem erfahrenen Arzt angeleitete *F. X. Mayr-Kur*, besonders in Verbindung mit einer *Acidose-Massage nach Renate Collier*, kann ein zur krebsfördernden sauren Seite entgleistes Säure-Basen-Gleichgewicht des Stoffwechsels in der Regel sehr erfolgreich wieder harmonisiert werden.

Zwei problematische Ernährungsempfehlungen möchte ich noch erwähnen, weil ich immer wieder danach gefragt werde: Die Öl-Eiweiß-Kost der Chemikerin Dr. Johanna Budwig beruht auf der Vorstellung, dass Verzehr falscher Fette Ursache für die Entstehung von Krebs sei. Es wird eine spezielle Öl-Eiweiß-Diät, in deren Mittelpunkt ein Quark-Leinöl-Müsli steht, empfohlen.

Der österreichische Heilpraktiker Rudolf Breuß empfiehlt für Krebskranke eine 42 Tage dauernde Kur, in der nur Salbeitee und Gemüsesäfte gegeben werden. Durch totalen Eiweißentzug soll der Körper dem Tumor sein Eiweiß entziehen und die Geschwulst damit zum Verschwinden bringen. Besonders Leukämie, „eine Blutzersetzung verursacht durch Pfortaderkreiserkrankung" ist „leicht heilbar".

Ich kann vor diesen einseitigen, z.T. mit missionarischem Eifer verfochtenen Ernährungsvorschriften nur warnen. Die behaupteten Erfolge dürften eher eine Folge der Überzeugungsausstrahlung der Verfechter dieser Kuren sein als eine Wirkung der Diät. Damit wäre aber immerhin ein „Placebo-Effekt" (s. Kap. 3.4.4.) möglich.

4.3. Risikofaktoren erkennen und vermindern

Es ist ein Hauptanliegen dieses Buches, Wege zu zeigen, wie Sie vom Betroffenen zum Beteiligten am Behandlungsprozess werden können. Wenn es gelungen ist, Sie genügend zu motivieren, werden Sie viele Ansatzpunkte für Ihr eigenes entscheidend wichtiges Mittun finden.

Wir haben schon gesehen, dass die Krebserkrankung ein „multifaktorielles Geschehen", wie es in Neudeutsch so schön heißt, ist. Entsprechend weit gefächert ist auch das Ursachenmosaik, das dann letzten Endes zu einem eigenständigen Zellwachstumsprozess außerhalb des Körperbauplans führt. Ein vorrangiges Ziel jeder nicht nur symptomatisch auf den Tumor ausgerichteten, sondern den ganzen Menschen erfassenden Behandlung ist es dem gemäß, möglichst viele Steine aus dem Mosaik der Ursachen herauszubrechen oder zumindest ihre Wirksamkeit weitest möglich zu reduzieren. Um das zu erreichen, sollte Ihre Eigenaktivität in folgenden 4 Schritten erfolgen:

1. Umfassende Information über die möglichen Risikofaktoren.

2. Erkennen und Eingrenzen Ihrer persönlichen Risikofaktoren.

3. An die Stelle von Lethargie oder Resignation die feste Absicht setzen, den persönlichen Risikobereich zu vermindern.

4. Diese Absicht konsequent durchführen.

Dazu sollen Ihnen die folgenden Kapitel Hilfestellung geben.

Als Motto möchte ich Ihnen anbieten:

> *Es ist nicht genug zu wissen, man muss auch anwenden;*
> *es ist nicht genug zu wollen, man muss auch tun.*
>
> Johann Wolfgang von Goethe

4.3.1. Gibt es eine Krebsdisposition?

Nach heutigen Erkenntnissen ist Krebs weder vererbbar noch ansteckend, wie manche Menschen immer noch glauben. Wohl aber gibt es eine Disposition (Veranlagung) zu Krebserkrankungen. Jeder Arzt wird bei der Erhebung der Familien-Anamnese hellhörig, wenn er von mehrfachen Krebserkrankungen innerhalb der engeren Familienangehörigen erfährt. Es gibt Familien, in denen so genannte *Präkanzerosen* gehäuft vorkommen. Das sind Gewebsveränderungen, die bei der histologischen (feingeweblichen) Untersuchung eine Veränderung der Zellstruktur aufweist, die als Vorstadium zur krebsigen Entartung eingestuft werden. Unbeachtet und unbehandelt ist es eine Frage der Zeit, wann die Bösartigkeit beginnt. Dazu gehört vor allem die Bildung von Polypen (gestielte Schleimhautauswüchse) der Dickdarmschleimhaut.

Andere Präkanzerosen sind:

- „Carcinoma in situ", am häufigsten am Gebärmuttermund, aber auch am Kehlkopf, der Eichel des Penis, im Bereich der Bronchien und der Mundschleimhaut.

- „Leukoplakien", „Dysplasien", „Epithelhyperplasien" besonders im Alter. Das sind Veränderungen oberflächlicher Hautschichtungen, besonders im Übergangsbereich zwischen Haut und Schleimhaut.

Eine familiäre Häufung von Krebserkrankungen im engeren Sinne sind bekannt bei

- Dickdarm- und Mastdarmkrebs,

- Brustkrebs.

Wer feststellt, dass er zu einer krebsdisponierten Familie gehört, sollte

- sorgfältige Selbstbeobachtung durchführen,

- regelmäßig zu den ärztlichen Früherkennungs- und Kontroll-Untersuchungen gehen (Die von den Krankenkassen oft fälschlich als „Vorsorge"-Untersuchungen angebotenen ärztlichen Leistungen sind in Wirklichkeit nur Früherkennungsuntersuchun-

4. Die stufenweise Selbstbeteiligung am Behandlungsgeschehen

gen, mit denen bereits entwickelte Krebszellen in einem möglichst frühen Stadium entdeckt werden können),

- und die in diesem Buch aufgeführten vorbeugenden Ernährungs- und Verhaltensregeln besonders sorgfältig beachten.

Auf keinen Fall aber sollte daraus eine Krebsangst oder Hypochondrie (krankhafte Selbstbeobachtung) resultieren. Wie ich Ihnen in diesem Buch dargestellt habe, gibt es so viele Möglichkeiten, durch eigene Aktivität einer Krebsentwicklung vorzubeugen oder entgegenzuwirken, dass für derartige ichbezogene Angstreaktionen gar keine Zeit sein sollte.

4.3.2. Vermeidung von Fehlernährung – eine wichtige Eigenleistung

Es ist eine unbestreitbare Tatsache, dass von allen bekannten Krebsursachen die auf dem persönlichen Verhalten jedes Einzelnen beruhenden Faktoren den mit Abstand größten Raum einnehmen. Diese Feststellung sollten wir uns eindringlich und ungeschminkt durch die üblichen Ausreden und bagatellisierenden Sprüche vor Augen führen. Zum Glück beinhaltet diese Feststellung auch etwas Positives: da es sich um unser eigenes persönliches Verhalten handelt, sind wir persönlich, tatsächlich aber auch nur wir selbst, in der Lage, daran Entscheidendes zu verändern!

Zunächst gilt es den Tatsachen ins Auge zu sehen: Wir müssen uns von den Epidemiologen und anderen Krebsforschern sagen lassen, dass die *Fehlernährung* ein weitaus größerer krebsauslösender Faktor ist als die viel genannten Umwelteinflüsse. Die statistischen Ergebnisse der verschiedenen Untersuchungen schwanken je nach der Studienanordnung und untersuchter Volksgruppe. Bereits 1959 wurde in Amerika in einer breit angelegten Studie, die 1 Millionen Amerikaner umfasste, festgestellt, dass bei 15 bis 20% der Männer und bei 20 bis 25% der Frauen die festgestellte Krebserkrankung auf falsche Ernährung zurückzuführen ist. 1981 kam man in England zu dem Ergebnis, dass durch Einhaltung einer gesunden Ernährung die Krebsrate um 35% gesenkt werden könnte. Die Erkrankungshäufigkeit könnte bei Magen- und Dickdarmkrebs durch entsprechende Ernährung sogar um 90% herabgesetzt werden. Eine andere Studie stellte fest, dass bei 65% der untersuchten Krebstodesfälle die Ernährung einschließlich des Rauchens die Hauptrisikofaktoren bildeten.

Diese und ähnliche erdrückende Untersuchungsergebnisse sollten genügen, um unser Bewusstsein aufzurütteln. Hier sollte eine wirklich grundsätzliche und gezielte Gesundheitspolitik mit breiter Aufklärung und Steuerungsmaßnahmen ansetzen, statt verzweifelt und ergebnislos an einzelnen Kostenfaktoren herumzubasteln. Solange aber die Politiker auf dem verfahrenen Kurs beharren, ist jeder einzelne Bürger selbst aufgerufen, sich die nötige Information zu verschaffen und für sein eigenes Ernährungsverhalten die gesundheitserhaltenden oder wiederherstellenden Konsequenzen zu ziehen. Gott sei Dank gibt es aber auch viele Menschen, deren körpereigenen Abwehrkräfte so widerstandsfähig sind, dass sie trotz risikoreichen Verhaltens nicht an Krebs erkranken. Aber wer weiß, ob er gerade zu dieser Gruppe gehört? Ich verzichte jetzt der besseren Übersicht wegen auf die ermüdende Darstellung der vielen einzelnen Untersuchungen zum Thema Fehlernährung. Dafür gebe ich Ihnen im Folgenden einen zusammenfassenden Überblick über die wichtigsten Gesichtspunkte zur Vermeidung einer Fehlernährung. Wer an Einzelheiten interessiert ist, kann sich an der im Anhang zitierten weiterführenden Literatur orientieren.

An erster Stelle der Risikofaktoren steht entsprechend unserem grundsätzlichen zivilisatorischen Trend das *Zuviel*:

- Die allgemeine rein **quantitative Überernährung** bei zu wenig körperlicher Bewegung mit der Folge Übergewicht. Statistische Erhebungen von Lebensversicherungsgesellschaften haben eine deutlich erhöhte Krebsanfälligkeit von Übergewichtigen gegenüber Normalgewichtigen ergeben.

- Die **Überernährung durch tierische Fette**. Insbesondere sind chemisch gesättigte Fette und gehärtete industrielle Mischfette zu vermeiden. Zu hoher Fettverzehr regt den Gallenfluss an. Dadurch erhöht sich die Gallensäure im Darm, die die Zellteilungsaktivität vermehrt und dadurch die Entstehung von Darmkrebs fördert. Darüber hinaus hat zu hoher Fettkonsum eine erhebliche Störung des Hormonhaushalts zur Folge. Die festgestellte Erhöhung des Prolaktinspiegels wird für die Entstehung des Brustkrebses und weiblichen Genitalkrebses sowie des Prostatakrebses verantwortlich gemacht. Außerdem ist Fett ein hervorragendes Lösungs- und Transportmittel für verschiedene Umweltgifte, insbesondere die in Unkraut- und Schädlingsbekämpfungsmitteln enthaltenen chlorierten Kohlenwasserstoffe.

4. Die stufenweise Selbstbeteiligung am Behandlungsgeschehen

- Der übermäßige Verzehr von **cholesterinhaltigen Nahrungsmitteln** fördert in Verbindung mit zu großem Fettkonsum die Bildung von Bauchspeicheldrüsen- und Nierenkrebs.

- Die Überernährung durch **tierische Eiweiße**, in erster Linie Fleisch. Der Fleischkonsum hat sich in den letzten 100 Jahren vervielfacht. Parallel dazu stieg die Sterblichkeit an Dickdarmkrebs allein von 1936 bis 1976 um 100%. Vegetarier haben eine signifikant niedrigere Krebserkrankungsrate.

- Zu reichlicher Verzehr von **geräucherten und gegrillten Fleischwaren** führt zu einer Vermehrung der kanzerogen wirkenden Substanzen Nitrosamin und Benzpyren.

- Zu hoher **Kochsalzverbrauch** wird mit der Entstehung von Magenkrebs in Verbindung gebracht. Statt eines Tagesbedarfs von 5 g beträgt der durchschnittliche Verbrauch 8-12 g pro Tag. Hier ist vor allem auch das „versteckte" Kochsalz in Käse, Schinken, Wurst, Brot und Butter zu beachten.

Dem Zuviel steht ein außerordentlich wichtiges *Zuwenig* gegenüber:

Der **Mangel an Ballaststoffen** in der Nahrung. Ballaststoffe sind an sich unverdauliche Nahrungsbestandteile aus faserreicher Kost und den Schalen von Körnern. Die Aufbereitung durch die Nahrungsmittelindustrie hat unsere Nahrungsbestandteile so verfeinert und denaturiert, dass diese Stoffe, Keratine, Zellulose und Lignine, weitgehend aus unserer Kost entfernt wurden. Obwohl diese Ballaststoffe für uns keinen Nahrungswert besitzen, sind sie doch von großer Bedeutung für unsere Verdauung und die Erhaltung der darmassoziierten Immunfunktionen (s. Kap. 4.3.5. u. 9.9.). Durch ballaststoffreiche Ernährung, z.B. biologische Vollwertkost, wird die Passagezeit der Nahrung durch den Verdauungstrakt wesentlich verkürzt. Die weitverbreitete chronische Verstopfung verschwindet. Dadurch wird die Bildung von Fäulnis- und Gärungsgiften, wie Indol und Skatol, verhindert. Die Mikroorganismen unserer so außerordentlich wichtigen Darmflora werden in ihrer Entwicklung gefördert. Darüber hinaus kommt nach neueren Untersuchungen einem Faseranteil der Schalen von Getreidekörnern, der Pentosan-Fraktion, eine wichtige Krebsschutzwirkung zu.

Dies sind die wichtigsten Ratschläge, die ich Ihnen zur Auswahl und Gestaltung einer möglichst schadstoffarmen, gesunden Ernährung geben kann. Wer sie beachtet, vollzieht eine unschätzbar wichtige Eigenleistung zur Erhaltung oder Wiederherstellung seiner Gesundheit, die niemand anderes für ihn leisten kann.

4.3.3. Missbrauch von Genuss- und Arzneimitteln

Unter allen Genussmitteln ist das *Tabakrauchen* mit weitem Abstand der größte Krebsrisikofaktor. Im Vordergrund der Thematik dieses Buches steht die Frage, was ich selber zur Wiederherstellung bzw. Erhaltung meiner Gesundheit beitragen kann, wie ich also vom Betroffenen zum Beteiligten werden kann. Selbstverständlich steht hier die Forderung an erster Stelle, das Rauchen absolut einzustellen. Ich habe aber mit so vielen Rauchern über dieses Problem gesprochen, um zu wissen, dass alle ernsten Ermahnungen auf der einen Seite und alle Vorsätze auf der anderen Seite in den meisten Fällen nicht viel bewirken. Ein süchtiger Raucher – und das ist der weitaus größte Teil – hat die Entscheidung über sein Tun und Lassen an sein süchtiges Verlangen abgegeben. Selbst objektive Horrorstatistiken, wie sie in vielfacher Form vorliegen, werden von süchtigen Rauchern – auch von geistig hochstehenden – entweder einfach ignoriert, angezweifelt oder wenigstens mit dummen Sprüchen ins Lächerliche gezogen. Trotzdem will ich einige wenige statistische Zahlen hier zur Erinnerung anführen:

Das Risiko einer Tumorerkrankung ist bei Rauchern gegenüber Nichtrauchern um folgende Faktoren größer:

Tumorlokalisation	Faktor
Lunge	10 x
Kehlkopf	8 x
Mundhöhle	4 x
Schlund	4 x
Speiseröhre	3 x
Harnblase	2 x
Bauchspeicheldrüse	2 x
Niere	1,5 x
Magen	1,5 x

4. Die stufenweise Selbstbeteiligung am Behandlungsgeschehen

Nach einer amerikanischen Statistik ist Tabakrauchen verantwortlich für:
90 % aller Lungenkarzinome,
75 % aller Kopf-Hals-Tumore,
50 % aller Blasenkarzinome,
40 % aller Bauchspeicheldrüsenkarzinome.

In den USA werden insgesamt 30% aller Krebstodesfälle durch Tabakrauchen verursacht.

Wer im Alter von 25 Jahren mit dem Rauchen beginnt, hat ein vierfach höheres Risiko, an Bronchialkrebs zu erkranken. Wer mit 15 Jahren zu rauchen beginnt, hat das 20-fach erhöhte Risiko!

Diese beeindruckenden und bedrohlichen statistischen Angaben ließen sich noch erheblich erweitern, aber ein süchtiger Raucher lässt sich leider dadurch nicht auf Dauer beeindrucken. Wer nicht bereit ist zu sagen: 1. „Ich bin ein süchtiger Raucher" und 2. „Das war die letzte Zigarette meines Lebens" wird meiner Erfahrung nach die Entwöhnung nicht schaffen. Auch Entwöhnungsmittel und unterstützende Methoden wie autogenes Training, Hypnose, Kinesiologie, Akupunktur o.a. werden ohne den grundsätzlichen eigenen Willensakt nicht erfolgreich sein können. Ich sage das hier so ungeschminkt, um von vorneherein klar zu machen, dass der persönliche ernsthafte Entschluss der entscheidende Faktor jeder Entwöhnung ist. Unterstützende Maßnahmen können nur ein vorübergehender „Willenskrückstock" für die harte Akutphase der Entwöhnung sein und können in keiner Weise den eigenen Willensakt ersetzen. Wer aber die Zigarette wirklich auf Dauer aus seinem Leben streichen kann, darf ein Erfolgserlebnis ganz besonderer Art für sich verbuchen.

Der *Alkohol* als Lebergift Nr. 1 wirkt sich nicht nur in Hinsicht auf eine hohe Tumorerkrankungsrate aus, sondern ist vor allem auch für den bereits tumorkranken Menschen höchst schädlich. In erster Linie wird die Entgiftungsfunktion der Leber beeinträchtigt, die ja besonders bei jeder erfolgreichen Krebstherapie dringend zum Abbau zugrundegegangenen Krebszellmaterials benötigt wird. Kennzeichnend für diesen Zusammenhang ist die erhöhte Erkrankungshäufigkeit an Hepatozellulärem Karzinom der Leber bei Alkoholikern. Als Folge einer unmittelbaren Wirkung des Alkohols auf die Schleimhäute finden wir eine deutlich vermehrte Tumorrate im Bereich der Mundhöhle, des Schlundes und der Speiseröhre, besonders bei den Menschen, die außerdem noch Raucher sind. Übermäßiger Alkoholgenuss wird bei folgenden Krebstodesfällen gefunden:

zu 50% bei Kopf-Hals-Tumoren,
zu 75% bei Speiseröhrenkrebs,
zu 30% bei Leberkrebs.

Außerdem fällt ins Gewicht, dass Alkohol ein ideales Lösungsmittel für eine ganze Reihe von Kanzerogenen ist und auf diese Weise die Einschleusung und Ablagerung dieser gefährlichen Substanzen im Körpergewebe fördert.

Für die Entwöhnung gilt im Grundsatz das Gleiche, was ich für die Tabakentwöhnung gesagt habe. Erschwerend kommt beim Alkohol noch der Persönlichkeitsabbau des chronischen Alkoholikers hinzu, der die Einsicht in das Problem und die Durchsetzung eines Willensentschlusses behindert.

Eine ganze Reihe von Arzneimitteln, besonders gerade häufig oder regelmäßig eingenommene, haben sich als krebserregend oder zumindest verdächtig herausgestellt. Kontrollieren Sie also unbedingt die Zusammensetzung der von Ihnen genommenen oder in Zukunft verordneten Arzneien auf folgende Inhaltsstoffe:

Seco-, Pento- und Phenobarbital, besonders in Kombination mit Phentoin,
Phenacetin,
Propyl- und Methylthiouracil,
Nitrofurantoin,
Propanthelin,
Selensulfid (in Kopfwaschmitteln),
Dichloräthan (in Einreibemitteln),
Lindan (in Jacutin),
Oxetoron,
Reserpin,
Diazepam,
Diäthylstilböstrol (DES) (verboten, wird aber noch in der Viehmast eingesetzt).

Diese Liste erhebt keinen Anspruch auf Vollständigkeit, zumal ständig neue Verdachtsstoffe hinzukommen. Die meisten der Präparate mit den genannten Inhaltsstoffen sind

4. Die stufenweise Selbstbeteiligung am Behandlungsgeschehen

nicht für den Dauergebrauch zu empfehlen oder können durch Medikamente mit anderer Zusammensetzung ersetzt werden.

Der zur Mitwirkung am Behandlungsgeschehen motivierte Patient findet in den Hinweisen dieses Kapitels ein wichtiges Feld zur Mitwirkung am Gesundungsprozess. Die notwendigen Folgerungen aus dem Gesagten kann schließlich nur er ganz allein ziehen.

4.3.4. Herdbelastungen

Ein Risikofaktor besonderer Art für Krebspatienten ist die Verminderung der körpereigenen Tumorabwehr durch das Vorliegen einer Herdbelastung. Was heißt das? Ein Herd ist eine lokale krankhafte Veränderung im Organismus, von der krankmachende Fernwirkungen ausgelöst und unterhalten werden können. Es handelt sich um meist sehr kleine umschriebene Gewebsbezirke, die durch chronische, entzündliche oder degenerative Veränderungen Krankheitsreaktionen oder Funktionsausfälle in anderen, oft weit entfernten Körperregionen verursachen. In extremen Fällen kann es zu einer „Fokaltoxikose" (focus: lat. = Herd, toxon: griech. = Gift) kommen, einer unter Umständen schweren Allgemeinerkrankung entzündlicher Art, z.B. ein rheumatisches Fieber. Wir sprechen von einem latenten oder fakultativen Herd, wenn dieser ruht oder durch eine Schutzreaktion des Körpers abgekapselt ist. Ein aktiver Herd dagegen „streut" Gifte oder entzündliche Eiweißpartikel auf dem Blut- oder Lymphwege in den Organismus. Dadurch kann beispielsweise eine Gelenkentzündung (Arthritis), eine Nierengewebsentzündung (Nephritis) oder eine Herzmuskelentzündung (Myocarditis) verursacht werden.

Das Herdgeschehen interessiert uns in unserem besonderen Zusammenhang, weil ein unter Umständen jahrelang bestehender fakultativer Herd immer wieder das körpereigene Immunsystem zu Abwehrreaktionen veranlasst und auf die Dauer eine Verminderung oder Erschöpfung unseres Abwehrsystems hervorruft. Diese Herdbelastung kann die natürliche Tumorabwehr reduzieren, sodass unser Organismus einer Tumorbildungstendenz aus anderen Ursachen nicht mehr genügend Widerstand entgegensetzen kann. Deshalb gehört eine Herddiagnostik und gegebenenfalls radikale Herdsanierung zum Rüstzeug der biologischen Immuntherapie. In der Schulmedizin ist allerdings diese Herdlehre vielfach noch umstritten.

Wo können derartige Herde gefunden werden? Am häufigsten im Kopfbereich und hier in erster Linie an den Zahnwurzeln, die so genannten Zahnwurzelgranulome. Aber selbst devitale (tote) Zähne können als Streuherde wirken und sogar der zahnlose Kiefer, wenn nach der Extraktion eines beherdeten Zahns das Kieferbett der Wurzeln nicht gründlich gereinigt wurde. Am zweithäufigsten sind Herde im Hals-Nasen-Ohrenbereich zu finden, z.B. eine chronische Mandel-, Nasennebenhöhlen- oder Mittelohrentzündung. Darüber hinaus, aber viel seltener, können Herde im ganzen Körper vorkommen, z.B. eine chronische Blinddarmentzündung oder auch Entzündungen der Eierstöcke, Prostata und Gallenblase. Es bleibt der Erfahrung und Kunst des behandelnden Arztes überlassen, diese Herde zu diagnostizieren. Oft ist es aber erforderlich einen speziell für die Herddiagnostik apparativ ausgestatteten Arzt zuzuziehen.

Die Herdsanierung erfolgt in der Regel operativ. Es ist ein oft nicht leichtes Problem der Risikoabwägung, welchem Patienten in welcher Situation und zu welchem Zeitpunkt ein solches z.T. eingreifendes Vorgehen zugemutet werden kann. Wenn es aber um eine Wiederherstellung der vollen Wirksamkeit des Immunsystems bei einer Tumorerkrankung geht, ist auch ein unter Umständen radikales Vorgehen gerechtfertigt. Durch eine fachgerechte Vor- und Nachbehandlung, wie Lymphdrainage und Parenchymentschlackung, kann die Belastung des notwendigen Eingriffs deutlich gemindert werden. Die überwiegend zu beobachtenden Besserungen des Allgemeinbefindens und des Immunstatus rechtfertigen dieses Vorgehen.

4.3.5. „Gesundheitserreger" im Darm: Chronische Dysbiose

Den meisten von Ihnen wird das Fachwort „chronische Dysbiose" nichts sagen. Es bezeichnet aber einen sehr weit verbreiteten ursächlichen Faktor für die Entstehung von Abwehrschwäche und eröffnet gleichzeitig ein weites Feld für erfolgversprechende grundlegende Behandlungsschritte, die sich dadurch auszeichnen, dass Ihre eigene Kooperation unerlässlich ist. Nun, vor jeder Kooperation steht die Information und die damit gegebene Einsicht in die Zusammenhänge.

Was ist also unter „Dysbiose" zu verstehen? Die griechische Vorsilbe „dys-" bedeutet „abweichend von der Norm" und „bios" ist das viel gebrauchte griechische Wort für „Leben". Dysbiose bezeichnet also eine von der Norm abweichende Lebenssituation.

4. Die stufenweise Selbstbeteiligung am Behandlungsgeschehen

In welchem Bereich ist dieses gestörte Leben zu suchen? Hier stoßen wir unverständlicherweise auf ein Vakuum innerhalb der klinischen Medizin. Es handelt sich nämlich um eine fundamentale Basis jeglichen Lebens und im Speziellen aller Immunabläufe. Diese Basis hat ihre Wirkebene, so überraschend das auch zunächst klingen mag, ausgerechnet im Darm.

Jeder Medizinstudent lernt in den ersten Studiensemestern den Aufbau und die Funktionsweise der körpereigenen Bakterienflora, der 75% aller Immunvorgänge des Organismus zuzuschreiben sind, kennen. Erstaunlicherweise muss er dieses Wissen für seine Tätigkeit in der Klinik schleunigst wieder vergessen. Von wenigen Ausnahmen abgesehen, spielt diese wichtige Ebene in der klinischen Medizin kaum eine Rolle. Bakterien sind von vorneherein ausschließlich als *Krankheitserreger* eingestuft und dabei wird übersehen, dass Bakterien wesentliche und unersetzbare *Gesundheitserreger* sein können. Wie wir auch noch bei der Darstellung des Gesamt-Immunsystems (s. Kap. 7.3.) eingehender sehen werden, sind alle unsere Schleimhäute überzogen von einem dichten Rasen von Bakterien, die als unentbehrliche Bundesgenossen mit unserem Organismus eine enge Symbiose, ein Zusammenleben, eingegangen sind. Damit Sie sich eine Vorstellung von dem Ausmaß dieser Symbiose machen können, will ich Ihnen einige eindrucksvolle Zahlen nennen: Während auf der Oberfläche der Haut von knapp 2 m² bei einem gesunden und sauber gewaschenen Menschen etwa 10 Billionen (10.000.000.000.000) Bakterien nachzuweisen sind, sind alleine auf dem relativ kleinen Raum der Schleimhaut unserer Mundhöhle 50 Millionen (50.000.000) Keime angesiedelt. Nun hat der gesamte Verdauungstrakt von der Mundhöhle bis zum Darmausgang die unvorstellbar große Oberfläche von etwa 300 m², die mit etwa 10 Billiarden (10.000.000.000.000.000) Symbionten – so nennt man diese hilfreichen „Untermieter" – besiedelt sind. Im Bereich des Darms setzen sie sich zusammen aus jeweils knapp zur Hälfte rechtsdrehenden Milchsäurebakterien[3]) und Coli-Bakterien neben einem geringen Anteil anderer Enterobakterien. Während wir in unseren Badeseen Coli-Bakterien nicht so gerne haben, sind sie im Dickdarm hochgewünscht und lebensnotwendig.

Zwischen dieser physiologischen Darmflora und den zahlreichen lymphatischen Organen in der Darmwand spielt sich der größte Teil aller Immunvorgänge unseres Orga-

---

[3] chem. Eigenschaft optisch-aktiver Substanzen: Sie drehen die Ebene durchfallenden linear polarisierten Lichts im Uhrzeigersinn nach rechts.

nismus im Sinne der später geschilderten (s. Kap. 7.3.) Antigen-Antikörperreaktionen ab. Über besondere Eintrittspforten (so genannte M-Zellen) in der Darmschleimhaut dringen ständig zahllose Erreger und andere Fremdmaterialien aus dem Nahrungsbrei in die Darmwand ein. Dort werden sie von T-Lymphozyten „erwartet" und identifiziert. Die gewonnenen molekularen Antigen-Informationen werden über eine eingespielte Nachrichtenkette an die B-Lymphozyten und Makrophagen weitergeleitet. Die B-Lymphozyten werden sofort zu starker Vermehrung angeregt und ihre Vorstufen, die Lymphoblasten, sondern nun große Mengen von Antikörpern, so genannte Immunglobuline, mit unterschiedlichen Abwehreigenschaften ab, die sich schnell im ganzen Körper ausbreiten.

Ich schildere Ihnen diese fundamentalen Immunvorgänge so ausführlich, damit Sie einerseits sehen, wie weit dieses fein abgestimmte Zusammenspiel unserer Abwehrorgane erforscht ist und andererseits die für uns wichtigen Nutzanwendungen verstehen. Wir machen uns nämlich dieses immunologische Wechselspiel zunutze, indem wir Schluckimpfungen durchführen. Bei der Polio-Schluckimpfung z.B. werden dem Organismus über den Darmtrakt Antigene in Form von abgeschwächten Polio-Viren zugeführt. Über die geschilderten Antigen-Antikörperreaktionen werden nun im Körper spezifische Polio-Antikörper gebildet und von den Gedächtniszellen gespeichert. Sie kommen dann im Falle einer später auftretenden Polio-Infektion sofort zum Einsatz und können so den Ausbruch der Erkrankung verhindern. Derartige spontane oder natürliche Impfungen finden nun aber im Organismus laufend statt. Deshalb sind die „in der Gosse" aufwachsenden Kinder oft viel abwehrkräftiger als die sorgfältig behüteten. Deshalb können die Mexikaner ihr Trinkwasser unabgekocht trinken, während der europäische Tourist sofort „die Rache Montezumas" in Gestalt schwerer Durchfälle verspürt. In einem biologisch gesunden Darm ist die Gefahr einer bakteriellen Darminfektion aber weitaus geringer. Die ausgewogene physiologische Darmflora bildet ein Schutzmilieu, in dem durch antagonistische Gegenspielerwirkungen der Darmbakterien die Ausbreitung und Vermehrung pathologischer (krankmachender) Darmkeime verhindert wird und andererseits die geschilderten Immunreaktionen geschützt und gefördert werden. Von der gesunden und ausgeglichenen Zusammensetzung der physiologischen Bakterienflora hängt also die Wirksamkeit des biochemischen Darmmilieus als Ausgangsbasis der geschilderten Immunvorgänge entscheidend ab.

Deshalb gehört in meinen Augen eine sorgfältige diagnostische Erfassung dieses mikrobiellen Bereichs unseres Organismus als Voraussetzung für eine sinnvolle und

4. Die stufenweise Selbstbeteiligung am Behandlungsgeschehen

erfolgversprechende Behandlung jeder Störung des Immunsystems, somit bei jeder Krebserkrankung, zu den ersten wichtigen Maßnahmen am Anfang jeder Krebstherapie. Meist gibt die Anamnese bereits wichtige Hinweise. Vorangegangene Antibiotika-Behandlungen, die unverständlicherweise meist immer noch ohne begleitenden Schutz der physiologischen Darmflora durchgeführt werden, sind in der Mehrzahl der Fälle die Ausgangsschädigung, auf der sich eine oft viele Jahre bestehende chronische Dysbiose aufbaut. Diese äußert sich in mehr oder weniger ausgeprägten Verdauungsstörungen, Unverträglichkeit bestimmter Speisen, Blähneigung, chronische Durchfälle oder Verstopfung meist in Verbindung mit einer allgemeinen Infektanfälligkeit, die dann wiederum antibiotisch behandelt wird. Oft entstehen auch therapieresistente Hauterkrankungen, Akne, Ekzeme und vor allem Allergien. Immer wieder wirkt die begleitende chronische Darmschleimhautentzündung wie eine Herderkrankung (s. Kap. 4.3.4) und ist z.B. der Ausgangsort einer chronischen Sinusitis (Nebenhöhlenentzündung), die auf keine Behandlung richtig anspricht. Für unser Thema Krebs ist die schleichende Schädigung der Immunfunktionen der ausschlaggebende Gesichtspunkt. Natürlich wird lokal gerade auch der zunehmenden Entwicklung von Darmkrebs Vorschub geleistet.

Durch eine eingehende bakteriologische Stuhluntersuchung kann man sich ein Bild von der Zusammensetzung der Darmflora machen. Das sollte aber in speziellen Stuhllaboratorien durchgeführt werden, die nicht nur auf „pathogene Darmkeime", also Krankheitserreger, achten, wie die üblichen Untersuchungsämter. Durch besondere Züchtungsverfahren kann man sich ein genaues Bild von der Zusammensetzung der Darmflora machen und die Ursachen, auf der die Dysbiose beruht, feststellen. Oft wird als Zeichen der Degeneration des Darmmilieus das Vorkommen von Pilzen, die in einem gesunden Darm nichts zu suchen haben, festgestellt. Durch eine systematische mikrobiologische Therapie – früher Symbioselenkung genannt – kann hier grundlegende Abhilfe geschaffen werden (s. Kap. 9.9.) und damit die Wirksamkeit der speziellen Behandlungsmaßnahmen wesentlich verbessert, in vielen Fällen überhaupt erst ermöglicht werden.

4.3.6. Risikofaktor Strahlung: Elektro- und geobiologische Belastungen

Unsere Welt ist ein System von Schwingungen. Alles, was uns umgibt, gleich ob fest, flüssig oder gasförmig, befindet sich in einem ganz bestimmten Schwingungszustand. Wir kennen das zwar aus dem Physikunterricht, trotzdem können wir es uns nicht vorstellen. Unsere Sinnesorgane sind nicht in der Lage, die Schwingungen der Materie zu sehen, zu riechen, zu hören, zu tasten oder zu schmecken. Nur mit den hochentwickelten technischen Hilfsmitteln der Atomphysik können wir Einblick gewinnen in die Feinstruktur der Materie bis in den subatomaren Bereich und die Gesetze erkennen, die den Schwingungszuständen der Materie zugrunde liegen. Die Schwingungen aber sind Ausdruck von Energie, die in einem gebändigten Zustand vorliegt und von uns z.B. als Mineral, Sauerstoffgas oder Wasser wahrgenommen wird. Die Freisetzung dieser gebändigten Energie durch Atomspaltung hat uns diese Zusammenhänge in erschreckender Weise vor Augen geführt.

Wenn nun solche Energie in einer bestimmten Richtung transportiert wird, nennen wir diesen Vorgang *Strahlung*. Hier haben wir einen breiten Daseinsbereich unseres täglichen Lebens vor uns, der ebenfalls in unserem Bewusstsein nur eine verhältnismäßig unbedeutende Rolle spielt. Wir nehmen zwar wahr, dass die von der Sonne ausgehende Strahlung unsere Haut erwärmt und uns das Tageslicht gibt, aber der größte Teil der vielfältigen Strahlungsvorgänge, denen wir in jedem Augenblick ausgesetzt sind, spielt sich im Verborgenen ab, weil unsere Sinnesorgane sie nicht registrieren können (s. Kap. 7.5.). Bei Betrachtung des Schaubildes Nr. 10 wird uns erst bewusst, wie schmal der Bereich des wahrnehmbaren Strahlungsgeschehens ist gegenüber den vielen verschiedenen Strahlungsqualitäten, in die eingetaucht wir leben, ohne uns ihrer Existenz bewusst zu sein. Machen Sie doch jetzt einfach mal ein Experiment und gehen Sie durch Ihre Wohnung und registrieren Sie die verschiedenartigen Strahlungsquellen, die zu Ihrer alltäglichen Umgebung gehören. Sind Sie nicht selbst überrascht? Dabei haben Sie bestimmt noch einige Strahlungsquellen übersehen: Die Quartzarmbanduhr? Das Verlängerungskabel unter dem Bett? Den Entsafter im Küchenschrank? Den Dimmer im Wohnzimmer?

Nun gehört es zu den Grundgesetzen des Naturgeschehens auf diesem Planeten, dass alle Naturprozesse ihre segensreiche oder nützliche Seite haben; dem gegenüber aber gibt es problematische, ja gefährliche oder zerstörerische Bereiche. Wer wollte auf

4. Die stufenweise Selbstbeteiligung am Behandlungsgeschehen

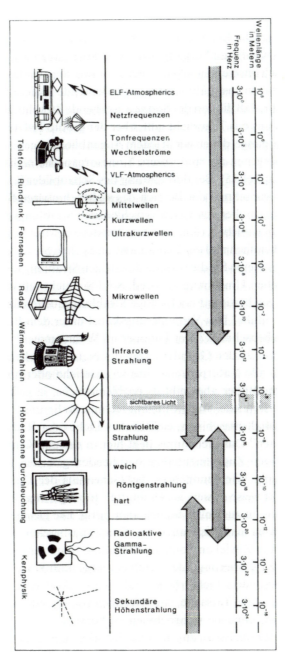

Abb. 11: Das Spektrum der elektronischen bzw. elektromagnetischen Belastungen des heutigen Menschen.

technische Errungenschaften wie Telefon, Haushaltsmaschinen, elektrisches Licht oder Radio und Fernsehen verzichten? Das Geheimnis liegt hier in der auf Kenntnis der naturgesetzmäßigen Zusammenhänge beruhenden gezielten und begrenzten Anwendung. Wir nennnen es das Geheimnis der Dosierung. Eine Substanz wirkt weise dosiert als Heilmittel. In zu geringer Dosierung ist sie wirkungslos, in zu großer Menge aber giftig. Die gleichen Gesetzmäßigkeiten spielen natürlich auch im Strahlungsbereich eine entscheidende Rolle. Ein Zuviel an Sonnenbestrahlung führt zum Sonnenbrand, ein Zuwenig zu Erfrierung oder Strahlenmangelkrankheit wie z.B. Rachitis (frühkindliche Knochenerweichung). Das besonders Gefährliche und Heimtückische gewisser Strahlungseinflüsse ist die Tatsache, dass wir ihnen ständig oder immer wieder ausgesetzt sind, ohne sie wahrnehmen zu können. Was uns aber in fassungsloses Erstaunen versetzen kann, ist die Feststellung, dass die Wirkungen von Strahleneinflüssen auf „lebende Systeme" – wie im Wissenschaftsjargon alles Lebendige, also auch der Mensch, bezeichnet wird – bisher nur in geradezu beschämend geringem Umfang erforscht sind. Wir kennen die subtilsten Einzelheiten, die sich z.B. im Zellkern während der Zellteilung abspielen, aber wir wissen nicht, welche Auswirkungen ein Quartzwecker auf dem Nachttisch auf den schlafenden Menschen hat. Wir können das bioelektrische Geschehen im Körper eines Menschen mit Hilfe von EKG, EEG oder anderen hochempfindlichen Messgeräten genauestens untersuchen; aber welche Wirkungen beispielsweise von einem thyristorgesteuerten Dimmer im Wohnzimmer, einem schnurlosen Telefon oder einem Handy auf dieses bioelektrische System ausgehen, liegt weitgehend im Dunkeln. Untersuchungen über den Einfluss von Hochspannungsleitungen auf die Gesundheit der in der unmittelbaren Umgebung lebenden Menschen befinden sich erst im Anfangsstadium und die bisherigen Untersuchungsergebnisse sind umstritten. Ja, es ist zu merkwürdig: Einzelgänger oder Interessengemeinschaften, die sich mit diesen Themen beschäftigen, werden als fanatische Spinner abqualifiziert oder ihre Veröffentlichungen einfach ignoriert und Hochschulprofessoren müssen um ihr akademisches Renomee besorgt sein.

Noch merkwürdiger und fallweise geradezu beängstigend ist der Weltanschauungsstreit, der auf dem anderen Sektor der den Menschen berührenden Strahlungseinflüsse besteht. Gemeint ist das Gebiet der so genannten Erdstrahlen, die auch als geopathische Einflüsse bezeichnet werden. Schon bei dem Wort „Erdstrahlen" habe ich den Eindruck, stellen sich bei manchen Wissenschaftlern die Haare hoch und es ist keine sachliche Diskussion mehr möglich. „Aberglaube ist ansteckend" habe ich auf eine

4. Die stufenweise Selbstbeteiligung am Behandlungsgeschehen

Veröffentlichung zum Thema von einem Ordinarius zu hören bekommen und das ist vergleichsweise noch als zurückhaltend zu bezeichnen.

Immerhin aber muss ich zugeben, dass ich nachempfinden kann, in welche Zwickmühle ein „auf dem Boden der Naturwissenschaft" stehender Experte gerät, wenn er Strahlungseinflüsse akzeptieren soll, die bisher noch nicht eindeutig messtechnisch nachzuweisen sind, geschweige denn, dass sie hinsichtlich ihrer Strahlungsqualität in ein bekanntes Schema einzuordnen wären. Wenn er dann noch hört, dass zum Nachweis derartiger „Strahlung" auch heute noch ein „Wünschelrutengänger" nötig ist, der mit der Rute als Antenne und seinem Körper als Empfänger derartige Einflüsse „muten" kann, so ist keine Verständnisbrücke mehr möglich. Dabei kann ich jedem Zweifler nur raten, sich einmal auf die reine Experimentalstufe einzulassen und selbst eine Rute in die Hand zu nehmen. Jeder, der einmal erlebt hat, wie sich auf einer „Reizzone" die Rute wie von selbst in der Hand bewegt und ein so genannter Rutenausschlag auch mit Kraftanwendung nicht zu verhindern ist, wird zumindest nachdenklich. Auf jeden Fall ist dann das Wort „Humbug" oder „Scharlatanerie" erst einmal vom Tisch und es lässt sich sachlich über das „Wünschelrutenphänomen" sprechen. Heute kann es nach einwandfreien wissenschaftlichen Untersuchungen als gesichert gelten, dass das Wünschelrutenphänomen existent ist, d.h. dass die Rute in der Hand eines strahlensensiblen Radiaesthesisten über einer so genannten Reizzone einen Ausschlag gibt. Es sind aber lange nicht alle Radiaesthesisten genügend strahlensensibel, dass sie als zuverlässig gelten können. Noch nicht ausreichend geklärt ist die Frage, um welche Art von physikalischer Wirkung es sich handelt. Auch muss die Deutung der geophysikalischen Ursache der Reizzonen (Wasser, Erdverwerfung, Metalle, Gitternetze o.ä.) vorläufig als naturwissenschaftlich noch nicht einwandfrei geklärt gelten.

Soviel möchte ich Ihnen zunächst als Anstoß zur eigenen Beschäftigung mit diesem schwierigen Themenkreis geben. Weitere Sachinformationen finden Sie im Kap. 7.5.

Sie sollten nun für sich selbst entscheiden, wie weit Sie sich vom dargestellten Problem angesprochen fühlen, wie weit Sie den Impuls bekommen haben, die Frage der persönlichen Strahlenbelastung abzuklären. Lassen Sie das Thema vorläufig ruhen, wenn auf Grund der gegebenen Darstellung in Ihnen nicht die Überzeugung entstanden ist, dass Sie etwas in dieser Richtung tun sollten. Ich will ganz bewusst keine „Kochrezepte" geben, die man nur buchstabengetreu erfüllen muss, um alles für seine Gesundheit getan zu haben.

Doch möchte ich meine aus der Erfahrung gewonnene Überzeugung aussprechen, ohne Einengung durch die oben angesprochenen derzeitigen Grenzen der nachhinkenden naturwissenschaftlichen Erforschung dieses Problemkreises. Ich rate mit Nachdruck jedem Menschen, der die Erhaltung seiner Gesundheit im Auge hat, besonders aber jedem chronisch Erkrankten, insbesondere jedem Tumorkranken, sich im Rahmen des Möglichen Rechenschaft abzulegen über seine aktuelle Strahlenbelastung. Das sollte sich in erster Linie erstrecken auf die Plätze, auf denen er sich täglich mehrere Stunden aufhält, also in erster Linie der besonders sensible Schlafplatz und dann auch der Arbeitsplatz. Mit Hilfe eines aufgeschlossenen Elektrofachmanns und eines erfahrenen und seriösen Radiaesthesisten ist es in aller Regel ohne große Schwierigkeiten möglich, auch einen belasteten Aufenthaltsplatz zu „sanieren". Werden Sie andererseits aber, bitte, kein Strahlenhypochonder! Angst ist auf jeden Fall ein Multiplikator für jede Art von Störeinflüssen. Lieber eine im Augenblick nicht abstellbare Strahlenbelastung bewusst in Kauf nehmen als vor lauter Angst vor unbekannten Strahlenrisiken schlaflose Nächte zu erleben! Kein Mensch kann sich heutzutage noch unter eine strahlungsfreie „Käseglocke" setzen. Ein gewisses Strahlenrisiko muss jeder in unserer übertechnisierten Welt in Kauf nehmen. Vor vermeidbaren Strahleneinflüssen sollten Sie sich aber dringend schützen.

4.3.7. Psychische Belastungen

Die Seele können wir nicht sehen, nicht wiegen und nicht messen. Deshalb sind wir geneigt, seit der Schulzeit an eine „realistische" Betrachtung der Welt und ihrer Fakten gewöhnt, psychische Zusammenhänge nicht so ganz ernst zu nehmen. Wie oft hören wir das Urteil: „Das ist ja *nur* psychisch!"? Gerade aber die Erkenntnisse der jüngsten Zeit unterstreichen mit zunehmendem Gewicht die Bedeutung der psychischen Einflüsse nicht nur auf unser menschliches Leben, sondern auch mit unübersehbaren Tatsachen auf unseren physischen Organismus. Wir müssen hier in unseren Betrachtungen davon ausgehen, dass die Einflussfaktoren aus dem psychischen Bereich eine den Umwelteinflüssen absolut gleichwertige Rolle spielen. Wir haben schon gesehen, dass die Krebserkrankung unter gesamtmenschlichen Gesichtspunkten als eine zellularpathologische Kulmination unterschiedlichster Einwirkungen aus verschiedensten Ursachenebenen aufzufassen ist. Wir haben in den vorangegangenen Kapiteln die Risiken aus unserer Umwelt und aus den physiologischen Gegebenheiten

4. Die stufenweise Selbstbeteiligung am Behandlungsgeschehen

unseres Organismus behandelt. Von gleicher Wichtigkeit sind die aus unserer seelischen Inwelt stammenden Risiken, die wir uns jetzt vor Augen zu führen haben.

In Kap. 3.2. haben wir als zur Seele gehörig den weiten Bereich unserer Triebe und Instinkte sowie den großen Raum unserer Gefühle bezeichnet, denen ein energetisches Organisationsprinzip zugrunde liegt, das wir *Seelenleib* genannt haben. Der Seelenleib ist Träger der starken Kräfte, die einerseits z.B. im Muttertrieb oder im Überlebensdrang ihren Ausdruck finden, andererseits aber auch allen unseren Gefühlen zugrunde liegen, ein fast unerschöpfliches Kräftepotential. Wo so viel Dynamik versammelt ist, ist auch entsprechend viel Risiko vorhanden, wenn diese Energien sich nicht in der ihnen gemäßen Form auswirken dürfen. Gefesselter Dampfdruck lässt den Kessel explodieren, gestaute Wasserkraft bricht den Damm. Es gilt also, nicht nur die auftretenden Energien zu sehen, sondern gleichzeitig immer auch die ihnen entsprechenden Kraftwirkungen im Auge zu behalten. Energie kann staunenswerte Leistungen vollbringen, kann aber auch hochgefährlich und zerstörerisch wirken. Diese Gesetze dürfen wir auch auf das dynamische Geschehen in unserem Organismus übertragen. Ich erinnere hier an die (in Kap. 3.2.) dargestellte Definition der Krankheit, die wir unter diesen Gesichtspunkten so formulieren müssen: Krankheit ist ein an sich völlig normales dynamisches Geschehen, wobei nur die zum Einsatz kommenden Energien sich zur falschen Zeit, am falschen Ort und mit falscher Intensität auswirken. Konkret heißt das z.B.: Die Kräfte des Sexualtriebes sind ganz normale und notwendige Energiepotentiale unseres Organismus, die der Fortpflanzung dienen. Werden sie gestaut und können nicht in der ihnen gemäßen Form zum Einsatz gelangen, können sie sich in transformierter Gestalt entweder als ungezügelte Aggressivität äußern oder auf der körperlichen Ebene unplanmäßige Zellwachstumsimpulse an die Sexualorgane vermitteln. So kann ein Tumor entstehen.

Anhaltende Stresseinflüsse (s. Kap. 5.2.1.) führen zu einer Dauer-Alarmreaktion des Organismus. Über das Hormonsystem werden alle für Notfallfunktionen benötigten Organe in hohem Maße aktiviert, das Immunsystem wird in höchsten Bereitschaftszustand versetzt. Wenn auf einer Feuerwache dauernd die Alarmglocke läutet, ohne dass ein wirklicher Brandeinsatz erfolgt, ermüden die Feuerwehrleute und die Einsatzbereitschaft lässt nach. Genauso erschöpfen sich die Abwehrreaktionen des Organismus durch ständige alarmmäßige Stimulationen bei permanentem Stress. Die Folge sind nicht nur erhöhte Infektionsbereitschaft und Kreislaufstörungen, sondern auch mangelnde Tumorabwehr.

Auch nagende Sorgen, quälender Kummer, bittere Enttäuschungen und unbewältigter Seelenschmerz durch eine familiäre oder berufliche Lebensproblematik können über ein Zwischenstadium von Organfunktionsstörungen bei entsprechender Disposition Tumorbildungen hervorrufen.

Einige der wichtigsten seelischen Problemstellungen werden wir später (s. Kap. 5.2.) noch näher betrachten. Hier geht es mir nur darum, Ihnen ins Bewusstsein zu rufen, welche wichtige Bedeutung seelische Einflüsse für eine Tumorentstehung haben können. Sie sind also aufgerufen, zusammen mit Ihrem Arzt Ihre eigene seelische Situation sorgfältig zu überprüfen und gegebenenfalls Lösungsschritte einzuleiten. Über je nach Ihrer persönlichen Situation hilfreiche Therapiemöglichkeiten und Unterstützungen wird in Kap. 10 berichtet.

4.3.8. Psychische Einflüsse – Stress

Es unterliegt heute keinem Zweifel mehr, dass psychische Einflüsse im Ursachen-Mosaik der krebsauslösenden Faktoren einen hohen Stellenwert einnehmen. Der Wirkungszusammenhang ist ein indirekter. Der Weg geht wiederum über das Immunsystem, dessen Reaktionsbereitschaft entscheidend von der psychischen Balance innerhalb der Ganzheit des Individuums abhängt. Wir fassen heute alle Einflüsse, die dieses Gleichgewicht zu stören in der Lage sind, nach Prof. Hans Selye unter dem Begriff „Stress" (engl. = Druck, Anstrengung) zusammen. Er ist definiert als „Reaktionszustand des Menschen auf unspezifische Reize aller Art". Jeder die Integrität des Organismus bedrohende Reiz, sei er chemischer, physikalischer oder psychischer Natur, löst im Körper eine Kettenreaktion abgestufter Vorgänge aus mit der eindeutigen Zielrichtung, das Leben bzw. die Unversehrtheit des Menschen zu erhalten. Rein biochemisch betrachtet wird das hormonelle und vegetative Regulationssystem des Körpers in einen Zustand erhöhter Aktivität versetzt, der sofortige Abwehr, Flucht oder wenigstens passive Schutzhaltung (Totstellreflex) ermöglicht. Das Erregungsmuster verläuft über die Hypophyse (Hirnanhangdrüse), als der übergeordneten Hormoninstanz des Körpers, und die nachgeordneten Kerne des Zwischenhirns (Hypothalamus) mittels Ausschüttung entsprechender Befehlshormone an die Nebenniere, Schilddrüse und andere Hormondrüsen. Die Hormone Adrenalin und Kortisol der Nebennierenrinde versetzen den Organismus in Sekundenschnelle in höchste Alarmbereitschaft. Im Blut erfolgt eine rasche Vermehrung von weißen und roten Blutkörperchen. Besonders

4. Die stufenweise Selbstbeteiligung am Behandlungsgeschehen

intensiv vermehren sich die zur Abwehr wichtigen Antikörper (s. Kap. 7.3.). Der Körper kann in wenigen Minuten Milliarden neuer Antikörper bilden, das sind im Bedarfsfall 2.000 Antikörper pro Sekunde. Insgesamt gibt es über 100 Millionen verschiedene Antikörper-Typen. Ich nenne Ihnen hier dieses Zahlenbeispiel nur, um Ihnen an diesem einen kleinen Ausschnitt den enormen Umfang des durch Stresseinflüsse ausgelösten Abwehrgeschehens zu verdeutlichen.

Dem gegenüber werden aber in der Alarmphase die im Augenblick nicht unbedingt überlebensnotwendigen Funktionen des Körpers wie Verdauungstätigkeit, sexuelle Ansprechbarkeit, aber auch die Denkfähigkeit gehemmt.

4.4. Geistige Ernährung

Dass körperliche Ernährung zur Erhaltung unserer Gesundheit und des Lebens notwendig ist, weiß und versteht jeder. Aber geistige Ernährung? Ist das nicht nur ein Schlagwort intellektueller Romantiker? Vor allem, was hat dieses Thema mit Krebs zu tun? Vielleicht darf ich hier noch einmal einen ganz persönlichen Erfahrungsbericht zur Veranschaulichung vorausschicken:

Im Februar 1945 geriet ich in Kriegsgefangenschaft und verbrachte die ersten 9 Monate unter denkbar ungünstigen Verhältnissen in einem Lager, das in den unterirdischen Kasematten eines alten Forts untergebracht war. Wir hausten zu 60 Mann in einem großen Tonnengewölbe, einem ehemaligen Pferdestall, fast ohne Tageslicht. Von der Decke hingen zwei 25 Watt-Funzeln und ein einziger kleiner Kanonenofen kämpfte vergebens gegen die durch die Ritzen einer bretterverschlagenen ehemaligen Fensterwand eindringende Kälte an. Die Ernährung war völlig unzureichend und betrug zwischen 800 und 900 Kalorien pro Tag, sodass ich mit 20 Jahren bald nur noch 46 kg wog. Unsere Beschäftigung bestand in einem zweimaligen ermüdenden Zählappell und dem Warten mit knurrenden Mägen auf die kleine Brotration oder die wässrige Schweinerübensuppe. Sonst blieb den 800 gefangenen Offizieren, die laut Genfer Konvention nicht zu arbeiten brauchten, nichts anderes zu tun, als den wilden Gerüchten zu lauschen, die in diesen letzten Kriegsmonaten ständig im Lager kursierten. Mein einziges Besitztum bestand in einer verrosteten alten Konservendose mit einem Drahthenkel als Essgeschirr, einem 4 cm langen Bleistiftstummel und einem kleinen Notizbuch. Soweit einige Stichworte zur Illustrierung der Lebensumstände, unter denen sich die Geschichten abspielten, die ich erzählen möchte.

Einige wenige Mitgefangene setzten sich eines Tages zusammen und begannen einen französischen Sprachkurs, ungeachtet der ernsthaften Ermahnungen der Kameraden, doch um Gottes Willen „Kalorien zu sparen", um überleben zu können. Immerhin fielen täglich beim endlosen Zählappell mehrere Kameraden vor Unterernährung und Erschöpfung in Ohnmacht. Durch den Kurs hatten wir aber wenigstens eine sinnvolle Beschäftigung.

Mein fester Vorsatz war schon damals, Medizin zu studieren. So stellte ich eines Tages einem mitgefangenen Stabsarzt eine medizinische Frage. Wir gerieten schnell in ein intensives Gespräch, das damit endete, dass der Stabsarzt sagte, er wäre bereit, ein „kleines medizinisches Kolleg" zu halten, wenn ich noch andere Studienwillige im Lager finden würde. Damit begann mein Medizinstudium und, wie sich später herausstellte, war das auch die Initialzündung für eine kleine „Lageruniversität". Unser medizinisches Studienprogramm erweiterte sich bald durch die Fächer Botanik, Chemie und Physik und andere „Fakultäten" begannen mit improvisierten Vorlesungen über Jura, Architektur, Zoologie und andere Wissensgebiete. Mangels Tafel und Kreide wurde mit einem Stöckchen in den sandigen Boden gezeichnet. Wie sich zum großen Erstaunen der anderen Lagerinsassen bald herausstellte, waren die „Studenten" in der Lage, die Hungerzeit körperlich und seelisch erkennbar besser zu ertragen und zu überstehen, obwohl sie ihre Kalorien „unverantwortlich verausgabten".

Als es Frühling wurde, ging eines Tages eine Erregung durch das Lager. Einer sagte es dem anderen: „Hast Du schon gesehen? ..." An einer Stelle unseres einzigen Auslaufs, 400 m zwischen den eintönig grasbewachsenen Hängen des unser Fort begrenzenden Glacis, blühte eine einzelne Küchenschelle, Pulsatilla. Diese kleine blaue Glockenblume wurde nun für die 800 Insassen des Lagers in der Zeit ihres Blühens das Ziel mehrfacher Besuche täglich. Ergriffen standen wir „rauhen Krieger" vor der kleinen Pflanze und wurden uns bewusst, welche erstaunliche Kraft von den kleinen unscheinbaren Wundern des Lebens auszugehen vermag. Ich sehe diese zarte Blume jetzt noch so lebhaft vor meinem inneren Auge, als hätte ich sie gestern erst besucht.

Zu Pfingsten traf über die Schweiz ein Rot-Kreuz-Waggon für unser Lager ein, der für einige Zeit unsere Lebensmittelportionen aufbesserte und viele im letzten Moment vor

4. Die stufenweise Selbstbeteiligung am Behandlungsgeschehen

dem Verhungern rettete. In dieser Sendung war auch eine Geige als Geschenk des Schweizer YMCA (Christlicher Verein junger Männer) enthalten. Diese wurde dem einzigen Berufsmusiker unter uns, einem Geiger der Philharmonie Stuttgart, übergeben. Am Pfingstsonntag gab er uns ein Konzert, den Geigenpart eines Beethoven-Trios, andere Noten hatten der Sendung nicht beigelegen. Wir saßen auf dem Abhang des Glacis unseres Forts und sogen die Musik förmlich in uns hinein. Eine so ergriffene, ja erschütterte Zuhörerschaft habe ich später auch bei künstlerisch hervorragenden Konzerten nie wieder erlebt. Nach den Jahren des Krieges und Monaten der Gefangenschaft waren wir wie ein trockener Schwamm und die Töne der Geige wirkte in uns Wunder. Die gedrückte Stimmung im Lager verwandelte sich mit einem Schlag in freudige Bewegtheit und es war, als habe eine neue Aufrichtekraft die erschöpften Körper der Gefangenen ergriffen. Für mich war es ein unvergessliches Erlebnis, das mir jetzt noch bei der Erinnerung die Tränen in die Augen treibt.

Vielleicht können Sie nachempfinden, was ich mit diesen Schilderungen sagen will? Zweifellos ist eine Kriegsgefangenschaft, zumal unter den berichteten Umständen, im Lebensverlauf ein ausgesprochenes Ausnahmeerlebnis. Ist aber nicht eine schwere Erkrankung, wie Krebs, auch ein ganz besonderes Ausnahmeerlebnis, das den Betroffenen herauskatapultiert aus den vorgezeichneten Bahnen des bisherigen Lebens und ganz neue Denkkategorien erfordert und letzten Endes eine Konzentration auf die wirklich wesentlichen Werte seines Lebens hervorruft? Erweist es sich nicht, dass diese wesentlichen Werte geistiger Natur sind? Wenn ich feststelle, dass ich auch mit den kostbarsten materiellen Werten mir meine Gesundheit nicht erkaufen kann, bekommen mit einem Mal geistige Werte eine ganz andere Bedeutung.

Seinem Wesen nach ist der Geist auf ein Ziel gerichtet. Er entzündet Aktivitäten, die wir als Kreativität erleben. In den geschilderten Erlebnissen hat die zunächst tief unbewusste Suche nach geistiger Nahrung die zielgerichteten Bemühungen, sich Wissen anzueignen, ausgelöst, wodurch die Voraussetzungen für späteres kreatives Wirken geschaffen wurden. Die Ausstrahlung der kleinen blauen Blume und die Töne der Geige vermochten die kriegsbedingten Verkrustungen der abgestumpften Gefangenen aufzubrechen und damit den Boden zu bereiten, in dem wieder erste Hoffnungskeime und Zukunftsziele wachsen konnten.

Es kann uns an diesen Erfahrungen deutlich werden, welche Bedeutung und Wirkung geistige Ernährung in unserem Leben hat, wenn wir es uns einmal bewusst vor Augen führen. Sie ist in unserem Leben der physischen Ernährung völlig gleichwertig zu setzen. Nur ist uns diese Tatsache viel zu wenig bewusst. Wenn wir heute die körperlich wohlgenährten vor allem auch jungen Menschen betrachten, wird uns das deutlich. Sie strotzen vor physischen Kräften, wissen aber erschreckend oft mit diesen Kräften nichts Sinnvolles anzufangen. Stundenlanges Fernsehen, Walkman-Musik und Regenbogenpresse bieten keine geistigen Nahrungsstoffe. Wie bei Konservennahrung fehlen die Vitamine, die erstrebenswerte Ziele setzen und die lebendigen Aufbaustoffe, die Kreativität ermöglichen.

Betrachten Sie jetzt unter diesen Gesichtspunkten Ihr eigenes Leben. Könnnen Sie sicher sein, dass Ihr geistiger Ernährungszustand den Anforderungen, die eine schwere Erkrankung an Sie stellt, gewachsen ist? In welchen Bereichen ist eine Verbesserung möglich? Die Antworten sollten Sie suchen zwischen Ihrer ganz persönlichen Zielsetzung und der Erfüllung, die Ihnen Ihre Bemühungen ermöglicht haben. Je näher Sie einer inneren Einstellung kommen, die man aktive Gemütsruhe nennen könnte, umso mehr können Sie darauf vertrauen, dass Ihre geistige Ernährung Ihrer augenblicklichen Lebenssituation entspricht.

Wo finden Sie nun die besonderen Nahrungsstoffe, die Ihr Geist für sein Wirken benötigt?

Die erforderlichen Vitamine finden Sie im weiten Wirkungskreis der *Kunst*. Erspüren Sie, welche Art von Musik nicht nur Ihrem Geschmack, sondern auch Ihrem Bedürfnis entspricht. Betrachten Sie mit Ruhe und Besinnlichkeit die Kunstwerke der Natur, wie Sie Ihnen im Augenblick zugänglich sind: Eine Pflanze auf der Fensterbank, ein Blumenstrauß, eine Landschaft oder den Sonnenuntergang. Versenken Sie sich in der Betrachtung eines Bildes oder gehen Sie in ein Museum. Suchen Sie mit Sorgfalt Ihre Lektüre aus. Wie lange haben Sie kein Gedicht mehr auf sich wirken lassen? Welchen Schriftsteller oder Dichter hätten Sie schon seit Jahren gerne einmal in Ruhe gelesen?

Weit über die passive Beschäftigung mit Kunst wirkt aktive *künstlerische Betätigung*. Holen Sie sich Farbstifte oder Pinsel und Papier, zeichnen oder malen Sie, was Ihnen im Moment aus Stift oder Pinsel fließt. Holen Sie Ihr vernachlässigtes Musikinstrument hervor und spielen Sie aus Freude am Musizieren ohne jeden Anspruch an musikalische Perfektion. Beschaffen Sie sich einen Klumpen Ton oder Plastilin und lassen Sie

4. Die stufenweise Selbstbeteiligung am Behandlungsgeschehen

Ihre Hände gestalten. Das entstehende Werk ist zunächst nicht das Wichtige. Das Tun ist das Entscheidende. Wer dazu Anregungen und fachliche Anleitung braucht, suche Anschluss an Praxen oder Gruppierungen, in denen künstlerische Therapie angeboten wird (s. Kap. 10.7.ff).

Die geistigen Aufbaustoffe finden wir in der Beschäftigung mit *lebendiger Wissenschaft*. Vor allem eine nicht unmittelbar zweckgebundene und nutzbringende Auseinandersetzung mit wissenschaftlicher Literatur aus Freude an der Erweiterung des Wissens hat geistig aufbauende Wirkung. Wer sich nicht zu den wissenschaftlich orientierten Menschen zählt, kann sich aber auf jeden Fall vertiefend mit dem ihn am meisten interessierenden Thema dieses Buches beschäftigen. Sie können erleben, dass Wissenschaft gar nicht trocken und langweilig zu sein braucht, sondern außerordentlich belebend und begeisternd wirken kann.

Die Mineralien und Spurenelemente im geistigen Bereich sind auf der *sozialen Ebene* zu finden. Jedes Mitdenken, Mitempfinden und Mithelfen im sozialen Sinne wirkt gerüstbildend und konsolidierend für unseren Geist. Ob Sie sich gedanklich oder auch nur finanziell helfend einschalten, ob Sie einem Mitpatienten beistehen oder sich in einer Selbsthilfegruppe oder Hospizinitiative mitarbeitend betätigen, liegt allein an Ihrer derzeitigen Lebenssituation und Ihren persönlichen Möglichkeiten. Entscheidend ist hier der innere Impuls und das echte menschliche Engagement.

Die unentbehrlichen geistigen Katalysatoren erwerben wir uns durch ein *kontemplatives Leben*. Auch hier ist der Anspruch allein abhängig vom persönlichen inneren Horizont. Für viele sind ein paar Minuten der Besinnlichkeit täglich völlig ausreichend. Versuchen Sie in einer störungsfreien Umgebung einen Gedanken, ein Gebet, ein Bild zu verinnerlichen und so lange in Ihrem Geiste festzuhalten, wie es Ihnen ohne ablenkende Gedankenfetzen möglich ist. Andere Menschen werden in der Meditation (s. Kap. 10.5.) ihre Erfüllung und geistige Stärkung finden. Auch die später beschriebenen Visualisationsübungen (s. Kap. 10.4.) haben für die Menschen, die sich voll damit verbinden können, einen meditativen Charakter. Hier muss jeder seinen eigenen ganz persönlichen Weg finden, der seinen innerlichen Bedürfnissen und Voraussetzungen entspricht. Bei geduldiger und konsequenter Verfolgung des eingeschlagenen Wegs aber wird die katalysatorische Wirkung dieses Tuns im Zusammenwirken mit den geschilderten anderen geistigen Nahrungsmitteln unsere geistige Atmosphäre im Sinne der aktiven Gemütsruhe neu gestalten. Dann sind wir in der Lage, die Auseinandersetzung mit der Erkrankung durch Einschaltung unseres geistigen Persönlichkeitsanteils wahrhaft gesamtmenschlich zu führen.

5. Was hat die Krankheit mit meinem Leben zu tun?

5.1. Die Bedeutung biographischer Zusammenhänge erkennen

Wir sind in der Regel gewöhnt, im Laufe unseres Lebens auftretende Krankheiten als unangenehme und lästige Episoden zu betrachten, die unseren täglichen Lebensablauf behindern.

Dementsprechend ist unser Sinnen und Trachten darauf eingestellt, möglichst rasch von derartigen Beeinträchtigungen befreit zu werden. Mag eine solche Einstellung bei einer banalen Erkrankung, wie einer Erkältung oder Magen-Darmstörung, längere Zeit ohne erkennbare Folgen möglich sein, so kommen wir doch bei einer schweren Krankheit, wie Krebs, meist sehr bald an die Grenzen einer derartigen kurzsichtigen Betrachtungsweise. Die aus der ungewissen Prognose dieser Erkrankung sich zwangsläufig ergebenden Fragen, die sich letzten Endes immer auf ein vorzeitiges Lebensende zuspitzen, machen uns unmissverständlich klar, dass es sich um eine *Schicksalskrankheit* handelt. Eine episodische Betrachtungsweise reicht hier nicht mehr aus. Wir werden eindringlich aufgefordert, in größeren Zusammenhängen zu denken. Ein Ereignis ist eingetreten, das geeignet ist, unser Leben entscheidend zu verändern. Wir nennen dieses Ereignis einen Schicksalsschlag und werden damit veranlasst, über unser Schicksal nachzudenken, oft genug zum ersten Mal im ganzen Leben.

Hermann Hesse, zeit seines Lebens ein Sucher nach den hinter dem Schicksal verborgenen Wahrheiten, hat seine Einsichten im „Demian" so ausgedrückt:

> Jeder Mensch ist nicht nur er selber, er ist auch der einmalige, ganz besondere, in jedem Fall wichtige und merkwürdige Punkt, wo die Erscheinungen der Welt sich kreuzen, nur einmal so und nie wieder. Darum ist jedes Menschen Geschichte wichtig, ewig, göttlich, darum ist jeder Mensch, solange er irgend lebt und den Willen der Natur erfüllt, wunderbar und jeder Aufmerksamkeit würdig.

Nehmen Sie also die Ausnahmesituation der Krankheit zum Anlass, Ihrem eigenen Lebensweg die Aufmerksamkeit zuzuwenden, die seiner Einmaligkeit und Bedeutung entspricht.

Die Beschreibung der bisher abgelaufenen Lebensereignisse bezeichnen wir als *Biographie*.

In meinen Augen gibt es im Leben keine Zufälle. Viele Leser werden dieser Aussage ohne Weiteres zustimmen können. Wer damit Schwierigkeiten hat, sollte diese Ansicht einfach einmal als mögliches Denkmodell betrachten und es im Fortgang des Lebens einer kritischen Prüfung unterziehen. Dazu bietet sich im Rahmen der Thematik dieses Buches eine eingehende Beschäftigung mit der eigenen Biographie geradezu an. Denn wenn ich die Behauptung aufstelle, dass es keine Zufälle im Leben gibt, dann können ja gerade auch Erkrankungen kein zufälliges Ereignis sein. Ich kann Ihnen versprechen, dass Sie bei einer intensiven Arbeit an der eigenen Biographie nicht nur ein hervorragendes Übungsfeld bei der Überprüfung der hier aufgestellten Behauptung finden werden, sondern darüber hinaus überraschende und hoch interessante Einsichten in die vielschichtigen Zusammenhänge Ihres bisherigen Lebens und seine Verflechtungen mit anderen Menschenschicksalen erkennen werden.

Eine solche Betrachtung sollte allerdings unter ganz bestimmten systematischen Gesichtspunkten erfolgen, d.h. unter Berücksichtigung der grundsätzlichen gesetzmäßigen Entwicklungsschritte, die jeder Mensch im Laufe seines Wachsens und Reifens durchmacht. Diese Vorgehensweise bedeutet eine erhebliche Vertiefung und Erweiterung gegenüber der von mir in Kap. 2.7. angeregten „synoptischen biographischen Anamnese" und unterscheidet sich weitgehend von den üblichen psychoanalytischen Techniken. Es soll also keine rückwärts orientierte „Nabelschau" entstehen mit der Gefahr, dass die Methode zum Selbstzweck entartet. Die Beschäftigung mit der eigenen Biographie hat zum Ziel, über die Erhellung der gegenwärtigen Lebensthematik hinaus grundlegende Gesichtspunkte für die zukünftige Lebensgestaltung zu gewinnen. Es ist der Versuch, seinem ganz persönlichen Lebensmotiv auf die Spur zu kommen.

Eine schwere Erkrankung wirft immer die Frage nach ihrer Bedeutung innerhalb des Lebensablaufs auf:

- Schicksal oder Missgeschick,
- Signal oder Unglück,
- Bestimmung oder Zufall?

5. Was hat die Krankheit mit meinem Leben zu tun?

Ich habe mit vielen Menschen gesprochen, für die diese Fragen drängende Probleme erster Rangordnung waren. Für andere stehen die aktuellen Notwendigkeiten der Behandlung zunächst so im Vordergrund, dass für diese Fragestellung noch kein Raum im Bewusstsein ist. Letzteren empfehle ich, das Thema Biographie einfach nur als existent zur Kenntnis zu nehmen und vorläufig zurückzustellen, damit Sie es eventuell zu einem späteren Zeitpunkt mit erwachtem Interesse wieder aufnehmen können.

Die allgemeingültigen Gesetzmäßigkeiten, auf die sich eine sinnvolle Arbeit an der eigenen Biographie stützen sollte, beruhen auf den menschlichen Entwicklungsschritten im *Siebenjahresrhythmus*. Jeder dieser Schritte ist unter drei Gesichtspunkten zu betrachten: Der körperlich-biologischen Entfaltung, der psychischen Entwicklung und der geistigen Reifung.

Von ganz besonderem Interesse sind die drei ersten Entwicklungsperioden:

- von der Geburt bis Zahnwechsel und Schulreife mit etwa 7 Jahren,
- von der Einschulung bis zur Pubertät um das 14. Lebensjahr,
- von der Geschlechtsreife bis zum Erwachsensein mit 21 Jahren.

In diesen Zeitabschnitten erfahren wir die größten Veränderungen unseres ganzen Lebens. In diesen wichtigen Entwicklungsjahren werden aber auch vielfach die Wurzeln für spätere Erkrankungen gelegt (s. Kap. 2.7.). Deshalb sind sie für unsere Fragestellung von größerer Bedeutung als es bei oberflächlicher Betrachtung den Anschein haben mag. Rudolf Steiner hat es sogar ganz explizit hervorgehoben, indem er sagte:

Krankheit ist kondensierte Biographie.

Wie könnte eine Arbeit an der eigenen Biographie praktisch erfolgen? Ideal ist zweifellos die Teilnahme an einem „Biographie-Seminar", das in den letzten Jahren wegen des großen Interesses zunehmend im Rahmen anthroposophischer Veranstaltungen an verschiedenen Orten im In- und Ausland angeboten wird. Ich bin sicher, dass Sie sich die Intensität und Qualität der Erfahrungen, die bei einer solchen subtilen Arbeit möglich werden, nicht vorstellen können, wenn ich es hier mit Worten zu schildern versuche. Das kann tatsächlich nur durch das eigene Erleben vermittelt werden.

Eine solche Arbeit lässt sich aber auch durchaus im kleinen persönlichen Rahmen allein oder mit einem vertrauten Gesprächspartner, der die Fähigkeit besitzt, liebevoll-interessiert zuhören zu können, durchführen.

Als eine Einstiegshilfe in diese Arbeit gebe ich Ihnen im Folgenden einen kleinen Fragenkatalog, der Sie an die zentralen Entwicklungsschritte der ersten drei Jahrsiebte heranführen soll:

1. Lebensjahrsiebt (0 bis 7 Jahre):
- Wissen Sie etwas über den Verlauf der Schwangerschaft Ihrer Mutter mit Ihnen (Krankheiten, Unfälle, besondere Lebensumstände)?
- Waren Sie ein erwünschtes Kind?
- Wie ist Ihre allererste Lebenserinnerung?
- Schildern Sie genau das Wohnhaus oder die Wohnung Ihrer ersten Lebensjahre (Aussehen, Gerüche, Geräusche, Umgebung). Welche Empfindung entsteht dabei in Ihnen?
- Wie waren die vertrauensbildenden Lebensumstände (Eltern, Kontaktpersonen, Ereignisse) bzw. welche Erlebnisse sind mit Ängsten verbunden?
- Wurden Versprechungen eingehalten?
- Fehlte ein Elternteil?
- Haben Sie Erinnerungen an Krankheiten?
- Gab es besondere Entwicklungsprobleme (Speikind, verlängertes Nuckeln, Bettnässen, Schlafstörungen)?

2. Lebensjahrsiebt (7 bis 14 Jahre):
- Waren Eltern und Lehrer für Sie echte Autoritäten? Haben Sie sie geliebt?
- Waren Sie eher schüchtern oder draufgängerisch?
- Gehörten Sie unter Ihren Freunden zu den Anführern oder Mitläufern?
- Wie konnten Sie Schmerzen oder Zurücksetzungen vertragen?
- Gab es in Ihrer Erziehung Verhaltensnormen hinsichtlich Ihres männlichen oder weiblichen Geschlechts?
- Gab es Menschen für Sie, die Sie verehrt haben?
- Welche Menschen waren für Sie Vorbild?

5. Was hat die Krankheit mit meinem Leben zu tun?

- Hat künstlerische Betätigung eine Rolle gespielt (Musikinstrument, Malen, Plastizieren, Basteln)?
- Gab es eine religiöse Einstellung?

3. Lebensjahrsiebt (14 bis 21 Jahre):
- Hatten Sie besondere Ideale?
- Waren Sie an eine Gruppe angeschlossen oder eher Einzelgänger?
- Wie waren Ihre ersten sexuellen Erlebnisse?
- Hatten Sie Anlass zu Kritik an Familie oder Gesellschaft?
- Hatten Sie ein besonderes Interessengebiet oder eine Aufgabe?
- Waren Sie einverstanden mit dem Verhalten der Erwachsenen Ihrer Umgebung?
- Hatten Sie genügend Freiheit für Ihre Entwicklung?
- Haben Sie früh Verantwortung übernommen?
- Wie war Ihre Stellung innerhalb der Familie?
- Wer oder was war beeinflussend für Ihre Berufswahl?
- Wie war Ihr Verhalten gegenüber Nikotin, Alkohol oder Drogen?
- Wie waren Ihre Beziehungen zum anderen Geschlecht?

Für die weiteren Jahrsiebte lassen sich in ähnlicher Weise die wesentlichen Entwicklungsschritte herausschälen. Das würde aber im Rahmen dieses Buches zu weit führen. Ich verweise daher auf die im Anhang angegebene Literatur und die Kontaktadressen für Biographie-Seminare.

Bei der Beschäftigung mit den während dieser Arbeit aus der Erinnerung auftauchenden Erlebnissen sollten Sie darauf achten, wo in Ihnen begleitende Gefühlsschwingungen entstehen. Alle Erinnerungen ohne emotionales Mitschwingen haben für Sie gleichsam nur noch historische Bedeutung. Stellen Sie aber eine innerliche Erregung fest, so ist dieses Erlebnis noch nicht völlig verarbeitet und wartet darauf, von Ihnen noch einmal aufgegriffen zu werden. Hier können die Wurzeln späterer Erkrankungen liegen. Sie sollten unbedingt ein Gespräch mit dem Arzt Ihres Vertrauens darüber führen.

5.2. Psychologische Zusammenhänge

5.2.1. Stress

Unsere Fähigkeit, bestimmte Lebenssituationen mit dem vielschichtigen Reaktionsmuster der Stressabläufe zu beantworten, ist eine unverzichtbare, weil lebenserhaltende Einrichtung unseres Organismus. Sie werden sich sicher über diese allen geläufigen Vorstellungen über Stress widersprechende Aussage sehr wundern. Ich lege aber großen Wert darauf, die lebensrettende Aufgabe der Stressreaktionen in den Vordergrund unserer Betrachtungen zu stellen. Es lässt sich sogar die begründete Behauptung aufstellen, dass die Menschheit auf diesem Planeten längst ausgerottet wäre, wenn sie nicht über die *Stressfähigkeit* verfügen würde (s. Kap. 4.3.8.).

Halten wir also fest, dass wir eine Selbstschutzeinrichtung mit auf unseren Lebensweg bekommen haben, die selbsttätig unseren Organismus in einen Alarmzustand versetzt, sobald wir einer Bedrohung aus unserer Umgebung ausgesetzt sind. Durch ein planvolles Zusammenwirken vielfältiger hormoneller und nervaler Abläufe werden alle unsere Organe in einen Zustand versetzt, der ein sofortiges lebenserhaltendes Handeln ermöglicht. Wir nennen dieses Reaktionsmuster die *Alarmphase*.

Die Problemseite des Stress ist nun aber die Tatsache, dass wir uns heute einer ständigen Perversion dieser natürlichen Reaktionsweise unseres Organismus ausgesetzt sehen. Vom Schrillen des Weckers bis zum Abendkrimi vor dem Fernseher sind wir in der Regel ständig künstlichen Umweltreizen, z.T. Extremreizen, ausgesetzt, die unserem Organismus Gefahr signalisieren und von ihm entsprechend beantwortet werden. Im Straßenverkehr, durch Umweltverschmutzungen und im Berufsleben durch Überforderung oder ungünstiges Betriebsklima sind wir im Übermaß *Dauerstress*-Einflüssen ausgesetzt. Dagegen bezeichnen wir Reizantworten auf einmalige kurze Umweltreize, wie wir sie z.B. durch einen Unfall, eine Operation, aber auch einen plötzlichen Wetterwechsel oder einen größeren Ärger erleben als *Disstress*.

Eine andere Seite des Stresses wird in der Diskussion über dieses Thema in der Regel vergessen. Wussten Sie, dass es auch den *Eustress* (eu: griech. = gut wohl) gibt? Es handelt sich hier um die für ein aktives, kreatives und glückliches Leben essentiell notwendige innere Grundspannung, die zwischen Ruhe und Anstrengung liegt, mit deren

5. Was hat die Krankheit mit meinem Leben zu tun?

Hilfe wir Ziele anstreben, Eingebungen empfangen und Aufgaben erfüllen. In dieser Spannungs-Mitte sollte auch die Haltung liegen, mit der wir unserer Krankheit gegenübertreten. Nicht aus der vielgepriesenen Nur-Ent-spannung, genauso wenig aber auch aus einer therapeutischen Betriebsamkeit kann Gesundheit wachsen.

Dieser übergeordnete Gesichtspunkt liegt allen Behandlungsvorschlägen und Übungsanregungen zugrunde, die ich Ihnen vorzustellen habe.

Im Rahmen der Naturheilverfahren machen wir uns das Reaktionsmuster der Alarmphase des Stresses zunutze, indem wir durch eine unspezifische Reiztherapie wie z.B. Eigenblutinjektionen, Fiebertherapie aber auch Klimakuren die Abwehrkräfte unseres Organismus auf ein höheres Aktivitätsniveau bringen. Bei richtiger Dosierung der unspezifischen Reiztherapie können wir auf diese Weise durch Gewöhnung den Organismus in die *Widerstandsphase* versetzen. Alle Abhärtungsmaßnahmen haben dieses Ziel. Bei Überdosierung der Reize durch Dauerstress oder einen einzelnen erheblichen Disstress-Einfluss tritt die *Erschöpfungsphase* ein. Das ist die Situation, in der Krankheiten ausbrechen vom einfachen Schnupfen bis zur schwersten Infektion, vom „vegetativen Erschöpfungszustand" bis zur Depression und von den Abnutzungskrankheiten bis zum Krebs. Hier ist es die Aufgabe der ärztlichen Heilkunst durch wohldosierte Entlastungs- oder Gegenmaßnahmen die gesunde Reaktionsfähigkeit wiederherzustellen (s. Kap. 3.2.).

5.2.2. Angst

Wir haben uns in Kap. 1.2.1. schon Gedanken gemacht über die Angst, wie sie in der Schockphase vorherrschend auftritt. Wir hatten unterschieden zwischen der diffusen *Angst* vor der unbestimmten Bedrohung und der *Furcht*, die immer auf eine ganz konkrete Bedrohung ausgerichtet ist. An dieser Stelle wollen wir einige Überlegungen anstellen über die unmittelbaren Auswirkungen der Angst auf uns selbst. Dazu einige Beispiele: Sie kennen sicher die Berichte, wie eine Mutter in ein brennendes Haus stürzt und furchtlos ihr Kind aus den Flammen rettet. Oder wie ein Soldat ungeachtet des Gewehrfeuers des Gegners seinen verwundeten Kameraden in Sicherheit bringt. Oder wie ein Pilot sein abstürzendes Flugzeug noch über eine Siedlung hinwegzieht und dabei die Gelegenheit zum Absprung mit dem Fallschirm versäumt.

Demgegenüber ein anderes Beispiel:

Ein Arbeiter einer Kühlfabrik wird beim Abladen versehentlich in einem Tiefkühllastwagen eingesperrt. Der Wagen setzt sich in Bewegung und fährt durch die Nacht seinem Ziel entgegen, ohne dass der Arbeiter sich bemerkbar machen kann. Als man ihn am nächsten Morgen entdeckt, liegen um ihn herum die Zettel eines Auftragsblocks verstreut, im Dunkeln vollgekritzelt mit einer genauen Schilderung seiner Erlebnisse in der Nacht im Kühlwagen: Wie die Kälte zuerst in seine Füße und Hände kriecht und wie es sich anfühlt, als die Kälte in seinen Körper eindringt, wie allmählich Beine und Arme absterben usw. Er ist tot. Die Kühlanlage war gar nicht eingeschaltet.

In den ersten Beispielen wachsen die Menschen gleichsam über sich hinaus, überwinden ihre Angst und sind zu ungewöhnlichen Leistungen befähigt: Von Mutterliebe beflügelt wird das Kind aus den Flammen gerettet, um Menschenleben zu retten nimmt der Pilot seinen eigenen Tod in Kauf, der Wunsch, seinen Kameraden zu retten verleiht dem Soldaten den Mut zur Bergung seines Kameraden. Demgegenüber steht die unbestimmte Angst vor dem Kältetod, die dem Arbeiter nicht die Feststellung der tatsächlichen Situation ermöglicht und die ihm den Tod in den unbeherrschten Fluten der eigenen Angst bringt.

Erkennen Sie die kennzeichnenden Unterschiede in den geschilderten Beispielen? Auf der einen Seite ermöglichen übergeordnete, höherwertige Ziele die Überwindung der Angst und verleihen ungewöhnliche Fähigkeiten und Kräfte. Auf der anderen Seite lähmt die blinde Angst das Denken und reißt hinab in den Strudel konturloser Panik.

Es bestehen offenbar zwei grundsätzliche Möglichkeiten, auf Bedrohungen zu reagieren, zwei Extreme stehen sich gegenüber: Erhöhte oder sogar ungewöhnliche zielgerichtete Aktivität und Leistung im einen Falle, Lähmung und sinnloses Drehen um sich selbst im anderen Falle. Wir können auch mit den schon erarbeiteten Begriffen sagen: In den ersten Beispielen ist es den geschilderten Menschen gelungen, den Schritt aus der strukturlosen Angst durch die Überwindung der konkreten Furcht in die sinnverhaftete Tatkraft zu machen. Der Arbeiter in dem Kühlwagen hat eher einen Schritt rückwärts getan in die lähmende Passivität und darüber hinaus in die Selbstaufgabe.

So stehen wir alle im Grunde bei jeder Bedrohung an diesem Scheideweg, wo der Entschluss zum einen oder dem anderen Weg gefordert wird. Im akuten Bedrohungsfall

5. Was hat die Krankheit mit meinem Leben zu tun?

ist es meist das Es in uns, das im Rückgriff auf Instinkte und Notfallreflexe ohne unser bewusstes Zutun die Entscheidung fällt. Hängt die Bedrohung aber wie ein Damoklesschwert schon so lange über uns, dass uns Zeit zur Besinnung bleibt, sind wir mit unserem bewussten Ich zur Entscheidung aufgerufen. Nehmen wir die Entscheidung nicht wahr, bleibt uns nur der steile Weg in die abgrundtiefe Angst. Stellen wir uns aber als bewusstes Ich der Bedrohung und fragen nach ihrem Ursprung, sind wir schon auf der Ebene der Furcht. Mit der Frage *„Wovor fürchte ich mich?"* haben wir schon die Initiative an uns gerissen. Jetzt können wir uns mit den Antworten bewusst auseinandersetzen: Furcht vor der bevorstehenden Operation oder Behandlung, Furcht vor Metastasen, Schmerzen, Siechtum. Zum Schluss steht immer die Furcht vor dem großen unbekannten Etwas, dem Tod. Sie wissen oder ahnen, dass es auf diese Fragen keine fertigen, allgemeingültigen Antworten gibt. Aber Sie haben eine umrissene Fragestellung in Ihrem Bewusstsein, mit der Sie umgehen können, für die Sie Rat und Hilfe suchen können. Seien Sie versichert: *Jeder auf diese Weise mühsam errungene Lösungsschritt ist gleichzeitig auch ein wichtiger Reifungsschritt!*

Wir haben diese Ebene schon im Kapitel über die Schockphase (s. Kap. 1.2.1.) angesprochen. Hier wollte ich Ihnen nur noch einmal eindringlich vor Augen führen, was viele gar nicht bewusst wahrnehmen, dass Sie bei jeder Bedrohung diese Entscheidungsphase durchlaufen und dass alleine Sie aufgerufen sind, sich für die negierende oder die bejahende Reaktionsweise zu entschließen. Mögen diese Hinweise Ihnen einen orientierenden Lichtstrahl in der Dunkelheit der Angst geben.

Angst ist zweifellos in vielen Krankheitsverläufen eine der erschwerendsten und ungünstigsten Einflussgrößen. Wenn ich Ihnen zum Bewusstsein bringen konnte, dass Sie der Angst nicht völlig willkürlich und hilflos ausgesetzt sind, haben diese Zeilen ihre Aufgabe erfüllt. Weitere Anregungen und Anstöße zu einer konstruktiven Bewältigung entstandener Fragestellungen finden Sie über die Verständnisbrücke Information – Einsicht – Vertrauen in den folgenden Kapiteln.

5.2.3. Depression

Der Zusammenhang zwischen der Entstehung bösartiger Geschwülste und Depression ist schon seit über 2000 Jahren bekannt. Bereits um 400 v.Chr. hatte Hippokrates beobachtet, dass Melancholiker besonders häufig zu Geschwulstbildungen neigen. Die Bezeichnung Melancholie entstammt der damals gültigen Auffassung vom Wesen der Krankheit, der Humoralpathologie (Säftelehre), und bedeutet „Schwarzgalligkeit" (griech.: melas = schwarz, Chole = Galle). Um 190 n.Chr. hat der berühmte römische Arzt Galen diese Anschauung bestätigt. Dieses Wissen hat sich bis in die heutige Zeit erhalten, obwohl es nie Gegenstand einer systematischen medizinischen Untersuchung, sondern nur Ergebnis aufmerksamer ärztlicher Beobachtung und Erfahrung war. Erst im Zuge der Entwicklung der Psychoneuro-Immunologie (s. Kap. 10) in den letzten Jahren wurde diese Aussage durch breit angelegte Erhebungen statistisch belegt. Ein gewichtiger Grund, dass wir uns mit diesem Thema noch einmal (s. Kap. 1.2.4.) unter besonderen, für die Fragestellung dieses Buches bedeutsamen Gesichtspunkten eingehender beschäftigen.

Melancholie oder im heutigen Sprachgebrauch Depression (deprimere: lat. = niederdrücken) bezeichnet eine veränderte Form unserer seelischen Stimmungslage im Sinne von Niedergeschlagenheit, Schwermut oder Bedrücktheit. Sie alle kennen sicher Zeiten, in denen Sie Ihre eigene Lebenssituation und die ganze Welt plötzlich aus der Froschperspektive betrachten, in denen Sie sich zu keiner Tätigkeit aufraffen können und Ihre Umgebung in dunkelsten Farben sehen. Je nach unserer seelischen Grundstruktur unterliegen wir alle mehr oder weniger stark derartigen Stimmungsschwankungen. Der Wechsel zwischen guter und gedrückter Stimmungslage ist eine ganz normale menschliche Eigenart und entspricht dem sinuskurvenförmigen Verlauf aller Lebenserscheinungen. Von einer krankhaften Depression sprechen wir dann, wenn sich die Abwärtsbewegung der Stimmungskurve nicht in kurzer Zeit wieder aufwärts orientiert. In unserem Zusammenhang wollen wir nur von den reaktiven, also auf einem nicht genügend verarbeiteten Schicksalsereignis beruhenden Depressionen sprechen.

Es ist die Verknüpfung von zwei verhältnismäßig häufigen Erscheinungsformen, auf die ich Sie aufmerksam machen möchte, weil sie durch eine distanzierte und zielgerichtete Selbstbeobachtung in vielen Fällen bereits erkannt werden können. Damit sind die

5. Was hat die Krankheit mit meinem Leben zu tun?

Voraussetzungen gegeben, zu verhindern, dass unbekannte Gegebenheiten ihre problematische Wirksamkeit im Verborgenen weiter entfalten.

Wir haben bei der Darstellung eines ganzheitlichen Menschenbildes (s. Kap. 3.2.) als Basis für unser Krankheits- und Gesundheitsverständnis schon über die verschiedenen Energieebenen gesprochen, auf denen sich unser menschliches Leben abspielt. Der Seelenleib ist die Wirkebene, auf der sich depressive Verstimmungen ihrem Wesen nach abspielen. Sie treten auf als Gefühle der Verzweiflung, Hoffnungs- und Ausweglosigkeit in Verbindung mit einer unüberwindbaren Lähmung jeglicher Initiative, die in eine blockierende Willenslähmung mündet. Es ist nun ein charakteristisches Wesensmerkmal gerade vieler Menschen, die eine besondere Neigung zur Erkrankung an Tumorkrankheiten aufweisen, dass sie ihre depressiven Stimmungsveränderungen nicht auf der seelischen Ebene als zugehörige Traurigkeit erleben, sondern das depressive Energiepotential in einer metamorphosierten Form ausleben. Diese Gefühlsumwandlung kann so weit gehen, dass die dahinter verborgene abgrundtiefe Depression auf den ersten Blick für die Umgebung nicht erkennbar ist und vor allem dem Betroffenen selbst nicht bewusst wird. Die Traurigkeit und Niedergeschlagenheit wird abgewehrt und erscheint in umgewandelter Form als besonderer Leistungswille, der sich unter Umständen in selbstaufopferndem sozialem Engagement anderen Menschen gegenüber äußert. Ein solcher Mensch kann nach außen strahlend aktiv erscheinen und trägt doch in sich eine tiefe Verzweiflung. Das kann bis zu einer Verschiebung der eigenen Traurigkeit auf einen anderen Menschen gehen, mit dem sich der Depressive identifiziert. Im Trösten wird die eigene Depression z.B. über einen persönlichen Verlust nicht wahrgenommen. Das ist als charakteristischer Ausdruck der Tendenz dieser Menschen aufzufassen, sich allen Wechselfällen des Lebens um jeden Preis anzupassen und die eigene Gefühlswelt zurückzustellen.

Kann man als Außenstehender diese Form der Metamorphose von Gefühlen noch gut als eine Art Selbstheilungsversuch im Sinne einer Flucht nach vorne verstehen und nachvollziehen, so wird es problematischer bei einer anderen Art von Gefühlsverschiebung, zu der gerade viele Krebspatienten neigen. Dabei wird das depressive Energiepotential tiefer bis in den Lebensleib verschoben. Hier tritt es als Funktionsstörungen im Bereich der verschiedensten Organe in Erscheinung. Viele apparatediagnostisch nicht erfassbare und mit den üblichen Mitteln nicht zu beeinflussende vegetative Beschwerden und Befindensstörungen gehören in diesen Bereich. Mögen sie in

Erscheinung treten als Herzbeklemmungen, chronische Durchfälle oder Verstopfung, schmerzhafte Muskelverspannungen, besonders im Schulter-Nackenbereich, oder als unerklärlicher Dauerschnupfen. Als besonders quälend wird von den meisten Betroffenen die fast immer vorhandene Schlaflosigkeit empfunden, die geradezu ein Kardinalsymptom der Depression darstellt. Die übliche symptomatische Behandlung bringt natürlich keine Besserung. Nur durch ein vertrauensvolles Gespräch mit einem erfahrenen Arzt kann dieser Zusammenhang aufgedeckt und als „kaschierte" Depression erkannt werden. Die Depression kann jetzt als eigene Traurigkeit erlebt werden. Die dadurch möglichen und endlich „erlaubten" ersten Tränen wirken bereits oft Wunder. Durch zusätzliche depressionslösende Behandlung verschwinden solche oft schon seit vielen Monaten bestehenden Beschwerden in der Regel in kurzer Zeit. Es ist nun keineswegs immer nötig, gleich mit den Antidepressiva der Psychopharmaka-Reihe zu behandeln. Besonders sensibel reagierende Patienten sprechen sehr gut auf homöopathische oder phytotherapeutische Mittel, z.B. aus dem Johanniskraut (Hypericum perforatum), an. Immer ist eine Leberbehandlung angezeigt, weil die Leber den organismischen Boden bildet, in dem Depressionen wurzeln.

Nun gibt es noch eine tiefere Verdrängung der nicht akzeptierten eigenen Traurigkeit bis in den physischen Körper hinein. Das zugrundeliegende Energiepotential wird über den Lebensleib bis in die zelluläre Ebene verschoben und bildet hier eine isolierte Energieinsel. Es lässt sich vorstellen, dass diese abgekapselte und in diesem Bereich fremde Energie eine Manifestationsebene sucht, um ihre gestaute Aktivität zu investieren. Bekommt eine Zelle derartige fehlgeleitete Energieimpulse zugeführt, kann sie nur mit abnormen Stoffwechselentgleisungen und unplanmäßiger Wachstumsstimulation reagieren. Hält die Energiezufuhr an, kann so ein Tumor entstehen.

Ich habe hier die Metamorphose von nicht akzeptierten Gefühlskomplexen in andere Energieebenen benutzt, eine wissenschaftlich nicht allgemein anerkannte energetische Tumorentstehungstheorie (s. auch Kap. 7.1.) anzusprechen. Das Thema dieses Kapitels hat mich dazu herausgefordert. Wenn Ihnen diese Darstellung einleuchtend erscheint, ziehen Sie Ihre ganz persönlichen Konsequenzen daraus. Das alleine ist das Entscheidende – Theorie hin und her! Für Sie heißt das:

- Versuchen Sie, Ihre eigene Einstellung und Ihr Verhalten distanziert und kritisch zu betrachten.

5. Was hat die Krankheit mit meinem Leben zu tun?

- Haben Sie den Mut, Ihre augenblickliche Lebenssituation einmal grundsätzlich zu hinterfragen.

- Stellen Sie fest, wie Ihre *wirkliche* Stimmungslage ist.

- Könnte es sein, dass Sie unbewusst ein Rollenverhalten angenommen haben, das nicht Ihrer wirklichen Stimmungslage entspricht?

Wenn Sie Zweifel haben, ob es Ihnen gelungen ist, Ihre eigene Einstellung und Ihr Verhalten distanziert-kritisch zu überprüfen, sprechen Sie mit dem Arzt Ihres Vertrauens darüber. Nur durch eine vorurteilslose Beurteilung der tatsächlichen eigenen Stimmungslage und des von Ihnen eingenommenen Kompensationsverhaltens kann ein möglicherweise sehr problematisches Verdrängungsgeschehen aufgedeckt werden, das tumorbildend wirken kann.

Aus einer anderen Sicht kann eine Depression auch als eine Art seelische Verdauungsstörung betrachtet werden, wenn ein Schicksalsereignis für den Betroffenen eine zu schwere Kost darstellt. Durch ein ignorierendes Verhalten ist keine Lösung des Verdauungsproblems zu erwarten. Nur ein offenes Bekenntnis zur tatsächlichen Lebenssituation kann Ihnen helfen, den harten Brocken zu verdauen. Gelingt es Ihnen, eine echte Lösung der Problematik zu vollziehen, haben Sie einen wichtigen Reifungsschritt vollzogen, neue Erkenntnisse gewonnen und dem Tumor Entstehungsimpulse entzogen.

5.2.4. Schmerz

Schmerzen sind zweifellos unangenehme und lästige, oft aber auch quälende bis unerträgliche Missempfindungen. Für die meisten Menschen sind Schmerzen von Kindheit an die am meisten gefürchteten Empfindungsqualitäten. Wir haben schon früh gelernt, auftretende Schmerzen abzulehnen und greifen deshalb gedankenlos sofort nach einem der in großer Zahl angebotenen Schmerzmittel. Da das Stichwort Schmerz bei den meisten Menschen untrennbar mit dem Begriff Krebs verbunden ist, müssen wir das Thema hier eingehender hinterfragen.

Zunächst fordere ich Sie auf, einmal alles, was Sie bisher über Schmerz gehört oder gedacht haben, zurückzustellen und mit mir ganz unvoreingenommen das Phänomen

Schmerz zu betrachten. Was hat die Naturwissenschaft zu diesem Thema zu sagen? „Schmerz, (lat. Dolor): im Allgemeinen durch Erregung von Schmerzrezeptoren hervorgerufene, häufig unter Beteiligung anderer Sinne (v.a. Druck-, Temperatursinn) zustandekommende, komplexe Sinnesempfindung (mit starker seelischer Komponente = Schmerzerlebnis), unterschieden – je nach Qualität – als klopfend (= pulsrhythmisch), brennend, bohrend, lanzinierend, hell und stechend (Tiefenschmerz)."

Wie sieht das aus psychologischer Sicht aus? „Schmerz, Empfindung mit seelisch störender, ja zerstörender Wirkung, die durch überstarke äußere Reize oder krankhafte leibliche Vorgänge mannigfaltiger Art bewirkt wird." In beiden Definitionen steht die unangenehme Seite des Geschehens ganz im Vordergrund der Auffassung.

Versuchen wir uns einmal vorzustellen, wie es wäre, wenn die Natur uns nicht mit der Fähigkeit, Schmerzen zu empfinden, ausgestattet hätte. Wir würden uns ständig die unglaublichsten Verletzungen zufügen ohne das geringste davon zu merken. Als eindrucksvolles Beispiel nenne ich Ihnen eine Krankheit, die uns das deutlich vor Augen führt. Die Lepra, biblisch „Aussatz" genannt, ist eine vorwiegend im Orient auftretende bakterielle Erkrankung, die mit einer Schädigung der Nervenendungen in der Peripherie des Körpers einhergeht. Dadurch wird der Tast- und Schmerzsinn ausgeschaltet und der Kranke verspürt keine Druck- oder Schlageinwirkungen, besonders an Händen und Füßen. Außerdem verschwinden gleichsam über Nacht plötzlich einzelne Finger oder Zehen. Lange Zeit hatte man angenommen, die Schädigungen beruhten auf krankheitsbedingten Gewebsveränderungen. Erst ein in Indien arbeitender englischer Chirurg, Dr. Paul Brand, fand heraus, dass die Gewebeveränderungen durch unkontrollierte Einwirkung von Druck oder Schlag entstanden, weil der Kranke durch das Fehlen des Schmerzsinns ja keinen begrenzenden Maßstab für die Stärke von Krafteinwirkungen auf sein Gewebe besaß. Das plötzliche Verschwinden von Fingern oder Zehen erklärte sich dann als Folge von Rattenfraß während der Nacht, ohne dass der Betreffende etwas davon bemerkte.

Wir wollen uns jetzt nicht weiter mit der Lepra beschäftigen, sondern aus dem Beispiel nur ableiten, welche Folgen ein fehlender Schmerzsinn haben würde. Wir können daraus lernen, dass der Schmerz für uns ein unverzichtbar wichtiges *Warnsignal* bedeutet, dessen *Schutzwirkung* für unseren Körper nicht hoch genug eingeschätzt werden kann. Diese positive Erkenntnnis wollen wir jetzt einmal ganz bewusst dem negativen Vorurteil unserer bisherigen Einstellung zum Schmerz gegenüberstellen.

5. Was hat die Krankheit mit meinem Leben zu tun?

Natürlich gilt diese Signalwirkung der Schmerzen auch für Erkrankungen unserer inneren Organe. Ein Kardinalssymptom z.B. jeder Entzündung ist der auftretende Schmerz. Bei Krebserkrankungen funktioniert allerdings diese Schutzeinrichtung heimtückischerweise in vielen Fällen nicht. Doch werden sicher eine ganze Reihe von Ihnen durch einen Schmerzreiz auf ihre Erkrankung aufmerksam geworden sein.

Eine weit verbreitete Fehlmeinung muss jetzt noch korrigiert werden: Der weitaus größte Teil der auftretenden Schmerzen ist nicht körperlich, sondern überwiegend *seelisch* bedingt. Hier spielt die von Jugend an eingeimpfte Furcht vor Schmerzen eine ausschlaggebende Rolle. Mit dem Ruf *„Oh Gott, hast Du Dir sehr weh getan?"* ist schon früh eine Wehleidigkeit induziert worden. Der australische Tierarzt Dr. Ian Gawler stellt in seinem sehr empfehlenswerten Buch „Krebs – ein Signal der Seele?" sogar die Behauptung auf, dass es überhaupt keine körperlich bedingten Schmerzen gäbe. Er stützt sich dabei auf seine eigenen Erfahrungen mit einer als außerordentlich schmerzhaft geltenden Krebserkrankung an einem osteogenen Sarkom, das zur Amputation eines Beines geführt hatte. Nach Genesung von seiner als nicht mehr heilbar geltenden durch Metastasierung weit fortgeschrittenen Erkrankung entwickelte er mit seiner Krebspatienten-Selbsthilfegruppe eine Schmerztraining genannte Methode. Durch intensive Entspannungsübungen und Meditation konnte er bei sich selbst und seinen Patienten eine weitgehende Schmerzbefreiung erreichen. Ich selber habe mit meiner Krebspatientengruppe (s. Kap. 10.4.2.) ähnliche Erfahrungen gemacht.

Das mag für viele unglaublich klingen. Doch hat ja auch der französische Gynäkologe Frederick Leboyer den Frauen die als unvermeidlich geltenden, weitgehend angstbedingten Geburtsschmerzen allein durch Aufklärung über den Geburtsvorgang sowie Atem- und Entspannungsübungen ganz wesentlich verringern können.

Halten wir fest, dass es gerade die Angst vor Schmerzen ist, die Schmerzen erzeugt. Schon bei sprachwissenschaftlicher Betrachtung des Wortes Angst wird das deutlich: Das Wort Angst hat den selben Wortstamm wie das griechische Wort für eng = engys und lateinisch angina (angina = enger Hals, angina pectoris = enge Brust). Auf der körperlichen Ebene bedeutet eng = Krampf, und alle Verkrampfungen sind außerordentlich schmerzhaft. Das heißt: Eine sinnvolle Schmerztherapie hat in erster Linie die Hauptursache des Schmerzes, die Angst, zu beseitigen. Das geschieht auf der Informationsebene durch Einsicht in die Zusammenhänge und auf der Selbsthilfeebene durch Entspannungsübungen und Meditation (s. Kap.10.4.1. u. 10.5.). Setzen Sie also alles daran, einen Arzt oder auch Psychologen zu finden, der diese Gesichtspunkte in seinem Therapiekonzept miteinbezieht oder suchen Sie Anschluss an eine Selbsthilfegruppe (s. Kap. 10.9.). Wichtig ist für Sie zu wissen, dass eine gezielte Vorbeugung gegen eine mögliche Entstehung von Schmerzen sehr weitgehend auch Ihrer persönlichen Initiative überlassen ist. Über die weiteren Möglichkeiten ärztlicher Schmerztherapie bei einem schweren Verlauf der Erkrankung sprechen wir in Kap. 8.5.1. Sie sehen also, dass Sie in keinem Falle Angst haben müssen, Schmerzen hilflos ausgeliefert zu sein.

5.3. Das Schicksal gestalten – Aus den Signalen ein Lebenskonzept erstellen

Gestalten, d.h. eine Form geben, kann man zweifellos nur etwas, das einem gehört, das man sich zueigen gemacht hat. Sie können also nur ein Schicksal gestalten, das Sie angenommen haben. Sein Schicksal, zumal ein von einer schweren Krankheit belastetes, anzunehmen, ist schwer und erfordert viel innere Konsequenz und Stehvermögen. Was soll nun noch gestaltet werden? Ist Schicksal nicht etwas Gegebenes, Unabänderliches, eben ein „Schicksalsschlag"? So mag es zunächst bei theoretischer Betrachtung erscheinen. Aber in der aktuellen Lebenssituation sieht es für Sie doch ganz anders aus, wenn Sie nicht ein unverbesserlicher resignierender Fatalist sind. Sie erkennen den Forderungscharakter, den Ruf des Schicksals, das von Ihnen eine angemessene Reaktion verlangt.

Die Gegebenheiten der vorliegenden Situation werden zu einer Art Rohmaterial, das Sie zu bearbeiten haben, wie der Künstler aus dem Tonklumpen eine Plastik oder auch einen Krug oder eine Vase gestaltet. Das Rohmaterial des Schicksals in der Gestalt einer Krankheit verlangt von Ihnen eine energische Gestaltung, Sie sind aufgerufen, Ihren Verstand, Ihr Gefühl und Ihren Willen zu gebrauchen, um dieser Schicksalsherausforderung zu begegnen. Sind Sie dazu nicht in der Lage, werden Sie gleichsam im Rohmaterial Ihres eigenen Schicksals ersticken. Unser Leben zwischen Geburt und Tod ist ein ununterbrochener Lernprozess und das Schicksal der Stundenplan und das Lehrmittel. Viele lassen die Aufforderungen zu lernen ungehört an sich vorbeirauschen und verharren im eingefahrenen Alltagstrott: Beruf, Essen, Fernsehen, Vergnügen, Schlaf. Sie leben ein Leben unter ihrem Niveau. Unter Niveau verstehe ich die Summe der Fähigkeiten und Veranlagungen, die Sie mitbekommen haben auf Ihrem Lebensweg.

Diese Werkzeuge sind dazu bestimmt, Ihnen zur Bearbeitung des Ihnen vom Schicksal zugedachten Rohmaterials Ihres Geschicks zu dienen. Setzen Sie Ihre Werkzeuge ein, sie sind besser als Sie glauben! Gestalten Sie aktiv an Ihrem Leben! Vielleicht gelingt Ihnen, gerade auch durch die Krankheit, ein kleines Kunstwerk; *"denn der Mensch ist Selbstgestalter seines Schicksals."* (O. J. Hartmann)

5.3.1. Krebserkrankung als sinnvolle Aufgabe?

Diese Kapitelüberschrift ist sicher für eine ganze Reihe Krebskranker ein großes Ärgernis oder sogar eine Provokation. „So etwas kann sich auch nur ein Nicht-Krebskranker ausdenken!" werden viele sagen. Diese Reaktion ist absolut verständlich und für jeden nachvollziehbar. Nachdenklich allerdings kann uns die Aussage eines als Buchautor bekannt gewordenen Krebspatienten machen, der folgendes schrieb:

„Mit dem Krebs hat es nun aber eine doppelte Bewandtnis:
Einerseits ist er eine körperliche Krankheit,
an der ich mit einiger Wahrscheinlichkeit in nächster Zeit sterben werde,
die ich vielleicht aber auch überwinden und überleben kann;
andererseits ist er eine seelische Krankheit, von der ich nur sagen kann,
es sei ein Glück, daß sie endlich ausgebrochen sei."

Fritz Zorn („Mars", Frankfurt 1979)

Auch der amerikanische Psychotherapeut Lawrence LeShan, der viel mit Krebspatienten gearbeitet hat, fasst seine Erfahrungen so zusammen:

„Krebs führt oft zum Tode.
Aber es scheint Fälle zu geben,
in denen die Bedrohung durch Krebs
den Beginn des Lebens bedeutet."

In ähnlicher Weise habe ich immer wieder spontan aus dem Munde von Krebskranken gehört:

„Erst seit meiner Krebserkrankung habe ich richtig angefangen zu leben."

Als Nichtbetroffener steht man erschrocken und ungläubig vor solchen Aussagen. Viel mehr noch die meisten Betroffenen, besonders in der ersten Zeit nach Bekanntwerden der Diagnose. Es ist doch, als seien für den Betroffenen durch das Wort „Krebs" plötzlich die Vielfalt aller Kommunikationsfäden auf einen Punkt zusammengezogen und müssten sich erst durch eine ganz enge Öffnung der Umorientierung hindurchfädeln, ehe sie sich auf der anderen Seite langsam und vorsichtig wieder neu auffächern können, um ein Weiterleben unter anderem Vorzeichen zu versuchen. Und dieses neue Vorzeichen verändert die folgende Lebenszeit entscheidend. Es ist als habe eine neue Zeitrechnung begonnen: *Vor* und nach der Diagnose. Die Umwelt hat sich zwar nicht verändert, dafür aber die Sichtweise des Betroffenen je *nach* der Bewusstseinshelligkeit seines Erlebens.

Die Plus-Minus-Null-Situation des Diagnoseschocks eröffnet dem Betroffenen die Chance eines neuen Lebens, eines echten Neubeginns. Sind nicht mit einem Mal alle bis dahin so wichtigen Probleme des Alltags ihrer Vordergründigkeit und Scheinbedeutung entschleiert und alles Denken zusammengefasst auf die zentralen Schicksalsfragen von Tod und Leben? Wenn ich aus meinem eigenen Erleben dazu etwas beisteuern darf, so kann ich nur sagen, die drei Schicksalssituationen unmittelbarer Todesnähe, die ich erlebt habe, sind für mich unerwartet bedeutungsvoll geworden. Ich möchte sie nicht missen, denn sie haben mein Leben in grundsätzlicher Weise verändert und wirken bis heute nach. So kann ich die Menschen verstehen, die bewusst erlebend durch die enge Öffnung des Schicksals hindurchgegangen sind und die ihnen auf der anderen Seite geschenkte Lebenszeit nun aus einem völlig veränderten Blickwinkel neu beginnen. Die Infragestellung aller bisher bestimmenden Konventionen und Verpflichtungen kann wie eine Befreiung wirken, Befreiung zu einer selbstgewählten Neugestaltung des Lebens. Es ist einerseits wie eine zweite Kindheit und andererseits werden die bisher gesammelten Lebenserfahrungen unter veränderten grundsätzlichen Gesichtspunkten in ein neues Lebenskonzept eingebracht, in dem die Begriffe Leben und Tod eine ganz andere Rolle spielen als bisher. Daraus ergeben sich vielfach ganz neue Aufgabenstellungen, die bis zu einem Wechsel des Berufs und einer Neuorientierung des sozialen Engagements führen können.

5. Was hat die Krankheit mit meinem Leben zu tun?

Ich habe einer ganzen Reihe Menschen begegnen dürfen, die sich in beispielgebender Weise in Selbsthilfegruppen oder Hospizvereinen für andere Krebskranke eingesetzt haben. In unseren Krebsgruppen haben die Gruppenmitglieder, die ihre Erkrankung zu einer inneren Neuorientierung geführt hat, immer eine herausragende und für die anderen Teilnehmer tragende und beispielgebende Rolle gespielt. Sie waren es, die neu hinzukommenden Gruppenmitgliedern in ihrer ersten Verzweiflung und Hoffnungslosigkeit mit dem ganzen Gewicht ihrer eigenen Erfahrung viel überzeugender helfen konnten, als es ein professioneller Ratgeber hätte tun können. Dabei hatten wir den Eindruck, dass es gar nicht einmal so sehr der Wortinhalt ihrer Ratschläge war, der neuen Lebensmut vermittelte, sondern viel mehr noch die erlebbare Tatsache, dass hier jemand aus durchlittener und durchlebter Eigenerfahrung spricht, die ihm eine unwiderlegbare Kompetenz verleiht. So bin ich mit großem Respekt immer wieder Zeuge geworden, wie ein einzelner ungewöhnlicher Patient durch seine Ausstrahlung eine ganze Gruppe „auf den Weg bringen" konnte. Dadurch konnte die gemeinsame Krankheit nicht mehr nur als Lebenskatastrophe oder unverdientes Unglück angesehen werden, sondern es wurde möglich, im gleichartigen Schicksal einen Sinn oder sogar eine Aufgabe zu erkennen. In einer kreativen Selbsthilfegruppe kann jeder von Ihnen Erfahrungen in dieser Richtung machen.

Als Sternstunden der gemeinsamen Gruppenarbeit haben wir es empfunden, wenn, wie selbstverständlich, auf Grund einer folgerichtigen Entwicklung plötzlich Fragen der persönlichen Religiösität im Raum standen. Dabei handelte es sich nicht um ein verzweifeltes Auswegsuchen im Sinne eines „Zweckglaubens" als rettender Strohhalm, sondern um echte Re-ligio, deren Formgebung zunächst unabhängig von jedem etablierten Glaubensbekenntnis allein aus dem aktuellen Anliegen der Gruppengemeinschaft entstand.

Ich meine, dass die wiedergegebenen Aussagen Krebskranker und die geschilderten Erlebnisse mit Ihnen mehr und überzeugender über den Sinn und die Aufgabe der Erkrankung vermitteln können als die bestgemeinte lebensphilosophische Abhandlung.

6. Das Schicksal annehmen

Wenn wir im Zusammenhang mit dem Thema dieses Buches von Schicksal sprechen, werden wohl die meisten Leser an eine leidvolle Schickung denken, die ihnen mit der Krankheit zuteil geworden ist. Wer aber hat dieses Leid geschickt? Darüber werden sicher unterschiedliche Ansichten herrschen. Der im christlichen Glauben verwurzelte Mensch wird von der göttlichen Vorsehung sprechen, die ihm diese Schicksalsprüfung geschickt hat. Auch bei dieser Einstellung gehört viel Glaubenskraft dazu, um immer wieder auftretende Zweifel an der Gerechtigkeit Gottes zu überwinden und sein Geschick annehmen zu können. Viele Menschen verfügen aber heute nicht mehr über diese Kraft des Glaubens. Das Schicksal trifft aber auch sie. Bei ruhigem Nachdenken wird jeder jedoch feststellen müssen, dass Schicksal etwas ist, das von einer höheren Macht ihm zugedacht, über ihn verhängt ist, was sich menschlicher Berechnung und menschlichem Einfluss entzieht und das Leben des Einzelnen in entscheidender Weise bestimmt. Viele werden diese Gedanken gar nicht ins Bewusstsein vordringen lassen. Andere werden vielleicht mit einem hilflosen Achselzucken „Kismet" (arab. / türk. = Zugeteiltes) sagen und sich dem Unvermeidlichen mit einer fatalistischen (fatum: lat. = Geschick, Verhängnis) Lebenshaltung willenlos und untätig ergeben. Innerhalb der Skalenbreite zwischen diesen geschilderten Deutungsmöglichkeiten wird wohl die Einstellung der meisten Menschen liegen, so weit sie sich überhaupt auf eine Hinterfragung der vorliegenden Schicksalssituation einlassen.

Die alten Griechen kannten sieben Schicksalsgötter, merkwürdigerweise überwiegend weibliche. In der nordischen Götterwelt waren es die drei Nornen, die das Schicksal bestimmten. Im Zuge der Bewusstseinsentwicklung der Menschheit verschwanden die Götter, die von außen Einfluss ausübten auf das menschliche Geschick. Mit wachsendem Ichbewusstsein entstanden andere Vorstellungen. Schelling (gest. 1854), sah im Schicksal, geschichtlich betrachtet, die Offenbarung des Absoluten in drei Perioden: In der 1. Periode waltet das Schicksal völlig als blinde Macht; in der 2. Periode offenbart sich das Absolute als Natur, und das blinde Walten der Natur wird zum Naturgesetz; in der 3. Periode wird zunehmend das, was früher als Schicksal und Natur erschien, als Vorsehung offenbar. Die modernere Existenzphilosophie spricht allerdings sehr nihilistisch von der „Geworfenheit in das Nichts".

Für Sie, liebe Leser, gilt es angesichts der Unausweichlichkeit Ihrer Schicksalssituation, auf dem Weg vom Betroffenen zum Beteiligten den Standort zu suchen und zu bestimmen, der Ihre eigene Einstellung zur Schicksalsfrage wiedergibt. Niemand kann Ihnen diese Aufgabe abnehmen. Meine Möglichkeit ist die, dass ich Ihnen einige Gesichtspunkte und methodische Hinweise anbieten kann, die Ihnen bei der Erarbeitung Ihrer eigenen Anschauung hilfreich sein können.

Wenn es Ihnen gelungen ist, eine persönliche Anschauung des Schicksalsbegriffs zu erlangen, beginnt erst die eigentliche Aufgabe, dieses eigene Schicksal auch annehmen zu können, mag es im Augenblick auch noch so widrig und ungerecht erscheinen.

Auf keinen Fall können wir dem Schicksal entfliehen. Das bietet sich allerdings als naheliegendste „Lösung" förmlich an, sei es durch Verdrängung oder Flucht in eine Betriebsamkeit im beruflichen Bereich oder auch in die Zerstreuung. Ich habe auch schon einen wilden therapeutischen Aktionismus erlebt, der auf den ersten Blick sinnvoll und zielgerichtet zu sein schien, aber doch eigentlich nur eine subtile Form war, Nachdenken zu vermeiden.

In einer persischen Legende wird sehr anschaulich geschildert, wie jeder Versuch der Schicksalsflucht zum Scheitern verurteilt ist:

Der Gärtner begegnet im Park dem Tod. Er eilt zu seinem Herrn und bittet ihn um sein schnellstes Pferd, auf dem er nach Isfahan flieht. Sein Herr, ein persischer Fürst, sucht im Park den Tod auf und fragt ihn, warum er seinem Gärtner diesen Schrecken eingejagt habe. „Ich habe ihm keinen Schrecken eingejagt", entgegnete der Tod, „ich war nur erstaunt, dass ich ihn, den ich heute abend in Isfahan mir holen muss, hier arbeiten sah".

Meine eigenen Bemühungen um eine Anschauung der Schicksalsfragen haben im Lauf der Jahre zu einem sehr lebendigen und farbigen Bild des Schicksalsgeschehens geführt, das sich zunehmend als äußerst lehrreich und oft geradezu spannend entwickelt hat. Die sich eröffnenden vielschichtigen Beziehungszusammenhänge sind für mich aber erst in dem Augenblick richtig plastisch und einleuchtend geworden, als ich die Möglichkeit wiederholter Erdenleben in mein Denken miteinbeziehen konnte. Dies sei als Anregung hier ausgesprochen, um Ihnen einen Impuls zu geben, den Gedankenkomplex der Reinkarnation sich einmal unvoreingenommen prüfend vor Augen zu führen (s. Kap. 6.2.).

6. Das Schicksal annehmen

6.1. Krebs und Sexualität

Die Auswirkungen der Krebskrankheit auf die Sexualität des Erkrankten ist merkwürdigerweise immer noch ein Tabuthema innerhalb der von dieser Problematik Betroffenen. Hier meine ich sowohl die Erkrankten, wie aber auch ihre Ärzte und die Lebenspartner der Kranken. Es ist eine *mehrfache „Sprachlosigkeit"*, die die offene Erörterung dieses Problems unter den Beteiligten blockiert:

- Der *behandelnde Arzt* ist in der Regel der erste, der dieses Thema zur Sprache bringen müsste. Gemäß seiner Aufklärungspflicht müsste er vor jeder Operation, aber auch vor jeder anderen Behandlung die möglichen Auswirkungen auf die Sexualität mit dem Patienten erörtern. Die Beseitigung oder Vernichtung des Tumors als vorrangiges Problem steht aber so sehr im Vordergrund des Denkens der behandelnden Ärzte, dass das Thema Sexualität oft einfach vergessen wird oder nur am Rande nebensächlich berührt wird, selbst wenn es sich um einen Tumor der Sexualorgane handelt. Jede aggressive Behandlung, wie Chemotherapie oder Bestrahlung aber auch Hormontherapie, kann zum mindesten eine vorübergehende Beeinträchtigung der Sexualfunktionen verursachen. Der Patient wird meist erst dann auf dieses Problem aufmerksam, wenn er die Auswirkungen am eigenen Leibe spürt. Am Beginn der Behandlung ist er mit den unmittelbaren Fragen des Überlebens und der Verarbeitung des Diagnoseschocks so in Anspruch genommen, dass sich die Fragestellung Sexualität gar nicht ergibt. Mein Appell geht also an meine Kollegen, im Aufklärungsgespräch nicht nur die aktuellen Probleme ihrer Patienten im Auge zu haben, sondern auch die mittel- oder langfristigen Auswirkungen der geplanten Maßnahmen zu berücksichtigen. Die möglichen Veränderungen im Bereich des Sexuallebens spielen dabei im Blick auf die zu erwartende Lebensqualität eine ernst zu nehmende Rolle.

- Die Sprachlosigkeit der *betroffenen Patienten* hat mehrere Richtungen. Schon das innere Gespräch mit sich selbst gerät ins Stocken angesichts eines veränderten Selbstwertgefühls durch die bestehenden Störungen der körperlichen Integrität und die befürchteten Auswirkungen auf die Lebenssituation, insbesondere die Partnerschaft. Am häufigsten werden Frauen durch eine Brustoperation in eine Selbstwertkrise gestürzt. Sie haben ein wichtiges Attribut ihrer Weiblichkeit einbüßen müssen und furchten jetzt eine Verminderung ihrer Attraktivität, wenn nicht gar Liebesentzug oder sogar einen Partnerverlust. Ich habe Frauen erlebt, die ihren entstellten

Oberkörper nicht mehr ansehen oder berühren mochten und nicht mehr im Bad in den Spiegel schauen konnten. Sie vermieden es ängstlich, von ihren Kindern oder dem Ehemann unbekleidet gesehen zu werden und lehnten jeden sexuellen Kontakt ab. In einem besonders krassen Fall habe ich dringend eine Brustaufbauplastik befürwortet. Nach gelungener Operation verschwand die unerträgliche Spannung innerhalb der Familie und wir erlebten eine fröhliche Ehefrau und Mutter. Nicht einmal die ursprünglich geplante Durchführung der komplizierten Rekonstruktion einer Mammille (Brustwarze) war noch erforderlich.

An dieser Stelle möchte ich jeder Patientin mit ähnlichen Problemen den dringenden Rat geben, eine Aufbauplastik durchführen zu lassen. Die Operationstechnik ist jetzt so ausgefeilt, dass Sie mit kosmetisch guten bis hervorragenden Ergebnissen rechnen können. Oft muss allerdings auch die gesunde Brust kosmetisch korrigiert werden, um einen symmetrischen Zustand zu erreichen. Kürzlich habe ich allerdings eine Frau erlebt, die froh war über die nacheinander durchgeführte Abnahme beider Brüste wegen Krebs. Als Geschäftsfrau wollte sie nun beweisen, dass sie auch ohne Busen „ihren Mann stehen konnte" und ihre Erfolge nicht ihrer attraktiven Weiblichkeit verdanke, wie ihr vorher vielfach vorgehalten worden ist. Das ist aber ganz sicher als Einzelfall zu werten.

- Eine weitere, besonders verhängnisvolle Ebene der Sprachlosigkeit besteht oft *innerhalb der Partnerschaft*. Der Betroffene wagt aus Angst vor einer ablehnenden Reaktion des Partners nicht von sich aus das Gespräch zu eröffnen. Der Partner seinerseits meint, den Erkrankten schonen zu müssen und vermeidet aus Unsicherheit und übergroßer Rücksichtnahme das Gespräch. So entstehen oft monatelange spannungsgeladene Situationen gegenseitiger Sprachlosigkeit. Wenn bereits vor der Erkrankung eine Störung der gegenseitigen Beziehungen bestanden hat, kann die krankheitsbedingte Veränderung innerhalb der Partnerschaft tatsächlich zu einer Trennung führen. Viel eher aber bekommt meiner Erfahrung nach eine vorher labile Partnerschaft durch die Erkrankung einen ganz neuen Impuls, der zu einer Vertiefung der Liebesbeziehung auf einer bisher nicht erreichten Stufe ermöglicht. Es sind aber nicht nur die Erkrankungsfolgen im Bereich der Genitalorgane, die eine Entfremdung verursachen können. Auch ein Stoma (künstlicher Ausgang des Darms oder der Harnwege) oder eine gesichtsentstellende Erkrankung kann Ablehnung hervorrufen oder sogar ekelauslösend wirken. In Einzelfällen gibt es auch heute noch bewusste oder unbewusste Angst vor einer „Ansteckung". Vielmehr aber ist es allein

6. Das Schicksal annehmen

die Befürchtung des Kranken, dass eine solche Reaktion beim Partner eintreten könnte, die das Gespräch blockiert.

- Eine weitere Sprachlosigkeit besteht darüber hinaus viel zu häufig noch beim *Patienten gegenüber dem Arzt*, wenn dieser nicht von sich aus das Thema anspricht. Der Grund ist nicht nur das an sich schon sehr heikle Thema als solches, sondern oft auch die Furcht, zu der schlimmen Diagnose nun auch noch schlimme Auswirkungen auf die Sexualität zu erfahren. Hier sind es vor allem auch gerade die Männer mit Hoden- oder Prostataoperationen, die endgültige Impotenz befürchten. Um dieses Informationsdefizit von vornherein zu vermeiden, sollten in unseren Kliniken die Lebenspartner zum Aufklärungsgespräch hinzugebeten werden. Postoperativ sollten Partnerberatungen durch Ärzte oder Psychologen angeboten werden. Hier können auch die Selbsthilfegruppen eine wichtige Rolle spielen, indem sie die Thematik aus ihrer Tabuzone herausholen und ihren Mitgliedern Mut machen, ihre Fragen an geeigneter Stelle auszusprechen. Wie viel wirkliche oder vermeintliche Probleme könnten dadurch vermieden werden!

Wenn diese Zeilen Erkrankten und ihren Partnern den Anstoß zu einem offenen Gespräch geben, haben sie ihre Aufgabe erfüllt. Eine erfüllte Sexualität ist zweifellos ein wichtiger Bestandteil der Lebensqualität. Aber, bedenken Sie, Sexualität alleine hat keine lange Lebensdauer, wenn nicht der ganze Mensch im Sinne einer tief empfundenen Erotik gemeint ist. Selbst wenn Sexualität behindert oder unmöglich ist, bleiben noch so viele tragende Möglichkeiten offen, gegenseitige Zuneigung zu äußern, die es zu erschließen gilt. Mit großer Hochachtung erinnere ich mich an ein Ehepaar, Anfang 40. Die junge Frau war mit einer Scheidenatresie (Verkümmerung) geboren. Später wurde eine Scheidenplastik durchgeführt. Aber das Gewebe entartete. Sie kam mit einem metastasierenden Vaginal-Ca. in meine Behandlung. Von Anfang an war der Ehemann ein wichtiger mittragender Partner in der Behandlung. Selten habe ich ein derartig intensives gemeinschaftliches Miterleben in Hoffnung und Enttäuschung und gegenseitigem Mutmachen und Wiederaufrichten erlebt, wie bei diesen beiden. In der Endphase der Erkrankung haben diese beiden Menschen zu einer solchen liebevollen Vertiefung ihrer Beziehung gefunden, wie es wohl nur sehr selten möglich ist. Ich berichte darüber an dieser Stelle, weil in dieser Ehe ja die Sexualität von vornherein einer starken Behinderung unterworfen war. Wirkliche Liebe lässt sich eben durch nichts behindern.

6.2. Kann die Idee von Reinkarnation und Karma hilfreich sein?

Unsere gemeinsamen gedanklichen Bemühungen in diesem Buch sind auf eine Krankheit ausgerichtet, die ihrer Natur nach zwangsläufig die letzten Fragen unseres Lebens aufwirft, will man sich nicht nur ganz oberflächlich mit ihr beschäftigen. Es sind die Fragen nach dem Wesen der Gesundheit und den Ursachen des Krankseins, nach den Aufgaben von Schmerz und Behinderung, nach dem Sinn des Lebens und letztlich nach dem Rätsel des Todes. Es ist ganz offensichtlich die Aufgabe dieser Krankheit, dass sie uns mit diesen Fragen konfrontiert, auch wenn bei vielen Menschen zunächst die Tendenz bestehen mag, sich diesen Problemen durch Nichtbeachtung zu entziehen. Das Schicksal erweist sich bei genauem Zusehen als unser Lehrmeister, der mit uns auf der Ebene unserer augenblicklichen Bewusstseinsentwicklung in einen grundlegenden Dialog eintreten möchte. Weichen wir dem Angebot aus, so holt uns die Krankheit auf einer weiteren Eskalationsstufe ein und stellt uns mit erhöhter Dringlichkeit die gleichen Fragen.

Wir haben uns im Zusammenhang mit der Erörterung der Biographie (s. Kap. 5.1.) und dem Aufwerfen der Frage, ob Krebs eine sinnvolle Aufgabe sein kann (s. Kap. 5.3.1.) schon mit dem Schicksalsbegriff beschäftigt. Doch bei eingehenderem Umgang mit diesem Begriff werden wir feststellen, dass damit keineswegs alle Fragen des Lebensablaufs ausreichend beantwortet werden können. Das Problem der mit Behinderung geborenen oder früh verstorbenen Kinder und des Hineingeborenwerdens in widrige soziale Umstände lässt sich keineswegs befriedigend als „Schicksal" erklären. Warum ist der eine Mensch ein ausgesprochener „Pechvogel" und dem anderen fallen die Güter des Lebens ohne eigenes Zutun in den Schoß? Wie sind diese und andere offensichtliche Ungerechtigkeiten des Schicksals zu erklären?

Es entsteht zwangsläufig die Frage, ob die schicksalsgestaltenden Einflüsse allein auf den begrenzten Zeitraum zwischen Geburt und Tod beschränkt sind oder ob es das irdische Leben übergreifende Einwirkungsmöglichkeiten gibt. Gibt es für den Menschen eine vorgeburtliche Existenz und ein nachtodliches Dasein? Mit anderen Worten heißt das: Ist der Gedanke der Wiedergeburt der menschlichen Seele für den modernen Menschen denkbar und hilfreich? Handelt es sich hier nicht um östliches religiöses Gedankengut des Hinduismus und Buddhismus, das für den aufgeklärten westlichen Menschen allenfalls eine theoretische religionsphilosophische Bedeutung haben kann?

6. Das Schicksal annehmen

An dieser Stelle muss ich eine recht persönliche Zwischenbemerkung machen. Mancher kritische Leser wird sich denken, was dieses abwegige Thema wohl in einem Buch über Krebs zu suchen hat. Ich würde es mir zweifellos viel leichter machen, wenn ich diese heikle Thematik vermeiden würde und mich nicht der Gefahr aussetzte, in manchen Augen als sektiererischer Spinner zu gelten. Wenn ich aber an die vielen Gespräche mit Krebspatienten in der Vergangenheit zurückdenke und mir deren dringliches Anliegen und ihre brennenden Fragen in Erinnerung rufe, dann müsste ich ein sehr schlechtes Gewissen haben, wenn ich mich um die hier angeschnittene Thematik herumdrücken würde. Ein Mensch, der sich mit der meist im Vordergrund stehenden Frage, der Angst vor dem Tod, herumschlägt, will keine wohlgemeinten Trostsprüche und keine philosophischen Abhandlungen hören. Er will letztlich wissen, was *ich* zum Tod zu sagen habe.

Der Gedanke der Wiedergeburt (Reinkarnation) und des damit verbundenen inkarnationsübergreifenden Schicksals (Karma) ist mir aus meinem Elternhaus seit früher Jugend rein wissensmäßig bekannt. Offen gestanden konnte ich viele Jahre mit diesem Wissen nichts anfangen und habe es, in einer Schublade meines Geistes verstaut, dem fließenden Leben zur Bewährung und Bestätigung anheimgestellt. Erst im Verlaufe zunehmender Lebenserfahrung und vor allem durch drei eindrucksvolle Erlebnisse mit unmittelbarer Todesnähe wurden die „archivierten" Gedanken in überraschend großem Umfang aktualisiert und bekamen für mich eine zunehmende Bedeutung. Heute kann ich sagen, dass die in der Anschauungsweise der Reinkarnation und des Karmas zusammengefassten Inhalte für mich die einzigen sind, die mir eine befriedigende Antwort auf die Grundfragen meines Lebens geben können. Durch Beschäftigung mit den in der Literatur vorliegenden Aussagen zu diesem Themenkreis hat sich in mir die zunächst aus der Lebenspraxis gewonnene Einsicht nach und nach zu einer überzeugenden Gewissheit verdichtet.

Wenn das Ich des Menschen als sein unvergänglicher individueller Wesenskern ihn durch viele Inkarnationen zu wiederholten Reifungsmöglichkeiten führt, bekommt das Leben einen in kosmischen Gesetzen verankerten Sinn und das Todesereignis verliert seinen Schrecken. Ist es nicht ein zutiefst tröstlicher und Mut gebender Gedanke, den Tod als ein Übergangsereignis in ein geistiges Weiterleben, als eine Geburt in eine andere Dimension, verstehen zu dürfen? Über diese andere Dimension haben wir als irdische Menschen auf unserem Weg zwischen Geburt und Tod kein Wissen. Jedoch haben Weise und Menschheitsführer immer wieder aus dieser Welt berichtet und in

Mythen und Märchen werden Erinnerungen und Ahnungen in Bildern dargestellt, wenn wir sie zu entschlüsseln vermögen. Auch kleine Kinder stehen diesen Erinnerungen oft noch sehr nahe, werden aber meist von den so klugen Erwachsenen nicht verstanden. Immerhin können wir davon ausgehen, dass jeder von uns diese geistige Welt schon wiederholt „unbeschadet" durchquert hat, ein wahrhaft vertrauengebender Gedanke!

Auch der Begriff unseres Schicksals erweitert sich aus dieser Sicht von einer auf die Zeit zwischen Geburt und Tod beschränkten „episodischen" Betrachtung zu einer die derzeitige Lebenszeit übergreifenden karmischen Anschauung. Danach sind die einzelnen dem Ich angebotenen Inkarnationsstufen Gelegenheiten, unter den physikalischen und sozialen Gegebenheiten des jeweiligen Erdendurchgangs weitere Reifungs- und Entwicklungsschritte zu machen. Ähnlich den Naturgesetzen dieses Planeten, denen wir als physische Körper unterworfen sind, unterliegen wir als geistige Individualitäten den karmischen Gesetzen. Alle unsere menschlichen Taten und Unterlassungen bleiben untrennbar mit unserem Ich verbunden. Das Ziel der Entwicklung ist es, wieder in die göttliche Ordnung zurückzukehren, aus der wir bei dem Ereignis, das wir unter christlichen Gesichtspunkten den Sündenfall nennen, herausgefallen sind. Um dieses Ziel zu erreichen, bietet uns das Karma immer wieder in den besonderen Umständen, unter denen sich unser persönliches Erdenleben abspielt, Gelegenheiten und Gegebenheiten, dem Entwicklungsziel einen Schritt näher zu kommen. Dabei können in der Vergangenheit nicht genutzte oder verfehlte Gelegenheiten nachgeholt und die „karmische Schuld" abgetragen werden. Unter diesem Gesichtspunkt entschleiert sich unser Leben als Lernvorgang und besonders jede schwere Erkrankung ist eine Aufgabe, an der wir lernen und reifen können. Deshalb ist unsere Einstellung zur Krankheit von so entscheidender Bedeutung. An einem nicht akzeptierten oder abgelehnten „Lehrmittel" können wir natürlich nichts lernen.

Bei einer vertieften Auseinandersetzung mit den hier angeschnittenen Denkmöglichkeiten erhalten viele Problemfragen der Gegenwart mit einem Mal ein ganz anderes Gesicht. Wir bekommen eine ganz neue und tiefer fundierte Einstellung zu den heute so heiß aber meistens doch nur sehr vordergründig diskutierten Themen wie Euthanasie, Abtreibung, Todesstrafe und Selbstmord.

Für mich sehr wesentlich ist auch die Feststellung, dass es sich hier nicht um das Übernehmen fernöstlicher religiöser Denkweisen aus uns fremden Kulturen und Traditionen

6. Das Schicksal annehmen

handelt. Bei eingehenderer Beschäftigung erweist sich, dass es sich um eine ganz moderne, zeitnahe Anschauungsweise handelt, die zwar gemeinsame Wurzeln mit altem östlichen Gedankengut hat, aber durch die Voraussetzung eines bewussten menschlichen Ichs der inzwischen eingetretenen Bewusstseinsentwicklung der Menschheit Rechnung trägt. Das schließt insbesondere die Vereinbarkeit mit der christlichen Lehre mit ein. Wenn die Wiederverkörperungsidee auch derzeit kein Lehrinhalt der offiziellen christlichen Institutionen ist, so finden sich im zugrundeliegenden christlichen Lehrbuch, der Bibel, doch genügend deutliche Hinweise, dass diese Idee selbstverständliches Gedankengut Jesu Christi und seiner Jünger war.

Es ist hier nicht der Ort, weiter vertiefend auf die Idee von Reinkarnation und Karma einzugehen. Es bleibt mir nichts anderes übrig, als interessierte Leser auf die reichlich vorhandene Literatur zu diesem Themenkreis hinzuweisen. Einige wichtige Titel sind im Anhang genannt.

Diese Zeilen sind in erster Linie für die – nach meiner Erfahrung überraschend vielen – bewussten und halbbewussten „Sucher" unter Ihnen bestimmt, die durch das aufrüttelnde Erlebnis ihrer Erkrankung ihr bisheriges Weltbild nicht mehr als ausreichend empfinden, um das Übermaß an entstehenden grundsätzlichen und drängenden Lebensfragen zu beantworten. Es soll hier nur ein *Denkanstoß* gegeben werden, der die Möglichkeit beinhaltet, den vergangenen, gegenwärtigen und vor allem zukünftigen Entwicklungweg unseres Ichs aus einer erweiterten Sicht zu sehen. Nach meiner Auffassung und Erfahrung können die dargestellten Gedanken für das Bewältigen der mit der Erkrankung gestellten ungewöhnlichen Aufgaben außerordentlich hilfreich sein, weil sie wohl ein richtungweisendes Denkgerüst, aber in keiner Weise ein einengendes Denkkorsett bilden und der Entscheidungsfreiheit des Einzelnen einen großen Spielraum lassen.

Wer sich in seiner bestehenden Weltanschauung genügend gefestigt fühlt, der möge diese Ausführungen lediglich zur Kenntnis nehmen oder vergessen.

6.3. Für gute Pflege sorgen

Die Notwendigkeit, dass im Krankheitsverlauf eine Krankenpflege im engeren Sinne durchgeführt werden muss, ist für den Kranken wie für die Angehörigen ein großes Problem mit ganz unterschiedlichen Aspekten. Der Kranke muss lernen, aus der Rolle der Selbstständigkeit und vor allem Selbstbestimmung die Rolle einer Abhängigkeit und Fremdbestimmtheit, mag sie auch noch so liebevoll gehandhabt werden, anzunehmen. Das fällt vielen Menschen, besonders Männern, außerordentlich schwer. Hilfe annehmen ist viel schwerer als Hilfe geben. So wird für manchen Betroffenen seine Krankheit zu einem unerwarteten Lernprozess in einem bisher nicht betretenen Lebensbereich. Es gilt hier *Ja* sagen zu lernen, statt mit vielen kleinen *Neins* hinhaltenden Widerstand zu leisten, wie ich es immer wieder erlebt habe. Jedes Mal muss dann bei kleinsten Hilfeleistungen der innere Widerstand erst überwunden werden. Das macht es dem Kranken und dem Hilfeleistenden doppelt schwer. Es ist meine Meinung, dass jedem Menschen nur die Lebenssituationen angeboten werden, die er für seinen Entwicklungsprozess braucht. Unter diesem Gesichtspunkt ist es vielleicht eher möglich, auch eine Situation der Hilfsbedürftigkeit zu akzeptieren und Hilfeleistungen, unter Umständen auch in sehr intimen Bereichen, dankbar anzunehmen.

Der Angehörige muss bereit sein, seinen Lebensrhythmus völlig zu verändern, berufliche Verpflichtungen oder persönliche Liebhabereien zurückzustellen, um sich ganz der Pflege widmen zu können. Auch das ist für viele Menschen Neuland mit der Möglichkeit, bisher nicht beanspruchte Fähigkeiten zu entwickeln. Im Idealfall kann es zu einem sich gegenseitig ergänzenden und bestätigenden Lernprozess für Helfer und Hilfsbedürftigen kommen. In anderen Fällen ist es oft ein sehr mühsames Lernen für beide Teile. Immer wieder aber habe ich zu hören bekommen, dass erst die Pflege ein Kennenlernen von ganz unerwarteten Wesenszügen am anderen ermöglicht hat. Mit Hochachtung denke ich an die Erlebnisse, wo Menschen in dieser Endphase ihres Zusammenlebens zu einer Vertiefung und Innigkeit ihrer Beziehung gefunden haben, die sie in gesunden Tagen wohl nie erreicht hätten.

6. Das Schicksal annehmen

6.3.1. Klinikpflege

Wenn im Krankheitsverlauf intensivere Krankenpflege notwendig werden sollte, können Sie in der Regel davon ausgehen, dass es in einer gut geführten Klinik keine besonderen Probleme in pflegetechnischer Hinsicht gibt. Alle nötigen Maßnahmen werden durchgeführt, jeder Handgriff sitzt, die Pflege läuft innerhalb der Station zügig und routiniert nach einem festen Zeitplan ab. Doch aber gibt es Probleme. Diese beziehen sich auf den Teil der Pflege, der die persönliche Betreuung (s. auch Kap. 8.8.2. u. 8.8.3.) betrifft. Oft wird diese Seite der Pflege gar nicht als zum Aufgabengebiet der Pflegekräfte gehörend betrachtet. Oft aber auch sind die Pflegekräfte durch die Vielzahl schwerer Krankheitsfälle zeitlich so unter Druck („Pflegenotstand!") oder auch durch das Übermaß menschlicher Tragik, der sie gegenüberstehen, seelisch so überlastet, dass sie gleichsam als Selbstschutz sich auf eine distanziert-nüchterne Einstellung ihren Patienten gegenüber zurückziehen. In den großen Kliniken wird diese Haltung noch durch den 8-Stunden-Schichtdienst des Personals gefördert, wodurch sich ja kaum persönliche Kontakte entwickeln können. Solange der Pflegekräftemangel fortbesteht, werden zweifellos legitime Ansprüche und Bedürfnisse zurückstehen müssen. Hier Ausgleich und Abhilfe zu schaffen ist die besondere Aufgabe der Angehörigen (s. Vorspann). Immer wieder aber werden Sie erleben können, dass auch in der Klinik sich einzelne Schwestern und Pfleger durch echte, persönlich gemeinte Fürsorge und liebevolle Zuwendung auszeichnen.

6.3.2. Hauspflege

Wenn es die Umstände zulassen, ist der Hauspflege unbedingt der Vorzug zu geben. Der Kranke ist in seiner gewohnten Umgebung, seine engsten Bezugspersonen betreuen ihn, Bücher, Fotoalben und Musikgeräte sind in erreichbarer Nähe. Je nach dem Grade der Pflegebedürftigkeit, besonders bei absoluter Bettlägerigkeit des Kranken, erwarten die Angehörigen ungewohnte und zunächst nicht ohne Weiteres überschaubare Aufgaben, die bei aller persönlichen Einsatzbereitschaft nicht unterschätzt werden sollten. Vorbereitend muss rein organisatorisch sicher gestellt werden, dass regelmäßige Betreuung durch einen Hausarzt und eine ausgebildete Pflegekraft einer karitativen Organisation, eines Hospizvereins oder eines privaten Hauspflegevereins erfolgen kann. Unter Umständen muss ein besonderes Krankenbett, Bettunterlagen, Zellstoff und eine Bettschüssel beschafft werden. In besonderen Fällen muss eine

Nachtwache zur Verfügung stehen. Die speziellen Handgriffe des Bettens und Lagerns sollten mit einer erfahrenen Pflegekraft geübt werden. Bei absoluter Bettlägerigkeit sind die pflegerischen Maßnahmen und Tricks zur Verhinderung eines Dekubitus (Wundliegen) eine besondere Kunst. Je nach Krankheitssituation ist fachgerechte Stomapflege (Stoma = künstlicher Darmausgang) und Irrigation (Darmspülung), Verbandswechsel, Anlegen von Infusionen, Katheterwechsel und evt. Mundpflege, Absaugen von Rachensekreten und Hilfestellung bei den Ausscheidungsvorgängen sicherzustellen. Bei Schmerzen ist die regelmäßige Gabe von Schmerzmitteln besonders wichtig (s. Kap. 8.5.1.)

In jüngster Zeit konnte durch eine statistisch kontrollierte Studie in Amerika festgestellt werden, dass durch unmittelbare körperliche Zuwendung von Angehörigen und Freunden in Form von Massagen eine wesentliche Besserung sowohl körperlicher als auch psychischer Leiden des Erkrankten erreicht werden konnten. Dabei kommt es offenbar weniger auf die professionelle Ausführung der Massagen an, als vielmehr auf die körperliche Nähe und die dadurch erlebte unmittelbare Zuwendung. Der Studienleiter, William Collinge, stellte sogar fest, dass diese Form aktiver Betreuung nicht nur für das Wohlbefinden des Patienten, sondern auch für das des Betreuers Konsequenzen hatte.

Die seelisch-geistige Betreuung ist genau so wichtig wie die körperliche Pflege. Hier sind der einfühlsamen Phantasie der Angehörigen und Betreuer keine Grenzen gesetzt. Durch hellhöriges Beobachten und Erfassen sind die oft unausgesprochenen Wünsche und Bedürfnisse des Kranken herauszufinden. Kleine, liebevoll ausgedachte Überraschungen vermitteln oft mehr Lebenskraft und Mut als eine Infusion mit Supervitaminen. Vorlesen wird von vielen Erkrankten als außerordentlich angenehm und hilfreich empfunden.

Die Auswahl von Besuchern sollte sich allein nach den Bedürfnissen des Kranken richten und nicht nach den gesellschaftlichen Spielregeln von Pflicht-Krankenbesuchen.

Aus der Erfahrung lässt sich zusammenfassend sagen, dass sich bei guter Motivation der Angehörigen im häuslichen Bereich auch schwierige Pflegesituationen bewältigen lassen. Ist die Motivation nicht vorhanden, scheitert die Hauspflege schon nach kurzer Zeit an den minimalsten technischen Problemen. Auch eine Pflege bis zuletzt ist zu

Hause durchaus möglich, vorausgesetzt die betreuenden Menschen haben selber keine Angst vor dem Phänomen des Todes.

6.3.3. Hospizpflege

Ein Hospiz (hospes: lat. = Gastfreund) war ursprünglich eine christliche Herberge für Reisende, insbesondere für Pilger und Mönche. Das erste moderne Hospiz gründete 1967 die englische Krankenschwester und spätere Ärztin Cicely Saunders. Ihr St. Christopher Hospiz, wo sie mit einer Gruppe engagierter Schwestern, Ärzte, Laienhelfern und Seelsorgern Schwerstkranke und Sterbende ihren ureigensten Bedürfnissen entsprechend betreute, wurde weltweites Vorbild. Die Hospiz-Idee muss wohl in der Luft gelegen haben, denn schnell breiteten sich die Grundgedanken in der Welt aus und haben bis jetzt zur Gründung von weit über 1000 Hospizinitiativen, vor allem in England, Nordamerika und Kanada geführt. In Deutschland haben die Hospizinitiativen in den letzten Jahren in erstaunlichem Umfang zugenommen. In jeder mittleren Stradt kann man in der Regel ein Hospiz finden, in den Großstädten sogar mehrere. Darüber hinaus hat aber auch die Betreuung im häuslichen Bereich durch Schwestern und besonders ausgebildete Hospiz-Laienhelfer schon vielen Kranken geholfen, die letzte Zeit ihres Lebens durch fachgerechte medizinische Pflege und seelische Stützung würdig zu vollenden.

Am Beispiel der Philosophie des „Christophorus Hospiz-Vereins München", dem ich als Gründungsmitglied einige Jahre verbunden war, möchte ich Ihnen die Grundgedanken der Hospizbewegung nahe bringen. Da heißt es:

Ziel ist es, dass der Kranke möglichst ohne Beschwerden leben kann bis er stirbt, umsorgt von Familie, Freunden und Betreuern.
Das Hospiz ist den christlichen Wertvorstellungen verpflichtet – unabhängig von den verschiedenen Konfessionen. Das Menschenbild des Hospizes geht von der Ganzheit der Person aus (Körper, Geist, Seele, Leib).
Hospiz betrachtet Sterben als natürlichen Vorgang. Zugleich bestätigt es das Leben, indem es dem Kranken auch in der Endphase Leben ermöglicht.
Die Sterbesituation wird bewusst akzeptiert, das Sterben weder beschleunigt noch hinausgezogert.

Die lebensbejahende Grundidee schließt eine aktive Euthanasie aus. Ein Sterben im Kreise der Familie soll ermöglicht werden, wo der Kranke es wünscht und die Voraussetzungen geschaffen werden können.
Hospizarbeit schließt das soziale Umfeld des Kranken ein, macht den bevorstehenden Abschied bewusst und begleitet die Familie über den Tod des Kranken hinaus.
Wahrhaftigkeit in der Kommunikation mit dem Kranken und seinen Angehörigen ist die Grundvoraussetzung der Hospizarbeit. Der Kranke wird als Gleichberechtigter und Lehrer geachtet.
Das gesellschaftliche Anliegen der Hospizbewegung ist die Enttabuisierung des Bewusstseins von Sterben und Tod.

Die Grundzüge der Betreuung werden so dargestellt:

Umfassende Betreuung des Kranken durch das Hospiz schließt seine körperlichen, geistigen, seelischen, spirituellen und sozialen Bedürfnisse ein.
Dies ist nur im therapeutischen Team möglich, wobei eine enge Zusammenarbeit zwischen professionellen und ehrenamtlichen Mitarbeitern Voraussetzung ist.
Die palliative und unterstützende Hilfe hat zum Ziel, das Leid des Kranken und seiner Familie zu lindern (u.a. Schmerzen, Angst, Verlassenheit, finanzielle Sorgen); dazu gehört die gemeinsame Beschäftigung mit der individuellen Angst und Sterbesituation.
Der offene Umgang mit dem Kranken und seiner Familie schließt gemeinsam getragene Entscheidungen hinsichtlich Pflege und Therapie ein, insbesondere ist der Wille des Kranken zu respektieren und seine Selbstständigkeit so lange wie möglich zu erhalten.

Diese grundsätzlichen Gedanken und Zielsetzungen dürften bei allen Hospizinitiativen weitgehend übereinstimmen. Sollte sich also für Sie selbst oder in Ihrem Umfeld eine Lebenssituation ergeben, die der Aufgabenstellung der Hospizbewegung entspricht, erkundigen Sie sich, ob an Ihrem Wohnort eine Hospizgruppe besteht und wenden Sie sich vertrauensvoll an die Kontaktstelle. Inzwischen existieren zahlreiche Webseiten im Internet mit Auflistungen der tätigen Hospizinitiativen nach Regionen geordnet. Die wichtigsten Adressen finden Sie im Anhang dieses Buches.

Wer sich in gesunden Tagen von der Grundidee beeindruckt und überzeugt fühlt, möge sich an die Initiatoren in seiner Nähe wenden und seine ideelle oder tätige Mithilfe anbieten.

6. Das Schicksal annehmen

6.4. Loslassen zum Übergang in eine andere Dimension

Eine der unumstößlichen Gewissheiten unseres Lebens ist die Tatsache, dass für jeden von uns ausnahmslos irgendwann die Stunde des Todes schlägt. Rein verstandesmäßig ist das jedem von uns klar, jedoch wird in aller Regel kein Gedanke so weit aus dem Bewusstsein verdrängt, wie der Vorgang des Sterbens und sein Abschluss im Tode. Ein untrügliches Zeichen für das gestörte Verhältnis, das die meisten Menschen gegenüber Sterben und Tod haben.

Sie kennen sicher aber auch einzelne Menschen, die dem Tod mit einer bewundernswerten Ruhe entgegensehen. Sie wissen auch, dass einzelne Völker und Glaubensgemeinschaften, besonders im fernen Osten, ein völlig anderes Verhältnis zum Tod haben als wir westlichen Menschen und ihn mit einer stoischen Gelassenheit jederzeit erwarten. Der Grund dafür ist fast ausnahmslos eine bestimmte religiöse Glaubenshaltung. Wir bekommen damit deutlich vor Augen geführt, dass der Tod ein unerbittlicher Prüfstein unserer Überzeugung im Sinne der Religio ist, die ja keineswegs unbedingt konfessionell definiert sein muss.

Einmal steht mit absoluter Bestimmtheit jeder von uns an diesem Prüfstein und es wird sich erweisen, wie vorbereitet wir für diesen Augenblick sind. Sollte deshalb nicht jeder einzelne, ob krank oder gesund, den Gedanken an Tod und Sterben zulassen solange noch Zeit ist für eine ruhige Auseinandersetzung mit diesen Fragen? Furcht vor dem Tode muss nur der haben, der sich nie ernsthaft mit diesem Thema beschäftigt hat oder der die intuitive Seite seines Wesens absolut leugnet zu Gunsten der nüchternen Ratio, für den „Gott tot ist". Die Gottesleugnung mag das Leben scheinbar leichter oder, besser, bequemer machen. Im Angesicht des Todes sieht das plötzlich ganz anders aus, wie ich immer wieder beobachten konnte.

Es steht mir, meine lieben Leser, in keiner Weise zu, Sie in irgendeiner Form über den Tod zu belehren. Das ist die Aufgabe Berufenerer. In den 40 Jahren meiner ärztlichen Tätigkeit hat es aber immer wieder zu meinen Aufgaben gehört, Menschen auch bis an die Schwelle des Todes zu begleiten. Die in dieser Zeit gesammelten Erfahrungen veranlassen mich, Sie eindringlich zu bitten, sich rechtzeitig mit dem Gedanken an den eigenen Tod vertraut zu machen. Die wenigsten Menschen werden durch Schicksalsfügungen gleichsam vorbereitend bereits vor dem endgültigen Todesereignis an diese Fragen herangeführt, wie es mir vergönnt war. Wie an anderer Stelle schon angedeu-

Krebs – Impuls für ein neues Leben

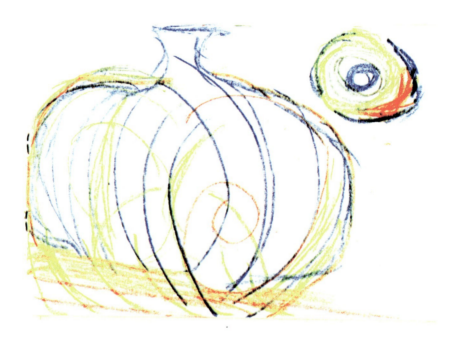

Abb. 12: Buntstiftzeichnung eines 25-jährigen an einem linksseitigen Astrozytom (bösartiger Hirntumor) leidenden Studenten 3 Tage vor seinem Tode.

tet, wurde ich in wichtigen Entwicklungsstufen meines Lebens, in der Pubertät, um die Volljährigkeit und mit Mitte 40 in unausweichliche Situationen von unmittelbarer Todesnähe geführt und bin dafür sehr dankbar.

Viele Menschen werden mit dem Gedanken an den eigenen Tod erst durch eine schwere Erkrankung völlig unvorbereitet konfrontiert. Wenn Sie sich, lieber Leser, zu diesen Menschen zählen müssen, greifen Sie das Thema jetzt bitte mutig auf und verfallen Sie nicht der naheliegenden Verführung zu weiterer Verdrängung! Ihr innerer geistiger Führer will mit Ihnen in einen Dialog eintreten. Nehmen Sie das Gesprächsangebot an!

Die Prognose der Krebserkrankung ist zweifellos trotz aller Forschungsbemühungen nach wie vor problematisch. Somit wird für jeden Betroffenen mit der Diagnosestellung auch das Todesthema aufgeworfen. Dieses Buch ist von seinem Grundkonzept her eindeutig auf Überwindung der Erkrankung durch intensive eigene Mitarbeit aus-

6. Das Schicksal annehmen

gerichtet und zeigt die Wege dazu auf. Mögen Sie zu den Menschen gehören, denen ein gesundes Weiterleben geschenkt wird oder auch zu denen, deren Erdenschicksal sich mit der Erkrankung vollendet, der Grundfragestellung nach dem Tod sollten Sie auf keinen Fall ausweichen.

Ich bin nicht so vermessen, hier etwas Allgemeingültiges über den Tod sagen zu wollen. Nur das wage ich auszusprechen, was mir selber Überzeugung geworden ist. Für mich hat der Tod nicht das Geringste mit einem endgültigen „aus und vorbei" zu tun. Im Gegenteil: Der Tod fasst alle Aspekte gerade des *Lebens* wie in einer Sammellinse besonders deutlich zusammen. Die Lichtstrahlen des vergangenen Lebens werden im Durchgang durch die Linse zusammengefasst und breiten sich auf der anderen Seite in veränderter Form, im umgedrehten Bild, wieder neu aus. Wir alle kennen die Sammellinse gut, haben wir sie doch bereits bei unserer Geburt erlebt, als wir durch den Fokus der Linse in dieses Erdenleben eintraten. Novalis hat diese Gedanken mit folgenden Worten ausgedrückt:

> Wenn ein Geist stirbt, wird er Mensch.
> Wenn ein Mensch stirbt, wird er Geist.

Graf Dürckheim spricht vom Menschen als einem „Bürger zweier Welten". Geburt und Tod lassen sich so als Durchtrittspforte zu einer anderen Existenzebene verstehen. Aus einer rein geistigen Dimension, deren Natur wir uns mit unseren irdischen Sinnen kaum vorstellen können, treten wir mit unserem Ich ein in ein zeitlich begrenztes Dasein als Mensch auf diesem Planeten. Während des Erdenlebens hat unser Ich Gelegenheit, wichtige Lernschritte zu vollziehen und kehrt dann durch die Todespforte gereift wieder in seine geistige Heimat zurück. Für unser Ich ist das ein ganz normaler Vorgang, gleichsam ein Einatmen mit der Geburt und ein Ausatmen mit dem Tode. Ich sehe auf dieser Betrachtungsebene weder einen Grund für Trauer noch für Angst. Nur wenn wir unser Blickfeld auf die rein irdische Existenz einengen, kann Trauer entstehen im Hinblick auf die zurückbleibenden geliebten Menschen und die nicht erledigten Dinge dieses Lebens. Wer oder was hindert uns nun, den übergeordneten Gesichtspunkt in den Vordergrund unseres Denkens zu stellen? Nur wer die irdische Existenz als die einzig „reale" betrachtet, hat Grund, sich mit aller Gewalt an dieses Leben zu klammern, weil der Tod ja für ihn das angstbesetzte endgültige unbekannte Aus bedeutet. Ich möchte nicht mit dieser Vorstellung sterben müssen. Wer allerdings sich rechtzeitig eine eigene Vorstellung über den Tod bilden konnte, hat keinen Grund, den Durchtritt durch die Todespforte zu scheuen. Er kann vertrauensvoll die Bindung an diese Welt loslassen und die letzte große Ausatmung in die andere Existenz vollziehen.

Lassen Sie mich zum Schluss von einer merkwürdigen Begegnung und einem unvergesslichen Gespräch berichten:

Vor einigen Jahren führte ich einen Besucher durch einen großen, schönen Garten, in dem ich zu Gast war. Der Besucher war etwa 60 Jahre alt, von kräftiger Statur und hatte in seinem bewegten Leben, wie er mir erzählte, schon viele Berufe als Gärtner, Maurer, Schreiner, Plattenleger und Heizungsbauer ausgeübt. Er machte einen ausgesprochen handfesten und erdverbundenen Eindruck. Irgendwie kamen wir auf das Jenseits zu sprechen. Da blieb er plötzlich stehen und sah mich eine ganze Weile prüfend an. Dann sagte er. „Ich weiß, wie es drüben aussieht, ich war drüben!" und deutete mit dem Daumen nach oben. Als ich keine Miene machte, als wolle ich ihn für verrückt erklären, erzählte er mir sein Erlebnis: Vier Jahre zuvor hatte er einen schweren Autounfall und wurde mit einem gefährlichen Schädel-Hirn-Trauma bewusstlos ins Krankenhaus eingeliefert. Dort wurde er für „klinisch tot" gehalten. Er aber sah sich in einer langen, engen Röhre, an deren Ende in der Ferne ein intensives Licht strahlte. Er passierte die Röhre und befand sich auf einer Art großer, leicht ansteigender Wiese, die aber in einer merkwürdigen Weise in Dunst getaucht war. Auf dieser Wiese bewegten sich noch eine ganze Reihe schemenhafter Gestalten, die alle, wie er, auf ein Licht am Horizont zustrebten. Nach einer Weile teilte sich der Weg der Gestalten. Einige hielten sich mehr nach links, andere nach rechts. Weiterwandernd kam er an ein großes, stattliches Tor. Vor dem Tor saß ein kleines Mädchen, das er als eine kleine Freundin erkannte, die während seiner Lehrzeit mit acht Jahren an Diphtherie gestorben war. Er sagte zu Ihr: „ Was machst denn Du hier, Lisa?" Das Mädchen antwortete: „Ich warte." Als er sich weiter dem Tor näherte, stand er plötzlich vor einer majestätischen, Würde und Weisheit ausstrahlenden Gestalt, mit der er bald in ein tiefes Gespräch verwickelt war. Er konnte alle Fragen, die ihm am Herzen lagen, stellen und bekam umfassende Antworten. Auf seine Fragen nach der Ungerechtigkeit, Unehrlichkeit und Grausamkeit der Menschen wurden ihm offenbar so tief einleuchtende Antworten zuteil, dass er in einen Zustand einer Art „Allwissenheit" jenseits von Zeit und Raum geriet, in dem es plötzlich für ihn dank einer höheren Einsicht keine Fragen mehr gab. Als er dann auf das unglaublich helle Licht zugehen wollte, das hinter dem Tor strahlte, ertönte plötzlich eine große Stimme, die sagte: „Halt! Es ist noch nicht so weit! Du musst wieder zurück in die Inkarnation". Daraufhin fühlte er sich in einer Art spiraliger Drehung wie-

6. Das Schicksal annehmen

der zurück in seinen Körper gesaugt. Als er wieder voll bei Bewusstsein war, stellte er dem ersten Arzt, den er greifen konnte, die Frage: „Sie, sagen Sie mal, was ist denn das eine In-kar-na-tion?" Er hatte das Wort noch nie gehört. Der Arzt sah ihn merkwürdig an, als ob er ihn nicht für ganz zurechnungsfähig hielt, und sagte dann: „Inkarnation heißt Fleischwerdung." Mehr wusste er wohl auch nicht zu sagen. Seitdem hatte er nicht mehr gewagt, mit irgendeinem Menschen, nicht einmal mit seiner Frau, über seine Jenseitserlebnisse zu sprechen aus Angst, für verrückt erklärt zu werden. Er war dann unendlich froh und erleichtert, in mir einen verständnisvollen Gesprächspartner zu finden und hörte von mir mit Erstaunen, dass seine Erlebnisse mit den Berichten anderer Schwerunfallverletzter, die mit Hilfe der modernen Intensivmedizin wieder reanimiert wurden, weitgehend übereinstimmten.

Für diejenigen Leser, die das Bedürfnis nach „Beweisen" über die Existenz des Jenseits suchen, sei auf die zahlreichen Protokolle von ähnlichen Jenseitserlebnissen Reanimierter verwiesen (s. Anhang). Besonders die Bücher des amerikanischen Arztes Raymond A. Moody können Ihnen weitere interessante Aufschlüsse geben.

6.4.1. Abschied nehmen

Einige Jahre gehörte eine sehr kultivierte alte Dame zu meinen Patienten, die trotz Ihres fortgeschrittenen Alters noch sehr engagiert im Redaktionsteam einer großen Tageszeitung tätig war, wo sie ein Spezialthema zu betreuen hatte. Sie war ein sehr herber Mensch und verbarg ihr Inneres stets scheu hinter einer schützenden konventionellen Freundlichkeit. Aus einem anfangs rein sachlich-medizinischem Arzt-Patientenverhältnis entwickelte sich ganz langsam eine auf gegenseitiger Sympathie beruhende persönliche Beziehung. Nach und nach erfuhr ich, dass sie alleinstehend war und privat außer mit einem beruflich sehr beschäftigten Neffen kaum menschliche Kontakte pflegte. Als sie dann pensioniert wurde, nahmen ihre körperlichen Kräfte schnell ab. Ich musste ihr vorschlagen, ihre schöne Wohnung aufzugeben und in ein Seniorenwohnheim umzuziehen. Dieser Veränderungsprozess fiel ihr unendlich schwer und es bedurfte einer ganzen Reihe von Gesprächen bis der Umzug vollzogen war. In dem gepflegten Heim fühlte sie sich aber sehr wohl und geborgen, bis nach einer fieberhaften Erkrankung ihr Lebenslicht zu verlöschen begann. Bei meinem letzten Besuch sagte mir die sehr zuwendungsorientierte Oberin des Heims, sie wäre gerade längere Zeit bei ihr gewesen und hätte sie friedlich schlafend verlassen. So fand ich sie

Krebs – Impuls für ein neues Leben

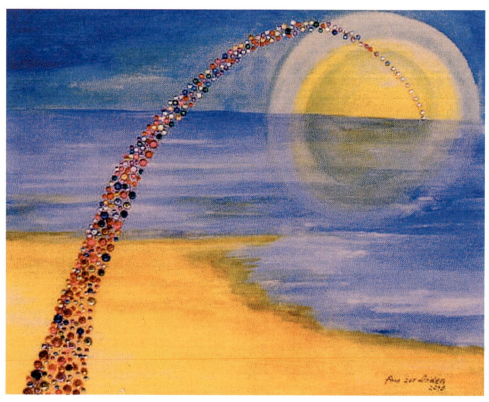

Abb. 13: Anne zur Linden (†) „Letzte Brücke ins Licht"
(gemalt wenige Tage vor der Krebsdiagnose 2010).

vor. Puls und Atmung waren ruhig und gleichmäßig. Ich setzte mich zu ihr und ergriff ihre Hand. Bald verspürte ich einen deutlichen, erkennenden Händedruck, ihre Augen blieben aber geschlossen. Spontan gab ich ihr einen Kuß auf die Stirn. Darauf folgten noch drei tiefe Atemzüge, dann war sie hinübergegangen. Ob sie auf mich gewartet hat, um sich zu verabschieden?

Diese Begebenheit fällt mir ein beim Nachdenken über das Thema dieses Kapitels. Zweifellos verläuft der Übergang nicht immer unter so friedlichen Umständen, wie ihn sich wohl jeder wünschen würde. Doch ist es bei den heute gegebenen medizinischen und pflegerischen Bedingungen in aller Regel erreichbar, jedem Sterbenden einen humanen und würdigen Tod zu ermöglichen.

6. Das Schicksal annehmen

Der Abschiedsphase stehen die meisten Menschen zunächst einmal recht hilflos gegenüber, ist es doch oft die erste Begegnung mit dem Vorgang des Sterbens. Fast immer wird sich bei den Angehörigen anfangs eine Vermeidungs- oder Fluchttendenz entwickeln, Es bedarf oft eines inneren Kampfes bis es gelingt, sich bewusst der unausweichlichen Situation zu stellen. Hier hat die in USA arbeitende Schweizer Ärztin Elisabeth Kübler-Ross wahrhaft eine Pioniertat vollbracht, indem sie das bis dahin von der Gesellschaft weitgehend tabuisierte Thema „Sterben und Tod" in das Bewusstsein der Menschen gehoben hat. Ich empfehle allen Angehörigen die Lektüre dieser Bücher (s. Anhang), weil sie die Themen einerseits ganz praktisch und lebensnahe, andererseits aber auch von einer hohen spirituellen Warte aus behandelt. Sie hat ihre Patienten als ihre Lehrmeister betrachtet und begegnet ihnen mit einer ungekünstelten menschlichen Liebe. Mit wahrhaft herzergreifenden kleinen Berichten über Ihre Erlebnisse und Erfahrungen mit Sterbenden, vor allem auch mit sterbenden Kindern, versteht es Frau Dr. Kübler-Ross Verständnis zu wecken für die Symbolsprache der Menschen, die insgeheim von ihrem bevorstehenden Tod wissen, denen aber die Kommunikationsebene fehlt, um mit ihren Angehörigen, ihren Ärzten oder Pflegerinnen darüber offen zu sprechen. Sie verwenden dann stellvertretend Gesten, merkwürdige Handlungen oder ein auffallendes Verhalten, um sich averbal ihrer Umgebung mitzuteilen. Tragisch wird es dann, wenn es sich um Fragen nach dem Tod oder dem Leben nach dem Tode handelt und niemand ist da, der die Fragen zu entschlüsseln vermag, geschweige denn eine befriedigende Antwort geben kann. Vielfach sind es auch unerledigte Dinge des Lebens, ein Schuldgefühl, ein Versäumnis, das dem Kranken auf der Seele liegt und das er vor seinem Tode noch bereinigt wissen will. Es gilt also für die Angehörigen und die Betreuer des Kranken eine Sprache zu lernen, die auf der einen Seite die Fähigkeit voraussetzt, aufmerksam zu lauschen und hinzuschauen, auf der anderen Seite für die Antwort den rechten Ton zu finden und die richtigen Worte auf einer gemeinsamen Verständnisebene. Darüber hinaus gehört eine ordentliche Portion Mut dazu, die gefragten Tabuthemen anzusprechen und sich dabei zu seinen eigenen Ängsten und dem eigenen Nichtwissen zu bekennen. Hier bietet Frau Dr. Kübler-Ross eine Bildersprache an, die nicht nur Kindern, sondern auch Erwachsenen eine echte Hilfe sein kann. So z.B. das Bild von dem Kokon, dem der Schmetterling entschlüpft, um sich unbeschwert in die Lüfte zu schwingen als Symbol für die Seele, die den nicht mehr benötigten Körper zurücklässt und in die andere Dimension überwechselt.

Nicht nur für den Kranken, sondern auch für seine Umgebung ist das Abschiednehmen eine fundamentale Herausforderung. Stellen Sie sich der Herausforderung, so weit es in Ihren Kräften steht. Bekennen Sie sich aber auch offen zu Ihrem Unvermögen, wenn Sie sich überfordert fühlen. Nur Ausweichen ist unverzeihlich!

6.4.2. Helfer, die den Abschied erleichtern

Wenn es die Umstände erfordern, dass ein Kranker sich von dieser Welt verabschieden muss, sollen die Beteiligten, Betroffener wie Angehörige, wissen, dass sie auch in dieser Situation nicht allein gelassen sind. Da über die bestehenden Hilfsmöglichkeiten aber vielfach Unwissenheit herrscht, will ich im Folgenden einige wichtige Hinweise geben.

An erster Stelle möchte ich die *Klinikgeistlichen* nennen. Der religiös verankerte und einer Religionsgemeinschaft angehörende Kranke wird das Bedürfnis haben, mit einem Geistlichen zu sprechen und gegebenenfalls die Sterbesakramente zu empfangen. Sie können davon ausgehen, dass an jeder größeren Klinik ein Seelsorger der großen Religionsgemeinschaften tätig ist, den Sie über die Stationsschwester zu einem Besuch bitten können, wenn er sich nicht schon von sich aus bei Ihnen vorgestellt hat. Desgleichen kann jeder Angehörige einer kleineren Gemeinschaft den örtlichen Geistlichen zu sich bitten. Aber auch die Menschen, die den Kontakt zu ihrer Religionsgemeinschaft verloren haben oder aus der Kirche ausgetreten sind, sollten sich nicht scheuen, einen Geistlichen zu sich zu bitten, wenn sie das Bedürfnis dazu haben. Diese Bitte dürfte in aller Regel einem Sterbenden nicht verweigert werden. Hier muss die Bereinigung der unerledigten Dinge dieses Lebens den Vorrang haben. Sie sollten deshalb auf keinen Fall aus einem Schuldgefühl heraus oder wegen anderer Hemmungen Ihr Bedürfnis nach dem kirchlichen Segen zurückstellen.

Oft sind es aber auch äußere Angelegenheiten, die zu regeln sind. Dafür ist der *Sozialdienst* im Krankenhaus zuständig. In der Regel ist es eine Sozialarbeiterin, die Sie beraten kann, wenn Sie Probleme mit Behörden oder Versicherungen haben. Gegebenenfalls nimmt Sie Ihnen Behördengänge ab, leitet Familienpflege oder Sozialhilfe ein. Wenn Sie das Bedürfnis haben, ein *Testament* zu errichten, wird sie Ihnen einen Notar vermitteln.

6. Das Schicksal annehmen

Durch ein am 19. Juni 2009 verabschiedetes Gesetz hat der Deutsche Bundestag ein „Gesetz zur Änderung des Betreuungsrechtes" verabschiedet. Dadurch soll die Rechtssicherheit von *Patientenverfügungen* gestärkt werden.

Dadurch wird jedem Menschen das Recht zugestanden, für alle Fälle der Nichteinwilligungsfähigkeit seinen Willen im Voraus festzulegen und zu bestimmen, was in diesen Fällen geschehen soll. Durch so genannte *Vorabverfügungen* können Entscheidungen getroffen werden, welche medizinischen Maßnahmen im Ernstfall durchgeführt werden können.

Im Einzelnen besteht die Möglichkeit
- eine *Vorsorgevollmacht*
- eine *Betreuungsvollmacht* und
- eine *Patientenverfügung*

abzuschließen. Informieren Sie sich rechtzeitig über die Ihnen damit gegebenen Möglichkeiten der vorsorgenden Rechtssicherheit.

Im Falle der *Hauspflege* übernimmt diese Aufgaben vielfach ein Mitarbeiter der *Verbände der freien Wohlfahrtspflege*. Das sind in Deutschland: Das Diakonische Werk, der Caritas-Verband, das Deutsche Rote Kreuz, der Deutsche Paritätische Wohlfahrtsverband und die Arbeiterwohlfahrt.

Beim örtlichen Gesundheitsamt bestehen in der Regel Beratungsstellen der „nachgehenden Krankenhilfe" oder vergleichbare Einrichtungen.

„*Sozialstationen*" bestehen bei den Kirchengemeinden, der kommunalen Gemeinde oder bei einem freien gemeinnützigen Verband. Sie leisten ambulante Kranken- und Familienpflege.

Über die Unterstützungsmöglichkeiten der *Selbsthilfeorganisationen* ist an anderer Stelle ausführlicher die Rede (s. Kap. 2.2.3. u. 6.4.3.).

Nehmen Sie also zusammenfassend mit Beruhigung zur Kenntnis, dass angesichts der Entwicklung unseres Sozialwesens Sie in jedem Falle eine Anlaufstelle finden können, die Ihnen mit Ratschlägen und tätiger Hilfe zur Seite steht.

6.4.3. Sterbehilfe

Wir leben in einer Zeit sozialer Umwälzungen. Besonders im Bereich der Familie hat das zur weitgehenden Auflösung des Zusammenlebens und damit des Zusammengehörigkeitsgefühls geführt. Die Pflege Kranker und die Begleitung Sterbender in ihrer letzten Lebenszeit ist nicht mehr selbstverständliche Aufgabe der Familie. Das hat zu einer brennenden Problematik geführt, nicht nur im medizinisch-pflegerischen Bereich, sondern vor allem auch im Hinblick auf die sich ergebenden psychischen, sozialen und spirituellen Fragen. Meist stehen die Angehörigen hilflos vor einer ganz neuen unbekannten Situation. Wie machen wir es richtig? Was hat wohl ein Sterbender für äußere und innerliche Bedürfnisse?

In Deutschland wird das Thema aktive oder passive Sterbehilfe derzeit (2010) zwischen Ärzten, Juristen und Parlamentariern heiß diskutiert, ohne dass es bisher zu einer verbindlichen Regelung gekommen ist. Selbst innerhalb der Ärzteschaft bestehen unterschiedliche Meinungen. Erlaubt ist in Deutschland neben der passiven die indirekte Sterbehilfe. Die Tötung auf Verlangen des Kranken ist verboten. Die gesetzlichen Definitionen sind derzeit noch sehr unzureichend. Innerhalb Europas gibt es aber sehr unterschiedliche Regelungen.

Wer könnte auf diese Fragen eine authentischere Antwort geben als Sterbende selber oder ihre Helfer, die sich Sterbebegleitung zur Lebensaufgabe gemacht haben? Ich lasse darum die zu Herzen gehenden Formulierungen für sich selber sprechen, die in einer *„Deklaration der Menschenrechte Sterbender"* auf einem Workshop unter dem Thema *„Der Todkranke und der Helfer"* in Lansing / Michigan (USA) niedergelegt wurden:

Ich habe das Recht, bis zu meinem Tode wie ein lebendiges menschliches Wesen behandelt zu werden.
Ich habe das Recht, stets noch hoffen zu dürfen – worauf immer diese Hoffnung sich auch richten mag.
Ich habe das Recht darauf, von Menschen umsorgt zu werden, die sich eine hoffnungsvolle Einstellung zu bewahren vermögen – worauf immer sich diese Hoffnung auch richten mag.

6. Das Schicksal annehmen

Ich habe das Recht, Gefühle und Emotionen anlässlich meines nahenden Todes auf die mir eigene Art und Weise ausdrücken zu dürfen.
Ich habe das Recht, kontinuierlich medizinisch und pflegerisch versorgt zu werden, auch, wenn das Ziel „Heilung" gegen das Ziel „Wohlbefinden" ausgetauscht werden muss.
Ich habe das Recht, nicht alleine zu sterben.
Ich habe das Recht, schmerzfrei zu sein.
Ich habe das Recht, meine Fragen ehrlich beantwortet zu bekommen.
Ich habe das Recht, nicht getäuscht zu werden.
Ich habe das Recht, von meiner Familie und für meine Familie Hilfen zu bekommen, damit ich meinen Tod annehmen kann.
Ich habe das Recht, in Frieden und Würde zu sterben.
Ich habe das Recht, meine Individualität zu bewahren und meiner Entscheidungen wegen auch dann nicht verurteilt zu werden, wenn diese in Widerspruch zu den Einstellungen anderer stehen.
Ich habe das Recht, offen und ausführlich über meine religiösen und / oder spirituellen Erfahrungen zu sprechen, unabhängig davon, was dieses für andere bedeutet.
Ich habe das Recht zu erwarten, dass die Unverletzlichkeit des menschlichen Körpers nach dem Tode respektiert wird.
Ich habe das Recht, von fürsorglichen, empfindsamen und klugen Menschen umsorgt zu werden, die sich bemühen, meine Bedürfnisse zu verstehen und die fähig sind, innere Befriedigung daraus zu gewinnen, dass sie mir helfen, meinem Tode entgegenzugehen.

II
Wissenswertes über Therapiemöglichkeiten

7. Medizinische Aspekte der Krebserkrankung

7.1. Tumorbildung und Körperbauplan

Es ist nicht Aufgabe dieses Buches, das ungeklärte Problem der Tumorentstehung eingehender zu erörtern. Eine besondere Fragestellung möchte ich aber doch hier anschneiden, weil sie zum einen hoch interessant ist, zum anderen aber in der Tumorforschung bisher kaum Beachtung gefunden hat, nicht einmal in den „alternativ" ausgerichteten Forschungsinstituten.

Als Tumor wird „jede umschriebene Schwellung (Geschwulst) von Körpergeweben" bezeichnet. Es handelt sich also für unser Wahrnehmungsvermögen um ein Raumgebilde. Durch atypische Vermehrung von Gewebszellen entsteht aus unbekannten Gründen an einer im Bauplan des betreffenden Lebewesens nicht vorgesehenen Stelle eine „Neubildung", ein Neoplasma. Bevor wir uns aber mit der Frage beschäftigen, wie es zu dieser anomalen Gewebsvermehrung kommt, sollten wir fragen, wie es zur normalen Bildung von so differenzierten Gewebsansammlungen kommt, die als pflanzlicher, tierischer oder menschlicher Körper für uns sichtbar sind. Wer oder was sagt den wachsenden Zellen beispielsweise an unserer Nasenspitze oder an der Fingerkuppe, dass hier das Längenwachstum beendet ist und sie einen gerundeten Abschluss zu bilden haben?

Diese Grundsatzfrage nach der Formenbildungsursache in der Natur hat sich der schon an anderer Stelle erwähnte englische Zellbiologe und Biochemiker Rupert Sheldrake in den letzten Jahren gestellt. Er hat eine geradezu revolutionäre Hypothese entwickelt, die unter den konventionellen Naturwissenschaftlern zunächst einen Sturm der Entrüstung ausgelöst hat. Nach dieser Hypothese hängen Gestalt und Art der Naturobjekte von Feldern ab, die er *morphische Felder* (morphe: griech. = Form, Gestalt) nennt. Jedes natürliche System einer bestimmten Art besitzt sein eigenes spezifisches Feld. So spricht er z.B. von einem Insulinfeld, einem Buchenfeld oder einem Schwalbenfeld. Alle Arten von Atomen, Molekülen, Kristallen und lebendigen Organismen werden von solchen Feldern geformt. Interessanterweise nimmt er solche Felder auch für die Entstehung von Gesellschaften, Konventionen und mentalen Gewohnheiten an, womit wir uns aber an dieser Stelle nicht beschäftigen wollen.

Morphische Felder sind nach Sheldrakes Anschauung wie die bekannten Felder der Physik, z.B. Magnetfelder, nichtmaterielle Kraftzonen, die sich im Raum ausbreiten und in der Zeit andauern. Sie befinden sich innerhalb und in der Umgebung des Systems, welches sie organisieren. So wird die Entstehung der Formen in der Natur erklärt. Darüber hinaus ist aber jedes morphische Feld in einem *Gedächtnis der Natur* gespeichert und wird so aus der Vergangenheit in die Gegenwart übertragen. Diesen Vorgang nennt er *morphische Resonanz*, also eine Übertragung formativer Kausaleinflüsse durch Zeit und Raum.

In meinen Augen hoch interessant und charakteristisch für die Zeit, in der wir leben, ist, dass hier eine Begegnung zwischen moderner Naturwissenschaft und dem aus alter esoterischer Tradition stammendem Wissen stattfindet. Die Natur und die Eigenschaften der morphischen (oder auch morphogenetisch genannten) Felder entsprechen weitgehend dem Begriff des „Ätherleibs". In der griechischen Philosophie ist Äther der feine Urstoff, aus dem alles entsteht und der als „Weltseele" in allem wirkt. *Rudolf Steiner*, der Begründer der Anthroposophie, hat an diese Tradition anknüpfend auf Grund eigener geisteswissenschaftlicher Forschungen von „ätherischen Bildekräften" als den nichtmateriellen Formgebungsprinzipien in der Natur gesprochen. Die gestaltbildenden Kräfte wirken als „Lebensäther" im „Lebensleib" (s. Kap. 3.2.) und schaffen vollräumliche, plastische Formen und wandelbare Gestalten. Sie sind auch Gestalter der Vererbungsvorgänge sowohl in körperlicher Hinsicht, wie auch bei der Übertragung der Artmerkmale. Diese Kraftwirkungen sind ausführlich und bis in differenzierte Einzelheiten dargestellt und bilden eine wesentliche Anschauungsgrundlage der anthroposophischen Medizin. Für mich ist es außerordentlich befriedigend zu erleben, wie hier moderne Naturwissenschaft „von unten" forschend der „von oben" anschauenden Geisteswissenschaft begegnet und beide sich gegenseitig bestätigen. Die Übereinstimmung geht sogar so weit, dass Sheldrake von einem „morphogenetischen Äther" spricht. Die Benennung spielt aber wirklich nur eine untergeordnete Rolle.

Wenn nun allen normalen Raumgebilden der Natur morphische Felder / ätherische Bildekräfte zugrunde liegen, so muss doch einem anomalen Raumgebilde, wie es ein Tumor darstellt, ebenfalls ein derartiges Kraftfeld, nur krankhaft verändert, entsprechen. Wir brauchen also eine systematisch betriebene *Pathologie der formbildenden Kraftfelder*, um die zur Tumorbildung führenden morphogenetischen Prozesse besser verstehen zu können.

7. Medizinische Aspekte der Krebserkrankung

Sheldrake hat sich mit den pathologischen Aspekten seiner Hypothese offenbar noch nicht eingehender beschäftigt. Er sagt nur, dass die Formen der Zellen, Gewebe, Organe und des gesamten Organismus nicht durch die DNS als Träger der genetischen Information (s. Kap. 7.2.) erzeugt werden, sondern durch morphische Felder. Genetische Veränderungen können die Form wohl beeinflussen, aber vererbt werden diese Aktivitätsmuster durch morphische Resonanz. Genmutationen können so zu Verzerrungen oder Veränderungen des normalen morphogenetischen Prozesses führen – etwa so, wie eine „mutierte" Komponente eines Fernsehgerätes Verzerrungen des Bildes bewirken kann.

In diesem Zusammenhang bietet sich eine weitere Fragestellung für die Forschung an: Wenn die Natur ein Gedächtnis im Sinne der „Morphischen Resonanz" hat – und zwar besteht nach Sheldrakes Ansicht ein kollektives Erinnerungsvermögen mit kumulativem (lat. = anhäufend) Charakter – so könnte das eine Erklärung für die Zunahme der Tumorerkrankungen beisteuern. Die kumulativen Eigenschaften dieser Erinnerung führen nämlich beim Erlernen neuer Fertigkeiten dazu, dass sie umso leichter erlernt werden, je mehr Individuen bereits damit vertraut sind. Als Beispiel führt er u.a. folgendes an: „Wenn völlig neue Substanzen, wie sie im pharmazeutischen Bereich gewonnen werden, zum ersten Mal auskristallisieren, so gibt es dafür kein genaues Vorbild, aber wenn diese chemische Substanz dann wieder und wieder auskristallisiert wird, so sollte sich – und zwar weltweit – eine wachsende Kristallisationsbereitschaft zeigen." Demnach wäre zu prüfen, ob eine aus irgendeinem Grunde entstandene Tumorbildung auf Grund des kollektiven und kumulativen Erinnerungsvermögens der Natur, je mehr Individuen davon befallen werden, eine immer schnellere Verbreitung finden kann.

Sheldrake unterbaut seine Hypothese mit vielen eindrucksvollen Beispielen aus allen Bereichen der Natur und setzt sich ausführlich mit den bisher gültigen naturwissenschaftlichen Thesen auseinander.

Auch im Bereich der anthroposophischen Medizin liegen eine ganze Reihe Forschungsansätze in dieser Richtung vor, warten aber noch auf eine weitere systematische Bearbeitung. Beide Forschungsgruppen könnten meiner Ansicht nach viel voneinander lernen und sich gegenseitig befruchten. Die Zeit ist reif dafür.

Es wäre außerordentlich reizvoll, weiter vertiefend auf diese Forschungsergebnisse einzugehen, führt aber im Rahmen dieses Buches zu weit. Ich kann nur jedem Leser, der nach dieser Darstellung an den Gedanken „Feuer gefangen hat", raten, sich anhand der im Anhang angegebenen Literatur weiter damit zu beschäftigen.

7.2. Theorien der Krebsentstehung

Die Krebsgeschwulst, jedenfalls so weit sie uns als solider Tumor entgegentritt, ist ein imponierendes, augenfälliges Raumgebilde, medizinisch ausgedrückt ein „raumfordernder Prozess". Kein Wunder, dass die Augen der Wissenschaftler sich wie fasziniert auf die tumorbildenden Zellen richten und auf den Ort, an dem der Tumor entstanden ist. Damit sind die heute überwiegend gültigen „lokalistischen" (ortsgebundenen) Entstehungstheorien des Krebses begründet. Bei weitergehender Betrachtung wird unterschieden zwischen der Ursache, die zur Bildung der ersten „Stammzelle" des Tumors geführt hat und den auslösenden Faktoren für den krankhaften Zellwachstumsprozess. Jedem Tumorprozess vorgeschaltet sind mehr oder weniger ausgeprägte disponierende Voraussetzungen, die unter der Bezeichnung „Krebsrisikofaktoren" in Kap. 4.3. bereits behandelt wurden.

Die Ursache für die Bildung der ersten bösartig veränderten Zelle ist heute immer noch nicht eindeutig geklärt. Im Vordergrund der Diskussion steht derzeit die „Mutationstheorie" von Prof K. H. Bauer. Veränderungen am Erbgut der Zelle, der Desoxyribonukleinsäure (DNS), sollen der erste Anstoß sein für die Entartung der Zellwachstumseigenschaften. Neuerdings ist man in der mikroskopierenden Forschung noch einen Schritt weiter in die Feinstrukturen der Materie der DNS eingedrungen und hat „Onkogene" entdeckt, die über Fehlinformationen der Erbsubstanz Wachstumsveränderungen der Zelle bewirken sollen. Der Weg der Krebsforscher zielt immer mehr auf die feinsten Einzelteile unserer mikrokosmischen Welt. Es wird aber angstvoll vermieden, den Boden der Materie unter den Füßen zu verlieren. Es muss also wenigstens noch ein einziges Molekül als Wirkstoff übrigbleiben, an das sich das kausalanalytisch orientierte naturwissenschaftliche Denksystem als Erklärung klammern kann. Ist es nicht, als wolle man die Buchstaben im Kochbuch dafür verantwortlich machen, wenn beim Kuchenbacken etwas daneben gegangen ist? Die Buchstaben sind die Symbole, die uns die im Kochbuch enthaltenen Informationen vermitteln. Symbole sind es, mehr aber nicht. Zu einer selbstständigen Leistung sind sie nicht geschaffen. Genauso ent-

7. Medizinische Aspekte der Krebserkrankung

hält der genetische Code die Symbole, die die „Gebrauchsanweisung" für Bau und Funktion unseres Organismus darstellen. Auch die einzelnen Gene des Codes sind Symbole, Informationsträger, mehr aber nicht. Auch sie sind nicht zu selbstständigen Leistungen befähigt. Es muss also irgendeine übergeordnete Instanz, eine Art „höhere Intelligenz", vorhanden sein, die diesen Code liest und entsprechend der enthaltenen Informationen in Formgebungs- oder Funktionsleistungen umsetzt.

Mit diesem Sprung von der nüchternen Informationsebene zum lebendigen schöpferischen Geschehen beschäftigen wir uns eingehender im nächsten Kapitel. Wenn nun beim Kuchenbacken etwas schief geht, so kann es einmal natürlich an den Aussagen im Text des Kochbuchs liegen. Zum andern kann aber auch der Koch beim Backen durch irgendetwas in seiner Aufmerksamkeit gestört oder abgelenkt worden sein. Übertragen auf unser Thema kann also der Informationsgehalt des genetischen Kochbuchs verändert sein oder die „höhere Intelligenz" wurde beim Umsetzen der Informationen gestört. Damit ergibt sich eine ganz neue Fragestellung, nämlich nach der Instanz, die den genetischen Code liest. Da diese Instanz aber nicht als physisch fassbares Substrat vorliegt, ergeben sich für unsere materialistisch orientierte Wissenschaft grundsätzliche und unüberwindbare Probleme. Hier versagt die Forschung. Geld und Forscherenergie wenden sich „konkreten", materiegebundenen Fragen zu und vermeiden ängstlich den Bereich des „spekulativen Aberglaubens".

Bei der Betrachtung der krebsauslösenden Faktoren kommen wir in einen fast uferlos anmutenden Bereich. Allein die Zahl der *Karzinogene*, also krebserzeugende Gifte, Reizstoffe und physikalische Reize wird auf über 22.000 geschätzt. Nach der so genannten Reiztheorie werden zur Tumorbildung prädisponierte Zellen durch chronische Einwirkung dieser Stoffe zu bösartiger Vermehrung angeregt. Besonders bekannt geworden sind Asbest, Quecksilber, Teerprodukte, Benzol, Benzin- und Dieselmotorabgase, Arsen sowie Pflanzenschutzmittel wie Dioxin, Lindan und Endrin (s. Kap. 7.6.). Als physikalische Karzinogene gelten ferner UV-Strahlen und radioaktive Strahlung (s. Kap. 4.3.6.).

Schützen kann man sich gegen Karzinogene allein durch Vermeidung jeden Kontaktes. Hier steht die Vermeidung des Rauchens (Teerprodukte!) als unerlässliche Eigenleistung meiner Ansicht nach an erster Stelle (s. Kap. 4.3.3.).

Viren werden immer wieder als Krebserreger angeschuldigt. Häufig geistern neu entdeckte „Krebsviren" durch die Presse. Als begründet erwiesen hat sich, dass ein nach seinem Entdecker Eppstein-Barr-Virus genannter Virus als Co-Faktor bei der Entstehung eines Lymphdrüsenkrebses, des so genannten Burkitt-Lymphoms und des in China sehr verbreiteten Nasen-Rachen-Krebs beteiligt ist. Neuere Forschungen haben gezeigt, dass bestimmte Genabschnitte von Retroviren als so genannte Onkogene in die Zellkerne von befallenen Organismen eingebaut werden können und dann die Informations- und Steuereinheiten dieser Zellen so verwirren, dass sie krebsig entarten.

Außerdem sind so genannte Papillom-Viren, seit langen Jahren als Verursacher winziger Hautwarzen bekannt, in den Verdacht geraten, an der Entstehung menschlicher Krebsarten im Haut- und Genitalbereich beteiligt zu sein. Die daraufhin entwickelten vorbeugenden Impfungen sind in ihrer Wirkung umstritten.

Andere krebsauslösende Faktoren gelten als „von der herrschenden Lehrmeinung nicht allgemein anerkannt" und werden daher nur von „Außenseitern" angeführt.

In Kap. 4.3.6. und 7.5. finden Sie ausführliche Informationen über das Thema

- *Geopathische und elektrobiologische Strahlenbelastung* als mögliche krebsauslösende Faktoren. Es ist eine Standortfrage, ob diese Strahlen als Risikofaktor oder als krebsauslösend eingestuft werden können, was aber ohne praktische Bedeutung ist.

- *Sauerstoffmangel oder Störung* der Sauerstoffverwertungsfähigkeit der Zelle lernen wir in Kap. 9.7. als krebsdisponierender Faktor kennen.

Es wird also im Bereich der offiziellen Krebsforschung verweifelt weiter geforscht, um irgendein noch so kleines materielles Substrat zu finden, das als *d e r* Krebserreger endlich das Rätsel dieser bedrohlich im Zunehmen begriffenen Seuche aufklären wird. Dass es sich um eine Störung der formgebenden *Information* handeln könnte, wird nicht in Betracht gezogen, weil man ein gebrochenes oder gar kein Verhältnis zum immateriellen Begriff der Information hat.

7. Medizinische Aspekte der Krebserkrankung

7.3. Die körpereigene Krebsabwehr durch unser Immunsystem

Es ist ein Hauptanliegen dieses Buches, Ihnen die zentrale Rolle des Immunsystems als Wirkungsort für die ehrfurchtsgebietende Vielfalt der körpereigenen Abwehrvorgänge möglichst anschaulich nahezubringen. Schon eine nüchterne wissenschaftliche Darstellung des Zusammenwirkens der Vielzahl untereinander verschachtelter Funktionselemente auf ihren verschiedenen Wirkebenen ist für den Fachmann, so weit er sich noch ein Gespür dafür bewahren konnte, in höchstem Maße staunenswert.

Das vorrangige Ziel aller Maßnahmen der biologischen Immuntherapie ist die Stärkung bzw. Wiederherstellung der Funktionsfähigkeit des körpereigenen Immunsystems. Deshalb möchte ich Ihnen eine möglichst lebendige und plastische Vorstellung von diesem lebenswichtigen Abwehrinstrument unseres Organismus vermitteln. Das lässt sich bestimmt nicht mit einer gewissenhaften Aufzählung aller bisher bekannten Funktionselemente und ihren Tätigkeiten erreichen. Die Immunologie ist im Augenblick das expansivste Wissengebiet innerhalb der Medizin. Ständig werden neue „Effektorzellen", „Mediatoren" und „Neuropeptide" entdeckt und ihre Funktionszusammenhänge aufgeklärt. Schon der Fachmann hat Mühe, nicht die Übersicht zu verlieren und auf dem Laufenden zu bleiben. Ich halte es gar nicht für erstrebenswert, dass Sie allzu viele Einzelheiten immunologischer Forschungsergebnisse „kennen" und von ihren Interaktionen „wissen". Wichtig für Sie ist es aber, ein Bild von dem großartigen Zusammenspiel dieser weisheitsvollen Einrichtung unseres Organismus und seinen übergeordneten Steuerungszusammenhängen vor Augen zu haben. Da die Abwehr gegenüber Infektionen und Schadstoffen und die Tumorabwehr eine Funktionseinheit bilden, lassen sich die Immunabläufe auch nur als Gesamtvorgang schildern.

Ich habe schon im Motivationsteil (s. Kap. 3.4.2.) den Vergleich mit einem Mysterienspiel gebraucht. Zur Vertiefung Ihrer Information möchte ich hier, um Ihre Bereitschaft zu staunen anzusprechen, die Bilderwelt einer Fabel benutzen:

Stellen Sie sich unseren Organismus als eine mittelalterliche befestigte Stadt vor. Sie ist umgeben von einer hohen, schwer überwindbaren Mauer (*unserer Haut*). Mit Türmen bewehrte Stadttore (*die Körperöffnungen*) gewährleisten den kontrollierten Zu- und Ausgang (*Ernährung und Ausscheidung*) der Stadt. Besondere Putz- und Kehrkolonnen (*mit Flimmerhärchen ausgerüstete Oberflächenzellen*) halten die Umgebung der großen Stadttore (*Mund und Nase*) und die anschließenden Straßenzüge und Plätze

(*Mund- und Nasenhöhle, Rachen sowie Luft- und Speiseröhre*) frei von Schmutz und Schadstoffen (*Staubpartikel und Allergene*). Die Straßenkehrer verwenden bei ihrer Arbeit besondere Putzmittel (*mit Lysozymen versetzter Schleim*), um eine wirksame Reinigung und Schmutzauflösung zu bewirken. Eine Meute besonders ausgebildeter scharfer Wachhunde (*die körpereigene Bakterienflora (s. Kap. 4.3.5.)*) sorgt dafür, dass sich keine Fremdlinge (*Bakterien, Viren, Parasiten*) in den Handelsstraßen der Stadt (*Speiseröhre, Darmtrakt*) sowie auf dem Marktplatz (*Magen*) bis zu den Einzelhandelsgeschäften (*Darmzotten*) oder auch in den Gärten und Parks (*Luftwegen*) niederlassen. Sie verhindern, dass solche Fremdlinge heimlich in die Häuser (*Gewebe*) und Amtsgebäude (*Organe*) eindringen, um Schaden (*Vergiftungen, Infektionen, Allergien*) anzurichten.

In bestimmten Abständen ist die Stadtmauer durch Türme (*Lymphknoten*) verstärkt, in denen Wächter der Stadt (*weisse Blutkörperchen und Lymphozyten*) untergebracht sind. Rund um die Stadt sind auf der Mauer vorzüglich ausgebildete Späher und Kundschafter (*die Sinnesorgane mit der Fähigkeit zu sehen, hören, riechen und schmecken, sowie der Temperatur-, Tast- und Lagesinn*) verteilt.

Diese passen genau auf, dass sich keine Naturgewalten wie Sturm, Hagel, Gewitter (*Umwelteinflüsse, Gifte*) oder gar Feinde (*Bakterien, Viren, Parasiten*) unbemerkt der Stadt nähern.

Versuchen Räuber und Banditen (*Krankheitskeime*) die Stadtmauer zu überwinden, werden sie zunächst von einem feuchtklebrigen Belag (*Schweiß und Talg*) aufgehalten. Dann wird von den Wächtern noch zusätzlich aus den Schießscharten (*Drüsenausführungsgängen*) siedendes Pech (*Lysozyme*) kübelweise auf sie geschüttet.

Die Haut und die Schleimhäute bilden die erste Schranke unseres Körpers gegen schädigende Fremdstoffe. Durch ihre Struktur, ihren Säuremantel, durch Schweiß- und Talgsekrete sowie durch besondere Verdauungssäfte, Lysozyme, kann die Haut insbesondere das Eindringen von Bakterien verhindern. Die Schleimhäute sind geschützt durch ihre Schleimschicht und eine Oberflächenzelldecke, die mit Flimmerhärchen ausgerüstet ist. Durch Flimmerbewegungen in Richtung Eingang werden Fremdstoffe nach außen befördert. Überdies sind alle unsere Schleimhäute überzogen von einem dichten Rasen von besonderen gesundheitsbewahrenden Bakterien, mit denen wir eine Symbiose (Zusammenleben) eingegangen sind. Als unsere Bundesgenossen bilden sie einen wirkungsvollen Abwehrwall gegen krankmachende Einflüsse.

In der Mitte der Stadt erhebt sich eine Festung (*die Thymusdrüse*) mit einem hohen Wehrturm, auf dem der Stadtkommandant (*unser „innerer Arzt"*) alle Überwachungs- und Abwehrmaßnahmen der Stadt umsichtig leitet. Er steht in enger Verbindung mit den Kontroll- und Abwehrkräften der Stadt durch Meldereiter (*Nervenstränge*), Hornisten (*Neurotransmitter*) und Brieftauben (*Hormone*), um Meldungen seiner Wächter entgegenzunehmen und Befehle zu erteilen.

Der Thymus ist die unter dem Brustbein gelegene ursprüngliche Wachstumshormondrüse. Sie ist die wichtigste Schaltstation der körpereigenen Abwehrfunktionen und Hauptbildungsstätte abwehrfähiger Zellen und Wirkstoffe. In ihr werden die Thymus-Lymphozyten (T-Lymphozyten) gebildet. Diese erhalten in der Thymusdrüse spezifische Informationen und verlassen sie als so genannte immunkompetente (abwehrgeeignete) Zellen. Diese können als T-Helferzellen die Abwehrvorgänge anregen oder als T-Suppressorzellen die Abwehraktivitäten begrenzen. Ein Musterbeispiel für das Lebensgesetz der Polarität; d.h. alle Steuerungsvorgänge in unserem Organismus laufen stets nach dem Prinzip von Zügel und Gegenzügel ab.

Neurotransmitter sind chemische Botenstoffe. Sie haben eine Eiweißstruktur (Neuropeptide), werden in Nervenzellen gebildet und können den Spalt zwischen der Endplatte (Synapse) des Nervenstrangs einer Nervenzelle zur nächsten Endplatte überqueren und so Nervenimpulse übertragen.

Hormone sind chemische Signalstoffe, die in Hormondrüsen gebildet werden und auf dem Blutwege verteilt in ihren Erfolgsorganen bestimmte Reaktionen auslösen können, ohne dabei selbst verbraucht zu werden.

Weitere Unterkünfte und Lager (*Milz, Leber, Bindegewebe*) und Ausbildungsstätten (*Knochenmark*) stehen bereit, um jederzeit eine genügende Zahl von Wächtern und Zöllnern (*Granulozyten, Makrophagen*) bereitstellen zu können. Sorgfältig ausgebildete Fahndungsspezialisten (*Gedächtniszellen*) kennen alle Merkmale und Eigenschaften feindlicher Spione und Agenten, die irgendwann schon einmal versucht haben, in die Stadt einzudringen. Scharfrichter (*Killerzellen, Fresszellen / Phagozyten*) stehen für die Hinrichtung (*Phagozytose*) besonders gefährlicher Feinde zur Verfügung.

Als lymphoretikuläres System fasst man die Organe zusammen, die in der Lage sind, die an den Immunreaktionen beteiligten Lymphozytenarten schrittweise über mehrere inzwischen genau bekannte Entwicklungsstufen zu bilden. Dazu gehört der Thymus, die Milz, die Lymphknoten, die Rachenmandeln und die so genannten Peyerschen Platten in der Darmwand.

Beobachten wir das Geschehen an einem der Stadttore, so sehen wir den Ablauf der gewissenhaft durchgeführten „Routine-Kontrollen", können aber auch dramatische Szenen miterleben. Alle ankommenden Waren (*Nahrungsmittel, Getränke*) werden zunächst mit Hilfe besonderer Einrichtungen (*Sinnesorgane*) genauestens auf ihre Herkunft und Qualitäten (*Aussehen, Temperatur, Geruch, Geschmack*) und etwa versteckte Schmuggelwaren (*Antigene, Allergene*) oder Waffen und Sprengstoffe (*Gifte, Kanzerogene*) untersucht. Verdächtige oder unbekannte Waren oder Personen werden von Gendarmen (*Monozyten und Makrophagen*) verhaftet und den erwähnten Fahndungsspezialisten (*Gedächtniszellen*) präsentiert. In besonderen Kontrollräumen (*Lymphknoten*) werden die Waren genau überprüft und vor allem die Personen als „verdächtig" oder „bekannt" (*fremd oder körpereigen*) eingestuft.

Im Lymphgefäßsystem, einem parallel zum Blutgefäßsystem verlaufenden Kanalnetz, werden die beweglichen Zellen des lymphoretikulären Systems an ihre Einsatzorte geleitet. In seinem Verlauf befinden sich an vielen Stellen Filterstationen, in denen mittransportierte Schadstoffe abgefangen werden. Jeder Teil unseres Körpers wird von solchen Filterstationen überwacht.

Besonders interessiert man sich für die Art der Verpackung der Waren und die Fingerabdrücke (*Oberflächenstrukturen*) der Verdächtigen. Anhand von langen Fahndungslisten stellt man fest, ob die Ware oder Person schon einmal als lästig oder unerwünscht (*allergieauslösend*) oder gar als gefährlich (*infektiös oder giftig*) aufgefallen ist. Wird Schädlichkeit festgestellt, so wird der Eindringling (*das Allergen oder Antigen*) mit Hilfe der Abwässer (*Schleimsekretion*) oder durch Fußtritte (*Niesen, Husten*) aus der Stadt geworfen. Besonders gefährliche Terroristen (*Bakterien Viren, Antigene*) werden verhaftet und mit Handschellen (*spezielle Oberflächenstrukturen*) an besondere Vollzugsbeamte (*Antikörper*) gefesselt.

Spezifische Abwehrmechanismen ermöglichen unser Überleben durch gezielte Abwehr gegen die Angriffe besonders gefährlicher Antigene wie Bakterien, Viren,

7. Medizinische Aspekte der Krebserkrankung

Pilze oder Parasiten sowie anderer Fremdstoffe, Gifte oder Zerfallsprodukte. Das Funktionieren dieser Abwehr setzt aber einen bereits vorangegangenen Kontakt mit dem jeweiligen Fremdstoff voraus. Durch den ersten Kontakt, z.B. mit einem Bakterium, bilden besondere Immunorgane nach einer bestimmten Latenzzeit, die das Organ für die Ausprägung benötigt, so genannten Gedächtniszellen (Antikörper). Es handelt sich dabei um bestimmte Lymphozyten, die bei einem zweiten Kontakt mit dem Bakterium dieses als schädlich wiedererkennen. Besonders ausgeprägte Oberflächenstrukturen des Antikörpers passen nun mit entsprechenden Strukturen an der Oberfläche des Bakteriums (Antigen) wie Schlüssel und Schloss zusammen und ermöglichen die Neutralisierung des Schadstoffes („Antigen-Antikörper-Reaktion"). Diesen Vorgang nennen wir „erworbene Immunität."

Immer wieder versuchen feindliche Agenten (*Blütenstaub, Hausstaub, Milben*) mittels Fallschirmen durch die Luft (*Inhalations-Allergene*) die Mauern zu überwinden und in der Stadt Unheil (*allergische Haut- und Schleimhautreizungen*) anzurichten. Auf Befehl des Stadtkommandanten versuchen die Bewohner diese Schäden mit Hilfe von Feuerspritzen (*Tränenflüssigkeit, Schleimsekretion, Durchfälle*) wegzuspülen. Greift ein größeres Heer feindlicher Truppen (*infektiöse Bakterien oder Viren*) die Stadt an, lässt der Stadtkommandant das Horn blasen (*Hormonausschüttung der Nebenniere und Schilddrüse*). Darauf beginnt nach genau festgelegtem Plan (*Alarmphase der Stressreaktionen*) die Mobilisierung aller Abwehrkräfte der Stadt (*zelluläre, flüssige und chemische Immunprodukte*). Diese erreichen in Windeseile den Ort des Angriffs (*Chemotaxis*) und beginnen mit den Abwehrmaßnahmen.

Chemotaxis nennt man ein chemisches Konzentrationsgefälle in der Gewebsflüssigkeit, durch das die Abwehrzellen genau ihren Einsatzort finden können.

Aus den Unterkünften der Abwehrkräfte (*Milz, Leber, Bindegewebe*) werden nun neue Mannschaften herangeführt und in den Sammelstellen läuft die Rekrutierung neuer Soldaten (*Neubildung von Abwehrzellen, Leukopoese*) auf Hochtouren. Der Stadtkommandant auf seinem Wehrturm erhält über die Meldekette (*Botenstoffe, Signalstoffe*) von seinen Wächtern auf Mauern und Türmen genaue Angaben über die Nationalität (*Typ der Bakterien oder Viren*) des Feindes und seine Bewaffnung (*Toxizität (Giftigkeit), Virulenz (Grad der Schädlichkeit)*). Daraufhin ordnet er die beschleunigte Ausbildung und den Einsatz von Sondermilizen (*Gedächtniszellen, Antikörper*) an, die sich über die ganze Stadt verteilen.

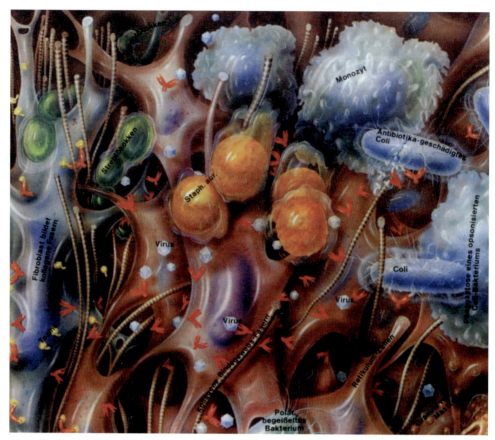

Abb. 14: Zellen des Immunsystems in der Abwehr gegen eingedrungene Krankheitskeime als Beispiel für die Komplexität der Abwehrprozesse und die Vielfalt unserer immunologischen Kenntnisse.

Gelingt es dem Feind tatsächlich, in die Stadt einzudringen, stimmen die Wächter ein großes Kriegsgeschrei (*Ausschüttung von Komplementen*) an und rufen damit alle Abwehrkräfte zu höchster Abwehrbereitschaft (*Aktivierung aller immunkompetenten Zellen*) auf.

Im Zuge der spezifischen Abwehrvorgänge werden im Organismus mit Hilfe besonderer Eiweißsubstanzen, so genannte Komplemente des HLA-Systems, die immunkompetenten Zellen und besonders die Gedächtniszellen aktiviert. Diese verbinden sich dann, entsprechend ihrer vorangegangenen Ausbildung, mit den Oberflächenstruktu-

7. Medizinische Aspekte der Krebserkrankung

ren der Antigene im schon geschilderten Schlüssel-Schlossverfahren und machen sie damit unschädlich.

Wenn die Auseinandersetzung mit den Feinden beendet ist, machen die Stadtsoldaten und Bauarbeiter sich an die Aufräumarbeiten.

Die Fresszellen (Makrophagen) transportieren zerstörtes Zellgewebe ab und sorgen für die Ausscheidung über die Lymphgefäße, die Harnwege oder das Darmrohr.

Beschädigte Gebäude werden entsprechend der vorliegenden Baupläne wieder instand gesetzt.

Bei der Wundheilung sprossen zunächst kleinste Blutgefäße in den Verletzungsbereich hinein. Dann bilden sich auf der Wundfläche kleine Fleischwärzchen (Granulationen), die allmählich von Bindegewebssträngen durchsetzt werden und zu Narbengewebe zusammenwachsen. Dabei wird die ursprüngliche Form des zerstörten Gewebes möglichst genau wiederhergestellt.

Geborstene Wasserleitungen und Abflusskanäle werden abgedichtet und repariert.

Die Schließung zerstörter Gefäße ist ein überlebenswichtiger Wiederherstellungsvorgang. Durch ein hochkompliziertes Zusammenspiel von mindestens 13 verschiedenen Gerinnungs-Faktoren wird ein Verbluten verhindert.

Dann können die Putzkolonnen für die Wiederherstellung der gewohnten Ordnung und Sauberkeit sorgen.

Die durch ihre Filterfunktion geschwollenen Lymphknoten werden durch eine enzymatische Verdauung von Zelltrümmern entlastet. Die bei der Heilentzündung beteiligten weißen Blutkörperchen verschmelzen zu rahmigem Eiter. Dieser wird entweder vom Körper durch eine Art Selbstverdauung abgebaut oder entleert sich nach außen. Geschieht das nicht, muss er durch einen chirurgischen Eingriff nach außen entleert werden.

Schon bald kann der Stadtkommandant Entwarnung geben. Die Bürger der Stadt können sich ausruhen und erholen. Nur noch die Nachtwächter und Ortspolizisten machen ihre regelmäßigen Inspektionsrunden.

Der Alarmzustand des Immunsystems wird aufgehoben. Die Disstress-Einstellung (s. Kap. 4.3.8.) des Gesamtorganismus wird zur Eustress-Einstellung zurückgenommen. Bestehen bleibt aber die fortgesetzte Einsatzbereitschaft aller Immunfunktionen.

7.4. Möglichkeiten der Verlaufsdiagnostik

Jede medizinische Behandlung, besonders bei chronischen Erkrankungen, kann nur konsequent durchgeführt werden, wenn ihre Wirkung im Verlauf regelmäßig kontrolliert wird. So ist es im Verlauf einer Krebsbehandlung insbesondere nötig, die Immunlage regelmäßig zu überprüfen und die Veränderungen des Tumors und eventueller Metastasen zu untersuchen. Dazu stehen die vielfältigen Methoden der klinischen Medizin zur Verfügung. Darüber hinaus sind im Rahmen der biologischen Medizin ergänzende diagnostische Verfahren entwickelt worden, die eine erweiterte, z.T. sehr subtile Diagnostik erlauben. So sehr ich eine regelmäßige Verlaufsdiagnostik befürworte, so sehr muss ich aber auch vor einer „Überdiagnostik" warnen, die aus Gründen eines medizinisch-diagnostischen Perfektionismus durchgeführt wird oder aber auch aus Überängstlichkeit häufig von Patienten verlangt wird. Oft genug besteht die Gefahr, dass jemand mehr an seinen erhobenen Befunden krank ist als an seiner Krankheit.

Die wichtigsten diagnostischen Verfahren der klinischen Medizin und ergänzenden Methoden der biologischen Medizin, mit denen Sie im Verlauf ihrer Erkrankung konfrontiert werden können, sollen zu Ihrer Orientierung im Folgenden kurz aufgezählt werden:

Diagnostische Verfahren der klinischen Medizin (s. auch Kap. 2.2.2.):
- *Röntgen-Diagnostik*: bildhafte Darstellung von Gewebsveränderungen und Funktionsabläufen innerer Organe mittels Röntgenstrahlen.

- *Mammographie*: Röntgenuntersuchung der weiblichen Brust. Wird auch als so genanntes Screening zur regelmäßigen Vorsorgeuntersuchung angeboten.

7. Medizinische Aspekte der Krebserkrankung

- *Computer-Tomographie (CT)*: Hochkompliziertes Röntgen-Schichtaufnahmeverfahren, das zum Bildaufbau einen Computer einsetzt und die Darstellung von Gewebsveränderungen, auch von Weichteilen, ermöglicht.

- *Magnetresonanztomographie oder Kernspintomographie (MRT)*: Medizintechnologisch hochentwickeltes Verfahren zur Schichtbilddarstellung von Gewebsveränderungen mittels eines energiereichen Magnetfeldes. Dabei entstehen keine Belastungen durch Röntgenstrahlen.

- *Sonographie*: Bildgebendes Diagnoseverfahren zur Darstellung von Gewebeveränderungen mittels Ultraschall.

- *Scintigraphie*: Zweidimensionale Darstellung der Verteilung einer in den Organismus eingebrachten radioaktiven Substanz innerhalb eines Organs oder Gewebes.

- *Positronen-Emissions-Tomographie (PET)*: Feststellung einer vermehrten Anreicherung von radioaktiv markierten Zuckermolekülen in Tumorgewebe oder Metastasen.

- *Biopsie*: Mikroskopische Untersuchung von mittels Nadel, Sauger, Stanze, Zange oder Schaber entnommenen Gewebsproben oder Zellen.

- *Blut- bzw. Serum-Diagnostik*: Vielfache Untersuchungsverfahren der Laboratoriumsmedizin, insbesondere der so genannte Tumormarker (CEA, TPA, AFP, PSA u.a.).

Diagnostische Verfahren der biologischen Medizin:
- *Immunstatus*: Über die üblichen Laboratoriumsuntersuchungen hinausgehendes Screening-Verfahren (Suchtests) zur möglichst facettenreichen Darstellung direkter und indirekter Immunparameter im Blut oder Serum.

- *Mineralstoff-Analyse*: Spektrometrische Untersuchung des Blutes oder von Haaren zur quantitativen Bestimmung der Konzentration von Mineralstoffen und Spurenelementen. Die Blutspiegel geben Auskunft über die aktuellen Konzentrationsverhältnisse. Das Haar als stoffwechselarmes Speichergewebe ermöglicht den Einblick in die einige Wochen zurückliegende Mineralstoffsituation und ist daher eher bei chronischen Erkrankungen kennzeichnend. In meinen Augen sind die rein quantitativen

Einzel-Ergebnisse nur beschränkt verwertbar. Die Untersuchung gewinnt erst ihren vollen Wert bei Berücksichtigung der vorliegenden Antagonismen und Synergismen (Wechselbeziehungen) innerhalb der Mineralstoffe.

- *Thermoregulationsdiagnostik*: Untersuchung der Wärmeabstrahlung von Geweben zur Feststellung ihres Funktionszustandes in Richtung Entzündung oder Degeneration.

- *Biologische Funktionsdiagnostik (BFD)*: Bioelektronische und bioenergetische apparative Diagnostik des Grundregulations-Systems des Organismus und des Funktionszustandes der Organe einschließlich Störfeldsuche und Schwermetallbelastung.

- *Kirlian-Test*: Fotografische Darstellung bioelektrischer und elektromagnetischer Abstrahlungen des Körpers, vorzugsweise an Händen und Füßen, die Einblick in die aktuelle energetische Funktionslage des Organismus erlaubt.

- *Kupferchlorid-Kristallisationstest*: Hinweisdiagnostik der anthroposophischen Medizin, die aus dem Blut die Differenzierung zwischen Entzündungs- und Tumorbildungstendenzen einschließlich Organhinweisen ermöglicht.

Eine neue Entwicklung der Laboratoriumsmedizin ist mit Lebend-Kulturen individueller Tumorzellen möglich geworden. Hier können individuelle Tumorzellen und immunkompetente Zellen am Leben erhalten werden. Es eröffnen sich damit Wege zur Früherkennung und zum Ausschluss von Metastasen, weil dieses Verfahren in der Lage ist, aus 1 Milliarde Lymphozyten 10 Krebszellen herauszufischen. Darüber hinaus können die so gewonnenen Zellen zu der in der Entwicklung begriffenen Immuntherapie (s. Kap. 8.5.) benutzt werden.

Darüber hinaus sind von verschiedenen Ärztegruppen weitere Testverfahren unterschiedlichster Art entwickelt worden, deren Darstellung aber hier zu weit führen würde.

Zum Schluss muss ich Ihnen zur Vermeidung falscher Vorstellungen noch eine ernüchternde Mitteilung machen: *Den Krebstest, der die einwandfreie Aussage zulässt „Krebs: Ja oder Nein", gibt es nicht!* Die Diagnosestellung ist in aller Regel immer noch das Ergebnis eines Mosaiks mehrerer oder vieler Untersuchungsverfahren in der Hand erfahrener Ärzte.

7. Medizinische Aspekte der Krebserkrankung

7.5. Strahleneinflüsse

Zu den wesentlichen physikalischen Einflussgrößen, denen wir unser ganzes Leben ausgesetzt sind, gehören neben der Schwerkraft die verschiedenartigsten Strahlenqualitäten. Ein Teil dieser Strahlen ist natürlichen Ursprungs und gehört somit zu den physikalischen Konstanten unseres Leben auf diesem Planeten. Ein anderer, großer Teil der Strahleneinflüsse ist technischen Ursprungs, also von Menschen erzeugt und muss von uns zwangsläufig als Folge unserer zivilisatorischen Entwicklung hingenommen werden. Hatte der Mensch aber Millionen von Jahren Zeit, sich im Laufe seiner Entwicklung an die natürlichen Strahleneinflüsse anzupassen, so wird er jetzt seit wenigen Jahrzehnten von völlig neuen ungewohnten Strahlenqualitäten zunehmend überflutet. Damit wird unser Organismus, insbesondere unser Immunsystem, unvorbereitet vor ganz neue große Anpassungsaufgaben gestellt.

Charakteristisch für Strahleneinflüsse ist:
- Sie sind mit Ausnahme von Licht und Wärme von unseren Sinnesorganen nicht wahrnehmbar.

- Die Wirkung vieler Strahlenarten auf biologische Systeme ist völlig ungenügend erforscht.

Im Folgenden sollen stichwortartig einige physikalische Begriffe und kurzgefasste Angaben zu den wesentlichen Strahlungsarten dem besseren Verständnis und der Vertiefung des im Kapitel „Risikofaktor Strahlung" (Kap. 4.3.6.) Gesagten dienen. Darüber hinaus gehende Informationen bitte ich der im Anhang genannten weiterführenden Literatur zu entnehmen.

Einige physikalische Grundbegriffe:
- *Strahl*: Ein im Querschnitt begrenzter Energietransport mit bestimmter Richtung.

- *Energieträger*: Zusammenhängende Materie (Flüssigkeit, Gase) oder diskrete Teilchen (Alpha-, Beta-Teilchen, Neutronen).

- *Strahlung*: Abgabe, Transport bzw. Ausbreitung von Energie in Form elektromagnetischer Wellen.

- *Elektromagnetische Strahlung*: Wellenstrahlung (transversal).

- *Energieträger*: Zeitlich-periodische elektromagnetische Felder.

- *Feld*: Zustand des Raums.
  a.) Magnetisches Feld: Magnetischer Zustand des Raums bzw. Umgebung eines Dipols (z.B. Hufeisenmagnet).
  b.) Elektrisches Feld: Kraftfeld in der Umgebung eines elektrisch geladenen Körpers bezogen auf seine elektrischen Eigenschaften.
  c.) Elektromagnetisches Feld: Überlagerung eines zeitlich veränderlichen elektrischen Feldes mit dem induzierten, zeitlich veränderlichen magnetischen Feld.

- *Welle, elektromagnetische:* elektrische und magnetische Felder, die die Fähigkeit haben, sich im Raum auszubreiten in Form von zeitlich sinusartig verlaufenden Veränderungen der elektrischen und magnetischen Feldstärke mit bestimmter Amplitude (Höhe, Breite) und Frequenz (Zahl der Veränderungen / Schwingungen pro sec.). Man unterscheidet stehende und fortschreitende Wellen.

Einstrahlungen natürlichen Ursprungs:

Einstrahlung aus dem Weltraum:

- Die *kosmische Strahlung* besteht aus Radiowellen, Mikrowellen, infraroter Strahlung, sichtbarem Licht, ultravioletter, Röntgen- und kosmischer Urstrahlung. Dazu kommt noch eine Teilchenstrahlung von der Sonne und aus dem Weltraum.

- Das *elektrische Gleichfeld der Atmosphäre* ist mit orts- und zeitabhängiger Intensität zwischen Ionosphäre und Erde ausgebildet. Es erreicht Spannungswerte zwischen 130 Volt pro Meter und in Verdichtungszonen bis ca. 200 Kilovolt pro Meter.

- *Elektrische Niederfrequenzschwingungen der Atmosphäre* überlagern das elektrische Gleichfeld der Erde mit einer Frequenz von 8-10 Hertz (= Schwingungen pro Sekunde). Sie können manche Bauten fast ohne Energieverlust durchdringen.

- *Spherics* sind hauptsächlich durch Gewittertätigkeit hervorgerufene elektromagnetische Erscheinungen der Atmosphäre. Da pro Minute etwa 2.000 Blitzentladungen

7. Medizinische Aspekte der Krebserkrankung

auf der Erde passieren, entstehen Wellen von 1-10 Kilohertz, die sich mit Lichtgeschwindigkeit ausbreiten.

- Die *Ionen der Ionosphäre* sind elektrisch geladene Luftmoleküle, die von Blitzen auf die Erde transportiert werden und maßgeblich unser Wetter und Raumklima beeinflussen. Die Ionosphäre schützt unsere Erde vor harter ultravioletter Strahlung und lässt nur die weiche ultraviolette Strahlung durch, die für unser Leben von so großer Bedeutung ist. Hier sei das Problem der zunehmenden Zerstörung der schützenden Ozonschicht durch menschlichen Unverstand genannt.

Einstrahlungen aus der Erde:

- Das *Magnetfeld der Erde* ist in seiner Entstehung noch nicht eindeutig geklärt. Es wird einerseits durch elektrische Ströme im Inneren unseres Planeten hervorgerufen, andererseits wird es aber auch vom Magnetfeld der Sonne beeinflusst. Die Magnetfeldintensität wechselt je nach Breitengrad, Entfernung von den magnetischen Polen der Erde und Sonnenaktivität.

- Als *Erdstrom* werden in der Erde fließende elektrische Ströme natürlichen Ursprungs bezeichnet, die in Verbindung mit Vorgängen in der Ionosphäre, Magnetosphäre oder mit dem Magnetfeld der Erde stehen.

Einstrahlungen zivilisatorischen Ursprungs (*Technics*):

Die Zahl unterschiedlichster technisch bedingter Strahlenqualitäten, die uns täglich beeinflussen, hat eine fast unüberschaubare Größenordnung erreicht. Mit Fug und Recht kann man von „Elektrosmog" sprechen.

Betrachtet man nur die unterschiedlichen Schwingungsfrequenzen dieser Strahlungen und stellt sie gegenüber der Eigenschwingungsfrequenz des bioelektrischen Systems unseres Organismus von etwa 12 Hertz, so erkennt man die Brisanz des Problems:

- elektrischer Weidezaun: ca. 1 Hertz
- elektromagnetische Felder der Bahn: 16,66 Hertz
- elektromagnetische Felder des öffentlichen Stromnetzes: 50 Hertz
- elektromagnetische Felder der elektrischen Ausrüstung von Flugzeugen: ca. 400 Hertz

Es folgen die mittel-, kurz- und ultrakurzwelligen Frequenzen von Fernmeldeeinrichtungen, aber auch von Diagnostik und Therapie in Kliniken und Arztpraxen bis hin zu radioaktiven Ausstrahlungen von Kernenergieanlagen mit bis zu 3×10^{22} Hertz.

Nach neuesten Erkenntnissen ist den in letzter Zeit rasant zunehmenden Strahlungseinflüssen aus der Hochfrequenztechnik durch Mobiltelefone, D-Funksysteme und Mikrowellenherde ein hochproblematischer Einfluss auf unser empfindliches bioelektrisches Regulationssystem zuzuschreiben. Vor allem die ansteigende Erkrankungshäufigkeit an Herzinfarkten und Krebs wird darauf zurückgeführt. Die betroffene Großindustrie versucht mit allen Mitteln, derartige Zusammenhänge zu bagatellisieren oder durch bestellte Gutachten zu zerstreuen. Die in den letzten Jahren entstandenen Institute für Elektrobiologie sind offenbar bis jetzt nicht zu eindeutigen Untersuchungsergebnissen gekommen. Wir befinden uns in diesem Bereich in einem ausgesprochenen Forschungsvakuum. Dabei nimmt die Zahl der elektrosensiblen oder sogar elektroallergischen Menschen ständig zu. Ich kann Sie zum augenblicklichen Zeitpunkt nur vor der Verwendung derartiger Geräte in Ihrem unmittelbaren Wohnbereich warnen. Ihr Schlafplatz sollte nicht in unnmittelbarem Sichtkontakt zu einem der installierten Sendetürme stehen.

Wir müssen einfach zur Kenntnis nehmen, dass hier unverständlich große Wissenslücken bestehen hinsichtlich der Auswirkung dieser Strahleneinflüsse auf biologische Systeme. Es hat sich meines Wissens auch noch niemand mit der Frage der Summationseffekte durch Überlagerung natürlicher und technischer Strahlung beschäftigt. Am deutlichsten kommt unser Nichtwissen zum Vorschein bei der Betrachtung der offenbar meist ziemlich willkürlich festgelegten „Grenzwerte", die im internationalen Vergleich zum Teil um Zehnerpotenzen voneinander abweichen.

Zusammenfassend kann ich zum jetzigen Zeitpunkt nur auf Erfahrung beruhende Empfehlungen geben hinsichtlich der Vorbeugung und zum Schutz gegen die Flut der geschilderten Strahleneinflüsse.

Es ist derzeit nur in kleinem Umfang möglich, dabei auf exakte wissenschaftliche Erkenntnisse zurückzugreifen.

7. Medizinische Aspekte der Krebserkrankung

Ratschäge für die Elektroinstallation des Hauses:
- Verwenden Sie *abgeschirmte Leitungen* (Koaxialkabel).

- Verlegen Sie die Kabel in den Wohnräumen nicht ringförmig, sondern *sternförmig* zu den Steckdosen.

- *Steigleitungen* sollten nicht in der Nähe von Schlaf- oder Arbeitsplätzen verlaufen.

- Verwenden Sie keine *Leuchtstoffröhren* und *Dimmer* in Wohnräumen, in denen Sie sich regelmäßig länger aufhalten.

- Lassen Sie einen *Fehlerschutzstromschalter* anbringen zur Vermeidung von Leck- oder Kriechströmen aus fehlerhaften Leitungen oder Geräten.

Umgang mit Elektrogeräten:
Halten Sie am Schlaf- oder Arbeitsplatz folgenden *Mindestabstand* ein:
- 1 m zu Verbindungskabeln für Lampen und Geräte,
- 1,5 m zu Telefonapparaten,
- 2 m zu Radiogeräten und Stereoanlagen,
- 4-5 m zu Fernsehgeräten.

Es ist dabei zu beachten, dass das elektrische Induktionsfeld sich auch nach rückwärts durch die Wand ausbreitet! Der Mindestabstand gilt auch bei abgeschalteten Geräten, solange nicht der Stecker gezogen ist.

- Lassen Sie einen *Netzfreischalter* am Sicherungskasten anbringen. Dieses Gerät schaltet automatisch den Schlaf- oder Wohnstromkreis stromlos, sobald der letzte Stromabnehmer (z.B. die Nachttischlampe) ausgeschaltet wird. Es darf sich aber kein Dauerabnehmer (z.B. Kühlschrank) im Stromkreis befinden.

- Halten Sie sich nicht in der Nähe eines in Betrieb befindlichen Mikrowellenherdes auf.

- Vermeiden Sie Heizkissen oder Heizdecken und jegliche andere Elektroinstallation im Bereich des Bettes.

- Lassen Sie sich von einem erfahrenen Elektrofachmann beraten.

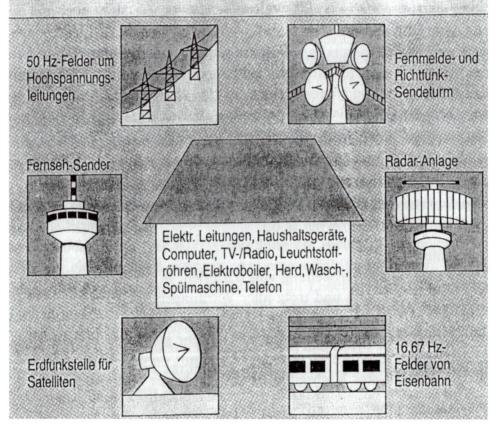

Abb. 15: Die mit unseren Sinnesorganen nicht wahrnehmbaren Stressfaktoren, denen wir alle ständig ausgesetzt sind.

Das Erdstrahlenproblem

Die Frage, ob es so genannte *Erdstrahlen* überhaupt gibt und wenn ja, welcher Natur sie sind, ist nach wie vor wissenschaftlich heftig umstritten. Der gegenwärtige Stand ist der, dass Prof. H. L. König und Prof. H.-D. Betz in München in einer Studie das so genannte Wünschelrutenphänomen untersucht haben. Das heißt sie haben untersucht, ob ein ortsgebunden auftretender Ausschlag der Wünschelrute über bestimm-

7. Medizinische Aspekte der Krebserkrankung

ten Zonen wissenschaftlich nachzuweisen ist. Damit keine falschen Vorstellungen entstehen, gebe ich die wissenschaftliche Fragestellung und ihr Ergebnis im Wortlaut wieder: „Können bei Personen Reaktionen stattfinden, welche nur vom Ort abhängen?" Das vorsichtig und unprätentiös formulierte Ergebnis lautet: „Insgesamt gesehen kommen wir zu der Ansicht, dass dem Phänomen ortsgebundener biologischer Reaktionen eine hohe statistische Signifikanz eingeräumt werden müsste." Besonders wichtig erscheint mir die Folgerung, die die Autoren aus ihren Untersuchungen ziehen: „In einer Gesamtbetrachtung des Projektes ist festzustellen, dass eine Grundlage erarbeitet werden konnte, auf der zukünftige, in verschiedenen Fachrichtungen anzusiedelnde Forschung zum besseren Verständnis des Phänomens sinnvoll und praktikabel aufzubauen ist."

Diese im Augenblick noch sehr begrenzte wissenschaftliche Aussage muss man ganz nüchtern zur Kenntnis nehmen. Dem gegenüber steht aber eine Fülle von Erfahrungen, die zwar kritisch gesichtet werden müssen aber auch nicht einfach vom Tisch gewischt werden können. Bei kritischer Würdigung der gegebenen Situation hat sich für mich im Augenblick folgender Standpunkt ergeben:

Ich gebe allen Menschen, die ihre Gesundheit erhalten wollen, besonders aber allen an einer chronischen Erkrankung insbesondere Tumorerkrankung Leidenden folgende Empfehlungen:

- Lassen Sie Ihre Wohnung, in erster Linie aber den Schlaf- und Arbeitsplatz, von einem seriösen Radiaesthesisten (Wünschelrutengänger) untersuchen. Lassen Sie das Ergebnis der Untersuchung in einem Lageplan Ihrer Wohnung eintragen.

- In aller Regel genügt es, bei einer festgestellten „geopathischen Belastung" das Bett bzw. den Arbeitsplatz umzustellen. Selten ist das bei sehr beengten Wohnverhältnissen nicht möglich. Im Falle einer manifesten Erkrankung ist in einem solchen Falle ein Wechsel der Wohnung angezeigt.

- Seien Sie sehr vorsichtig gegenüber etwa angebotenen Entstrahlungsgeräten oder Decken. Mir ist bisher keine Vorrichtung bekannt, die einer kritischen Überprüfung standhält.

- Wenn Sie ein Haus bauen wollen, lassen Sie rechtzeitig vorher den Bauplatz von einem Wünschelrutengänger untersuchen und gestalten Sie den Bauplan so, dass die Wohnräume möglichst keiner geopathischen Belastung ausgesetzt sind.

Was kann ein Radiaesthesist feststellen?

- *Wasserläufe und Wasserkreuzungen*: Es handelt sich um unterirdisch verlaufende Wasserströmungen, die auch sehr tief liegen können. Besonders die Grenzzone zwischen fließendem Wasser und umgebendem Erdreich scheint durch Reibung eine Emission zu erzeugen.

- *Erdverwerfungen*: Diese entstehen durch Gesteinsverschiebungen oder Erdspalten.

- Das *Globalgitternetz* wurde von dem Arzt Dr. Ernst Hartmann entdeckt. Es überzieht in annähernd regelmäßiger geometrischer Anordung den ganzen Globus. Die Strahlenstreifen sind ca. 20 cm breit und bilden Rechtecke, die in Nord-Süd-Richtung etwa 2 m und in Ost-West-Richtung etwa 2,50 m breit sind.

- Das *Diagonalgitternetz* wird nach Dr. Manfred Curry, einem engagierten Bioklimatologen, auch Currynetz genannt. Es ist ähnlich aufgebaut, wie das Globalgitternetz. Sein Verlauf ist aber diagonal zu diesem.

- Eine *Kreuzung zweier oder mehrerer Reizstreifen* wird als besonders schwer belasteter Platz angesehen. Solche Plätze gelten andererseits auch als „Orte der Kraft". Hier haben die Menschen frühgeschichtlicher Kulturen, z.B. die Kelten, aber auch die frühen christlichen Baumeister, die Altäre ihrer Heiligtümer bzw. Kirchen errichtet. Der Mensch kann aber offenbar derartige Krafteinwirkungen über lange Zeiträume nicht vertragen. Auch das ist natürlich eine Frage der Dosierung (s. Kap. 4.3.6.).

In der Regel sind Radiaesthesisten auch mit Messgeräten ausgerüstet, um elektrische oder elektromagnetische Felder festzustellen, sodass die Untersuchung der Wohnung auf Strahleneinflüsse meist in einem Arbeitsgang erfolgen kann. Adressen von Radiaesthesisten-Vereinigungen sind im Anhang genannt.

Zusammenfassend kann ich zu dem hier angeschnittenen Themenkomplex nur folgendes sagen: Sie müssen davon ausgehen, dass die oben genannten Phänomene bis zum

7. Medizinische Aspekte der Krebserkrankung

heutigen Tage nicht einwandfrei naturwissenschaftlich erklärt werden können. In der Diskussion mit Befürwortern und Skeptikern werden Sie schnell feststellen, dass Sie auf ein weltanschauliches Wespennest stoßen. Dabei ist der Hinweis auf den Placebo-Effekt (s. Kap. 3.4.4.) noch der harmloseste Erklärungsversuch, dem Sie begegnen werden. Für Ihre persönliche Meinungsbildung sind im Literaturverzeichnis einige seriöse Stellungnahmen angegeben.

7.6. Umweltgifte

Die Tatsache, dass heute niemand sich dem ständigen Kontakt mit Umweltgiften entziehen kann, ist inzwischen allbekannt. Selbst in einem Blockhaus in einer menschenleeren Gegend wird man noch von Luftverschmutzungen und „saurem Regen" erreicht. Diese bedrohliche Problematik sollte zweifellos sehr ernst genommen werden. Ich warne aber vor übertriebenen Angstreaktionen! Wie ich bei der Besprechung der Ernährung (s. Kap. 4.2.) schon sagte, kann unbewältigte Angst wie ein krebserzeugendes Ko-Karzinogen wirken. Zweifellos sollte jeder sich bemühen, den Kontakt mit Umweltgiften weitestgehend zu vermeiden. Die gegebenen Grenzen dieses Bemühens sollten aber als Konstanten unseres Schicksals am Beginn des 21. Jahrhunderts akzeptiert werden. Lebensbedrohende Konstanten hat es in jeder Entwicklungsstufe der Menschheit gegeben. Wahrscheinlich ist auch jede Generation der Ansicht gewesen, dass noch niemals so große Bedrohungen bestanden haben, wie zur jeweils aktuellen Lebenszeit. Zweifellos war aber auch noch niemals die Menschheit so weit „entwickelt", dass sie in der Lage ist, den ganzen Planeten unbewohnbar zu machen, wie wir es heute erleben. Hier werden wir verwiesen auf die letzten Fragen unserer persönlichen Weltanschauung.

Die Liste der bekannten oder verdächtigen kanzerogen (krebserregend) wirkenden Umweltgifte ist inzwischen so lang, dass sie den Rahmen diese Buches erheblich übersteigen würde. Ich beschränke mich daher auf die Anführung der wichtigsten krebserregenden Gifte und stichwortartigen Anmerkungen zum Vorkommen und andere wichtige Informationen. Darüber hinaus gehende Fragen müssen der im Anhang angeführten Literatur entnommen werden.

Arsen (As):
Verwendung in der Glasindustrie und in Holzschutzmitteln.
Erscheinungsformen:
1. Elementares Arsen: Relativ wenig giftig, kanzerogene Wirkung nicht bekannt.
2. Arsen-Verbindungen: Aufnahme über die Haut, Lunge und Magen-Darm-Trakt. Eindeutig krebserzeugend: Hautkrebs und Karzinome der Atmungsorgane.

Arsen wird in der Nahrungskette angereichert, besonders in Muscheln, Garnelen, Fischen und Schweinefleisch.

Asbest:
Vielfache Verwendung als Baumaterial (Eternit-Platten, andere Wandverkleidungen, Asbestzement), Bremsbeläge.
Aufnahme über die Luft oder das Trinkwasser (Asbestzementleitungsrohre).
Krebserzeugung: Lungenkrebs, Rippenfellkrebs, Verdacht bei verschiedenen anderen Krebsarten.
Die Verwendung von Asbest ist seit dem 1.1.1990 in der BRD verboten.

Benzpyren:
Entsteht beim Erhitzen organischen Materials unter Sauerstoffmangel.
Vorkommen: Auto- und Industrieabgase, Zigarettenrauch, beim Räuchern und Grillen (s. Kap. 4.2.), Malzherstellung.
Eindeutig als krebserregend eingestuft.

Blei (Pb):
Infolge der globalen Belastung in allen Nahrungsmitteln, besonders pflanzlichen, sowie in Leber und Nieren von Schlachttieren vorhanden, vor allem im Bereich starker Autoabgase. Ist ein schweres Stoffwechselgift und schädigt zahlreiche Fermente. Führt bei Ratten und Mäusen zu Nierenkrebs.

Cadmium (Cd):
Verwendung in der Galvanotechnik, in Trockenbatterien, in Akkumulatoren, Farben, PVC.
Vorkommen: Klärschlämme, Phosphatdüngemittel, Cadmium-Emissionen der Industrie.
Pflanzen nehmen Cadmium aus dem Boden auf bei Begünstigung durch sauren Regen. Nieren und Leber von Schlachttieren sind besonders mit Cadmium belastet.

7. Medizinische Aspekte der Krebserkrankung

Im Tierversuch wurden Sarkome und Hodenkrebs nach Cadmiumaufnahme festgestellt. Auch Lungenkrebs kann durch Cadmiumbelastung entstehen.

Chlorierte Kohlenwasserstoffe (CKW):
Es handelt sich um eine große Klasse organischer Verbindungen, die in vielfältiger Form im Haushalt, in der Industrie und Landwirtschaft Verwendung finden. Sie sind schwer abbaubar und reichern sich sowohl in der Umwelt wie im menschlichen Körper an. Viele stehen im Verdacht, krebserregend zu sein:

- *Dichlor-diphenyl-trichlorethan (DDT)*: Wurde nach dem Kriege als äußerst wirksames Insektizid, besonders zur Bekämpfung der Anopheles-Mücke, dem Überträger der Malaria, eingesetzt. Auf Grund der großen Schädlichkeit ist es für den Menschen seit 1974 in der BRD verboten. Gelangt aber immer noch über die Dritte Welt als Rückstand in Futtermitteln in die Nahrungskette. Verursacht schwere Störungen des Nervensystems und gilt als Verursacher von Krebserkrankungen der Leber, des Blutes und Lymphsystems.

- *Dioxin*: Berüchtigt als „Seveso-Gift" ist die giftigste Substanz dieser Gruppe. Sie gilt als krebserregend, missbildungsfördernd und erbanlagenschädigend.

- *Hexachlorbenzol (HCB)*: Verwendung als Biocid, Weichmacher für PVC, in elektrischen Leitungen. Ausgangssubstanz für andere organische Verbindungen. Verursacht Schäden an Leber und Fortpflanzungsorganen und steht als krebserregend unter Verdacht. Seit 1981 in der BRD verboten.

- *Lindan (Hexachlorcyclohexan)*: Viel verwendetes Insektizid und Holzschutzmittel, reichert sich im Fettgewebe an und ist für Warmblüter giftiger als DDT. Führt zu Missbildungen des Fötus und gilt als krebsunterstützend. Bei Mäusen verursacht es Leberkarzinome.

- *Aldrin, Dieldrin, Chlordan, Heptachlor, Toxaphen* gehören ebenfalls zur Gruppe der chlorierten Kohlenwasserstoffe. Sie werden in der Landwirtschaft als Schädlingsbekämpfungsmittel eingesetzt und stehen alle im Verdacht, krebserregend zu wirken.

Nickel (Ni):
Verwendung zur Herstellung von Schmuck, Münzen und Küchengeräten als Nickellegierungen. Häufigstes Kontakt-Allergen in Europa.
Bei Arbeitern in Nickel-Raffinerien treten gehäuft Nasen- und Lungenkrebs auf. Organische, fettlösliche Nickelverbindungen sind extrem giftig und gelten als krebserzeugend.

Nitrosamine:
Entstehen aus Nitrat und Aminen z.B. in gepökelten Fleischwaren, Käse und Bier. Sie können sich aber auch im menschlichen Magen aus nitratreichen Lebensmitteln (s. Kap. 4.2.) bilden. Gehört zu den am stärksten krebserregenden Substanzen.

Polychlorierte Biphenyle (PCB):
Verwendung als Isolier- und Hochdruckflüssigkeit in Kondensatoren und Hochdrucktransformatoren, sowie in Lacken und Farben und als Weichmacher für Kunststoffe. Reichert sich in der Nahrungskette an und wird überwiegend aus Nahrungsfetten tierischer Herkunft aufgenommen. Säuglinge sind am meisten gefährdet durch den PCB-Gehalt der Muttermilch. Erleichtert die Cadmiumaufnahme in der Niere. Führt zu Leber-, Milz- und Nierenschäden und gilt als Krebsgift. Personen, die beruflich häufig mit PCB zu tun haben, entwickeln vermehrt maligne Melanome (bösartiger Hautkrebs).

Polycyclische Aromatische Kohlenwasserstoffe (PAK):
Enthalten in Teer, Erdöl und Kohle. Entstehen bei der Verbrennung organischen Materials. Viele dieser Stoffe sind krebserregend. Zu ihnen gehört auch das Benzpyren (s.o.).

Quecksilber (Hg):
Verwendung zur Herstellung von Batterien, in der Elektronik, in der chemischen Industrie und trotz aller Warnungen immer noch als Füllmaterial (Amalgam) in der Zahnmedizin. Aufnahme über die Nahrung vor allem durch Verzehr von Seefischen. Sehr giftig und heimtückisch, da chronische Vergiftungen meist nicht erkannt werden. Methylquecksilber gilt als schweres Krebsgift und soll Leukämie erzeugen können.

Vinylchlorid (PVC):
Verwendung für die Herstellung von Einpackfolien und Plastikbechern für Milchprodukte. Schon geringe Mengen sind außerordentlich giftig und können Knochen- und Leberkrebs hervorrufen. Bei Arbeitern in PVC-Fabriken traten auffallend häufig Hämangiosarkome (sehr bösartiger Krebs der Gefäßwände) auf. In der BRD immer noch nicht verboten. Es gilt lediglich die Beschränkung, dass Verpackungs- und Bedarfsgegenstände aus PVC höchstens 1 mg Vinylchlorid enthalten dürfen.

Diese Liste der Umweltgifte, mit denen wir ständig oder häufig in Kontakt kommen, kann zweifellos Angst oder auch ohnmächtige Wut auslösen. Eine aktive Form der Auseinandersetzung ist die Verbreitung der Informationen, Teilnahme an Bürgerinitiativen und persönliches Vermeiden von überflüssigen Verpackungen oder z.B. die Ablehnung von Amalgamfüllungen in der Zahnbehandlung. Die in jüngster Zeit veröffentlichten verharmlosenden Testergebnisse halte ich nicht für überzeugend.

8. Konventionelle Behandlungsmöglichkeiten

8. Konventionelle Behandlungsmöglichkeiten

Alle Behandlungsmaßnahmen, die in unseren Kliniken durchgeführt werden, beruhen auf dem als verbindlich angesehenen heutigen medizinisch-naturwissenschaftlichen Denkmodell mit kleinen Modifikationen der medizinischen „Schule" und der Person des Chefarztes entsprechend. Grundlage der anerkannten Anschauung ist ein mechanistisches Weltbild, das alle Vorgänge in unserem Organismus rein chemisch-physikalisch erklären zu können glaubt. Alle Einflüsse aus der Richtung psychologischer Denkmodelle haben an dieser Sichtweise im Grunde auch noch nicht viel verändern können. Demgemäß wird unser Körper als eine etwas komplizierte Maschine angesehen, die bei einem Defekt repariert werden muss, wobei das „Ersatzteildenken" ja auch bereits einen zunehmenden Raum einnimmt.

Im Bereich der Onkologie hat diese Denkweise zu der rein „lokalistischen" Vorstellung vom Krebsgeschehen geführt, d.h. es sind die entarteten Tumorzellen, auf die die Forschung sich konzentriert und gegen die sich die Behandlungsmaßnahmen richten.

Man ist geradezu fasziniert von den Zellen, deren veränderte Struktur unter dem Mikroskop so genau studiert werden kann und deren pathologischen Stoffwechsel die Biochemiker zu entschlüsseln versuchen, während die Pharmazeuten immer neue Anti-Mittel zur Zerstörung solcher entarteter Zellen erfinden. Die Onkologen wenden die Resultate dieser Forschungsbemühungen in Form der *Cytostatica* (zellwachstumshemmende bzw. zellzerstörende Medikamente) am Patienten an und die Radiologen (Strahlenfachärzte) versuchen, den Tumor mit hochwirksamen *Strahlen* zu vernichten. Das Gemeinsame dieser Therapiemaßnahmen ist ihre aggressive Vorgehensweise, die sich unmittelbar gegen die Tumorzelle richtet. Ganz zweifellos sind diese Maßnahmen wirksam und können Tumore verkleinern, ganz zerstören oder doch wenigstens ihr weiteres Wachstum hemmen. Tumorzellen reagieren, Gott sei Dank, wesentlich empfindlicher gegenüber aggressiven Einflüssen als gesunde Zellen. Das Problematische sind nur die „Nebenwirkungen" (s. Kap. 8.2. u. 8.3.), die dadurch entstehen, dass natürlich auch gesunde Zellen oder Organe von den aggressiven Einwirkungen in Mitleidenschaft gezogen werden. Dadurch sind allen diesen Anti-Maßnahmen Grenzen gesetzt. Aber auch bei Beachtung dieser Grenzen ist der einer derartigen Behandlung unterworfene Patient noch häufig genug ein Leid-tragender im wahrsten Sinne des Wortes.

In den allerletzten Jahren hat sich in den Forschungsabteilungen und einigen Kliniken ein neues Behandlungsprinzip entwickelt:

Die *Immuntherapie* mit so genannten Immunmodulatoren (s. Kap. 8.5.). Es sind dies Stoffe, die in unserem Körper vom Immunsystem gebildet werden, um in der Auseinandersetzung mit Viren, Bakterien und Fremdzellen, also z.B. Krebszellen, als Waffe eingesetzt zu werden. Man versucht jetzt derartige Substanzen dem Körper als Medikament zuzuführen. Ein sicher hochinteressanter Therapieansatz, aber leider sind hier bisher die Nebenwirkungen auch noch sehr unangenehm und hinderlich.

Ein neuer Therapieansatz der letzten Zeit ist die Behandlung mit so genannten monoklonalen Antikörpern. Es handelt sich um aus einer einzelnen Mutterzelle durch Zellkulturen produzierte tumorspezifische Antikörper, die z.T. erstaunliche Tumorremissionen (Rückbildungen) hervorrufen. Eine Behandlung, von der man sich für die Zukunft möglicherweise viel versprechen kann.

Dieses Behandlungsprinzip darf nicht mit der *biologischen Immuntherapie* verwechselt werden, die schon seit mehreren Jahrzehnten in zunehmendem Umfang von naturheilkundlich orientierten Ärzten angewendet wird. Als tragende Säule der von mir empfohlenen Therapiemöglichkeiten wird darüber in Kap. 9. ff ausführlich berichtet.

8.1. Operation

Ärzte und Forscher aller Fachgebiete und Forschungsbereiche sind sich einig, dass wir derzeit trotz aller aufwendigen Bemühungen noch nicht den entscheidenen Durchbruch bei der Aufschlüsselung der ursächlichen Zusammenhänge, die zur Entstehung der bösartigen Tumorerkrankungen führen, gefunden haben. Das ist eine bittere Wahrheit in erster Linie für die Betroffenen, deren Erkrankung in diese Zeit des Noch-Nicht-Wissens fällt, jedoch auch in keiner Weise ein Anlass zur Resignation. Es ist die Meinung der Ärzte aller Fachrichtungen, dass in aller Regel ein erkannter Tumor möglichst umgehend operiert werden sollte. Ausgenommen sind hier natürlich die bösartigen Erkrankungen des Blutes und des Lymphsystems. Ziel der Operation ist in erster Linie die radikale Entfernung des Tumors meist einschließlich der zugehörigen Lymphknoten. Bei fortgeschrittenen Tumoren sollte wenigstens die Tumormasse so weit

8. Konventionelle Behandlungsmöglichkeiten

reduziert werden, dass die Erfolgschancen der anschließenden Nachbehandlung möglichst hoch sind. Daraus ergibt sich, dass die erstrangige Aufgabe die Früherkennung der Tumorerkrankung ist.

Unter diesem Gesichtspunkt wurden die Früherkennungsuntersuchungen eingeführt. Ein Tumor von etwa 1 cm Umfang enthält bereits etwa 80 Millionen Krebszellen. Mit der Zahl der entarteten Zellen steigt natürlich die Gefahr der Metastasierung (Absiedelung), wovon die Prognose der Erkrankung wesentlich bestimmt wird.

Ist ein Tumor entdeckt worden, steht der Betroffene in der Regel von einem Tag auf den anderen völlig unvorbereitet, hilflos und desinformiert vor dieser Situation. In vielen Gesprächen mit Krebspatienten habe ich zu hören bekommen: „Wenn ich damals zur Zeit der Diagnosestellung mehr gewusst hätte, wären meine Entscheidungen anders ausgefallen!" Deshalb möchte ich für Menschen in dieser Situation einige Ratschläge und helfende Orientierungsgesichtspunkte geben:

- Lassen Sie sich durch nichts und niemand in Panik versetzen! Zweifellos sind Sie und auch Ihr Arzt durch die Entdeckung des Tumors hoch alarmiert. Der Arzt, der die Diagnose gestellt hat, und auch der Chirurg möchten Sie so bald wie möglich auf dem Operationstisch sehen. So sehr es richtig ist, unnötige Verzögerungen zu vermeiden, so wenig ist aber auch Übereilung geboten. Ein Patient, der bereits am nächsten Tag operiert wird, wie ich es immer wieder erlebt habe, befindet sich ja noch in der Alarmphase des Stress' (s. Kap. 5.2.1.) und allein dadurch ist eine Erhöhung des Operationsrisikos gegeben. Lassen Sie sich auch nicht von besorgten Angehörigen zu voreiligen Entscheidungen drängen. *Sie* sind der Betroffene und es geht um *Ihre* Gesundheit, deshalb soll auch jede jetzt notwendige Entscheidung *Ihre* Entscheidung sein.

- Verschaffen Sie sich über Freunde und Ihren Hausarzt Informationen über die fachlichen und menschlichen Qualitäten des in Frage kommenden Chirurgen und die operativen Möglichkeiten der Klinik. Führen Sie ein Gespräch mit dem gewählten Chirurgen und prüfen Sie, ob Sie zu ihm Vertrauen in menschlicher und fachlicher Hinsicht entwickeln können. Der Chirurg ist verpflichtet, Sie über die Operation, ihre Folgen und möglichen Risiken aufzuklären. Lassen Sie sich bei der Erörterung der Risiken nicht verunsichern. Jede Operation ist mit einem Risiko verbunden und der

Arzt ist juristisch gehalten, Sie auch über den ungünstigsten Fall der Fälle zu informieren. Stellen Sie alle Fragen und scheuen Sie sich nicht auch „dumme" Fragen vorzubringen.

- Nehmen Sie Kontakt auf zu dem Arzt, der die Nachbehandlung durchführen wird. Er kann mit Ihnen das weitere Vorgehen besprechen. Vielleicht rät er Ihnen zu einer voroperativen Behandlung z.B. mit einem Mistelpräparat (s. Kap. 9.2.) oder einem Enzympräparat (s. Kap. 9.5.). Auf jeden Fall wissen Sie, wie es nach der Klinikentlassung weitergehen wird.

- Sprechen Sie in Ruhe und Ausführlichkeit mit den Ihnen am nächsten stehenden Menschen. Versuchen Sie, Ihre äußere und innere Situation zu umreißen und bekennen Sie sich offen zu Ihren Ängsten. Suchen Sie gegebenenfalls ein Gespräch mit einem Geistlichen.

- Gehen Sie an einen stillen Ort, in der Natur oder in einer Kirche, und lauschen Sie auf Ihre innere Stimme. Nur wenn Sie sich über Ihre Lebenssituation im Klaren sind, können Sie sich mit der nötigen Gelassenheit der Operation stellen. Wählen Sie mit Bedacht die Bücher aus, die Ihnen helfen können, nach der Operation körperlich und seelisch wieder ins Gleichgewicht zu kommen.

Dem vor der Operation stehenden Betroffenen kann die begründete Versicherung mitgegeben werden, dass sich sowohl die Narkosemöglichkeiten in den letzten Jahren wesentlich verbessert haben, wie auch in der Operationstechnik wichtige Fortschritte und Verfeinerungen entwickelt wurden. Operationsverfahren, die noch vor zwei Jahrzehnten undenkbar gewesen wären, sind heute zu Routinetechniken geworden, z.B. können heute beim tiefsitzenden Dickdarmkrebs radikale Tumorresektionen vielfach ohne künstlichen Darmausgang durchgeführt werden. Bei Brustkrebs kann oft brusterhaltend operiert werden, indem nur der Tumor reseziert wird. Auch die Operationsvorbereitung und postoperative Versorgung sind so weit verbessert worden, dass auch bei schlechtem Allgemeinzustand oder in fortgeschrittenem Alter noch operiert werden kann. Durch vorgeschaltete Strahlentherapie oder Chemotherapie können auch ausgedehnte Tumorprozesse noch erfolgreich operiert werden. Die Zusatzbehandlung durch biologische Immuntherapie bahnt sich in einer ganzen Reihe von Kliniken zwar langsam aber doch deutlich zunehmend an.

8. Konventionelle Behandlungsmöglichkeiten

Die chirurgischen Interventionsmöglichkeiten bei Krebsfolgeerkrankungen wie Metastasen im Operationsgebiet des Primärtumors wie auch bei Fernmetastasen sind wesentlich größer und erfolgversprechender geworden. Hier seien in erster Linie die Resektion von Lungen- und Lebermetastasen genannt mit einer respektablen 5-Jahres-Überlebenszeit. (Eine rückfallfreie Überlebenszeit von 5 Jahren gilt bei Krebserkrankungen als ein Zeitraum, der eine endgültige Überwindung der Erkrankung annehmen lässt.)

Ich habe Ihnen jetzt einige auf Erfahrung mit meinen Krebspatienten beruhende Ratschläge und Grundinformationen gegeben. Ich möchte aber zum Schluss noch eine Warnung aussprechen: Vermeiden Sie Überinformation! Ich habe Menschen erlebt, die in der Alarmphase des Diagnoseschocks in eine verzweifelte Betriebsamkeit geflüchtet sind. Durch eine Flut von Aussagen und Meinungen der verschiedensten Ratgeber waren Sie dann so verunsichert, dass sie zu keinem eigenen Entschluss mehr fähig waren. In der Regel dürften zwei oder höchstens drei Stellungnahmen von kompetenter Seite für die eigene Urteilsbildung ausreichend sein. Optimal wäre es, wenn Sie über fein abgestimmte Antennen die Zustimmung Ihres „inneren Ratgebers" erfahren könnten.

8.2. Chemotherapie

Aus der Erfahrung, dass bestimmte Gifte zellwachstumshemmend oder auch zellzerstörend wirken, ist die Therapie mit chemischen Zellgiften, so genannten Zytostatica, entstanden. Im Unterschied zur lokalen Einwirkung von Operation und Bestrahlung wirkt diese Chemotherapie auf den ganzen Körper, d.h. systemisch. Ganz zweifellos hat eine derartige Behandlung einen wachstumshemmenden oder zerstörenden Effekt auf Tumorzellen. Da das Zytostaticum vor allem in der Zellteilungsphase auf die Zellen einwirkt, werden vorwiegend die in der Regel schnell wachsenden und damit sich häufig teilenden Tumorzellen beeinflusst. Gesunde Körperzellen wachsen langsamer, haben also wesentlich weniger Teilungsphasen und werden dadurch auch weniger betroffen.

Grob vereinfacht kann man die Chemotherapie mit der Verwendung eines Unkrautvernichtungsmittels im Garten vergleichen. Es muss in jedem Fall vorher eine eingehende Überlegung angestellt werden, um das voraussichtliche Verhältnis zwischen dem zu erwartenden Erfolg und dem nicht zu vermeidenden Schaden zu ermitteln. Der Erfolg lässt sich an der erkennbaren Rückbildung der Geschwulst, der so genannten *Tumorremission*, ablesen. Der Schaden macht sich für den Behandelten in Form der *Nebenwirkungen* bemerkbar, die häufig sehr unangenehm und belastend sein können. Einige Tumorerkrankungen zeigen eine sehr gute Wirkung auf die chemotherapeutische Behandlung. Hier sind in erster Linie bösartige Erkrankungen des blutbildenden Systems (Leukämien) und Lymphdrüsenkrebs, besonders bei Kindern und Jugendlichen, zu nennen. Auch eine besondere Art des Hodenkrebses zeigt gute Ergebnisse. Desgleichen die so genannte Blasenmole, eine seltene bösartige Entartung von nach einer Schwangerschaft zurückgebliebenen Zellen der Placenta (Mutterkuchen). Bei vielen anderen Tumorarten ist das statistische Erfolgsergebnis deutlich ungünstiger, z.T. auch zweifelhaft. Die Onkologen führen in Verbindung mit der Pharmaindustrie einen unermüdlichen und engagierten Kampf um die Entwicklung schonenderer und zugleich erfolgreicherer Behandlungsmethoden. Ziel ist es natürlich in erster Linie, eine völlige Remission der Erkrankung zu erreichen oder doch wenigstens ein möglichst langes rezidivfreies Intervall bei hoher Lebensqualität.

Weit verbreitet hat sich in den letzten Jahren die Anwendung eines „natürlichen Zytostaticums" bei Brustkrebs und Eierstockkrebs. Der Wirkstoff Paclitaxel wird aus der Pazifischen Eibe gewonnen. Das inzwischen halbsynthetisch hergestellte Präparat Taxol® hat in sonst therapieresistenten Fällen eine gute Wirkung gezeigt. Leider unterscheiden sich die Nebenwirkungen nicht wesentlich von denen anderer Präparate.

Da die verabreichten Zytostatica sich auf dem Blutwege im ganzen Körper ausbreiten, kommen alle Zellen, eben auch die gesunden, mit der chemischen Substanz in Berührung. Am empfindlichsten reagieren die Körperzellen, die eine relativ große Teilungstendenz haben wie die Zellen der Knochen, der Keimdrüsen, der Haut und Schleimhäute und der Haare. Im Vordergrund der Nebenwirkungssymptome stehen Übelkeit und Erbrechen, die einerseits durch eine Irritation der Schleimhäute des Verdauungstraktes hervorgerufen werden. Andererseits wird aber sicher das Brechzentrum des Gehirns durch die Gifteinwirkung alarmiert und dieses versucht, den Körper durch Erbrechen vom Gift zu befreien. Andere Symptome sind Haarausfall, Kopfdruck und Schwindel. Laufend ist das Blutbild zu kontrollieren wegen des auftretenden Abfalls der Leukozyten und Blutplättchen (Thrombozyten).

8. Konventionelle Behandlungsmöglichkeiten

Vor der Entscheidung zu einer chemotherapeutischen Behandlung empfehle ich die Meinung eines naturheilkundlich erfahrenen Arztes zu hören. Auf jeden Fall ist, wenn man sich zur Chemotherapie entschlossen hat, ein ständiger enger Kontakt mit den behandelnden Ärzten notwendig. Auch eine psychologische Betreuung ist sehr wesentlich, da Angst und Unsicherheit die Nebenwirkungen nochmals verschlimmern.

8.3. Bestrahlung

Nachdem man festgestellt hatte, dass die 1895 von Conrad Röntgen entdeckten Röntgenstrahlen sowie die 1898 vom Ehepaar Curie gefundenen radioaktiven Elemente Radium und Plutonium bei unvorsichtigem Umgang schwere Gewebsschäden verursachen können, lag es nahe, diese Strahlenarten auch gezielt zur Beseitigung von krankhaften Gewebswucherungen zu benutzen. So ist innerhalb von Jahrzehnten die Strahlentherapie entstanden und hat sich durch ständige technische Verbesserungen zu einer wirksamen Waffe in der Hand des Radiologen entwickelt. Es werden dabei entweder *elektromagnetische Strahlen*, wie klassische Röntgenstrahlen, Caesium- oder Cobalt-Gammastrahlen oder ultraharte Röntgenstrahlen benutzt.

Darüber hinaus werden *Korpuskularstrahlen* (= Teilchenstrahlen), wie durch radioaktiven Zerfall entstehende Alpha- oder Betastrahlen oder auch Neutronen und Elektronen, die in Linearbeschleunigern und Neutronengeneratoren erzeugt werden, verwendet.

Je nach Lage der Tumore werden unterschiedliche Anwendungsarten eingesetzt. Bei Tumoren an der Haut oder im mehr oberflächlichen Gewebsbereich werden die Strahlen *perkutan* d.h. direkt auf die Haut verabreicht. Tumore bestimmter durch Körperöffnungen erreichbarer innerer Organe, wie z.B. die weiblichen Geschlechtsorgane, werden durch *interne Bestrahlung* behandelt. Teilweise wird auch durch eine *intraoperative* Bestrahlung die Umgebung des bereits entfernten Tumors mit einer einmaligen hohen Strahlendosis behandelt, z.B. beim Darmkrebs in die noch eröffnete Bauchhöhle hinein, um Metastasierung zu verhindern.

Die Wirkung einer Bestrahlung hängt ab von der *Dosierung* der verabreichten Strahlen im erkrankten Gewebsbereich. Das wird erreicht durch sorgfältige Einstellung der

Strahlenmenge und der *Einwirkzeit*. Durch die physikalischen Eigenschaften der Strahlen bedingt, lässt es sich nicht verhindern, dass bei der Behandlung nicht nur die erwünschte Wirkung einer Schädigung des Tumorgewebes eintritt. Leider wird auch immer im Strahlengang befindliches gesundes Gewebe mitbetroffen. Zum Glück sind aber gesunde Zellen wesentlich widerstandsfähiger und wiederherstellungsfähiger gegenüber Strahleneinwirkungen als Tumorzellen. Außerdem hat man gelernt, umgebendes Gewebe durch präzise Eingrenzung des Bestrahlungsfeldes zu schonen.

Trotz aller Fortschritte der Bestrahlungstechnik lassen sich oft *Nebenwirkungen* der Behandlung nicht vermeiden. Diese können örtlich im unmittelbar betroffenen Bestrahlungsbereich auftreten oder seltener als Allgemeinreaktionen in Gestalt des so genannten „Strahlenkaters". In ungünstigen Fällen können Spätschäden entstehen in Form von Strahlenfibrose, das sind narbige Gewebsveränderungen in bestrahltem Umgebungsgewebe.

Vor Beginn jeder Strahlenbehandlung sollten die möglichen Nebenwirkungen ausführlich mit dem behandelnden Arzt besprochen werden. Jede Beobachtung während der Behandlung muss selbstverständlich sofort gemeldet werden.

8.4. Hormontherapie

Einige Tumorarten des männlichen oder weiblichen Genitalsystems können in ihrem Wachstum hormonabhängig sein. Das gilt besonders für den Brustkrebs der Frau, aber auch für den Gebärmutterkrebs. Beim Mann betrifft es den Krebs der Prostata (Vorsteherdrüse).

In diesen Fällen wird durch Gabe synthetisch hergestellter gegengeschlechtlicher Hormone den Zellwachstumstendenzen entgegengesteuert. Beim Brustkrebs der Frau werden je nach Alter der Patientin und dem Ergebnis der feingeweblichen Untersuchung (Feststellung des so genannten Östrogenrezeptoren-Titers) Antihormone (Hormon-Antagonisten) verabreicht. Auch beim Prostatakrebs wird häufig eine antihormonelle Behandlung angewandt.

In anderen Fällen wird ein Hormonentzug, z.B. durch Ausschaltung der Eierstöcke mittels Operation oder Bestrahlung, durchgeführt.

8. Konventionelle Behandlungsmöglichkeiten

Die zusätzliche Verabreichung des Nebennierenrindenhormons Cortison bei Lymphdrüsenkrebs ist ebenfalls zu den Hormonbehandlungen zu zählen.

Auch die Hormontherapie kann sekundäre, z.T. schwerwiegende Nebenwirkungen hervorrufen. Einer jeden Behandlung sollte deshalb ein eingehendes Aufklärungsgespräch mit dem behandelnden Arzt über diese Fragen vorausgehen (s. Kap. 6.1.).

8.5. Andere konventionelle Therapieverfahren

Ein hoffnungsvoller Behandlungsansatz im Rahmen der konventionellen Krebstherapien ist die so genannte *„Immuntherapie"*.

Hoffnungsvoll deshalb, weil hier zum ersten Mal anstelle einer aggressiven Anti-Therapie versucht wird, durch Substitution, d.h. Verabreichung in medikamentöser Form, bestimmte körpereigene krebshemmende Immunfaktoren im Organismus anzureichern. Es handelt sich dabei um so genannte Zytokine, wie die *Interferone*, das sind zellwachstumshemmende niedermolekulare Eiweißstoffe, und *Interleukine* Substanzen, die stimulierende Signale an immunkompetente Zellen vermitteln. Die Herstellung dieser Substanzen ist im Augenblick noch sehr teuer und auch die Nebenwirkungsrate ist noch unangenehm hoch. Auch haben sich die in die Wirkung dieser Präparate gesetzten hohen Erwartungen bisher noch nicht erfüllt. Es wird jetzt versucht, diese Präparate gentechnologisch herzustellen, um Erfahrungen in größerem Umfang sammeln zu können.

Eine weitere noch im Experimentalstadium befindliche Therapieform ist die *Aktivspezifische Immuntherapie (ASI)*. Dabei handelt es sich um den Versuch, einen individuellen Impfstoff aus den eigenen Tumorzellen des Patienten herzustellen. Eine Weiterentwicklung ist die *Dentritische Zelltherapie*. Dabei werden die Tumorzellen des Patienten mit definierten Immunzellen zusammengebracht, um diese gegen den Tumor zu aktivieren. Für beide Verfahren ist die Wirksamkeit noch nicht einwandfrei belegt und die Kosten der Bahandlung sind noch enorm hoch. Immerhin stellen beide Verfahren einen interessanten grundsätzlich neuen Ansatz in der medikamentösen Krebstherapie dar, der von der gebräuchlichen Anti-Therapie abweicht.

Dieses Behandlungskonzept unterscheidet sich von der „biologischen Immuntherapie" (s. Kap. 9.) grundsätzlich dadurch, dass es hier um die Erzielung quantitativ möglichst „hoher Wirkspiegel" durch Substitution (künstliche Zufuhr) geht. Im biologischen Denkansatz dagegen finden Therapieverfahren Verwendung, die den Organismus durch qualitative Immunstimulation zu eigener verstärkter Bildung von Abwehrstoffen anregen.

Eine relativ selten verwendete Therapieform soll noch kurz Erwähnung finden. Es handelt sich um die *Knochenmarktransplantation*, die bei einigen Leukämien möglich ist, wenn ganz bestimmte Voraussetzungen erfüllt werden. Als Spender kommt in der Regel nur ein naher Verwandter in Frage. Das Knochenmark des Empfängers muss zunächst durch hochdosierte Strahlen- und Chemotherapie freigemacht werden von entarteten Leukämiezellen. Dann erst kann die Transplantation vorgenommen werden. Nur einige deutsche Kliniken sind zur Zeit in der Lage, diesen Eingriff durchzuführen.

8.5.1. Schmerztherapie

Eine der ersten Reaktionen, die bei fast jedem Krebspatienten nach der Diagnosestellung unmittelbar auftritt, ist die Angst vor Schmerzen. Diese gedankliche Verknüpfung von Krebs und Schmerz ist so eng, dass sie fast reflexartig eintritt und nur schwer zu beherrschen ist. Um Ihnen unnötige Angst zu ersparen, wollen wir in aller Offenheit über dieses Thema sprechen.

Selbstverständlich kann in keiner Weise abgeleugnet werden, dass im Verlaufe einer Krebserkrankung Schmerzen, auch starke Schmerzen, auftreten können. Die Erfahrung zeigt aber, dass in aller Regel organisch bedingte, durch Gewebsveränderungen – meist Metastasen – verursachte Schmerzen erst in fortgeschrittenen Stadien eines kurativ nicht zu beherrschenden Erkrankungsfalles auftreten. Viele Krebspatienten haben aber nie Anlass, über Schmerzen zu klagen.

Es wird Sie überraschen zu hören, dass viele im Verlaufe einer Krebserkrankung auftretenden Schmerzen nicht organisch bedingt, also keine Krebsschmerzen im engeren Sinn sind. Die Ursache dieser Schmerzen ist *Angst*. Angst vor Unheilbarkeit, vor belastenden Behandlungsmethoden, vor langem Siechtum, vor dem Verlust von sozialen Kontakten und letztlich vor dem Tode. Diese Ängste können einen Menschen so über-

8. Konventionelle Behandlungsmöglichkeiten

fluten, dass die angstbedingten seelischen Energiepotentiale sich in Schmerzempfindung umwandeln und äußern. Wer seine Ängste nicht in Worten auszudrücken vermag, schreit stellvertretend mit der Stimme des Schmerzes um Hilfe. Über die psychologischen Zusammenhänge von Angst und Schmerz haben wir uns schon Gedanken gemacht (s. Kap. 5.2.2. u. 5.2.4.). In diesen Fällen ist eine ursächliche Behandlung der geklagten Schmerzen die, die Angst als Angst ins Bewusstsein zu heben, sie so ernst zu nehmen, wie sie empfunden wird, und dann zu versuchen, Wege zu ihrer Bewältigung zu finden. Dann sind die Schmerzen kein Thema mehr. Sie haben ihre Signalfunktion erfüllt. Natürlich sind diese Wege nicht immer so leicht zu finden und dann zu gehen, wie es hier klingen mag. Bei einer guten Zusammenarbeit zwischen Behandler und Patient lässt sich über Zuwendung und Gespräch oft ein wichtiger Klärungsprozess einleiten, der dem Patienten die hinweisende Vordergrundfunktion des Schmerzes erkennen lässt. Die Bearbeitung des eigentlichen Bewusstseinsproblems im Hintergrund wird dann oft als Einlösung eines vielleicht schon länger anstehenden wesentlichen Erkenntnisaktes erlebt. Die Teilnahme an einer psychotherapeutisch orientierten Übungstherapie (s. Kap. 10.2.ff) oder an einer gut geleiteten Selbsthilfegruppe kann in vielen Fällen sehr hilfreich sein. Diesen Bewusstseinsvorgang durch Verabreichung eines Tranquillizers (Beruhigungsmittel) zu unterbinden, ist für den Patienten ein bedauerliches Versäumnis einer Chance. Aus Zeitmangel wird aber leider viel zu oft so verfahren.

Betrachten wir jetzt einmal beherzt den schlimmsten möglichen Fall: Nehmen wir an, es ist Ihr Schicksal, ein fortgeschrittenes Krankheitsstadium mit unerträglichen Metastasenschmerzen erleben zu müssen. Ich kann Ihnen hier mit Überzeugung versichern, dass auch ein solcher schwerer Krankheitszustand mit den Mitteln der modernen Schmerztherapie zu beherrschen ist. Es stehen heute die Mittel und Methoden zur Verfügung, die dem Patienten Schmerzfreiheit bei erhaltenem Bewusstsein ermöglichen. Hier gilt es aber, einen mit den neuen Entwicklungen der Schmerztherapie vertrauten Arzt zu finden. Nicht alle Hausärzte haben mit diesen Methoden genügend Erfahrung. Es ist dann die Zuziehung eines *Schmerzspezialisten*, meist sind es Anästhesisten, erforderlich. Dieser stellt eine gründliche Schmerzdiagnose, je nach der vorliegenden Schmerzsymptomatik. Zunächst unterscheidet er zwischen akuten und chronischen Schmerzen. *Akute Schmerzen* haben eine Schutz- und Warnfunktion und weisen in der Regel unmittelbar auf die zugrunde liegende Erkrankung hin. Von *chronischen Schmerzen* spricht man bei einer Schmerzdauer von über einem Vierteljahr. Tumor- oder Metastasenschmerzen im Verlauf einer Krebserkrankung sind meistens chronisch.

Als nächster Schritt der Schmerzanalyse stellt der Spezialist die Art der Schmerzen fest, ihre Stärke, die Lokalisation und die Zeiten ihres Auftretens. Zur Behandlung stehen im Sinne einer Stufentherapie *peripher*, also am Ort der Schmerzempfindung wirkende Mittel, zur Verfügung oder bei stärkerer Schmerzintensität *zentral* wirkende Mittel, die eine Blockade der Schmerzleitung oder der Schmerzzentren im Gehirn hervorrufen.

Je nach Schmerzintensität werden die Schmerzmittel nach einem bestimmten *Zeitplan* regelmäßig alle vier bis sechs Stunden verabreicht und zwar jeweils bereits kurz bevor nach der vorliegenden Erfahrung der Schmerz erneut einsetzt. Die Auswahl der verordneten Mittel erfolgt nach einem *Stufenplan*, angepasst an die Schmerzintensität. Bei extrem schweren Schmerzen besteht die Möglichkeit, mittels einer kleinen elektrischen Pumpeinrichtung über eine Kanüle regelmäßig Anaesthetica (Schmerzmittel) zuzuführen. Selbst für den allerletzten Lebensabschnitt liegt auf Anregung von Frau Dr. Kübler-Ross eine Mittelkombination vor, die einen menschenwürdigen Übergang in die andere Dimension gewährleistet.

Die Schmerzmedikation kann individuell ergänzt werden durch Akupunktur, physikalische Therapie und erforderlichenfalls durch Psychotherapie. In bestimmten Fällen kann durch operative Durchtrennung schmerzleitender Nervenfasern Linderung gebracht werden.

Ich meine, Sie dürfen, gerade auch nach dem gedanklichen Durchspielen selbst des ungünstigsten Krankheitsverlaufs, das Vertrauen haben, dass Ihnen mit den Möglichkeiten der modernen Schmerzmedizin unerträgliche Schmerzsituationen erspart werden können. Sie dürfen also getrost an die Stelle einer offenen oder verdrängten Angst Vertrauen setzen.

8.6. Tumornachsorge – Theorie und Praxis

Unter dem Begriff „Tumornachsorge" werden die Maßnahmen zusammengefasst, die nach Abschluss der Akutphase der Klinikbehandlung für den Patienten vorgesehen sind. Dabei muss unterschieden werden zwischen ambulanten und stationären Maßnahmen, ferner Verlaufskontrollen des körperlichen Befundes und psychosozialer Betreuung und, leider muss es gesagt werden, zwischen Theorie und Praxis.

8. Konventionelle Behandlungsmöglichkeiten

Die turnusmäßigen Verlaufskontrollen des körperlichen Befundes haben sich in den letzten Jahren recht gut eingespielt. In der Regel bekommt heute der Patient einen Tumorpass ausgehändigt, in dem die Diagnose und die bisher durchgeführte Behandlung, Art und Umfang der Operation und gegebenenfalls Chemotherapie oder Bestrahlung eingetragen sind. Der Termin für die nächste Kontroll-Untersuchung in der Klinik oder einem Tumorzentrum wird nach einem bestimmten Nachsorgeschema entsprechend dem Tumortyp festgelegt. Dieser Tumorpass begleitet den Patienten in der ganzen Zeit der Nachsorgemaßnahmen. Dadurch wird eine konsequente diagnostische Überwachung gewährleistet. Oft hat man allerdings auch den Eindruck dass ein diagnostischer Perfektionismus zelebriert wird, weil man für den Patienten nichts anderes zu tun in der Lage ist, wobei mit Röntgenstrahlen und anderen radioaktiven Belastungen nicht gespart wird.

Kennzeichnend für die Grundausrichtung unserer heutigen Medizin ist aber die Tatsache, dass für die Organdiagnostik und gegebenenfalls -behandlung gesorgt ist. Der Tumorträger, der betroffene Mensch, kommt mit Abstand zu kurz. In den folgenden beiden Kapiteln wird dieses Thema ausführlicher behandelt. Fragen Sie nach dem „psychosozialen Dienst", wenn Sie Sorgen oder Probleme haben. In den meisten großen Kliniken sollte eine derartige Einrichtung zur Verfügung stehen.

Nach der Klinikentlassung haben Sie in der Regel Anspruch auf eine *Anschlussheilbehandlung (AHB)*, deren Kosten von der Rentenversicherung übernommen wird. Diese Behandlung wird stationär in bestimmten Tumornachsorgekliniken durchgeführt. Damit soll ein Bindeglied geschaffen werden zwischen der klinischen Akutbehandlung und der hausärztlichen Weiterbetreuung. Ziel ist die Wiederherstellung der Lebensqualität. Im Idealfall, der leider noch nicht überall erreicht wird, soll in einer intensiven Zusammenarbeit zwischen Ärzten, Psychologen, Sozialarbeitern, Arbeitsmedizinern, Physiotherapeuten und anderen Berufsgruppen eine möglichst weitgehende Rehabilitation des Patienten erreicht werden. Alle Maßnahmen sind auf die ambulante Nachsorge am Wohnort ausgerichtet, wofür die notwendigen Weichen im medizinischen und sozialen Bereich, aber auch auf der psychischen und beruflich-rehabilitativen Ebene gestellt werden sollen. Eine wichtige Aufgabe ist ferner die Bewältigung der Therapiefolgestörungen wie Pflege des Anus praeter (künstlicher Darmausgang), Sprechschulung nach Kehlkopfoperation, Probleme nach Brustverlust oder Magenverlust und ganz allgemein die Minderung der körperlichen Leistungsfähigkeit.

Die hausärztliche Weiterbehandlung ist vielfach noch ein sehr trübes Kapitel. Häufig fehlt die Zeit für eine individuelle Betreuung des Krebspatienten oder es liegt auch an der resignativen Einstellung vieler Ärzte, weil keine Behandlungsmöglichkeiten mehr zur Verfügung stehen. Im psychischen Bereich ist der Patient meist ganz allein gelassen, wenn er nicht selbst die Initiative ergreift und sich einer Selbsthilfegruppe (s. Kap. 10.9.) oder psychoonkologischen Betreuung anschließt. Dazu fehlt häufig aber die nötige Information über vorhandene Einrichtungen.

Eine bessere Möglichkeit bieten die in den letzten Jahren eingerichteten „onkologischen Tageskliniken", ein gelungener Kompromiss zwischen Klinik und Ambulanz mit dem Ziel, möglichst vielen Patient möglichst viele Krankenhaustage zu ersparen. Ein „psychosoziales Team" aus Ärzten und Sozialpädagogen kümmert sich in einer ansprechend gestalteten Umgebung um den ganzen Menschen. Es können sowohl Zytostatika-Infusionen wie auch Entspannungsübungen durchgeführt werden. Dadurch konnte die Nebenwirkungsrate spürbar gesenkt werden. Auch die Angehörigen werden in die Betreuung mit einbezogen. Es werden „Familienwochenenden" mit informativen Vorträgen und Gelegenheit zu Gesprächen durchgeführt. Außerdem werden „begleitete Gesprächsgruppen", ein Mittelding zwischen Selbsthilfe- und Therapiegruppe, angeboten.

Niedergelassene Ärzte, die eine ganzheitliche Nachsorge für Krebspatienten durchführen, muss man vielerorts noch mit der Lupe suchen, aber es gibt sie. Scheuen Sie keine Mühe, den Arzt Ihres Vertrauens zu finden (s. Kap. 3.8.)!

8.7. Empfehlungen der Klinik für die Zeit nach der Entlassung

„Essen und trinken Sie, was Ihnen schmeckt und leben Sie wie bisher!" Das sind tatsächlich auch heutzutage noch immer die Worte, die der weitaus größte Teil der Krebspatienten bei der Klinikentlassung als „Ratschlag" mit auf den Weg bekommt. Meist ist keine Zeit für weitere Erörterungen. Auch weiß der Krebspatient in der Regel gar nicht, was er fragen soll. Die Probleme entwickeln sich erst zu Hause. Es wird häufig nicht einmal auf die bestehenden Organisationen aufmerksam gemacht, die sich zur Aufgabe gemacht haben, Krebskranken mit besonderen Problemen zu helfen (s. Kap. 2.2.3). Ich nenne hier nur die „Frauenselbsthilfe nach Krebs", die Frauen nach Brustamputation oder Unterleibsoperation entscheidend helfen können, ihr weibliches

8. Konventionelle Behandlungsmöglichkeiten

Selbstbewusstsein wiederzufinden. Oder die ILCO (für Menschen mit künstlichem Darm- oder Blasenausgang e.V.), die wichtige Pflegeanleitungen geben können. Ferner der Bundesverband der Kehlkopflosen mit speziellen Hilfsmöglichkeiten und psychischer Unterstützung für Kehlkopfoperierte. Weitere wichtige Adressen von Selbsthilfeorganisationen und zur Informationsbeschaffung finden Sie im Anhang.

Bei vielen Klinikärzten besteht ein großes Informationsdefizit in dieser Richtung, weil sie völlig von ihrer klinischen Tätigkeit, z.B. im Operationssaal, in Anspruch genommen sind und tatsächlich keine Vorstellung haben von den Nachsorgeproblemen ihrer Patienten. Aber leider auch bei Hausärzten findet man noch viele Informationslücken trotz des großen Fortbildungsangebotes in dieser Richtung.

Ganz schlimm sieht es mit der Ernährungsberatung aus. Das Thema existiert nicht im Bewusstsein der klinischen Medizin. „Gemischte Kost mit ausreichend Vitaminen" ist das Äußerste, was in dieser Richtung geraten wird. In Kap. 4.2.ff beschäftigen wir uns eingehend mit dieser Frage.

Zusammenfassend kann ich nur an alle Patienten appellieren: Werden Sie selbst aktiv, lassen Sie sich nicht mit ausweichenden Antworten abspeisen, fragen Sie, hören Sie herum, beschaffen Sie sich Literatur, kurz: Werden Sie ein „lästiger Patient"! Es ist *Ihr* Leben und *Ihre* Gesundheit, um die es geht!

8.8. Probleme im Verlauf der Klinikbehandlung

8.8.1. Das Informationsdefizit – Ursache für Angst und Hoffnungslosigkeit

Eine Situation, die leider heute noch an vielen deutschen Kliniken besteht, kann gar nicht laut genug angeprangert werden: Das ist der fehlende Informationsfluss zwischen den Ärzten und ihren Patienten. Da die Patienten als Kranke und Hilfe suchende Menschen sich in der schwächeren Position befinden, ist es ganz überwiegend eine Sache der Ärzte, sich dieses Übelstandes bewusst zu werden und für Abhilfe zu sorgen. Dass das bisher immer noch an zu wenigen Stellen ansatzweise geschehen ist, hat verschiedene Ursachen.

Unsere medizinische Universitätsausbildung ist einseitig darauf ausgerichtet, anspruchsvolles Faktenwissen zu vermitteln und nicht, geeignete Menschen für den Arztberuf auszubilden. Schon das Auswahlverfahren für zukünftige Medizinstudenten berücksichtigt fast ausschließlich hohe intellektuelle Leistungen, wie sie sich in den Abiturnoten niederschlagen. Nach der menschlichen Eignung und der sozialen Einstellung des Bewerbers wird kaum gefragt. Auf diese Weise werden hervorragende „Mediziner", Gesundheits-Ingenieure und Apparate-Funktionäre ausgebildet, aber keine *Ärzte*. Hinzu kommt, dass die heutige rein naturwissenschaftlich ausgerichtete medizinische Wissenschaft kein Menschenbild besitzt. Es besteht die Tragik, dass ein Heer von hochgezüchteten Spezialisten sich mit großem Engagement bemüht, immer mehr feinste Einzelheiten der komplizierten Körpermaschinerie herauszumikroskopieren und sich dabei immer mehr vom Wesen ihres Studienobjektes Mensch entfernt. So braucht es nicht zu verwundern, dass in der Klinik die Reparatur des Körperdefektes im Vordergrund steht und in dieser Richtung mit großem Einsatz zweifellos alles erdenklich Mögliche getan wird. Der in diesem Körper wohnende Mensch aber kommt zu kurz, seine Fragen werden nicht gehört, seine Probleme und Ängste nicht erkannt. Im Gegenteil, die menschliche Problemseite wird als ausgesprochen lästig ignoriert, weil sie ja hinderlich ist in der zielbewussten Verfolgung einer systematischen Defektbeseitigung. Es fehlt also jede Motivation für ein so notwendiges ruhiges Gespräch über die persönliche Situation und Fragestellung des einzelnen Patienten. Hinzu kommt, dass Schwestern und Ärzte im normalen Klinikalltag mit der Erfüllung ihrer rein medizintechnischen und bürokratischen Aufgaben so ausgefüllt, oft genug auch überlastet sind, dass einfach keine Zeit für ein Eingehen auf Patientenfragen übrigbleibt.

Das in meinen Augen Bedauerlichste aber an dieser Situation ist, dass gar kein Bewusstsein dafür vorhanden ist, welche Chancen für einen besseren Krankheitsverlauf auf diese Weise verpasst werden. Ein über seinen Zustand aufgeklärter Patient stellt sich mit innerer Zustimmung der Operation und hat wesentlich weniger Angst. Damit vermindert sich das Operationsrisiko in einem Umfang, der sich meiner Meinung nach deutlich in einer entsprechend ausgerichteten Erfolgsstatistik feststellen ließe.

Ebenfalls wird ein über die beabsichtigten Behandlungsmaßnahmen unterrichteter Patient einer Bestrahlung oder Chemotherapie ohne Ängstlichkeit und bewusster oder unbewusster Ablehnung gegenübertreten. Damit kann bestimmt die Nebenwirkungsrate erkennbar verringert werden. Auf diese Weise würde sich der zweifellos mit einer

8. Konventionelle Behandlungsmöglichkeiten

eingehenden Patienteninformation verbundene Zeitaufwand als ein wichtiger Faktor für eine Verbesserung der Heilungsaussichten, ja für eine Verkürzung des Krankenhausaufenthaltes, erweisen. Es handelt sich also keineswegs um einen „sozialmedizinischen Luxus", vielmehr dürfte ein solches Vorgehen nicht nur ärztlich, sondern sogar ökonomisch gerechtfertigt sein. Solange diese Sichtweise aber noch nicht Eingang gefunden hat bei den verantwortlichen ärztlichen und gesundheitspolitischen Entscheidungsgremien und der Klinkverwaltung, besteht keine Aussicht für eine Änderung.

Eine beispielgebende Ausnahme bildet die Privat-Universität Witten-Herdecke. Hier werden die zukünftigen Medizinstudenten nicht nur nach dem Abiturnotendurchschnitt ausgewählt, sondern die Studienplatzbewerber werden von den Professoren in einem persönlichen Gespräch nach ihrer Motivation für die Berufswahl befragt und nach ihrer menschlichen Eignung beurteilt. Ansätze für eine Übernahme dieses Auswahlverfahrens an anderen Universitäten sind in jüngster Zeit zu erkennen.

Die Initiative für eine solche Bewusstseinsveränderung sollte aber auch von der Patientenseite ausgehen. Selbsthilfegruppen und Patienteninitiativen, wie z.B. der Verein „gesundheit aktiv – anthroposophische heilkunst e.V.", bieten ein entsprechendes Forum für die Durchsetzung solcher Impulse.

8.8.2. Das Betreuungsdefizit

Ganz eng mit dem Informationsdefizit verbunden ist das Betreuungsdefizit. Genau gesagt, ist das Informationsdefizit der ins Auge fallendste Spezialbereich des Betreuungsdefizites.

Unter Betreuung verstehe ich das Wahrnehmen des Patienten als Einzelpersönlichkeit mit einem einmaligen Schicksal und seinem besonderen Umfeld. Erst durch Einbeziehung dieser menschlichen Wesensmerkmale kann sich echte Fürsorge entwickeln, denn krank ist immer der ganze Mensch und nicht nur das „defekte Organ". Eine noch so sorgfältige und hochqualifizierte rein organbezogene Behandlung konzentriert sich nur auf den sichtbaren physischen Anteil des Kranken. Der erkrankte Körper ist aber nur der vordergründige Teil der Wirklichkeit des Krankheitsgeschehens. In diesem Körper wohnt der wesentliche geistig-seelische Anteil des Menschen. Auf den Körper sind wir angewiesen als Instrument, um unter den gegebenen naturgesetzlichen Bedingungen dieses Planeten leben und handeln zu können. Es ist aber doch der Ausdruck eines realitätsfernen, einseitigen Ausschnittsdenkens, wenn wir uns mit unserem medizinischen Handeln nur mit dem ganz vordergründigen Geschehen bei einer Erkrankung der komplexen Ganzheit des Menschen beschäftigen. Die enormen Fortschritte im Bereich des Machbaren innerhalb der Medizin haben auf uns alle, besonders aber auf die in diesem Bereich Tätigen, eine unwahrscheinliche Faszination ausgeübt. Dadurch sind die medizin-technischen und pharmakologischen Aspekte der Behandlungsmöglichkeiten so weit in den Vordergrund unseres Bewusstseins gerückt, dass die andere Wirklichkeit des Menschen fast aus dem Gesichtskreis verschwunden ist. Auf diese Weise ist eine echte Notsituation entstanden, die allerdings meist erst der unmittelbar Betroffene erfährt. Wer es erlebt hat, in einer Klinik voll hektischer Betriebsamkeit völlig allein auf sich gestellt zu sein mit seinen Fragen und Ängsten, mit seiner Unwissenheit und Hoffnungslosigkeit, weiß, wie groß diese Not ist.

Es gibt aber, Gott sei Dank, da und dort Anzeichen dafür, dass diese Problematik ganz zögernd ins Bewusstsein einiger Verantwortlicher dringt. An einer großen Münchener Klinik z.B. hat die Stadt versuchsweise für zwei oder drei Jahre ein kleines psychoonkologisches Team finanziert. Die Mitarbeiter dieses Teams, junge klinische Psychologen, haben sich sehr bemüht, die gröbste Not zu lindern und auch Aufklärungsarbeit innerhalb der Klinik zu leisten. Ich hatte mit diesen engagierten Psychologen eine recht gute Zusammenarbeit und habe eine ganze Reihe positiver Resonanzen unter meinen Patienten erlebt. Leider ist diese wichtige Arbeit dann aber, wohl überwiegend aus finanziellen Gründen, wieder eingestellt worden. Es hat aber auch zum Teil Kompetenzschwierigkeiten mit Schwestern und behandelnden Ärzten gegeben. Mit Unverständnis wurde registriert, dass da plötzlich „Außenstehende" auf „ihrer Station" auftauchten und mit den Patienten „redeten". Hier ist sicher noch viel Schulungsarbeit zu leisten, bis eine solche Zusammenarbeit wirklich den Patienten zugute kommt. Immerhin ist in den letzten Jahren, nicht zuletzt durch die unermüdliche bewusstseinweckende Arbeit einiger engagierter Patienten in Selbsthilfegruppen, unter der Bezeichnung „Psychoonkologie" eine Forschungs- und Arbeitsrichtung entstanden, deren Anliegen in erster Linie der krebskranke Mensch ist. Wenn es auch sicher noch viel Mühe und Geduld erfordern wird, bis sich diese Arbeitsrichtung an unseren meist sehr konservativen Kliniken etablieren kann, so besteht doch die Hoffnung, *dass in Zukunft in unseren Krankenhäusern kranke Menschen behandelt werden und nicht nur Träger von reparaturbedürftigen Organen.*

8. Konventionelle Behandlungsmöglichkeiten

Die seelische Betreuung des erkrankten Menschen hat selbstverständlich auch die *Krankenhaus-Seelsorge* als ihr zentrales Anliegen. Sie können in jeder Klinik einen Seelsorger der großen Religionsgemeinschaften zu einem Gespräch bitten. In großen Kliniken finden auch regelmäßige Gottesdienste statt. Aber auch hier stehen in vielen Orten nicht genügend Geistliche zur Verfügung, um diesen Aufgaben voll gerecht zu werden. Ich habe in einigen Kliniken ganz hervorragende Seelsorger kennengelernt, die mit ihrer ganzen Persönlichkeit in ihrer schwierigen Aufgabe lebten, sodass auch der Kirche fernstehende Menschen wieder einen neuen Zugang zur Religion finden konnten.

8.8.3. Klinikatmosphäre

Die Begleitumstände, unter denen heutzutage eine Klinikbehandlung überwiegend abläuft, ist ein Punkt, der an dieser Stelle genannt werden muss. Die behandelnden Onkologen sind in der Regel hochqualifizierte Spezialisten, deren oft leidenschaftliches Engagement dem Tumor und den befallenen Organen und Geweben gilt. Für den Träger des Tumors, den kranken Menschen, bleibt da nur zu oft nicht genügend Zeit übrig. Es ist ein wunder Punkt der heutigen Ausbildung der Ärzte an den überfüllten Universitäten, dass die Zuwendung zum Patienten viel zu wenig gefördert wird, dass das Wissen um die Ängste und Nöte des kranken Menschen kaum Erwähnung findet. So ist der junge Arzt kaum motiviert, sich mit dem ihm anvertrauten Kranken auch als Mensch zu beschäftigen, wenn er nicht bereits von Haus aus eine soziale Einstellung mitbringt. Wenn die Kollegen wüssten, welch oft entscheidend wichtiges Behandlungspotential sie durch ihr Verhalten achtlos ungenutzt lassen! Aber sie wissen es meist tatsächlich nicht, weil sie während ihrer Ausbildung niemand darauf aufmerksam gemacht hat.

Gott sei Dank gibt es rühmliche Ausnahmen. Es gibt Kliniken oder auch einzelne Abteilungen in Großklinken, in denen eine warme und vertrauenfördernde Atmosphäre herrscht, wo sich Ärzte, Schwestern und Pfleger aufopfernd mit jedem einzelnen Patienten beschäftigen und ihm in allen Schwierigkeiten beistehen. Immer wieder habe ich es aber erlebt, dass selbst in großen, seelenlosen Monsterkliniken über einzelne Mitarbeiter, Ärzte, Pfleger oder Krankengymnastinnen berichtet wird, die sich mit ihrer ganzen Liebe dem einzelnen Menschen zuwenden. Oft genug allerdings bekommen diese „Einzelkämpfer" dann große Schwierigkeiten mit Vorgesetzten, Kollegen oder der Verwaltung, weil sie beispielsweise „während der Arbeitszeit Gespräche mit Patienten führen", ihnen Bücher mitbringen oder Kontakt zu den Angehörigen aufnehmen.

Immerhin haben Aktionen in den Medien z.B. unter dem Thema „Mehr Menschlichkeit im Krankenhaus" bewusstseinsbildend gewirkt, sodass doch mit einer langsamen Veränderung zu rechnen ist. Auch auf Ärztekongressen mehren sich die Themen, die sich mit diesem Problem auseinandersetzen. Auf den Fortbildungsveranstaltungen für onkologische Pflegekräfte nehmen diese Fragen sogar einen sehr breiten Raum ein.

Bei der Auswahl der Klinik, für die Sie sich entscheiden, sollten Sie sich, wenn irgend möglich, vorher Informationen über die dort herrschende Atmosphäre verschaffen.

Wählen Sie lieber eine kleinere Klinik mit menschlicher, warmer Ausstrahlung und vielleicht nicht so umfangreicher apparativer Ausstattung als ein Großklinikum mit perfekter Medizin-Technik, aber ohne Liebe zum Patienten.

8.8.4. Statistik und Individuum

Die Krebserkrankung des Herrn Müller ist nicht gleichzusetzen mit der Krebserkrankung des Herrn Schulze, auch wenn Diagnose und Befunde noch so sehr übereinstimmen. Das ist auch das Problem der medizinischen Statistik: Sicher kann man durch eine statistische Aufarbeitung der Verlaufsdaten eines größeren „Patientenkollektivs" z.B. für die Wirkungsweise eines bestimmten Medikamentes gewisse Trends und Anhaltspunkte ermitteln. Das Tragische ist nur, dass es niemals möglich ist, auch aus einer noch so sorgfältig erstellten Statistik zu entnehmen, wie das Mittel nun gerade bei diesem einen Ludwig Müller oder Herbert Schulze wirken wird. Vielleicht gehört gerade einer der beiden zu den wenigen „Therapieversagern" oder zu denen, bei denen die Anwendung wegen allergischer Reaktionen oder anderer Unverträglichkeiten abgebrochen werden muss. Die medizinische Wissenschaft mag noch so stolz sein auf ihre mit größter Akribie und „lege artis" („nach den Gesetzen der Kunst") erstellten so genannte „randomisierten Doppelblindstudien", *der einzelne Patient ist und bleibt trotzdem ein einmaliges Individuum und kann auch nur ganz individuell behandelt und beurteilt werden. Lassen Sie sich von Niemandem in ein noch so wissenschaftlich aussehendes prognostisches statistisches Korsett einzwängen!*

9. Die biologische Immuntherapie

Die biologische Immuntherapie unterscheidet sich in ihrem Therapieansatz und ihrer Zielsetzung ganz wesentlich von dem konventionellen Behandlungsprinzip. Im Blickfeld steht der ganze Mensch und behandelt wird *die Tumorkrankheit als Allgemeinerkrankung des ganzen Menschen* und nicht nur der Tumor als lokales zellularpathologisches Geschehen. Deswegen verfügt die biologische Immuntherapie auch über eine breite Palette von Behandlungsmöglichkeiten, weil außer dem Körper auch der seelische und geistige Bereich in die Behandlung gleichwertig mit einbezogen wird. Aus dieser Grundeinstellung heraus werden keine aggressiven Behandlungsmethoden benötigt, wie Chemotherapie und Bestrahlung. Es handelt sich also nicht um eine Anti-Therapie sondern im wahrsten Sinne des Wortes um eine Pro-Therapie, indem die natürlichen Selbstheilungskräfte des Menschen wiederhergestellt und stimuliert werden. Dabei kommen einerseits Medikamente zum Einsatz. Es werden aber auch psychotherapeutisch orientierte Methoden für die Behandlung des seelischen Anteils des Menschen verwendet. Spezielle andere Behandlungsverfahren versuchen, dem Erkrankten auf subtile Weise Stützung und Neuorientierung seines geistigen Bereiches zu geben. Die neue Forschungsrichtung der Psychoneuroimmunologie hat erstaunlich enge Funktionszusammenhänge innerhalb der drei Wesensanteile des Menschen aufgedeckt, die bisher allenfalls geahnt, aber in dieser Differenziertheit kaum für möglich und erst recht nicht für nachweisbar gehalten wurden. Dadurch hat der ganze Bereich der biologischen Immuntherapie eine einwandfreie wissenschaftliche Abstützung und Bestätigung erfahren. Angesichts der schnellen Fortschritte dieser Forschungsrichtung kann mit weiteren Impulsen für die biologischen Therapieverfahren gerechnet werden. Behandlungen dieser besonderen Art werden von Ärzten oder Arztgruppen mit besonderer Erfahrung durchgeführt.

9.1. Einsatzmöglichkeit

Die biologische Immuntherapie ist in der Hand eines erfahrenen Arztes ein wunderbares ganzheitsmedizinisches Instrument mit vielen Variationsmöglichkeiten. Dadurch ist es gewährleistet, dass für jeden individuellen Krankheitsfall ein einmaliger, ganz auf die persönlichen Gegebenheiten des Kranken ausgerichteter Behandlungsplan entworfen wird. Es wird also nicht jeder Brustkrebs nach einem einmal festgelegten Therapie-

Schema behandelt, sondern es werden kranke Menschen entsprechend ihrem körperlichen Befund, ihrer seelischen Verfassung und ihren geistigen Bedürfnissen behandelt.

Nach unseren derzeitigen Erkenntnissen ist Krebs nicht ein monokausales Geschehen, d.h. nicht auf eine einzige Ursache, z.B. einen Virus, zurückzuführen. Vielmehr müssen wir davon ausgehen, dass die Krebskrankheit ein hochkomplexes Ursachenmosaik besitzt. Entsprechend komplex wird auch die zur Anwendung kommende Therapie sein müssen, um möglichst viele Ursachenebenen zu erfassen Das führt den wissenschaftlich eingestellten Arzt in einen gewissen Konflikt, denn er möchte ja die Wirkungen der einen von ihm eingesetzten Behandlung feststellen und u.U. statistisch auswerten können. Hier rangieren aber die Interessen des Kranken an seiner Heilbehandlung an erster Stelle. Deshalb müssen, sicher zum Bedauern der Kliniken und behandelnden Ärzte, die wissenschaftlichen Interessen zurückstehen, was allerdings der notwendigen Beweisführung für die Wirksamkeit biologischer Behandlungsmethoden sehr im Wege steht.

Unter diesen Voraussetzungen ist die Festlegung des individuellen Behandlungsplans der Erfahrung des behandelnden Arztes überlassen. Ich möchte sogar sagen, hier erweist es sich, dass die Ausübung der Heilkunde auch heute noch eine Kunst sein kann. Im Einzelnen wird sich die *medikamentöse Behandlung* nach dem Allgemeinzustand, dem körperlichen Untersuchungsbefund, dem Immunstatus, dem Ergebnis anderer Zusatzuntersuchungen und den klinischen Untersuchungsergebnissen mit der Tumordiagnose richten müssen.

Die seelische Behandlung mit psychoonkologisch orientierten Therapiemethoden wird abhängen von der Stimmungslage, der persönlichen und familiären sozialen Situation, dem Gesprächsbedürfnis, dem Grad der Hilfsbedürftigkeit und einer eventuell vorliegenden Konfliktsituation oder anderer aktueller Problematik.

Eine *auf die geistige Ebene ausgerichtete Behandlung* wird eingehen auf die manifesten oder verborgenen Bedürfnisse nach kreativer Betätigung, auf die spirituellen Bedürfnisse und die religiöse Einstellung des Behandelten.

9. Die biologische Immuntherapie

9.2. Misteltherapie

Die wohl bekanntesten in der Krebstherapie eingesetzten biologischen Heilmittel werden aus der auf verschiedenen Wirtsbäumen parasitär wachsenden Mistelpflanze hergestellt.

Um Ihnen einen Eindruck davon zu verschaffen, warum gerade die Mistel eine derartige Vorzugsstellung in der Krebsbehandlung einnimmt, möchte ich Ihnen einige wesentliche Eigenschaften und Merkmale dieser Heilpflanze vor Augen führen.

Die Mistel galt schon bei den keltischen Priestern, den Druiden, als eine heilige Pflanze, als die „Alles-Heilende", ein Heilmittel gegen alle Gifte. Ihre Wirksamkeit gegen Krebs wurde aber erst 1920 durch Rudolf Steiner, den Begründer der Anthroposophie, angegeben. Diese Einsatzmöglichkeit wurde nicht durch Laboratoriumsexperimente, sondern auf intuitivem Wege gewonnen. Allein diese Tatsache ist natürlich für rein naturwissenschaftlich eingestellte Pharmakologen und Mediziner völlig unverständlich und indiskutabel, da man sich einfach nicht vorstellen kann, dass ein auf so mystische Weise entdecktes „Kräutersäftchen" bei einer so schweren Erkrankung wirksam sein soll. Selbst der viele Jahre später erfolgte biochemische Nachweis, dass im Mistelextrakt erstaunlicher Weise nicht nur hochwirksame cytostatisch (zellwachstumshemmende), sondern gleichzeitig auch immunstimulierende Inhaltsstoffe vorhanden sind, hat an diesem Vorurteil nicht viel geändert. Vergessen wird auch, dass z.B. die Wirksubstanz des nach wie vor wichtigsten Mittels in der Herztherapie, Digitalis, ja auch nichts anderes ist als ein aus der Fingerhutpflanze gewonnenes „Kräutersäftchen".

Botanisch gesehen ist die Mistel ein ausgesprochener „Sonderling" unter den höheren Pflanzen. In vielen Eigenschaften und Entwicklungsmerkmalen zeigt sie eine merkwürdige „Autonomie". Der Botaniker Tubeuf, der sich ausführlich mit der Mistel beschäftigt hat, formuliert es so: „Nichts ist an dieser Pflanze normal".

Einige der wichtigsten botanischen Unterschiede zwischen der Mistel und „normalen" höheren Pflanzen sei hier tabellarisch gegenübergestellt:

„Normale" höhere Pflanze	Mistel
Versorgt sich über Wurzeln mit Wasser und Salzen. Die Stoffwechseltätigkeit (Photosynthese) erfolgt mit Hilfe des grünen Blattfarbstoffs.	Als „Halbparasit" hat die Mistel zwar grünen Blattfarbstoff; sie kann aber nicht in der Erde wurzeln, sondern dringt mit so genannten Senkern zur Versorgung mit Wasser und Salzen in die wasserführenden Schichten der Äste von Wirtsbäumen ein.
Stengel und Blätter mit ausgeprägter Wachstumsrichtung zur Sonne.	Stengel und Blätter zeigen keine Wachstumsrichtung zur Sonne.
Die Keimung erfolgt überwiegend im Dunkeln.	Benötigt Licht zur Keimung.
Die Pflanze hält Winterruhe und fruchtet überwiegend im Sommer und Herbst.	Die Entwicklung verläuft jahreszeitlich gegenläufig: Die Früchte reifen im Winter.
Die Ober- und Unterseiten der Blätter zeigen deutliche Unterschiede in Struktur und Funktion.	Die Blätter haben sowohl an Ober- wie Unterseite Spaltöffnungen.
Der grüne Blattfarbstoff findet sich nur an der Oberseite der Blätter.	Der grüne Blattfarbstoff durchsetzt die ganze Pflanze, also auch das Mark der Stengel und die Senker.
Der Samen keimt ausschließlich in der Erde.	Der Samen kommt nicht in Kontakt mit der Erde, wird mit dem Kot der Vögel (Misteldrossel) direkt auf die Baumrinde übertragen.

Über die geschilderten botanischen Besonderheiten hinaus gibt es bei der Betrachtung der Mistel unter den Gesichtspunkten der Signaturenlehre eine ganze Reihe von Eigenschaften, die sie gerade für eine Behandlung von mit Zellwucherungen einhergehenden Erkrankungen geeignet erscheinen lassen. Die Blickrichtung der Signaturenlehre ist ausgerichtet auf die Erfassung der einer Pflanze innewohnenden besonderen energetischen Eigenschaften, abgelesen durch eine subtile Betrachtung ihrer Wachstums- und Entwicklungsprozesse. Es würde allerdings zu weit führen, in diesem Zusammenhang auf weitere Einzelheiten einzugehen.

Der aus den Mistelpflanzen gewonnene Auszug wird in einem komplizierten pharmakologisch-technischen Verfahren zu einem medizinischen Präparat verarbeitet. Das

9. Die biologische Immuntherapie

zuerst entwickelte und bekannteste Präparat ist Iscador. In der Folgezeit wurden im Zuge eines in meinen Augen gesunden Wettbewerbs weitere Präparate entwickelt, die sich durch gewisse Varianten im Herstellungsverfahren unterscheiden. Es sind dies: Helixor, Viscum Abnoba, Iscucin, Isorel. Es sind mir keine eindeutigen Kriterien bekannt, die dem einen oder anderen Präparat eine beweisbare bessere Wirksamkeit zuschreiben lassen. Wohl aber gibt es Unterschiede in der Erfahrung bei bestimmten Krebsarten und in der Dokumentation der vorliegenden Behandlungsergebnisse.

Inzwischen sind einige phytotherapeutische Präparate mit standardisierten isolierten Mistel-Lektinen entwickelt worden. Es sind dies: Cefalektin, Eurixor und Lektinol. Die Erfahrung muss nun zeigen, ob Einzelwirkstoffkomponenten wirksamer sind als die aus dem Gesamtpflanzenzusammenhang hergestellten Heilmittel der anthroposophischen Medizin.

Die Durchführung der Misteltherapie gehört in die Hand eines erfahrenen Arztes. Die im Handel befindlichen Mistelpräparate unterscheiden sich nicht nur hinsichtlich des Herstellungsverfahrens, sondern auch hinsichtlich des Wirtsbaumes, von dem die zur Herstellung verwendete Pflanze stammt. Die Erfahrung hat gezeigt, dass bestimmte Organlokalisationen des Krebses besonders gut auf bestimmte Mistelsorten ansprechen. Weiter spielt die Konzentration (Stärke) des Präparates eine Rolle. In der Regel werden Behandlungsserien mit stufenweise ansteigender Konzentration nach einem festgelegten Behandlungsschema durchgeführt. Die Verabreichung erfolgt mit Ausnahme bei Hirntumoren oder Hirnmetastasen nur als subkutane Injektion. In den letzten Jahren haben sich darüber hinaus auch Infusionsbehandlungen durchgesetzt. Als Nebenwirkungen kommen gelegentlich allergische Hautrötungen vor, überwiegend im Bereich der Injektionsstelle. Durch Desensibilisierung oder Wechsel des Wirtsbaums, in seltenen Fällen Wechsel auf ein Präparat eines anderen Herstellers, lassen sich solche Reaktionen vermeiden. Die Verträglichkeit ist gut. Einige Patienten fühlen sich am Injektionstag etwas „angestrengt", andere dagegen eher besonders angeregt. Die Ansprechbarkeit lässt sich an einer kleinen Temperaturerhöhung in den ersten Stunden nach der Injektion ablesen. Das ist aber meist nur durch exakte Temperaturmessung oral oder rektal festzustellen. In manchen Praxen werden deshalb systematisch Temperatur-Protokolle durchgeführt.

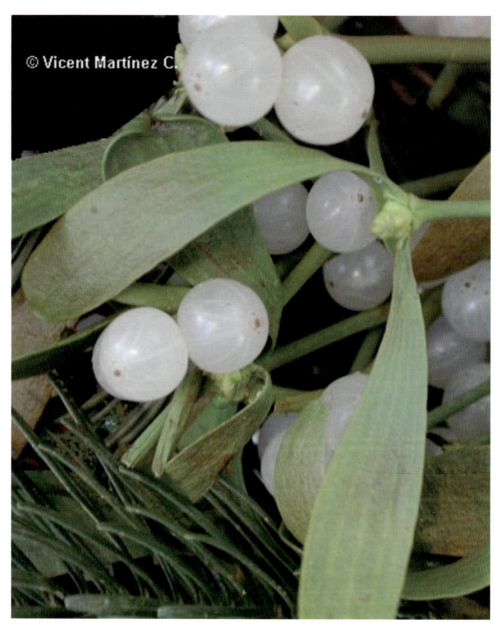

Abb. 16: Mistelzweig

9. Die biologische Immuntherapie

Je nach Einstellung und Erfahrung des behandelnden Arztes wird häufig eine individuell abgestimmte Begleitbehandlung mit homöopathischen Mitteln durchgeführt zur Ergänzung oder Verstärkung der Mistelwirkung. Ein entscheidender Faktor in meinen Augen aber ist die innere Zustimmung des Patienten zur Behandlung durch Einsicht in die Ziele und Zusammenhänge der Therapie. Dazu soll diese Darstellung Ihnen Hilfestellung geben.

Eine oft gestellte berechtigte Frage ist die: Warum hat sich die Misteltherapie allgemein nicht mehr durchgesetzt? Dazu ist zu sagen, dass die Anwendung der Mistelpräparate gerade in den letzten Jahren einen solchen Umfang angenommen hat, dass die Herstellerfirmen teilweise Schwierigkeiten haben, genügend Mistelpflanzen für die Verarbeitung zu beschaffen. Zum anderen ist das oben dargestellte Vorurteil für viele orthodox-naturwissenschaftlich eingestellte Mediziner ein grundsätzliches Hindernis, sich überhaupt mit der Misteltherapie zu beschäftigen. Oft wird abwertend auf den „weltanschaulichen Hintergrund" der Behandlungsweise hingewiesen ohne zu bedenken, dass ja die so genannte Schulmedizin in gleicher Weise auf einer Weltanschauung beruht, eben der materialistisch-naturwissenschaftlichen. Ein weiterer Einwand ist der des fehlenden „klinischen Versuchs". Es wird also bemängelt, dass keine Veröffentlichung von statistisch aufgearbeiteten Behandlungsergebnissen unter den Bedingungen des „doppelten Blindversuchs" bei einer genügend großen Anzahl von Patienten vorliegt. Nur diese haben heutzutage Beweiswert. Beim doppelten Blindversuch wird ein Kollektiv von Patienten in zwei Gruppen eingeteilt, von denen die eine Gruppe das zu prüfende Heilmittel verabreicht bekommt, die andere Gruppe ein Placebo (Scheinmedikament). Weder die Patienten noch die behandelnden Ärzte oder die Schwestern wissen, wer zu welcher Gruppe gehört.

Auf Grund dessen erheben sich natürlich schwerwiegende und grundsätzliche medizinisch-ethische Probleme für die Kliniken, in die die Patienten ausdrücklich zur Behandlung mit einem Mistelpräparat gehen. Wer will es verantworten, einen Teil dieser Patienten zu täuschen und sie, um die Prüfbedingungen zu erfüllen, mit Placebo statt mit dem erwünschten Heilmittel zu behandeln?

In den letzten Jahren sind aber doch eine ganze Reihe von einwandfreien Studien zur Wirksamkeit der Misteltherapie mit Präparaten der verschiedenen Hersteller veröffentlicht worden. Außerdem existiert eine große Zahl von positiven Erfahrungsberichten.

So weit die sachlichen Informationen über die Misteltherapie als Bausteine für Ihre eigene Meinungsbildung. Über meine eigenen Erfahrungen mit dieser Behandlung habe ich Ihnen an anderer Stelle berichtet.

9.3. Thymustherapie

Der Thymus oder auch Bries ist ein hinter dem Brustbein gelegenes Organ mit mehrfachen differenzierten Aufgaben. Obwohl bereits im altgriechischen Schrifttum das Organ als Sitz des Gemüts, des Muts und der Seele angesehen wurde, hat die naturwissenschaftliche Medizin bis vor etwa 100 Jahren nicht recht gewusst, welche Funktion dem Thymus zuzuschreiben ist. Erst mit Entwicklung der Immunbiologie ist seine Bedeutung als lymphatisches Organ, das aber darüber hinaus auch Hormonstoffe ausscheidet, erkannt worden. Heute wird die Thymusdrüse von den meisten Immunologen als zentrales Organ der körpereigenen Abwehr angesehen. Bestimmte Lymphozyten-Vorstufen erfahren in der Thymusdrüse eine mehrstufige Reifung und „Ausbildung", um dann als so genannte immunkompetente Zellen (T-Lymphozyten) die lymphatischen Organe zu besiedeln. Sie stehen dann jederzeit für ihre Abwehraufgaben zur Verfügung. Eine besondere aktivierende Rolle spielen dabei Thymushormone, die als so genannte Thymusfaktoren auch im ganzen Körper tätig werden.

Was lag nun näher, als Thymuswirkstoffe therapeutisch einzusetzen?

Es liegen eine ganze Reihe Thymus-Medikamente vor, die sich nach Zubereitung und Inhaltsstoffen unterscheiden:

Thymus-Zellpräparate sind Zubereitungen frischer fetaler Thymusdrüsenzellen von Schafen oder Kälbern. Sie werden entweder bei -196° C schockgefroren und bei -80° C gelagert oder sie werden als Trockenzellen konserviert. Bekannteste Präparate: Siccazell-Thymus, Frigozyt, Milzell.

Präparate mit Thymusfaktoren enthalten die wasser- oder fettlöslichen Inhaltsstoffe (Eiweißstoffe, Enzyme und Mineralbestandteile) der in der Drüse eingelagerten Thymozyten und des Thymusgewebes in unterschiedlichen Konzentrationen. Bekannteste Präparate: Zellmedin Thymus 200, Thymus Dragees Wiedemann, Thymo-Glanduretten, THX, ThymOsand, Neythymun, Thymex-L.

9. Die biologische Immuntherapie

Aus Thymusgewebe gewonnene Einzelpeptide enthalten die Präparate: Thym-Uvocal, Thymostimulin, TFX Polfa.

Durch chemische Synthese gewonnene definierte Einzelpeptide liegen als Thymosin alpha 1, Nonapeptid Thymulin, Thymopoietin Pentapeptid und Pentapeptid Thymopentin vor.

Weiterhin gibt es homöopathische Thymuspräparate verschiedener Firmen.

Grundsätzlich muss unterschieden werden zwischen Thymuspräparaten, die vom Bundesgesundheitsamt (BGA) zugelassen sind und in Apotheken erhältlich sind und Präparaten, die von Ärzten oder Laborgemeinschaften in eigener Verantwortung zubereitet und verabreicht werden.

Einzelne Forschungslaboratorien arbeiten intensiv an der weiteren Aufklärung der Thymusinhaltsstoffe, sodass u.U. interessante Ergebnisse, auch gerade für die Therapie, erwartet werden können.

9.4. Therapie mit Immun-Modulatoren organischen Ursprungs

Ein sehr komplexes und selbst für den Fachmann schwer überschaubares Gebiet ist die Therapie mit Zellpräparaten tierisch-organischen Ursprungs, Eiweißbruchstücken aus organischem, meist fetalem Zellmaterial oder anderen Gewebseiweißen. Diese werden unter dem Fachausdruck „biological response modifiers" zusammengefasst, womit gesagt wird, dass sie in der Lage sind, das Immunsystem des Organismus in irgendeiner Form zu beeinflussen. Solche Beeinflussungen können im Einzelnen folgende Wirkungen hervorrufen:

- Veränderungen von Tumorzellen,
- Steigerung der Abwehrkräfte,
- Zerstörung von Tumorzellen,
- Verbesserung der Verträglichkeit von Zytostatica,
- Hemmung der Tumorzellentwicklung,
- Steigerung der Tumorzellreifung, d.h. Veränderung in einen gutartigen Zelltyp.

Solche Präparate können aus Bakterien, Pilzen und Gewebszellen hergestellt werden. Außerdem rechnet man noch zu dieser Gattung Levamisole, ein zufällig entdecktes synthetisches Präparat und Retinoide (Vitamin A und seine Abkömmlinge).

Am gebräuchlichsten sind Präparate aus Zellmaterial unterschiedlicher Herstellungs- und Konservierungsverfahren. Zum Teil werden solche Präparate auch schon mit gentechnologischen Verfahren hergestellt.

Die Entwicklung dieser Präparate und die Forschung sind noch sehr im Fluss. Eine Behandlung mit Mitteln dieser Gruppe erfordert besondere Erfahrung des Arztes.

9.5. Therpie mit eiweißspaltenden Enzymen

Enzyme erfüllen dank ihrer besonderen Fähigkeiten eine wichtige Teilaufgabe im Rahmen der Polybiotherapie des Krebses, die von keiner anderen Heilmittelgruppe geleistet werden kann. Deshalb lohnt es sich, die Wirkzusammenhänge dieser bedeutsamen Stoffgruppe genauer zu betrachten.

Enzyme (en zyme: griech. = in der Hefe) sind für den Stoffwechsel aller Organismen unentbehrliche Eiweißkörper. 2.700 verschiedene Enzyme sind bisher in ihrer Struktur und ihren unterschiedlichen Wirkungsweisen aufgedeckt. Sie gehören zu den Biokatalysatoren, d.h. Wirkstoffen, die die erstaunliche Eigenschaft haben, nur durch ihre Anwesenheit bestimmte biochemische Vorgänge durch Senkung der notwendigen Aktivierungsenergie zu ermöglichen, sie zu beschleunigen oder in einer gewünschten Richtung ablaufen zu lassen, ohne selbst verändert zu werden. In der biologischen Immuntherapie finden proteolytische (eiweißverdauende) Enzyme Verwendung. Sie kommen im Magen-Darm-Trakt und in der Bauchspeicheldrüse vor, sind aber bei Krebskranken oft stark vermindert. Zur Herstellung von Heilmitteln werden tierische und pflanzliche Enzyme verwendet. Letztere werden aus der Papaya (Papain) und aus der Ananas (Bromelain) gewonnen.

Im Wirkspektrum der proteolytischen Enzyme ist ihre wichtigste Eigenschaft die fibrinauflösende Fähigkeit. Krebszellen umgeben sich oft mit einem maskierenden Mantel aus Fibrin, einem Eiweißstoff, der in der Blutgerinnung eine wichtige Rolle spielt.

9. Die biologische Immuntherapie

Durch diese Fibrinschicht wird es dem Immunsystem unmöglich gemacht, die charakteristischen Oberflächenstrukturen der Krebszellen zu erkennen und diese als fremd zu identifizieren. Durch Auflöung dieses Fibrinmantels wird es dem Immunsystem ermöglicht, wirkungsvoll einzugreifen. Als nächsten Schritt greifen die Enzyme die Krebszelle direkt an und führen zum Absterben der Zellstrukturen und darüber hinaus zur Auflösung der Abbauprodukte. Sie greifen aber nur Fremdzellen an und schonen die körpereigenen Zellen. Das führt zu einer besseren Abgrenzung zwischen Tumorgewebe und gesundem Gewebe. So kann eine bereits vor der Operation eingeleitete Enzymbehandlung dem Operateur die Arbeit erleichtern. Gleichzeitig wirken die Enzyme entzündungshemmend, stimulieren nachhaltig das Immunsystem und verhindern eine Metastasierung, indem sie so genannte Immunkomplexe abbauen und damit die Haftfähigkeit von wandernden Krebszellen herabsetzen.

Das beschriebene Wirkmuster und ihre seltenen und unerheblichen Nebenwirkungen machen die Enzyme zu einem wichtigen Therapeutikum innerhalb der biologischen Immuntherapie (Präparate: Bromelain 200, Wobe-Mugos).

9.6. Therapie mit Mineralstoffen, Spurenelementen und Vitaminen (Orthomolekulare Therapie)

Mit unserer Ernährung versorgen wir unseren Körper mit den Stoffen, die für seinen Aufbau und seine Stoffwechselfunktionen notwendig sind. Besser gesagt: So sollte es sein. Tatsache ist aber, dass unsere zivilisatorischen Ernährungsgewohnheiten und die Qualität unserer weitgehend denaturierten Nahrungsmittel eine so ausgeglichene Ernährung, wie sie zur Gesunderhaltung unseres Organismus erforderlich ist, nicht mehr gewährleisten.

Selbst bei den scheinbar gesunden Menschen bestehen heute in dieser oder jener Hinsicht Ernährungsmangelerscheinungen. Wird auf die Ausgeglichenheit der Nahrung nicht genügend Wert gelegt oder steigen die Erfordernisse des Körpers im Zuge von Infektionskrankheiten, Schwangerschaft, Stillzeit oder auch Stress und Anstrengungen, so führen die Mangelerscheinungen in sich steigernder Stufenfolge zu Einschränkung der Lebensqualität, Krankheitanfälligkeit und leider mit zunehmender Häufigkeit zu schwerwiegenden Erkrankungen wie z.B. Krebs. In erster Linie ist es das körpereigene Abwehrsystem, das auf Ernährungsmangel besonders empfindlich reagiert und seine

Aufgaben nicht mehr erfüllen kann. Die so genannten immunkompetenten Zellen unseres Abwehrsystems (s. Kap. 7.3.) zeichnen sich durch schnelles Wachstum und eine hohe Vermehrungsrate aus, besonders wenn sie zur Erfüllung ihrer Aufgaben akut alarmiert werden. Deshalb ist ihr Bedarf an essentiellen (lebensnotwendigen) Nahrungsbestandteilen besonders groß. Essentielle Nahrungsbestandteile sind Mineralien, Spurenelemente und Vitamine. Während bei Einhaltung einer Vollwertkost die Aufnahme der notwendigen mineralischen Aufbaustoffe in der Regel gewährleistet ist, besteht oft ein schwerer Mangel an Spurenelementen. Das sind diejenigen Mineralien, die im Körper nur in Spuren nachweisbar sind. Die Konzentration einzelner dieser Spurenelemente ist so gering, dass sie erst seit wenigen Jahren mit modernen Messmethoden festgestellt werden konnten. Ihre lebensnotwendige Bedeutung für das Immunsystem wurde erst in jüngerer Zeit nach und nach erkannt.

Als *essentielle Spurenelemente* gelten: Chrom, Germanium, Kobalt, Kupfer, Fluor, Eisen, Jod, Lithium, Mangan, Molybdän, Selen und Zink. Im Zuge der fortschreitenden Erforschung der immunbiologischen Zusammenhänge hat die Behandlung mit Spurenelementen und Mineralien im Sinne einer gezielten Nahrungsergänzung eine zunehmende Bedeutung erlangt. Dabei ist es in meinen Augen wichtig, im Labor durchgeführte Mineralstoff-Analysen nicht nur hinsichtlich des quantitativen Anteils des einzelnen Minerals zu betrachten. Für die Beurteilung spielt der Antagonismus (Gegenspielerfunktion) der einzelnen Mineralien untereinander eine wichtige Rolle. Von den meisten Mineralien sind ihre Antagonisten (Gegenspieler) bekannt, mit denen sie in einem ganz bestimmten Gleichgewichtsverhältnis im lebenden Organismus vorkommen. Eine sinnvolle Therapie sollte nur unter sorgfältiger Berücksichtigung dieser Wechselverhältnisse erfolgen.

Alle Mineralien liegen in lebenden Organismen als Elektrolyte oder Ionen, d.h. als Träger elektrischer Ladungen vor. Als elektrisch positives Anion dominiert Chlor als Bestandteil des Kochsalz. Unter den elektrisch negativen Kationen überwiegen Natrium, Kalium, Calcium und Magnesium.

9. Die biologische Immuntherapie

Die für die Therapie wichtigsten Elemente seien im Folgenden kurz vorgestellt:

Magnesium:
Die Bedeutung des Magnesiums für den Zellstoffwechsel und die Immunfunktionen des Organismus ist eigentlich erst in den letzten zwei bis drei Jahrzehnten bekannt geworden. Magnesium bildet das Zentralatom im grünen Blattfarbstoff Chlorophyll. Es ist in Meerwasser und vielen Heilquellen enthalten. In der Nahrung findet es sich vor allem in Vollkornmehl, Soja- und Milchprodukten. Der Tagesbedarf des Erwachsenen beträgt 300 bis 400 Milligramm. Magnesium wird im Dünndarm aufgenommen. Fettreiche Nahrung sowie Alkoholmissbrauch hemmen die Magnesiumaufnahme. Nach Kalium ist Magnesium das zweithäufigste Zellmineral. Im Rahmen der Biokatalyse aktiviert Magnesium etwa 300 Enzyme und ist dadurch entscheidend an der Energiegewinnung des Organismus und der Regulation des intermediären Stoffwechsels über die Zellmembranen beteiligt.

Außerdem spielt Magnesium bei der Regulation der elektrischen Reizleitungsgeschwindigkeit im Zentralnervensystem eine wichtige Rolle. Magnesiummangel ist heute weit verbreitet. Eine erhebliche Unterversorgung führt zu Muskelkrämpfen, besonders im Schulter-Nackenbereich und in den Waden. Gefäßkrämpfe können die Ursache von Migräne und Schwindelsymptomen sein. Auch Herzrhythmusstörungen können oft durch Magnesiumzufuhr erheblich gebessert werden. Über die Enzymaktivierung spielt Magnesium eine maßgebliche Rolle bei der Stimulierung des Immunsystems. In Gegenden mit einem hohen Magnesiumgehalt des Trinkwassers hat man eine deutlich niedrigere Krebsanfälligkeit der Bevölkerung festgestellt.

Zink:
Zink ist als Bestandteil von mehr als 80 Enzymen und als Biokatalysator an so vielen Stoffwechsel- und Steuerungsfunktionen des Organismus beteiligt, dass man seine Wichtigkeit gar nicht genug betonen kann. Sein natürlicher Gegenspieler ist Kupfer. Zinkmangel führt zu schweren Krankheitsbildern wie Entwicklungsstörungen, Haut- und Organerkrankungen. In Stresssituationen, z.B. auch nach Operationen, kommt es im Körper zum Abfall des Zinkspiegels. Auch Infektionskrankheiten führen zu einem Zinkverlust. Das führt zu einer gestörten Biosynthese der Zell-Eiweiße, die von Zink katalysiert wird. Da Zink darüber hinaus in wichtigen Enzymen der Granulocyten und Makrophagen des weißen Blutbildes enthalten ist und für die Bildung der B-Lymphocyten und anderer Immunbestandteile notwendig ist und außerdem die Thymusfunk-

tion stimuliert, ist es ein unverzichtbarer *Aktivator der Abwehrleistungen unseres Organismus*. Bei Belastungen mit Schwermetallen wie Cadmium und Quecksilber übt Zink eine Schutzfunktion aus. Der Tagesbedarf des Menschen an Zink beträgt etwa 15 mg. In der Nahrung ist Zink besonders in Roggen, Weizen, Hafer, Erbsen und Nüssen enthalten. Für die Behandlung stehen mehrere gut verträgliche Zinkpräparate zur Verfügung.

<u>Selen:</u>
Selen gehört auch zu den verwunderlichen Spurenelementen, deren umfangreiche Wirkungen in krassem Gegensatz stehen zu ihrem mengenmäßigen Vorkommen im Körper. In einem selenarmen Gebiet starben tausende vor allem junger Menschen an einer geheimnisvollen Herzmuskelerkrankung, ehe man den Zusammenhang mit einem Selenmangel erkannte. Auch vermehrtes Auftreten von Krebserkrankungen des Verdauungstraktes und eine deutlich größere Metastasierungrate ist in selenarmen Gebieten beobachtet worden.

Selen wirkt als Schutzfaktor bei einer ganzen Reihe von Organerkrankungen, so rheumatischen Gelenkkrankheiten, Herz-Kreislauferkrankungen und Neigung zu Gefäßverschlüssen bei zu hoher Gerinnungsbereitschaft des Blutes durch vermehrten Thrombocytengehalt. Uns interessiert hier aber am meisten die Beeinflussung des Immunsystems durch Selen. Es greift regulierend in den Oxydationsstoffwechsel der Immunzellen wie Granulocyten und Makrophagen ein. Die T-Suppressorzellen der Thymusdrüse und andere Immuneiweißkörper des Serums werden erhöht. Eine weitere Wirkung des Selens ist in der letzten Zeit in den Vordergrund des Interesses getreten. Mit Schwermetallen geht Selen eine stabile Verbindung ein und bewirkt über die dann mögliche Ausscheidung eine anders nicht mögliche Entgiftung. Das hat seine große Bedeutung für die Entgiftung des Körpers bei chronischer Quecksilbervergiftung durch Amalgamfüllungen der Zähne (s. Kap. 4.3.4.). Quecksilber wirkt als Zellgift und blockiert darüber hinaus verschiedene wichtige Enzymsysteme. Auf diese Weise ist eine Amalgamsanierung der Zähne möglich geworden, die vor allem jedem Krebspatienten dringend zu empfehlen ist. Ein erhöhter Selenbedarf besteht besonders nach ausgedehnten Operationen, Chemotherapie und Bestrahlungen. In der Nahrung findet sich Selen besonders in Meerestieren, Fleisch, inneren Organen und Wild sowie in Vollkornprodukten. Zur Behandlung stehen nebenwirkungsfreie Präparate zur Verfügung. Eine gleichzeitige Verabreichung von Vitamin E spart Selen. Vor Überdosierung muss aber gewarnt werden.

9. Die biologische Immuntherapie

Kupfer:
Im Körper des Erwachsenen sind etwa 100 mg Kupfer gespeichert, besonders in Leber und Milz. Es ist der natürliche Gegenspieler von Eisen und Zink. Kupfer kann bei Mangel Knochen- und Nervenkrankheiten mitverursachen, andererseits gibt es aber auch Kupferspeicherkrankheiten.

Bei Krebs ist häufig der Kupferspiegel im Blutserum durch Entleerung der Kupferspeicher erhöht. Kupfer spielt beim Aufbau der roten Blutkörperchen und bestimmter Antikörper des Immunsystems eine Rolle. Außerdem ist es als Kofaktor verschiedener Enzyme beteiligt und erfüllt Entgiftungsfunktionen im intermediären Stoffwechsel. Da bei Kupfermangel durch ungenügende Erfüllung der genannten Aufgaben mittelbar auch Immunfunktionsstörungen entstehen können, ist in bestimmten Fällen bei Krebserkrankungen eine Behandlung mit Kupferpräparaten angezeigt.

Molybdän:
Der menschliche Körper enthält etwa 8-10 mg Molybdän, vorwiegend in Leber und Niere. Auch Molybdän ist am Aufbau verschiedener Enzyme beteiligt. In unserem Zusammenhang ist besonders wichtig, dass Molybdän eine Komplexverbindung mit einem Enzym bildet, das in den für die Immunfunktionen so wichtigen Darmbakterien (s. Kap. 4.3.5.) für die Umwandlung von Stickstoffverbindungen notwendig ist. Bei Krebspatienten ist Molybdän meist erniedrigt.

Mangan:
Der menschliche Körper enthält etwa 10-40 mg Mangan. Der Tagesbedarf beträgt schätzungsweise 2-3 mg. Er wird in der Regel durch die Nahrungsaufnahme gedeckt. Reich an Mangan sind Früchte, Spinat, Erd- und Haselnüsse, Reiskleie und bestimmte Mineralwässer. Auch Mangan aktiviert wiederum verschiedene Enzyme und ermöglicht damit den Ablauf wichtiger Stoffwechselleistungen.

Die Erfahrung hat gezeigt, dass eine Behandlung mit Mangan gleichsam als Anstoß die Leistungen des Immunsystems verbessern kann.

Germanium:
Die Verwendung des Spurenelementes Germanium in der Krebstherapie geht einerseits auf Erfahrungen aus der Volksmedizin zurück. Im Landkreis Daun / Eifel liegt die Sterbeziffer an Krebs deutlich unter dem Durchschnitt. Das wird auf den relativ hohen

Gehalt an Germanium des dortigen Trinkwassers (Dunarisquelle) zurückgeführt. Auch das Haderheck-Wasser aus Bad Königstein im Taunus hat neben Caesium, Beryllium und Zink einen außerordentlich hohen Germaniumgehalt. Zum anderen gehen die Anregungen zur Germanium-Therapie auf die Forschungen des japanischen Wissenschaftlers Prof. Asai zurück. Auch dieser bezieht sich auf die niedrige Krebshäufigkeit in einer bestimmten Landschaft, in diesem Falle Korea. Hier enthält der dort zur täglichen Nahrung gehörende Knoblauch einen hohen Germaniumanteil. Ferner konnte Prof. Asai nachweisen, dass durch Germanium Krebszellen zur Auflösung gebracht werden können. Auch Schäden des weißen und roten Blutbildes durch Röntgenbestrahlung konnten durch Germaniumgaben innerhalb kurzer Zeit behoben werden. Wir stehen aber noch am Anfang der Germanium-Forschung. Einzelne Behandler berichten über erstaunlich gute Erfahrungen. Über unerwünschte Nebenwirkungen ist nichts bekannt.

Vitamine:
Vitamine (vita: lat. = Leben, amin = stickstoffhaltig) sind lebensnotwendige Nahrungsbestandteile, deren Fehlen Mangelerscheinungen hervorruft. Es sind organische Wirkstoffe, die nur von außen zugeführt werden können und zum Teil mit Hilfe der Darmbakterienflora (s. Kap. 4.3.5. u. 7.3.) aufbereitet dem Organismus zur Erfüllung wichtiger Stoffwechselleistungen zur Verfügung gestellt werden. Vitamine sind keine Energieträger, wie die Mineralien, wirken aber als unersetzliche biokatalytische Regulatoren für bestimmte Enzyme. Sie sorgen für Ersatz von besonderen dem Verschleiß unterliegenden Wirkgruppen dieser Enzyme. Jedes Vitamin hat eine eigene wichtige Aufgabe zu erfüllen, die von keinem anderen Vitamin übernommen werden kann. Vitaminmangel durch fehlende Zufuhr oder ungenügende Aufnahme aus der Nahrung zum Beispiel durch Störung der Darmflora oder gesteigerten Verbrauch führen zu ganz spezifischen Vitaminmangelkrankheiten. Eine Überdosierung der Zufuhr kann bei den speicherbaren Vitaminen A und D zu unangenehmen Krankheiten führen. Man unterscheidet zwischen wasserlöslichen und fettlöslichen Vitaminen. Letztere werden also nur bei gleichzeitiger Zufuhr von Fetten vom Körper aufgenommen, was bei der Behandlung beachtet werden muss.

Besondere Aufgaben im Rahmen der körpereigenen Immunfunktionen haben die Vitamine A, C und E zu erfüllen. Sie sollen deshalb näher besprochen werden.

9. Die biologische Immuntherapie

Vitamin A:
Vitamin A ist ein wichtiger Aktivator des Immunsystems. Es regt die Makrophagen und Lymphocyten zu ihrer Abwehrtätigkeit an. Als maßgeblicher Krebsschutzfaktor verhindert es Tumorbildungen, insbesondere im Bereich von Haut und Schleimhäuten. Vitamin A kommt nur im tierischen und menschlichen Organismus vor. In Pflanzen finden sich nur Provitamine (Vorstufen), z.B. Karotin in den Karotten.

Vitamin-A-Mangel verursacht Sehstörungen und verschiedene unangenehme Haut- und Schleimhautveränderungen. Bei Patienten mit Unterleibstumoren, Dickdarm und Hautkrebs hat man auffallend niedrige Vitamin-A-Spiegel gefunden. Somit kann man durch Vitamin-A-Gaben in der Nahrung oder auch als Medikament einer Tumorbildung vorbeugen. Darüber hinaus werden zur Krebsbehandlung mit Erfolg hohe Vitamindosen gegeben. Überdosierung von Vitamin A kann aber unangenehme Krankheitssymptome hervorrufen, sodass diese Behandlung nur unter ständiger sorgfältiger ärztlicher Beobachtung erfolgen sollte.

Vitamin C:
Um die Krebsbehandlung mit hohen Vitamin-C-Dosen ist ein heftiger wissenschaftlicher Streit entbrannt. Der Nobelpreisträger Linus Pauling empfiehlt mit Nachdruck Höchstdosen Vitamin C in Form der synthetisch hergestellten Ascorbinsäure zu geben. Andere Ärzte warnen vor diesen hohen Dosierungen. Tierversuche haben erwiesen, dass Vitamin C in der Lage ist, die krebserregenden Nitrosaminverbindungen im Magen zu blockieren. Auch wirkt Vitamin C in Zellkulturen auf Blastomzellen, insbesondere beim Melanom (schwarzer Hautkrebs), zerstörend. Aber in aller Regel ist der so verführerisch lautende Satz „Viel hilft viel" in der medizinischen Behandlung falsch. Deshalb empfehle ich wohl, reichlich Vitamin C zu sich zu nehmen, aber in natürlicher Form. Vitamin C und Ascorbinsäure sind zwar chemisch identisch, aber der Organismus unterscheidet recht gut zwischen der „Vitaminleiche" Ascorbinsäure und dem natürlichen Vitamin, wie es in frischen Gemüsen und Obst, besonders Zitrusfrüchten, zur Verfügung steht. Weitere ausgesprochene Vitamin-C-Spender sind Sanddorn und Hagebutte. Die Vitamin-C-Versorgung kann nur durch Zufuhr von außen erfolgen, da der menschliche Körper das Vitamin nicht synthetisieren kann. Das hat in früheren Zeiten zu schweren Vitamin-C-Mangelerkrankungen geführt. Verheerend hat sich bei wochenlangen Segelschiffsreisen mit unzureichender Ernährung der Skorbut bei den Seeleuten ausgewirkt.

Vitamin E:
Vitamin E steigert die Energieversorgung der Zellen, indem es die Sauerstoffausnutzung im Bereich des Zellstoffwechsels verbessert und die Bildung bestimmter krebsfördernder Zellstoffwechselgifte verhindert. Es gehört auch zu den fettlöslichen Vitaminen. In Mais, Sojabohnen und Weizenkeimen wird es in größeren Mengen angeboten.

Nahrungsergänzungsmittel
In den letzten Jahren hat sich eine ganze Industrie zur Herstellung so genannter Nahrungsergänzungsmittel unterschiedlichster Qualitätsstufen entwickelt. Zum Teil sind diese nur aus dem Ausland zu beziehen, weil die Zulassung für den Verkauf in Deutschland fehlt. Ich empfehle, vor dem Kauf Informationen über das Preis-Wirkungsverhältnis des gewählten Produktes einzuholen.

9.7. Sauerstoff-Mehrschritt-Therapie

Ohne Sauerstoff (chemisch: O_2) ist menschliches Leben unmöglich.

Sauerstoff ist ein lebenswichtiger Energielieferant der meisten Stoffwechselabläufe in unserem Organismus und hat damit eine zentrale Bedeutung zur Aufrechterhaltung aller vitalen Lebensfunktionen.

Die Sauerstoffversorgung jeder Zelle unseres Körpers wird dadurch gewährleistet, dass der über die Lunge aufgenommene Sauerstoff an das Eisenatom im roten Blutfarbstoff (Hämoglobin) gebunden durch den Blutkreislauf im ganzen Organismus verteilt wird.

Die zuführenden großen Arterien leiten das Blut in die kleineren Arteriolen; dann wird es über die Haargefäße (Kapillaren) jeder Zelle der Gewebe zugeführt. Am Abgang jeder Kapillare befindet sich eine der bewundernswerten Einrichtungen unseres Organismus. Ringförmig angeordnete Schwellkörper schwellen bei Sauerstoffmangel an und verlegen dadurch das Lumen der Kapillaren. Auf diese Weise wird zur Lebenserhaltung ein Notkreislauf hergestellt, der vorübergehend nur die vordringlich lebenswichtigen Gewebe versorgt. Wenn der Organismus aber, wie das heute häufig der Fall ist, chronisch mit zu wenig Sauerstoff versorgt wird durch mangelnde körperliche Bewegung, Rauchen, sauerstoffarme Umgebungsluft und zu hohen Kohlenoxydgehalt (CO_2) durch Smog, dann wird die Mikrozirkulation über die Kapillaren ständig gedros-

9. Die biologische Immuntherapie

selt. Die Folge ist chronischer O_2-Mangel des Gewebes. Dadurch entstehen nicht nur Organschäden z.B. an Herz und Gehirn, sondern vor allem auch eine Verminderung der Abwehrfunktionen unseres Immunsystems. Dadurch ist bei Vorliegen weiterer disponierender Faktoren der Entwicklung bösartiger Tumore Tür und Tor geöffnet.

Der Mensch ist in der Lage, höchstens 5 Minuten ohne Sauerstoff zu leben, bei Belastung erheblich weniger. Der Sauerstoffgehalt des Blutes kann apparativ genau gemessen werden. Wichtig ist nicht nur der absolute Sauerstoffgehalt, sondern vor allem die arterio-venöse Sauerstoffdifferenz, d.h. die Feststellung, wieviel des über die Arterien dem Gewebe angebotenen Sauerstoffs für Stoffwechselleistungen verbraucht wird, bzw. wieviel unverbraucht über die Venen wieder zurücktransportiert wird.

Bei jeder Erkrankung, Stress, Operationen, Chemotherapie oder Bestrahlungen steigt der Sauerstoffbedarf steil an. Die Folge ist ein besonders problematischer Sauerstoffmangel bei erhöhtem Sauerstoffbedarf.

Diese Erkenntnisse haben zur Entwicklung der so genannten Sauerstoff-Mehrschritt-Therapie (SMT) geführt, um deren Einführung und Grundlagenforschung sich der Dresdner Prof. Manfred von Ardenne besonders verdient gemacht hat. Dabei wird dem Patienten kurmäßig eine genau dosierte Sauerstoffmenge durch Inhalation, mittels Nasensonde oder Maske zugeführt. Gleichzeitig werden Organextrakte und andere Medikamente verabreicht, die die Sauerstoffaufnahme durch das Gewebe fördern. Oft wird die SMT kombiniert mit körperlicher Belastung durch ein Fahrradergometer oder auch so genannte Hämatogene Oxydationstherapie (HOT). Bei der HOT wird eine bestimmte Menge Blut dem Patienten entnommen, außerhalb des Körpers mit einem Gemisch aus Sauerstoff und Ozon (O_3), einer höheren Sauerstoffverbindung, angereichert und anschließend wieder reinfundiert. In meiner Praxis hat sich die Verwendung von ionisiertem Sauerstoff besonders bewährt. Dabei wird der einzuatmende Sauerstoff vorher durch ein spezielles Verfahren elektrisch negativ aufgeladen. Es entsteht biologisch aktiver Sauerstoff, der vom Gewebe besonders intensiv und schnell aufgenommen wird.

Die SMT hat sich in vielen Kliniken und Arztpraxen als zusätzliche Maßnahme im Rahmen der biologischen Immuntherapie sehr bewährt. Es konnten dadurch die Chancen einer Krebsheilung verbessert werden und durch messbare Vermehrung der zellulären

Immunfunktionen einer Metastasierung vorgebeugt werden. Die Anerkennung dieser Methode durch die Schulmedizin steht allerdings noch aus.

9.8. Methoden der Überwärmungstherapie (Hyperthermie)

Feuer als Element der Wandlung hat für die Menschen aller Kulturkreise schon immer eine faszinierende Rolle gespielt. In vielen Mythen und Sagen hat das seinen Niederschlag gefunden. So ist es gar nicht zu verwundern, dass Feuer in Gestalt von Wärmeprozessen in der Heilkunde und Pharmazie seit jeher einen wichtigen Platz eingenommen hat. Schon um 500 v.Chr. kam der griechische Philosoph Parmenides auf Grund seiner Beschäftigung mit den „Ur-stoffen", aus der die Welt besteht, zu der Auffassung: „Gebt mir die Macht, Fieber zu erzeugen und ich heile alle Krankheiten."

Im Verlauf der naturwissenschaftlich orientierten Medizin war es englischen Ärzten aufgefallen, dass von Malaria mit heftigen Fieberschüben befallene Menschen offenbar viel weniger von Krebserkrankungen betroffen wurden als andere. Dem gegenüber stellte man fest, dass Menschen, die selten oder nie fieberhafte Erkrankungen durchgemacht hatten, eher zu Krebs neigten.

Was lag näher als Wärmeprozesse zur Krebsheilung zu nutzen? Heute haben sich zwei verschiedene Methoden der therapeutischen Wärmeanwendung in der Onkologie herausgebildet. Beide Methoden befinden sich noch im experimentellen Stadium, obwohl beide durchaus ernst zu nehmende, zum Teil erstaunliche Heilerfolge vorweisen können. Wir unterscheiden die aktive und die passive Überwärmungstherapie.

Bei der *aktiven Überwärmungstherapie* wird Fieber künstlich erzeugt durch Zufuhr fiebererregender Bakterientoxine. Nach Injektion solcher Endotoxine wird für mehrere Stunden ein „Fieberstoß" von 40° und mehr erzeugt. Als Wirkung stellte man einen zellwachstumshemmenden und zellzerstörenden Einfluss im Bereich des Tumors und der Metastasen allein durch die Wärmezufuhr fest. Da aber die Steuerung der Wirkungen und Nebenwirkungen zu große Schwierigkeiten und Risiken verursachte, wird diese Methode kaum noch angewandt.

Die *passive Überwärmungstherapie (Hyperthermie)* beruht auf der Beobachtung, dass Tumorzellen empfindlicher gegenüber Wärmeeinwirkung reagieren als normale Zellen.

9. Die biologische Immuntherapie

Es wird dabei Wärme künstlich von außen dem Organismus zugeführt. Zunächst wurden Erfahrungen mit einfachen Überwärmungsbädern gemacht. In den letzten Jahren wurden Verbesserungen der apparativen Badeeinrichtung u.a. von Prof. Ardenne im Zuge der Krebs-Mehrschritt-Therapie erprobt.

Das Problem ist, dass Temperaturen zwischen 41,5° und 42,8° benötigt werden, um Tumorzellen durch direkte physikalische Wärmeeinwirkung zu zerstören. Das hat im Rahmen der Schulmedizin zur Entwicklung von Apparaturen auf der Basis von Ultraschall und Hochfrequenztechnik geführt. So versucht man, lokal begrenzte intensive Wärmewirkungen regional zuzuführen.

Bei der so genannten *interstitiellen Hyperthermie* werden Sonden in das Tumorgewebe eingebracht, um die Krebszellen unmittelbar durch Hitzeeinwirkung zu zerstören.

Die *hypertherme Perfusion* verwendet erwärmte Flüssigkeiten, z.B. Chemotherapie-Lösungen, die in den betroffenen Körperbereich eingebracht werden, um den Tumor zu zerstören.

Weil man beobachtet hat, dass wärmegeschädigte Tumorzellen deutlich empfindlicher auf Chemotherapie und Bestrahlung reagieren, ist die so genannte „*Thermo-Chemo-Therapie*" und „*Thermo-Radio-Therapie*" entwickelt worden.

Bei einzelnen Tumorarten, z.B. beim Melanom (schwarzer Hautkrebs), hat man eine *extrakorporale* (außerhalb des Körpers) gelegene Wärmezufuhr versucht, indem in einem Nebenschluss der Blutkreislauf durch einen wärmeerzeugenden Apparat geleitet wurde. Außer der rein physikalischen Wärmewirkung konnte auch eine immunologische und hormonelle Reaktion auf Grund der geschilderten technischen Methoden nachgewiesen werden.

Grundsätzlich ist die Überwärmungstherapie des Krebses eine viel versprechende Behandlungsform. An der Verbesserung der Methoden muss aber noch intensiv gearbeitet werden.

9.9. Mikrobiologische Therapie

Wir haben schon bei der Darstellung der chronischen Dysbiose (s. Kap. 4.3.5.) kennengelernt, welche fundamentale Basis für ein abwehrkräftiges Immunsystem die Zusammensetzung unserer natürlichen Darmflora ist. Sie erinnern sich, welche große Bedeutung die Lebensebene unserer Symbionten für unsere Gesundheit hat. Ich hatte auch schon gesagt, wie unverständlich es ist, dass dieser Bereich in der konventionellen klinischen Medizin kaum Beachtung findet, zumal die diagnostischen Fakten einer Dysbiose ja einwandfrei laboratoriumsmäßig nachgewiesen werden können.

Bei jeder Therapie mit Antibiotika besteht die Gefahr einer nachfolgenden Schädigung der Darmflora. Anti-bio-tika sind, wie der Name sagt, gegen das Leben (griech. = bios) pathogener (krankmachender) Keime, Bakterien oder Viren, ausgerichtet, können aber nicht unterscheiden, ob sie ihren Einfluss auf pathogen oder symbiotisch wirkende Keime ausüben. Dadurch werden also zwangsläufig immer Teile der Schutzflora unseres Organismus mit geschädigt. Oft genug ist der angerichtete Schaden größer als der Erfolg einer nicht notwendigen Antibiotikabehandlung.

Meist werden die Symptome solcher Antibiotikaschäden in Gestalt von unklaren Verdauungsstörungen oder einer vermehrten Infektanfälligkeit und anderer Krankheitszeichen nicht als solche erkannt und oft lange Zeit mehr oder weniger erfolglos symptomatisch behandelt. Mit einer gezielten Behandlung lässt sich hier aber grundsätzliche Abhilfe schaffen. Eine solche Behandlung ist darauf ausgerichtet, das Gleichgewicht innerhalb der Mikroflora des Organismus wieder herzustellen und wird deshalb *mikrobiologische Therapie*, früher „Symbiose-Lenkung", genannt.

Eine mikrobiologische Therapie erfordert von Patient und Arzt viel Geduld und konsequentes Durchhaltevermögen. Nach meiner Erfahrung dauert eine konsequente Behandlung im Durchschnitt neun Monate.

Basis jeder mikrobiologischen Behandlung ist eine Ernährungstherapie nach besonderen Richtlinien, die auf den Grundprinzipien der biologischen Vollwertkost fußt. Zur Ergänzung der Ernährung werden meist spezielle Diätmittel verabreicht, die vorwiegend rechtsdrehende Milchsäurebakterien enthalten.

9. Die biologische Immuntherapie

Die Behandlung selbst wird nach einem in drei systematischen Stufen aufgebauten Grundschema durchgeführt, das aber häufig sehr individuell gestaltete Abweichungen und Ergänzungen erfordert. Es werden nach und nach Präparate mit abgetöteten und lebenden Darmbakterien verordnet, die nach speziellen Anweisungen einzunehmen sind. Der Behandlungsverlauf wird mit regelmäßigen bakteriologischen Stuhluntersuchungen objektiv kontrolliert. Häufig ist es nötig, zwischenzeitlich Impfungen mit einer aus den gezüchteten eigenen Darmbakterien hergestellten Autovaccine in langsam ansteigender Konzentration durchzuführen.

Bei Krebspatienten ist erfahrungsgemäß das Gleichgewicht der Darmsymbionten so stark gestört, dass eine besonders intensiv überwachte Behandlung nötig ist. Der Arzt hat zu entscheiden, ob und wann die vegetative und immunologische Reaktionsfähigkeit des Einzelnen ausreichend ist, um eine Vaccinetherapie durchführen zu können.

Bei guter Kooperation spürt der Patient nach wenigen Wochen, dass er sich wohler fühlt. Oft jahrelang bestehende Verdauungsstörungen verschwinden, chronisch rezidivierende Entzündungen z.B. der Nebenhöhlen oder ableitenden Harnwege klingen ab und allmählich verschwindet die allgemeine Infektanfälligkeit. Beim Krebspatienten lässt sich die Stärkung des Immunsystems an den Veränderungen des Immunstatus im Labor deutlich nachweisen.

Für mich ist die mikrobiologische Therapie zu einer wichtigen Basis fast aller biologischen Krebsbehandlungen geworden. Es ist eine Behandlung, bei der die Zusammenarbeit zwischen Arzt und Patient oft auf eine harte Geduldsprobe gestellt wird, aber die zu erreichenden Erfolge rechtfertigen alle Mühe und aufgebrachte Geduld.

10. Psychoneuroimmunologie

Wir haben in den vorangegangenen Kapiteln versucht, uns ein möglichst umfassendes Bild des Menschen zu erarbeiten, der das Schicksal hat, von einer Krebserkrankung betroffen zu sein. Wir haben seine körperlichen Reaktionsweisen betrachtet, haben sein Seelenleben von verschiedenen Seiten beleuchtet und haben seine geistige Dimension kennengelernt, wo sein Entschluss, sich dieser Krankheit zu stellen, wurzelt. Jetzt wollen wir gleichsam als krönende Zusammenfassung uns dem jüngsten Spross der Medizin zuwenden, der den hochwissenschaftlich klingenden von dem amerikanischen Psychologen Robert Ader geprägten Namen „Psychoneuroimmunologie" trägt. Als Krönung empfinde ich diesen neuen Forschungs- und Erkenntnisbereich, weil er eine unerwartete Rehabilitation und wissenschaftliche Bestätigung für den von vielen nicht recht ernst genommenen Bereich der Ganzheitsmedizin bedeutet. Wie der Name sagt, erforscht die Psychoneuroimmunologie das Zusammenwirken zwischen dem psychischen Anteil des Menschen, seinem Nervensystem und den immunologischen Abwehrreaktionen. Mit Psyche ist unausgesprochen auch der geistige Bereich gemeint, nur ist der Geist innerhalb der Naturwissenschaft nicht gesellschaftsfähig und wird deshalb nicht ausdrücklich mitbenannt. Für mich ist diese Forschungsrichtung das interessanteste Gebiet der Medizin, dessen Entwicklung ich in den letzten Jahrzehnten nicht nur mit gespannter Aufmerksamkeit, sondern auch mit zunehmender Begeisterung verfolgt habe. Für Sie, liebe Leser, enthalten die Erkenntnisse der Psychoneuroimmunologie die wichtigsten Informationen und grundlegenden Anstöße für Ihre mitwirkende Beteiligung am Therapiegeschehen. Lassen Sie sich also von meiner Begeisterung anstecken und folgen Sie mir in dieses neue Wissensgebiet, das ich versuchen will, Ihnen in einer gerafften Zusammenschau darzustellen.

Schon lange hatte die naturwissenschaftlichen Forscher die Frage bewegt: Wie lässt sich das erstaunlich gut funktionierende Zusammenwirken der vielen verschiedenen Körperabläufe und Stoffwechselprozesse verstehen? Wer oder was koordiniert die Steuerung? Bis etwa um die Mitte des vorletzten Jahrhunderts beginnend nach und nach verschiedenartige Substanzen gefunden wurden, die, ohne selbst einem Verbrauch zu unterliegen, andere Organe zur Tätigkeit anregen. Sie wurden deshalb Hormone (hormao: griech. = ich bewege, rege an) genannt. Diese Stoffe werden überwiegend in besonderen Drüsen des endokrinen Systems gebildet und gelangen über die Blutbahn an ihre Zielorgane. Zu den Hormondrüsen werden die Schilddrüse und Nebenschilddrüse, der Thymus, die Nebennieren, der Hormondrüsenanteil der Bauchspeicheldrüse, die Eierstöcke und die Hoden gezählt. Das fein abgestimmte Zusammenspiel dieser Hormondrüsen wird wie bei einem Orchester durch einen Dirigenten bestimmt. Das Dirigentenpult ist die am Boden des Hirnstamms liegende Hypophyse (Hirnanhangdrüse) und ein in der Nähe befindlicher Hirnbereich, der Hypothalamus. Von hier aus sendet der Dirigent übergeordnete Befehlshormone, die die nachgeordneten Hormondrüsen steuern. Durch diese Entdeckungen konnte man jetzt eine ganze Reihe von koordinierten Körperabläufen, wie z.B. die Sexualfunktionen und den Zuckerstoffwechsel, besser verstehen und eine Anzahl bis dahin rätselhafter Krankheitsbilder fand als Hormonstörungen eine Erklärung.

Damit war die erste Generation von wichtigen Wirkstoffen unseres Organismus entdeckt. Eine Gruppe von definierten Substanzen, die erstaunlicherweise selbst nicht in Stoffwechselvorgänge eingreifen, sondern deren einzige Aufgabe darin besteht, Informationen, Steuerbefehle zu übermitteln. Für die Forscher war das eine überraschende neue Entdeckung und ein allererster Schritt in Richtung auf ein Denken in Regelkreisen. Nach Frederic Vester ist ein Regelkreis „ein in sich geschlossener ständiger Kreislauf von Informationen".

Erst ab 1970 fanden die Forscher weitere neue Substanzen, die ebenfalls der Informationsübermittlung im Organismus dienen. Sie wurden bekannt unter dem Namen Botenstoffe – Neurotransmitter. Der Name lässt schon erkennen, dass sie ihre Nachrichten überwiegend über das Nervensystem übermitteln. Sie werden von den Nervenzellen – Neuronen – gebildet und ermöglichen die Weiterleitung von Informationen über die Kontaktstelle der Nerven, die Synapsen, an die Rezeptoren (Empfangseinrichtungen) des Erfolgsorgans. Anfangs glaubte man, es seien nur zwei verschiedene Substanzen tätig, das Noradrenalin und Acetylcholin, deren Aufgabe es ist, Organaktivitäten anzuregen oder zu bremsen. Inzwischen sind über 50 Neurotransmitter bekannt, deren Vokabular Tausende von Informationen umfasst. Die Forscher haben jetzt herausgefunden, dass die Botenstoffe auch außerhalb des Nervensystems im ganzen Körper tätig sind und an jeder einzelnen Zelle unseres Körpers deren Stoffaustausch mit den Nachbarzellen oder dem Zwischenzellraum regeln. Unvorstellbar ist auch die geradezu „homöopathisch" niedrige substantielle Konzentration, die genügt, die Vielfalt lebenserhaltender Steuerfunktionen auszuführen. Die Gehirne von 300.000 Schafen wären nötig, um nur 1 mg eines bestimmten Neurotransmitters zu gewinnen. Das Wissen über die Zusammensetzung und Wirkungsweise der Botenstoffe hat sich in den letzten Jahren sprunghaft erweitert. Dabei hat sich ergeben, dass eine scharfe Tren-

10. Psychoneuroimmunologie

nung zwischen Hormonen und Neurotransmittern nicht möglich ist. Deshalb hat man der ganzen Gruppe von informationsübertragenden Substanzen zusammenfassend den Namen Signalstoffe gegeben.

Für die Fragestellungen dieses Buches sind zwei Gruppen von Signalstoffen von ganz besonderem Interesse. Einmal sind das die Neurotransmitter, die unmittelbar regulierend in die Tätigkeit unseres Immunsystems eingreifen. Diese Vorgänge sind heute bis in viele Einzelheiten aufgeklärt. Man weiß z.B., dass Immunzellen auf ihrer Zelloberfläche besondere antennenartige Rezeptoren für Signalstoffe tragen, wodurch sie zur Tätigkeit angeregt oder an einen besonderen Einsatzort geleitet werden können. Eine effektive und koordinierte Funktion unseres Abwehrsystems ist heute ohne Signalstoffe nicht mehr vorstellbar.

Zum anderen sind für uns besonders interessant die so genannten endogenen Opiate, also von uns selbst im Gehirn und Nebennierenmark gebildete hochwirksame Schmerzmittel, die Endorphine und Enkephaline (s. Kap. 5.2.4.). Diese besetzen die selben Rezeptoren, die auch die Schmerzlinderung durch die stärksten verfügbaren Schmerzmittel Morphium oder Opium bewirken. Der Schmerzreiz wird dann im Rückenmark blockiert und nicht an das Gehirn weitergeleitet. Wir besitzen also in unserem Organismus ein pharmazeutisches Laboratorium, das in der Lage ist, uns jederzeit „aus Eigenproduktion" höchst wirksame Schmerzmittel zur Verfügung zu stellen. Nur wissen wir noch nicht richtig, wie diese Produktion in Gang zu setzen ist.

Halt!! – Stop!!

Jetzt müssen wir aber schleunigst anhalten und sorgfältig und kritisch überprüfen, was wir hier im Augenblick tun. Sie werden mir wahrscheinlich bestätigen, dass die vorangehende Darstellung für unser seit der Schulzeit an kausal-analytisches naturwissenschaftliches Denken gewöhntes Verständnis zunächst einmal durchaus einleuchtend und vorstellbar erscheint.

Aber sind wir nicht im Begriff, einem fundamentalen Irrtum zu unterliegen? Wir haben über Botenstoffe gesprochen, Substanzen also, die als Hormone oder Neurotransmitter innerhalb unseres Organismus Informationen übertragen. Haben wir nicht die ganze Zeit, ohne uns dessen bewusst zu sein, den Boten und seine Botschaft gleichgesetzt? Sollten wir uns nicht bewusst werden, dass der Briefträger nicht das Geringste mit dem Inhalt des Briefes zu tun hat, den er uns bringt? Seine Aufgabe ist es, uns den Brief gewissenhaft auszuhändigen, mag er eine gute oder schlechte Nachricht enthalten. Damit hat er seine zweifellos wichtige Aufgabe erfüllt. Der entscheidende Akt der Nachrichtenübermittlung beginnt aber erst, wenn wir den Brief lesen, d.h. seinen Informationsgehalt in unser Bewusstsein bringen. Auch dazu müssen wir erst die im Brief enthaltenen Symbole, sprich Buchstaben, entschlüsseln. Wir müssen die Symbolsprache umwandeln, um den Brief-Inhalt in die gedanklichen Begriffe unseres Verstandes zu übersetzen. Erst dann ist der Sinn und Zweck des Briefes erfüllt: Die Nachricht des Absenders hat den Empfänger erreicht und dieser kann entsprechend reagieren.

Ist es jetzt unzulässig oder an den Haaren herbeigezogen, wenn wir einen solchen Kommunikationsvorgang aus unserem menschlichen Alltag auf ein normales Kommunikationsgeschehen in unserem Organismus sinngemäß übertragen? Stellen wir uns folgenden Hergang vor: Einer der vielen Millionen Makrophagen (Fresszellen) unseres Organismus, der sich gerade in einem Blutdepot, z.B. der Milz, in Ruhestellung befindet, erhält zusammen mit vielen anderen „Kollegen" von einem Neurotransmitter den Befehl überbracht:

„Wache auf aus Deinem Ruhezustand, aktiviere alle Deine zellulären Fähigkeiten, begib Dich an eine bestimmte Stelle des linken Unterschenkels und beteilige Dich dort an der Beseitigung der durch eine Verletzung in den Organismus eingedrungenen Infektionskeime." Einen ähnlichen Vorgang können wir uns natürlich auch mit dem Ziel der Beseitigung von Fremdzellen in einem bestimmten Organbezirk vorstellen. Einem echten Naturwissenschaftler stehen bei diesem geschilderten Beispiel die Haare zu Berge und er hält die Darstellungsweise für eine „unwissenschaftliche Vermenschlichung eines Naturvorgangs". Doch muss der Ablauf des biologischen Steuerungsgeschehens etwa in dieser Art vor sich gegangen sein. Der Wissenschaftler kann es mit seinem Mikroskop bezeugen: Es hat sich in kürzester Zeit ein „Leukozytenwall" um den Entzündungsherd gebildet. Der Wissenschaftler bleibt aber jetzt bei der Beschreibung des mikroskopischen Befundes stehen und erlaubt sich nicht die Frage, wie dieser ungeheuer differenzierte Abwehrprozess, von dem er ja nur eine Momentaufnahme vor sich sieht, zustande gekommen ist. Die Fragestellung aber, die sich förmlich aufdrängt, heißt doch: wer oder was erkennt die Gefahr, die dem Organismus mit der entstehenden Entzündung droht und wer oder was benutzt daraufhin die zur Verfügung stehenden Kommunikationsmittel des Organismus, um mit Hilfe der notwendigen Steuerungsbefehle einen planvollen Abwehrprozess auf allen Ebenen einzuleiten?

10. Psychoneuroimmunologie

Wir stehen doch hier ganz offensichtlich an der Grenze des rein naturwissenschaftlich Verstehbaren. So uneingeschränkt bewundernswert auch die Forschungsergebnisse sind, die uns Einblick geben in das komplexe Netzwerk der Kommunikations- und Regulationsmöglichkeiten unseres Organismus auf nervaler, hormoneller und Transmitterebene, so sehr müssen wir aber doch auch bereit sein, die Grenzen des mit naturwissenschaftlichen Methoden Erforschbaren zu erkennen. Wenn wir uns das Grundbauteil eines Computers, eine Platine, anschauen, können wir die ungeheure Vielfalt der vielen elektronischen Bauelemente bewundern, die hier zu einem technischen Wunderwerk verbunden sind. Ein Computer ist in der Lage, in kürzester Zeit Berechnungen zu erstellen, wozu früher ein ganzes Forschungsinstitut mit vielen Mitarbeitern Monate oder Jahre benötigt hätte. Wo aber ist die Intelligenz zu suchen, die das ermöglicht? In den Kondensatoren und Chips des Computers? Wir wissen heute, dass wir den Computer als Ergebnis der schöpferischen Intelligenz seiner Konstrukteure und seine Funktionsmöglichkeiten als gespeicherte, gleichsam „festgefrorene" Intelligenz seiner Programmierer verstehen müssen. Was wir hier als Intelligenz bezeichnet haben, ist aber doch nichts anderes als eine Ausdrucksform unseres menschlichen Geistes. Wir stehen also hier an der Schwelle des physisch-materiellen Geschehens zum geistigen Bereich. Alles, was wir unter dem Begriff Psychoneuroimmunologie zusammenfassen, spielt sich in diesem Grenzbereich zwischen Geist und Materie ab mit seinem Schwerpunkt ständig zwischen beiden Bereichen pendelnd.

Das möchte ich Ihnen an zwei Beispielen deutlich machen. Beide Beispiele schildern eigentlich Pannen, die bei Laboratoriumsversuchen vorgekommen sind. Aber wie viel wichtige Entdeckungen innerhalb der Naturwissenschaften haben nicht ihren Ursprung in Laboratoriumspannen! (Das Problem der Tierversuche wollen wir an dieser Stelle einmal unberücksichtigt lassen.)

In einem wissenschaftlichen Versuchslabor werden 50 Kaninchen mit Krebszellen geimpft, damit sie zur Vornahme von Medikamentenprüfungen Tumoren entwickeln. Bei 45 Kaninchen bildet sich auch prompt der erwartete Tumor, bei 5 Tieren aber unerklärlicher Weise nicht. Es werden alle Laboratoriumsbedingungen genauestens überprüft – ohne Ergebnis. Bis bei einer unauffälligen Beobachtung des Laboralltags sich herausstellt, dass der Student, der die Tiere zu pflegen hat, regelmäßig gerade diese 5 „Versager" beim Füttern aus ihren Boxen nahm und mit ihnen schmuste. Offenbar hat diese Zuwendung genügt, um die Immunkräfte dieser Tiere so weit zu stärken, dass sie erfolgreichen Widerstand gegenüber der Tumorimpfung leisten konnten.

In einem Stall mit 20 tumortragenden Mäusen läuft nachts durch einen technischen Defekt das Trinkwasserreservoir aus und die Tiere müssen mehrere Stunden um ihr Leben schwimmen. Nur 7 Tiere überleben, sind aber völlig erschöpft und können nur mit Mühe wieder aufgepäppelt werden. Zur grenzenlosen Überraschung der Forscher stellt sich dann aber heraus, dass bei allen 7 Tieren die Tumore restlos verschwunden sind.

Wir wollen jetzt nicht im Einzelnen darüber diskutieren, welche Ursache derartig erstaunliche Wirkungen erzeugt hat. War es die Zuwendung (Liebe?)? War es der extreme Stress in der Gefahr zu ertrinken oder auch die Zuwendung beim Wiederaufpäppeln? Jedenfalls ergibt sich bei diesen ausgewählten Beispielen kein Anhalt für eine Primärursache, die irgendwie auf physisch-materieller Basis zu suchen wäre. Natürlich sind sekundär hormonelle oder andere molekulare Immunfaktoren beteiligt.

Nehmen wir jetzt noch die Beispiele, die ich bei der Besprechung des Placebo-Effektes (s. Kap. 3.4.4.) und der Wunderheilungen (s. Kap. 3.7.1.) angeführt habe, hinzu und berücksichtigen wir die zahlreichen anderen Beispiele, die sich aus der Literatur anführen ließen, dann wird uns unmittelbar klar, dass wir uns hier an einer der Nahtstellen befinden, wo Geist und Materie sich begegnen. Als aufmerksame Beobachter können wir die erstaunlichsten Feststellungen machen, welche Wirkungen innere Überzeugungen, Glauben, Motivationen, Informationen bis in unser physisches Geschehen haben können. Diese Wirkungen lassen sich im Organismus bis in den messbaren Bereich verfolgen.

In den USA hat man einer Gruppe von Studenten zwei Stunden lang Horrorfilme vorgeführt und sowohl vorher wie auch eine Stunde nachher spezielle Laborparameter ihrer Immunfunktionen bestimmt. Diese waren in dieser kurzen Zeit rapide abgesunken. Umgekehrt hat man diesen Studenten Filme gezeigt, die ihre positiven seelischen Bereiche ansprachen und konnte dann im Labor eine deutliche Steigerung der Abwehrfunktionen feststellen.

Halten wir also fest: Die Psychoneuroimmunologie beschäftigt sich zum einen mit der Erforschung der Kommunikationsvorgänge zwischen der Geist-Seele und dem Körper. Wir können auch sagen: Hier handelt es sich um den Boten und alles, was mit der Tätigkeit des Boten zu tun hat. Das ist der naturwissenschaftlich-interessante Aspekt des Forschungsgebietes. Zum anderen aber geht es um die Fragen, die mit der Bot-

10. Psychoneuroimmunologie

schaft zusammenhängen. Das ist in meinen Augen der wesentliche Aspekt der Psychoneuroimmunologie, der uns aber auch sehr viel Rätsel beschert, weil dieser Bereich im naturwissenschaftlichen Sinne nicht fassbar ist. Hier sind wir letzten Endes auf unser persönliches Weltbild, auf unser eigenes Bild vom Menschen, das wir uns erworben haben, angewiesen. Die zentrale Frage, auf die wir immer wieder stoßen, ist die nach der Quelle der dem Organismus übermittelten Botschaften. Wer oder was ist in der Lage, derartig planvolle und zweckmäßige Steuerungsimpulse auf allerhöchstem Intelligenzniveau mit dem übergeordneten Ziel der Erhaltung unseres Lebens zu entwerfen? Wenn ich mit dem Finger eine heiße Herdplatte berühre und automatisch zurückzucke, dient das auch der Erhaltung des Lebens oder der Unversehrtheit, aber auf einer relativ niederen Reflexebene. Die Gesichtspunkte aber, nach denen unser Immunsystem gesteuert wird, verraten bei aufmerksamer und unvoreingenommener Betrachtung ein derartig hohes Maß an Übersicht, Planung und Systematik, dass es unser menschliches Begriffsvermögen bei weitem übersteigt. Wir haben bereits an anderer Stelle (s. Kap. 3.7.) diese übergeordnete Instanz, die über die Erhaltung unserer Gesundheit wacht, unseren „inneren Arzt" genannt. Es ist meine Meinung, dass wir an dieser Stelle dem Geistigen in uns begegnen. Wir sollten uns dessen voll bewusst sein, denn nur so können wir diesen Bereich in unser Leben integrieren und besonders im Hinblick auf unsere Eigenaktivitäten im Behandlungsgeschehen miteinbeziehen.

Die in den folgenden Kapiteln geschilderten Behandlungsverfahren haben alle ihren Ansatz in unserem geistigen Bereich. Sie benutzen unsere geistigen Fähigkeiten, um über die Kommunikationswege, die ich hier unter dem Stichwort Psychoneuroimmunologie dargestellt habe, heilend, harmonisierend und unsere Abwehrkräfte stimulierend auf unseren Organismus einzuwirken. Für alle gilt eine gemeinsame Voraussetzung: Wir müssen bereit sein, unseren geistigen Bereich als existent anzuerkennen und zu öffnen, um ihn aus innerster Überzeugung zur Wirkung kommen zu lassen.

10.1. Psychohygiene

Mit dem Wort Psychohygiene (hygíeia: griech. = Gesundheit) bezeichnen wir die seelische Gesundheit. Bei der hier vertretenen Grundauffassung, dass Krebs eine Erkrankung des ganzen Menschen ist, hat natürlich die Gesundheit unserer Seele eine gleichrangige Bedeutung wie die Gesundheit unseres Körpers oder des Geistes. Wir müssen uns kritisch und schonungslos die Frage stellen, wie wir unsere Seele behandeln, wie weit überhaupt ein Bewusstsein dafür vorhanden ist, dass unsere Seele ebenfalls einer sorgfältigen Pflege bedarf, um gesund zu bleiben. In den meisten Fällen werden wir uns bei dieser Überlegung einer schwerwiegenden Vernachlässigung unserer Sorgfaltspflicht bewusst. Die Sorge um die seelische Gesundheit ist unser eigenes ganz persönliches Problem. Mangelnde Fürsorge macht sich lange Zeit kaum bemerkbar. Im körperlichen Bereich zeigen sich die Symptome mangelnder Pflege oder unzureichender Ernährung ziemlich rasch in Gestalt von Vitaminmangelstörungen oder anderen Krankheitsmerkmalen. Unsere Seele bedarf aber genau so einer gewissenhaften Ernährung und ihren besonderen Bedürfnissen entsprechende Zuwendung und Pflege. Mangelerscheinungen treten aber erst viel später und nur sehr diskret in Erscheinung, sodass sie zunächst nur sehr nahestehenden Menschen auffallen. Tragischerweise sind wir selbst in aller Regel die Letzten, die auf den Missstand aufmerksam werden, oft erst, wenn uns eine schwere Erkrankung oder eine spirituelle Krise unmissverständlich darauf hinweisen. Wir haben ja schon davon gesprochen, dass Krankheiten eine Signalfunktion ausüben, um uns auf Versäumnisse im Zuge unserer menschlichen Entwicklung aufmerksam zu machen (s. Kap. 2.7.).

Worauf ist nun zu achten, damit wir derartige Signale vermeiden können oder, wenn sie bereits aufgetreten sind, ihren Sinn richtig verstehen und ihrer Bedeutung entsprechend reagieren?

Wir haben schon den Wert einer gesunden Ernährung für unseren Körper kennengelernt (s. Kap. 4.2.ff) und die Wichtigkeit einer menschengemäßen geistigen Ernährung herausgestellt (s. Kap. 4.4.). Wenn Sie mir in diesen Punkten innerlich zustimmen konnten, wird es Ihnen nicht schwer fallen, einzusehen, dass auch unsere Seele eine ihrer Eigenart entsprechende Ernährung benötigt.

Bei kritischer Überprüfung der Ernährungssituation unsere Seele stellt sich in der heutigen Zeit in einem erschreckend großen Umfang sowohl eine Mangelernährung, wie aber auch eine ausgesprochene Fehlernährung heraus.

Da der Begriff Seele vielfach unterschiedlich aufgefasst wird, möchte ich an dieser Stelle noch einmal kurz in Erinnerung rufen, wie wir ihn definiert haben (s. Kap. 3.2.): Wir wollen hier unter Seele das unsichtbare energetische Kraftfeld verstehen, das Träger unserer Triebe und Gefühle ist und dessen individuelle Organisationsform wir Seelenleib genannt haben.

10. Psychoneuroimmunologie

Wenn wir uns jetzt einmal bewusst machen, welchen Einflüssen wir alle im Bereich unserer Triebe und unbewussten Reflexreaktionen ständig ausgesetzt sind, kann es einem eigentlich doch nur vor Entsetzen eiskalt den Rücken herunterlaufen. Denken Sie doch nur, mit welchen Themen wir Tag für Tag durch die Medien konfrontiert werden! Weit überwiegend sind es doch Themen wie Kriminalität, Gewalt, Mord und Sex, die unsere niederen Triebe, wie Sensationslust, Aggressivität und Sexualität ansprechen und ununterbrochen stimulieren. Auf der Ebene der unbewussten neurohormonellen Reflexfunktionen unseres Organismus wird allein durch die zivilisatorischen Einflüsse der große Bereich, den wir unter der Bezeichnung Stress zusammenfassen (s. Kap. 5.2.1.), in einem solchen Übermaß beansprucht, dass die so genannten Stresskrankheiten in den westlichen Ländern statistisch eine der Haupttodesursachen bilden.

Wenn wir unsere Überlegungen noch einen Schritt weiterführen und uns fragen, welcher Natur denn das irritierende Agens ist, das wir hier etwas vage als „Einflüsse" bezeichnet haben, so müssen wir doch feststellen, dass es sich in jedem Falle um Auswirkungen irgendeiner Form von *Energie* handelt. Ohne an dieser Stelle auf Einzelheiten einzugehen, können wir aber zusammenfassend feststellen, dass diese durch Fremdeinflüsse erzeugten Energiekapazitäten doch in irgendeiner Form entweder nach einer *Abfuhr* im Sinne eines Blitzableiters oder nach einer *Umwandlung* in Leistung verlangen.

Die Ableitungsauswirkungen in die Organschiene kennen wir alle. Vegetative Störungen wie Nervosität, Bluthochdruck, Herzinfarkt oder Magen-Darmstörungen sind weit verbreitet. Energieumwandlungen in Leistung äußern sich in sportlicher Muskelbetätigung, aber auch in Form von Krawallen, Rauditum, Geschwindigkeitsrausch und anderen Exzessen. Könnte nicht aber auch eine Art der ableitenden Energieumwandlung darin bestehen, dass aus anderen Ursachen schon vorgeschädigte Zellen gestaute Fehlenergien zugeführt bekommen und diese zu unkontrolliertem Wachstum und wuchernder Vermehrung anregen?

Psychohygiene heißt, diese gefahrbringenden Außenwelteinflüsse vermeiden. Psychohygiene heißt aber darüber hinaus, der Seele anstelle dieser Umweltverschmutzung die Nahrung anbieten, der sie bedarf. Nur so kann in unserer Seele als unserem in der Mitte zwischen Körper und Geist wirkendem Wesensanteil die ausgeglichene und vermittelnde Atmosphäre entstehen, in der gesamtmenschliche Harmonie wachsen kann. Je mehr wir uns dieser Harmonie nähern können, umso weniger sind wir krankheitsgefährdet und umso mehr können unsere körpereigenen Selbstheilungskräfte in das Gesundungsgeschehen mit eingreifen.

Ganz praktisch gesehen heißt das, alle Einflüsse sorgfältig und kritisch überprüfen, die in der Lage sind, auf unser Gemüt, unsere Gefühle und unser Triebleben einzuwirken.

Zunächst ist zu kontrollieren, in welcher Atmosphäre sich das derzeitige Leben abspielt. Welche Faktoren wirken auf meine Stimmung ein? Unter welchen atmosphärischen Bedingungen spielt sich mein Familienleben ab? Wie ist mein Verhältnis zu meinem Partner? Haben Sie miteinander eine offene Gesprächsmöglichkeit? Verstehen Sie sich im erotischen Bereich? Welches Verhältnis besteht zu den Kindern oder anderen Angehörigen? Wo bestehen Spannungen, Gefühle der Verletztheit, Ärger, Groll, Aggression oder Resignation? Wie sieht es im Beruf aus? Ist das Betriebsklima an meiner Abeitsstelle in Ordnung?

Welches Verhältnis besteht zu Vorgesetzten, Untergebenen oder Arbeitskollegen? Wo müssen Sie ständig „schlucken", um nicht „aus der Haut zu fahren"? Womit ist Ihre Freizeit ausgefüllt und unter welchen Bedingungen spielt sie sich ab? Fühlen Sie sich ausgefüllt, glücklich und zufrieden in Ihrem derzeitigen Leben? Wo gibt es Probleme? Lassen Sie auf keinen Fall derartige Probleme weiter anstehen, gerade auch dann, wenn sie vielleicht schon jahrelang andauern. Einen Lösungsweg gibt es immer, auch wenn Sie bestehende Gegebenheiten Ihres Lebens oder Verhaltensweisen Ihrer Mitmenschen nicht ändern können. Eines können Sie in jedem Falle ändern: Ihr eigenes Verhältnis, Ihre Einstellung zu den Umständen oder dem betreffenden Menschen! Allein durch eine solche Veränderung lassen sich jahrelange Spannungen abbauen und zwischenmenschliche Verhältnisse in eine auf Toleranz und Verständnis beruhende Lebensform verwandeln. Wenn Sie dazu Hilfe und erfahrene Unterstützung brauchen, machen Sie von den Möglichkeiten der Gesprächstherapie oder Psychotherapie, die in den nächsten Kapiteln geschildert sind, Gebrauch. Denken Sie daran, dass solche schwelenden Lebensprobleme einen ständigen Irritationsherd bilden, der innere seelische Energien bindet, die dann nicht zur Überwindung der Krankheit zur Verfügung stehen.

An weiteren von außen auf unser Leben gestaltend einwirkenden Faktoren ist heutzutage zuerst der große Umweltverschmutzer Nr. 1, das kritiklose und unkontrollierte Fernsehen, zu nennen. Ich bin weit davon entfernt, dem Fernsehen nicht seine Bedeutung als Vermittler von Information, Kultur und Unterhaltung zuzugestehen. Das

10. Psychoneuroimmunologie

Geheimnis liegt eben in der Dosierung und es gilt auch hier das Arndt-Schulz' biologische Grundgesetz, das besagt: *Schwache Reize fördern, starke hemmen, stärkste lähmen die Lebenstätigkeit.* Überprüfen Sie einmal distanziert-kritisch Ihre eigenen Dosierungsgewohnheiten im Umgang mit dem Fernsehen. Wie hoch ist der Anteil der „schwachen" Reize, die Nahrung für die Seele bedeuten und wie groß ist der Anteil der starken und stärksten Reize, die Ihrer Seele Gift zuführen? Ganz zweifellos ist hier auch eine große Suchtgefahr gegeben. Man benötigt immer stärkere Reize, um in den süchtig angestrebten Zustand innerer Stimulation zu gelangen und gibt, ohne es zu merken, immer mehr Anteile seiner Selbstbestimmung auf. Mancher benötigt eine Krankheit seiner Seele, seines Gemütes oder auch einen Tumor, um zur Bewusstheit aufzuwachen.

Die gleichen Grundsätze gelten für die Überprüfung der Einflüsse von den übrigen Medien. Wie hoch ist der Anteil ihrer Lektüre, der eigentlich unter Ihrem geistigen Niveau liegt? Nehmen Sie sich die Zeit, um Ihre tiefinnerlichen Bedürfnisse nach gedanklicher Seelennahrung zu befriedigen? Wie weit sind Ihre musischen Bedürfnisse erfüllt? Wie weit sind sie überhaupt geweckt und schlummern unentdeckt unter einer dichten Decke, die heißt „keine Zeit"? Hören Sie Musik? Zweifellos ist die moderne Aufnahme- und Wiedergabetechnologie der heutigen Tonträger hoch entwickelt. Trotzdem bleibt es „Musikkonserve". Wann waren Sie das letzte Mal „live" in einem Konzert, in einer Ausstellung oder einem Museum? Unsere Seele weiß, genau wie unser Körper, „Konservennahrung" von „Frischkost" zu unterscheiden!

Zum Teil haben wir diese Themen schon im Kapitel über die geistige Ernährung (s. Kap. 4.4.) angeschnitten. Seelische und geistige Ernährung sind nicht streng voneinander zu trennen. Im Zusammenhang mit der Psychohygiene stehen die Auswirkungen musischer Beschäftigung auf unsere seelische Stimmung im Vordergrund der Betrachtung.

Wenn Sie jetzt die Feststellung gemacht haben, dass Sie etwas für die Hygiene Ihrer Seele tun sollten und können, so finden Sie in den folgenden Kapiteln eine ganze Reihe von wichtigen Anregungen, wie Sie wirksam sich in den Heilungsprozess einbringen können.[4] Diese Art der Heilmittel allerdings können Sie nur selber zum Einsatz bringen, diese Eigenleistung kann Ihnen niemand abnehmen.

---

[4] s. auch: Volker zur Linden und Maria Ursula Kreye, „Der Immun-Code", EHP-Verlag Bergisch-Gladbach 2010

Auf drei Möglichkeiten, aktive Psychohygiene ohne große Hilfsmittel und Vorbereitungen ab heute zu Hause alleine, im familiären Rahmen oder mit Freunden zu betreiben, möchte ich Sie noch besonders aufmerksam machen:

Die erste Möglichkeit heißt: So viel und sooft wie möglich fröhlich und von Herzen *lachen*!

Verwundert Sie das? Dieser Vorschlag ist keineswegs „lächerlich"! Wann haben Sie das letzte Mal so richtig aus vollem Herzen gelacht? Viele werden jetzt bestimmt sagen: Das ist lange her, zumal ich ja jetzt unter dem Eindruck meiner Krankheit wirklich nichts zu lachen habe.

Norbert Cousins, ein amerikanischer Medizinjournalist, erkrankte 1964 an der schweren mit sehr schmerzhaften Gelenkversteifungen einhergehenden Bechterewschen Krankheit (s. Literaturanhang). Es handelt sich um eine fortschreitende chronische Erkrankung, deren Heilungschance bestenfalls 1:500 beträgt. Die von den Ärzten verordnete Langzeittherapie war mit hohen Risiken und Nebenwirkungen verbunden. Daraufhin beschließt Cousins, die Krankenhausbehandlung abzubrechen und sein Leben und seine Krankheit mit Unterstützung eines verständnisvollen Hausarztes selbst in die Hand zu nehmen. Er setzt alles auf eine Karte, nämlich auf den Einsatz seiner natürlichen Selbstheilungskräfte. Er mietet sich ein Hotelzimmer, besorgt sich einen Filmprojektor und ausschließlich lustige, zum Lachen anregende Filme. Zu seiner großen Freude stellte er bald fest, dass 10 Minuten „zwerchfellerschütternden Lachens" genügte, um ihn so weit schmerzfrei zu machen, dass er zwei Stunden erholsam schlafen konnte. Sonst nahm er nur in hohen Dosen Vitamin C. Um es kurz zu machen: Er wurde wieder gesund und arbeitsfähig, er hat sich gesund gelacht! Bei unserem heutigen Wissensstand kann man sagen: Er gehörte mit Sicherheit zu den „ungewöhnlichen Patienten" und hat schon allein durch seine mutige, lebensbejahende Grundeinstellung seine Selbstheilungskräfte zu ungewöhnlichen Leistungen angeregt. Durch das Lachen hat er außerdem seine körpereigenen Endorphine (s. Kap. 10.) stimulieren und damit seine Schmerzen beeinflussen können.

10. Psychoneuroimmunologie

Was hindert nun *Sie* zu lachen? Wagen Sie einen Versuch!

Eine Unterstützung, um das Lachen wieder zu lernen, bietet Ihnen mein zweiter Vorschlag. Spielen Sie! Erinnern Sie sich an die in der Vorfernsehzeit oft betriebenen Gesellschaftsspiele: Mensch ärgere Dich nicht, Mühle, Halma aber auch Monopoly. Denken Sie an Kartenspiele oder auch Schach. Spielen Sie mit Freunden Ratespiele oder führen Sie Scharaden auf. Aber spielen Sie nie mit tierischem Ernst und verbissenem Ehrgeiz. Es sollte Freude machen und dabei viel gelacht werden. Sie können noch heute anfangen.

Der dritte Vorschlag lautet: *Märchen* lesen oder erzählen. Wirkt das auf Sie kindisch und albern? Dann haben Sie sich bestimmt seit der Kindheit nicht mehr mit Märchen beschäftigt. Gerade in der heutigen Zeit der Medienüberflutung lebt die verschüttete Märchenkultur wieder auf, sodass es sogar zunehmend den Berufsstand der „Märchenerzähler" gibt. Nehmen Sie sich doch wieder einmal die Grimmschen Märchen vor. Lesen Sie aber bitte nur *ein* Märchen und versuchen Sie dann, die Bilder in Ihrem Inneren nachwirken zu lassen und ihre Bedeutung zu hinterfragen. Sie werden sich wundern, mit welch anderen Augen Sie die Bildaussagen heute betrachten können und was sie Ihnen zu sagen haben. Lesen Sie Märchen Ihren Angehörigen oder Freunden vor und sprechen Sie miteinander über die Gedanken, zu denen Sie angeregt werden. Aber bitte nicht „psychologisieren"! Die klassische Psychologie kann meiner Meinung nach auf Grund ihrer einseitigen, verengten Sichtweise nichts Wesentliches zum wirklichen Verständnis von Märchen beitragen. Wenn Sie Feuer gefangen haben, stellen Sie bestimmt nach kurzer Zeit fest, dass es in Ihrer Reichweite Kurse, Seminare oder Vorträge gibt, die Ihnen neue Anregungen zum Verständnis von Märchen vermitteln können. Ihre Seele wird Ihnen für diese besondere Heilnahrung dankbar sein.

10.2. Gesprächstherapie

Das ärztliche Gespräch ist seit alters her der im Mittelpunkt stehende Bestandteil jeder Heilbehandlung. So war es jedenfalls, bis im Zuge der Technisierung unserer Medizin die Apparate immer mehr an die Stelle der persönlichen Begegnung zwischen Arzt und Patient traten. Es soll aber auch nicht verschwiegen werden, dass diese Verschiebung zur Apparatemedizin ihre Ursache auch in der Gebührenordnung hat. Die Beratung, die zentrale ärztliche Leistung, wird derartig beschämend niedrig bewertet, dass der Arzt von dieser Seite her geradezu in die Apparatemedizin gedrängt wird. Ein Handwerker würde, mit Recht, für das gültige Beratungshonorar nicht einmal einen Schraubenzieher in die Hand nehmen. Damit will ich lediglich bei Ihnen ein gewisses Verständnis für dieses leidige Problem ärztlicher Praxisführung in heutiger Zeit wecken. Ich bin mir bewusst, dass sich viele Versäumnisse innerhalb eines Behandlungsablaufs so nicht entschuldigen lassen.

Unter dem Begriff Gesprächstherapie fassen wir alle gezielten therapeutisch orientierten Gespräche zusammen, wie sie in jeder Arztpraxis möglich sind. Je nach Ausbildung, Einstellung und Neigung des Arztes wird davon mehr oder weniger oft Gebrauch gemacht. Werden auf Vorschlag des Arztes oder auf Wunsch des Patienten eine Reihe von Gesprächsterminen verabredet, sprechen wir auch von „kleiner Psychotherapie".

Im Zuge einer schweren chronischen Erkrankung wie Krebs entstehen innerhalb eingespielter menschlicher Gleichgewichtsverhältnisse wie Partnerschaft und Familie oft Spannungen und Konflikte, wenn z.B. die bisher dominante Mutter durch ihre Erkrankung plötzlich in die Rolle der Hilfsbedürftigen gedrängt wird. Männer werden aus ihrer leitenden und tonangebenden Position im Berufsleben von heute auf morgen zur Bettlägerigkeit verurteilt. Innerhalb einer Partnerschaft können schwere Konflikte entstehen, wenn der betroffene oder aber auch der nicht erkrankte Partner nicht mit der sexuell-erotischen Veränderung innerhalb der Beziehung fertig wird, die durch Verlust einer Brust oder der Unterleibsorgane entstanden ist. Oft steht auch die Angst vor dem Verlust der gewachsenen sozialen Beziehungen und Bedeutung innerhalb des Lebensumkreises im Vordergrund. Je nach Temperament und Veranlagung besteht die Gefahr, dass der Betroffene in eine Resignation, Depression oder Verzweiflung abrutscht.

In allen diesen Fällen ist das Sprechzimmer des Arztes der Ort, wo diese drängenden Probleme vertrauensvoll und offen ausgesprochen werden sollten und auch ein offenes Ohr finden sollten. Ich messe der Bedeutung des ärztlichen Gesprächs eine so hohe Wichtigkeit zu, dass ich Sie ermutigen möchte, alle Möglichkeiten auszuschöpfen, für sich eine solche Gesprächssituation zu schaffen (s. auch Kap. 3.8.). Allein das Aussprechen und Formulieren des inneren Anliegens hat schon eine lösende Wirkung

10. Psychoneuroimmunologie

und kann ein Abgleiten in eine Abkapslung und seelische Isolation vermeiden und hat damit einen wesentlichen Einfluss auf den Krankheitsverlauf. Wenn Sie das Glück haben, im Arzt einen Gesprächspartner zu finden, der aus seiner Lebenserfahrung, seiner Ausbildung oder weltanschaulichen Einstellung Ihnen Gesichtspunkte zur Bewältigung Ihrer Probleme geben kann, dürfen Sie das dankbar annehmen. Es sind häufig die Ausblicke, die sich aus einer systematischen Betrachtung der eigenen Biographie (s. Kap. 5.1.) ergeben, die geeignet sind, nicht nur Trost zu geben, sondern die Bedeutung der Erkrankung im Lebenslauf und darüber hinaus den Sinn der Erkrankung unter den Aspekten des Schicksals (s. Kap. 5.3.1.) aufleuchten lassen.

10.3. Psychotherapie / Psychoonkologie

Der Begriff Psychotherapie hat in den letzten drei Jahrzehnten eine erhebliche Veränderung und Erweiterung erfahren.

Unter der Bezeichnung Psychotherapie im engeren Sinn werden eine Reihe von Verfahren verstanden, die der „klassischen Psychotherapie" zugerechnet werden:

- Die *analytische Psychotherapie* geht auf Siegmund Freud und seine Schüler zurück.

- Die *tiefenpsychologisch fundierte Psychotherapie* hat sich aus der Psychoanalyse entwickelt.

- Darüber hinaus werden noch eine ganze Reihe weiterer Verfahren der so genannten *großen Psychotherapie* zugerechnet.

Das Gemeinsame an diesen Therapieformen ist, dass es sich in der Regel um eine Langzeittherapie handelt, die eine strenge Indikationsstellung voraussetzt. Sie werden für Krebspatienten nur in einzelnen besonderen Fällen in Frage kommen, wenn neben der Krebserkrankung noch eine ausgeprägte Neurose (mangelhafte Erlebnisverarbeitung) vorliegt.

Eine Ausnahme werden solche Patienten bilden, bei denen im Verlaufe einer Krebserkrankung ein ausgesprochenes Bedürfnis entsteht, sich und die Hintergründe ihrer Person intensiv kennen zu lernen. Ich erinnere an Fritz Zorn, der in seinem lesenswerten Buch „Mars" seine Analyse beschreibt, mit der er seinen Krebs zu verarbeiten versucht hat.

Eine ganz eigene Form von Psychotherapie mit Krebspatienten hat der amerikanische Psychotherapeut Lawrence LeShan entwickelt. Sein Konzept steht weitgehend in Übereinstimmung mit den Grundgedanken dieses Buches. Er versucht, mit seinen Patienten die ureigenen verschütteten Lebensziele wiederzuentdecken und damit die Entfremdung vom eigenen Lebenskonzept aufzuheben. Damit werden die blockierten Selbstheilungskräfte für die Mitwirkung am Heilungsprozess befreit. Er berichtet von einer Verbesserung der Überlebenschancen seiner Patienten um 50 %. Diese Art der Psychotherapie erfordert eine ganz besondere Ausbildung und kann nicht von jedem Psychologen durchgeführt werden.

Aus diesen Erfahrungen hat sich in den letzten Jahren als ganz auf die Bedürfnisse von Krebspatienten ausgerichtetes Behandlungsverfahren die *„Psychoonkologie"* entwickelt. Unter dem Motto „Psyche hilft Körper" sind verschiedenste begrüßenswerte Initiativen und Zielsetzungen entstanden. So sollen die Aufgaben und Möglichkeiten der Psychoonkologie unter Ärzten, Assistenzberufen und Patienten durch gezielte Information besser bekannt gemacht werden. Der Austausch zwischen den in Frage kommenden Berufsgruppen und Selbsthilfeorganisationen soll intensiviert werden. Vor allem soll die sichere und schnelle Erkennung betreuungsbedürftiger Patienten verbessert werden und die Voraussetzungen geschaffen werden, jedem betreuungsbedürftigen Patienten eine solche Behandlung zu ermöglichen.

10.4. Visualisationsübungen

Ende der 70er Jahre erregten der amerikanische Röntgenologe und Onkologe O. C. Simonton und seine Frau Stephanie, eine Psychologin, Aufsehen mit ihrem Buch „Getting well again" („Wieder gesund werden"), in dem sie ihre ungewöhnliche und neuartige Behandlung von Krebspatienten auf der Basis der damals noch fast unbekannten Psychoneuroimmunologie vorstellten. 1982 gab Carl Simonton uns erstmals in Deutschland einen intensiven Kurs über seine Behandlungsweise. Ich war von den Möglichkeiten und Wirkungen so beeindruckt, dass ich von der Zeit an in meiner Praxis laufende Krebsbehandlungsgruppen mit diesem Therapiekonzept einrichtete.

10. Psychoneuroimmunologie

Ziel der Behandlung ist es, den Tumorpatienten zu einer positiven Veränderung seines Lebensinhaltes zu motivieren. Es gilt, den Patienten zu veranlassen, sich von der Sinnhaftigkeit seines Lebens, einschließlich seiner Krankheit, zu überzeugen und ihn auf möglichst vielen menschlichen Darstellungsebenen zu aktivieren, seine Begeisterungsfähigkeit zu entzünden und dadurch seinen Lebenswillen, seinen Über-lebenswillen, zu stärken.

In den meisten Punkten stimmten Simontons Behandlungsvorschläge mit dem von mir seit jeher praktizierten Therapieprogramm überein. Im Hinblick auf Ernährung, Stressvermeidung, Berücksichtigung der psychologischen und sozialen Faktoren und Anregungen zur Eigenaktivität bestanden im Wesentlichen die gleichen Ansichten. Als Amerikaner legte er besonderen Wert auf sportliche Betätigung.

Neu waren aber die von Simonton angeregten Übungstherapien, die in der damaligen Zeit aufsehenerregend wirkten, weil sie völlig aus dem Rahmen der geltenden Vorstellungen von Krebsbehandlung fielen. Damit hat das Ehepaar Simonton wahrhaft eine Pioniertat vollbracht.

Diese Übungen sind so genannten „Visualisationsübungen", also geführte Fantasiereisen im Bereich der inneren Vorstellungsbilder. In Deutschland hat diese Übungstechnik den Namen „katathymes Bilderleben" (nach Leuner). Zunächst gilt es, einen Zustand der äußeren und inneren Ruhe zu erreichen. Dazu werden Methoden der körperlichen Tiefenentspannung angeboten, die der Oberstufe des autogenen Trainings entsprechen. Dann wird der Patient aufgefordert, vor seinem inneren Auge spontane Vorstellungsbilder entstehen zu lassen. Es werden ihm dazu als Grundlage bestimmte Texte angeboten, die entweder vom Übungsleiter gesprochen oder von einem Tonband abgehört werden. Diese Texte sind zum Teil ganz erstaunlich und enthalten Elemente, die sonst eigentlich nur in esoterisch orientierten Übungen vorkommen, wie die so genannte „Rückschau" auf das verflossene Leben, Begegnung mit dem „inneren Führer" („inner guide") und den Gedanken der Wiedergeburt. Die Formulierungen sind allerdings völlig freilassend gewählt und induzieren in keiner Weise eine Weltanschauung oder einen Glauben. Der Patient wird nun aufgefordert, sich einen seiner derzeitigen Situation entsprechenden Text auszuwählen und mit Hilfe eines Tonbandgerätes regelmäßig morgens und abends etwa 20 Minuten lang solche Übungen durchzuführen. Um das zu ermöglichen, enthält das Buch der Simontons eine Tonbandkassette.

Der Inhalt der Visualisationstexte beschäftigt sich mit folgenden Themengruppen:

- Umgang mit der Krebskrankheit.
- Umgang mit Krankheit allgemein.
- Umgang mit Schmerz.
- Umgang mit Tod und Erneuerung.
- Umgang mit Hoffnungslosigkeit und Vertrauen.
- Der innere Führer.
- Umgang mit Gefühlen von Kränkungen und Feindseligkeit.
- Vorsatzbildung zur Lösung von Aufgaben.

Die Wirkung dieser Behandlung zeigte sich in einer durchschnittlichen Verdoppelung der Überlebenszeit und vor allem in einer erheblichen Verbesserung der Lebensqualität. Für die damalige Zeit waren das ganz unglaubliche Ergebnisse.

Ich habe mich allerdings im Verlauf der Arbeit mit meinen Krebspatientengruppen sehr bald veranlasst gesehen, die Originaltexte zu verlassen und eigene Texte zu entwickeln, die mehr der europäischen Mentalität und meinen eigenen Vorstellungen entsprechen.

10.4.1. Ablauf der Visualisationsübungen

In den acht Jahren, in denen ich in meiner Praxis eine Gruppentherapie für Krebspatienten angeboten habe, hat sich ein gewisses Grundkonzept entwickelt, das aber nicht schematisch, sondern ganz nach den Verhältnissen und Erfordernissen des jeweiligen Tages gestaltet wurde.

Wenn ein neuer Teilnehmer in die Gruppe aufgenommen wurde, bekam dieser zunächst Gelegenheit, sich und seine Probleme vorzustellen. Im Gegenzug sagte jeder Gruppenteilnehmer ein paar Sätze zu seiner Person und seinem eigenen Anliegen. Oft waren wir bereits nach wenigen Minuten in ein angeregtes Gespräch verwickelt, weil ein neuer Teilnehmer in der Regel viel Eigendynamik aus seiner aktuellen Lebensproblematik in unseren Kreis mitbrachte. Häufig musste die Gruppe zunächst viel Emotionalität auffangen, die der Neuhinzukommende in Form von Trauer, Enttäuschung, Hoffnungslosigkeit und Zorn ausschüttete, wenn er die ganz persönlich gemeinte

10. Psychoneuroimmunologie

Zuwendung der Gruppenteilnehmer spürte. Ich war immer wieder fasziniert und oft auch erschüttert im Miterleben dessen, was Betroffene einem der Ihren zu sagen wissen an eigenen durchlebten Erfahrungen, echtem Trost und überzeugend wirkender Lebensweisheit. Der „Neue" begann spürbar, seine mitgebrachte innere Verkrampfung und Isoliertheit loszulassen, fühlte sich im Kreise der Schicksalsgefährten aufgenommen und fing an, eine Art Heimatgefühl in der Gruppe zu entwickeln. Das bewirkte mehr, als schöne Worte es erreichen könnten. Dieses Gefühl des Geborgenseins war wohl das tragende Geheimnis der Gruppenwirkung.

So formte sich aus einer Anzahl scheinbar zufällig zusammengewürfelter Patienten eine echte *Selbsthilfegruppe*. Ich habe mich bewusst bemüht, im Hintergrund zu bleiben und nur die Rolle eines Moderators zu spielen. Der Bogen unserer Gespräche spannte sich mit überwiegend von der Gruppe bestimmter Thematik natürlich über alle Aspekte der Erkrankung bis in die Grenzbereiche weltanschaulicher und religiöser Fragestellungen. Dabei ging es nicht um die Lösung der letzten Welträtsel, sondern in erster Linie um das gemeinsame Bemühen um Antworten auf Fragen, die zunehmend als zum Sinn der Erkrankung gehörig erkannt wurden.

An das *Gruppengespräch*, dessen Dauer vom anstehenden Gesprächsstoff und nicht von einem Zeitschema bestimmt wurde, schloss sich die eigentliche *Übungsphase* an: Zur *körperlichen Entspannung* begannen wir unter der Leitung meiner Frau mit Übungen der ganzheitlichen Entspannung und Lösung. Es handelt sich hier um ganz subtile Übungen des Leibes, die dem Menschen ermöglichen, sich von den äußeren Geschehnissen zu lösen und den Weg in sein Inneres zu finden. Sie sollen ein Loslösen von dem uns beherrschenden Gedankenstrom bewirken, um so in die Stille eintauchen zu können. Hier betreten wir die Bewusstseinsdimension, in der unser geistiger Wesenskern auf der Bilderebene erreicht werden kann. Damit haben wir die Voraussetzung für einen leichten Einstieg in die nun folgende Übungsstufe geschaffen.

Die zentrale Übungsmethode wird von Simonton „Visualisation" genannt. Diese Art Übungen hat in den letzten Jahren in den verschiedensten Zusammenhängen eine erstaunliche Verbreitung gefunden mit unterschiedlichen Bezeichnungen, wie „katathymes Bilderleben", „geführte Phantasiereise" oder auch „Imagination". Für die von mir in der Gruppentherapie durchgeführte Methodik habe ich die Bezeichnung *„Visualisationsübungen modifiziert nach Simonton"* gewählt, weil ich die Originaltexte von Simonton verlassen habe und andere Textkonzepte entwickelt habe, die meinen Vorstellungen mehr entsprechen.

Inzwischen wird von verschiedenen Autoren eine größere Zahl von Visualisationskassetten angeboten. Die Texte spiegeln die Einstellung und Erfahrung des jeweiligen Autors wider. Zum Teil werden die Texte durch Meditationsmusik untermalt. Angesichts der unterschiedlichen Einstellung und Übungserfahrung der einzelnen Übungsteilnehmer oder Übungsgruppen will ich hier keine bestimmten Empfehlungen geben, sondern es jedem Einzelnen überlassen, sich die ihm am meisten zusagende Übungsmethode auszusuchen. Es entspricht z.B. nicht meiner persönlichen Vorstellungsweise, die Leukozyten als „Krieger" gegen die Tumorzellen zu Felde ziehen zu lassen. Ich habe aber immer wieder Patienten erlebt, die sich mit dieser Bildvorstellung gut identifizieren konnten.

Ziel der von mir konzipierten Visualisationen ist es, den Übenden auf verschiedenen Wegen durch ausgewählte Bildsequenzen erlebnishaft auf die energetische Wirkebene der Naturkräfte zu führen. Da unsere Abwehrkräfte ein Teil dieser überall in der Natur wirkenden Energiefelder sind, soll im Übenden das Bewusstsein für das in unserem Organismus schlummernde Abwehrpotential geweckt werden. So kann Vertrauen wachsen, selbst einen wichtigen Beitrag zur Überwindung der Krankheit beisteuern zu können durch gezielten Einsatz der eigens dafür geschaffenen Einrichtungen unseres Organismus.

Ein Übungserfolg lässt sich in keiner Weise quantitativ feststellen, weil es sich um qualitative innerseelische Veränderungen handelt. Am ehesten wird Ihre Umgebung Veränderungen Ihrer Ausstrahlung und Ihrer Einstellung zur Krankheit feststellen, die Sie selbst erst später bemerken. Entscheidend ist nicht ein messbarer Erfolg, sondern das unbeirrte Vorwärtsschreiten auf dem eingeschlagenen Weg als selbstverantwortlicher Beteiligter am Auseinandersetzungsgeschehen mit der Erkrankung. Veränderungen des Krankheitsbildes sollten nicht als Zweck, wohl aber als Ziel der Übungen angesehen werden. Sie treten ein, wenn alle Voraussetzungen dafür erfüllt sind. Sie können nicht als Lohn für persönliche Leistungen vom Schicksal eingefordert werden, doch dürfen sie als Geschenk dankbar entgegengenommen werden.

Wenn Sie sich von dem Konzept der Visualisationsübungen grundsätzlich angesprochen fühlen, versuchen Sie in Ihrem Umkreis eine Möglichkeit zu finden, an einer so

10. Psychoneuroimmunologie

ausgerichteten Übungsgruppe teilzunehmen. Solche Gruppen existieren nur in wenigen Arztpraxen. Eher werden Sie in Selbsthilfegruppen eine solche Teilnahmemöglichkeit finden.

10.4.2. Erfahrungen aus achtjähriger Gruppenarbeit

Acht Jahre lang habe ich in meiner Praxis eine regelmäßige Gruppenarbeit modifiziert nach Simonton durchgeführt. Die Teilnehmer waren Krebspatienten in allen Stadien der Erkrankung vom Frühstadium des so genannten Carcinoma in situ bis zu Erkrankungssituationen mit schwerster Metastasierung. In Einzelfällen haben Patienten mit anderen chronischen Erkrankungen teilgenommen und zeitweise auch engagierte Angehörige. Vorweg möchte ich gleich sagen, dass diese Art der Arbeit mit Abstand zum Eindrucksvollsten gehört, was ich in meiner 26-jährigen ärztlichen Tätigkeit erlebt habe. Ich kann keine Statistik vorlegen über die Erfolge dieser Behandlung, bin aber ganz sicher, dass viele Teilnehmer eine wesentlich verlängerte *Lebenserwartung* erreicht haben und dass vor allem ihre *Lebensqualität* in entscheidender Weise verbessert werden konnte.

Was war nun das Wesentliche, das in den Übungsstunden den Teilnehmern vermittelt werden konnte? Wer hier lediglich eine „Technik" vermutet, die eine Heilung von der Erkrankung oder wenigstens eine Lebensverlängerung verspricht, geht von falschen Erwartungen aus. Der erlernbare „technische" Aspekt des Übungsablaufs ist lediglich das Medium, das den Teilnehmern zu ihrer Überraschung meist ganz ungewöhnliche, neue Erfahrungen auf bis dahin nicht betretenen Lebensebenen ermöglicht.

Rückblickend auf die immer wieder geäußerten spontanen Reaktionen und Aussagen der Gruppenteilnehmer lassen sich die wesentlichen Erfahrungsqualitäten der Patienten in folgender Weise zusammenfassen:

- Für viele Patienten bietet der Übungsablauf zum ersten Mal in ihrem Leben die Gelegenheit, in einen *Erfahrungsraum der besinnlichen Ruhe* einzutreten. In unserer hektischen Zeit haben tatsächlich eine überraschend große Zahl von Menschen niemals erfahren, welche Wirkung innere seelische Ruhe und Besinnlichkeit in ihnen entfalten kann. Ja, sie flüchten instinktiv vor jedem Zeitraum der Ruhe und des Nichtgefordertseins, den sie als „Langeweile" empfinden, in die Bilderflut des Fernsehens oder andere zerstreuende „Aktivitäten". Sie haben nie den Frieden eines Verweilens in unberührter Natur oder die andächtige Stille eines Kirchenraums kennengelernt. So kann man mit Fug und Recht von einer unbewussten Furcht vor jeder Gelegenheit eines Alleinseins mit sich selbst sprechen. Jetzt konfrontiert sie völlig unerwartet das Kranksein mit der Situation einer Zwangsruhe zunächst im Klinikbett. Dann wird ihnen, noch weniger erwartet, im Rahmen der Gruppentherapie eine gänzlich ungewohnte Gelegenheit, sich selbst in einem Freiraum der Ruhe und Besinnlichkeit zu begegnen, geboten. Das löst häufig zunächst Verwirrung und Ratlosigkeit aus. In diesen Situationen hat sich regelmäßig die Gemeinschaft der Gruppenteilnehmer als eine wirksame und einfühlsame Auffangeinrichtung bewährt. Wenn dann aber einmal der Bann gebrochen ist und die positiven Primärerfahrungen vorliegen, wie wohltuend innere und äußere Ruhe sich auswirkt und wie aufbauend das gemeinsame Erleben der Stille in der Gemeinschaft sein kann, dann entsteht ein starkes Verlangen, in diesem Ruheraum weiter zu verweilen. So kam es, dass unsere Gruppenstunden mit den dazugehörenden Gesprächen oft drei Stunden und länger gedauert haben und plötzlich die äußeren Verpflichtungen des Alltags nur noch eine untergeordnete Rolle spielten. In dieser Zeit entstand fast immer innerhalb der Gruppe eine Atmosphäre eines deutlich erlebbaren Kraftfeldes, das die Teilnehmer gestärkt und zuversichtlich in ihr weiteres Leben entließ.

- So hat sich das *Gemeinschaftserlebnis mit Gleichgesinnten und Mitbetroffenen* als ein außerordentlich vertrauenbildendes Element erwiesen, das in meinen Augen absolut unvergleichlich und unersetzbar ist. Kein professioneller Helfer, mag er noch so gut ausgebildet sein, kann die erlösenden Worte finden, die ein Mitbetroffener einem in tiefer Verzweiflung und Hoffnungslosigkeit verstrickten Gruppenmitglied zu sagen in der Lage ist. Die im eigenen Erleben wurzelnde Aussage: „Diesen Zustand habe ich selber vor einigen Monaten durchgemacht, ich weiß genau, wie Dir zu Mute ist..." vermittelt in ihrer schlichten Bedeutung soviel Kompetenz, die ein Nichtbetroffener allein auf Grund seines Nichtbetroffenseins niemals glaubhaft machen kann. An dieser Stelle wird der tiefe Graben deutlich, den Betroffene sehen zwischen sich und den Gesunden. Dieser Graben kann zwar zeitweise mit viel liebevoller Zuwendung überbrückt werden, bleibt aber doch in seiner grundsätzlichen Bedeutung immer bestehen. Jeder Angehörige und Helfer sollte sich dieser Tatsache bewusst sein und sie als eine Gegebenheit des Weltbildes Krebskranker respektieren. Das sollte in keiner Weise zu Resignation führen, signalisiert aber doch eine gewisse

10. Psychoneuroimmunologie

Grenze des Helfenkönnens. Umso wichtiger ist die Bedeutung der Selbsthilfeorganisationen und Therapiegruppen einzuschätzen.

Ich sprach von Gleichgesinnten. Die gleiche Gesinnung äußert sich zum einen in der gleichen ungemein verbindenden Schicksalssituation. Zum anderen zeigt sie sich auch in einer Art natürlicher Vorauslese der Teilnehmer an der Gruppentherapie. Keineswegs jeder Patient, dem ich eine Teilnahme an der Gruppentherapie angeboten habe, hat von dem Angebot Gebrauch gemacht. Einige haben wegen irgendwelcher Vorurteile oder persönlicher Hemmnisse eine Teilnahme von vornherein abgelehnt. Andere sind nach ein oder zwei Gruppenstunden weggeblieben, weil ihnen der Ablauf oder die Thematik zu fremd oder unbequem war. Dafür haben aber die Patienten, die sich zu einer regelmäßigen Teilnahme entschließen konnten, einen umso intensiveren Zusammenhalt gepflegt, der häufig zu tiefen freundschaftlichen Verbindungen auch außerhalb des Gruppenprogramms führte. Es war eine Selbstverständlichkeit, Gruppenteilnehmer in schwierigen Lebenssituationen durch Zuwendung zu stützen oder auch aktiv handelnde Hilfe anzubieten. Auf diese Weise führte die gemeinsame Schicksalssituation zu Erlebnisqualitäten menschlichen Zusammenhalts von einer Dichte, wie sie in anderen Gemeinschaften kaum zu finden ist. Allein diese Erfahrung würde die Teilnahme an einer Therapiegruppe schon rechtfertigen.

- Eine weitere ganz neue Erfahrung ist für die meisten Gruppenteilnehmer der intensive *Kontakt mit der eigenen inneren Bilderwelt*. Außer gelegentlichen Tagträumen und meist unbeachtet bleibenden Traumerlebnissen bestehen in der Regel keine Vorerfahrungen. Das geistige Auge ist ungeschult geblieben. Jetzt bekommen im Zuge des Übungsablaufs die inneren Bilder mit einem Mal eine ganz besondere Bedeutung und der Übende fühlt sich wie ein Forscher, der neugierig und staunend ein völlig unbekanntes Territorium betritt. Im Verlaufe der Übungserfahrung erhalten die Bilder verflossener Träume zunehmend eine unerwartete Bedeutung. Durch C. G. Jung sind die in der Tiefe jeder Seele ruhenden gleichartigen symbolträchtigen Bilder als „Archetypen des kollektiven Unbewussten" in die wissenschaftliche Diskussion eingeführt worden. Auch weiß man, dass unsere Seele jede Nacht in die geistige Bilderebene eintaucht und Resterinnerungen in Form von Traumsequenzen mit in das Tagesbewusstsein mitbringt. Wir haben nur verlernt, auf „Gottes vergessene Sprache" zu achten und ihren Sinngehalt zu entschlüsseln. Der Übende steigt nun immer tiefer in die eigene Bilderwelt ein und erfährt eine bis dahin unvorstellbare Bereicherung seines Kontaktes mit dem eigenen geistigen Ursprung. Die in den vorgegebenen Visualisationstexten enthaltenen Bilder sind nur die Zündfunken, die die Kommunikation mit der persönlichen Seelentiefe anregen sollen und ihr die gezielte Motivation zum Überwinden der Erkrankung und Überleben auf einer neuen menschlichen Reifungsstufe vermitteln sollen.

Das sind die Fernziele und erreichbaren Möglichkeiten der Visualisationsübungen, die vom Übenden erst ganz allmählich erkannt werden können. Zunächst aber muss er sich mit den Anweisungen und Ratschlägen des Übungsablaufs einen Einstieg verschaffen in das unerforschte Neuland seines seelischen Urgrunds und mutig und konsequent dem Übungsablauf folgen. Als Belohnung gleichsam werden ihm dann nach und nach die oben geschilderten veränderten Sichtweisen seines Lebensspektrums geschenkt.

- Aus dem vorstehend gesagten geht schon hervor, dass die Visualisationsübungen in der von mir vertretenen Auffassung in erster Linie ein *Weg nach innen* sind. Das Ich, als unser geistiger Wesenskern, wird aufgerufen, sich innig mit unserem Organismus zu verbinden, das Zusammenspiel seiner energetischen Steuerungssysteme, die wir Lebensleib und Seelenleib genannt haben (s. Kap. 3.2.), zu harmonisieren und damit die körpereigenen Abwehrkräfte gegen Krankheit und Bedrohung zu steigern. Das lässt sich heute sogar, wie wir aus Experimenten der letzten Jahre wissen, im Labor durch einen deutlichen Anstieg der Immunparameter nachweisen, eine Wirkung, die man noch vor gar nicht langer Zeit als utopisches Wunschdenken bezeichnet hätte. Die von Simonton inaugurierte bildhafte Vorstellung des Abwehrkampfes der Leukozyten gegen den Tumor als direkte Methode, die Abwehr zu stimulieren, entspricht nicht meiner Auffassung. Ich vertraue darauf, dass unser Ich unter übergeordneten Gesichtspunkten am besten weiß, was zu geschehen hat, und habe deshalb diese Art der Visualisationstexte nicht in mein Therapieprogramm aufgenommen.

- Eine unerbittliche Bewährungsprobe für die innerhalb der Gruppenarbeit erworbene *Einstellung gegenüber den Wechselfällen des Schicksals* war die Bewältigung negativer Nachrichten aus dem Kreis der Teilnehmer. Natürlich blieb es nicht aus, dass bei einem Gruppenmitglied eine Metastasierung festgestellt wurde oder auch dass ein Teilnehmer verstarb. Diese Tatsachen wurden innerhalb der Gruppe mit nichtbeschönigender Offenheit behandelt. Es gab keine Tabuthemen und es war möglich, über Sterben und Tod ohne Scheu zu sprechen. Es war eindrucksvoll zu erleben, wie in der

10. Psychoneuroimmunologie

Gruppe aus den Beiträgen der Teilnehmer solche Problemthemen Stufe um Stufe erarbeitet wurden. Die Ergebnisse waren oft von einer so unmittelbar erlebten Dichte, dass es mich zutiefst berührte. Ich kann mich nicht erinnern, dass wir jemals aus einer der Gruppensitzungen mit dem Gefühl der Hoffnungslosigkeit oder Resignation herausgingen. Hier haben sich besonders die ungewöhnlichen Patienten (s. Kap. 2.4.7.) in der Gruppe als die starken Felsen erwiesen, die auch in schwierigen Situationen durch ihr Sosein die Tragfähigkeit der Gemeinschaft bestärkten.

Tief berührt hat mich ein kleines Gespräch am Ende einer Gruppensitzung. Ein über 70jähriger alter Herr, Bundesrichter a.D., war mehrjähriger Gruppenteilnehmer, obwohl ihm die Übungssituation in der Gruppe anfangs sehr fremd und völlig ungewohnt war. Er fiel dadurch auf, dass er seinem Wesen nach dazu neigte, die besprochenen Themen vom Kopf her zu analysieren und mit philosophischen Begriffen zu kommentieren. Er wurde 1985 von seinem behandelnden Onkologen ausdrücklich zur Teilnahme an der Gruppe in meine Behandlung überwiesen, nachdem er im Verlauf einer Chemotherapie wegen eines metastasierenden Nieren-Ca einen Herzinfarkt bekommen hatte und damit keine weitere Behandlungsmöglichkeit in der Klinik mehr bestand. Dieser Patient nahm mich nach einer Visualisationsübung beiseite und sagte leicht verlegen: „Was Sie da eben gesagt haben, das war ja wie ein Gebet!" Seine drei Lungen-Metastasen verschwanden während der Behandlung spurlos.

Abschließend möchte ich noch zwei kleine Begebenheiten aus dem Gruppenerleben schildern, weil sie, jede für sich, charakteristisch sind für Reaktionsweisen zweier „typischer", aber polar entgegengesetzter Krebspersönlichkeiten:

Über acht Jahre lang war ein pensionierter Finanzbeamter regelmäßiger Teilnehmer unserer Gruppentherapie. Er war außerordentlich zurückhaltend, bescheiden und höflich. Wenn er sich, selten, am Gruppengespräch beteiligte, sprach er mit ganz leiser Stimme, aber seine Worte hatten Gewicht. Eines Tages sollte jeder Teilnehmer ein Tier nennen, mit dem er sich am ehesten identifizieren könne. Herr Z. entschied sich für einen Bären. Anschließend bat ich die Gruppe, zur nächsten Sitzung eine Zeichnung oder Malerei des vorgestellten Tieres mitzubringen. Unser Finanzbeamter brachte auch korrekt, wie er nun einmal war, ein sicher sehr mühsam angefertigtes Bild mit. Ein koloriertes Foto einer wilden Urwaldlandschaft hatte er fein säuberlich auf Pappe aufgezogen. Ich vertiefte mich in die vielen Einzelheiten der Darstellung, konnte aber keinen Bären entdecken. Auch die anderen Gruppenteilnehmer fanden nichts. Auf meine

Frage meinte er mit verschmitztem Lächeln, wir sollten doch einmal gründlich suchen. Dann fanden wir es: Mitten im Urwald war ein winziges Türchen sorgfältig in die Abbildung eingeschnitten. Als wir es aufklappten, erschien zur großen Freude und Verblüffung der Gruppe ein harmloser kleiner Teddybär. Zutreffender hätte Herr Z. sich nicht darstellen können.

Mehrere Jahre war Frau B., eine ungewöhnliche Patientin, eine wichtige Stütze der Gruppe. Sie war der Typ einer gestandenen Bayerin, zupackend und derb in ihrer Ausdrucksweise, womit sie aber immer den Nagel auf den Kopf traf. Sie hatte schon mehrere Chemotherapien und Operationen wegen eines immer wieder metastasierenden Ovarial-Ca (Eierstock-Krebs) hinter sich, als sie sich von sich aus zur Gruppe anmeldete. Sie war als Buchhalterin die Seele eines mittleren Baugeschäfts und hatte selbst während ihrer Chemotherapien ihre Arbeit fortgesetzt. In der Gruppe hörte sie nun zum ersten mal etwas über Ernährung und Vollwertkost. Daraufhin hat sie in ihrer mitreißenden und engagierten Art ihre Arbeitskollegen davon überzeugt, auf die Ernährung zu achten, was im Betrieb zu heißen Diskussionen und vielfältigen Änderungen des gewohnten bayerischen Speisezettels geführt hat. Sie konnte hinreißend davon erzählen. Eines Tages haben wir in der Gruppenstunde mit meiner Maltherapeutin gemalt. Seit der Schulzeit hatte Frau B. keinen Pinsel mehr in der Hand gehabt, legte jetzt aber begeistert los. Am nächsten Tag erschien sie mit Malblocks und Farben im Betrieb und während der Mittagspause hat die ganze Belegschaft, einschließlich des Chefs, eifrig gemalt. Unsere nächste Gruppenstunde verlief mit ihrem Bericht höchst vergnüglich, wie Sie sich denken können. Im Gespräch über Musik ließ sie uns in ihrer offenherzigen Art wissen, dass für sie nichts anderes existiere als „Bayern 3" (ausschließlich Popmusik und Verkehrsdurchsagen). Wer beschreibt mein Erstaunen, als ich sie einige Monate später im Konzertsaal beim Liederzyklus „Die schöne Müllerin" mit Hermann Prey traf? Ich hätte ja gesagt, dass Veränderungen immer möglich seien, meinte sie mit leiser Verlegenheit. Es wurden ihr entgegen allen statistischen Aussagen mehrere Jahre mit hoher Lebensqualität geschenkt, die sie sich wahrhaft selbst verdient hat.

Wenn Sie sich das Gesagte vor Augen führen, werden Sie vielleicht ahnen können, welch hochwirksames Wandlungspotential in einer entsprechend ausgerichteten Gruppenarbeit verborgen liegt. Vielleicht kann ich durch diese Schilderungen einige Zögernde unter den Lesern motivieren, nach einer Therapiegruppe oder Selbsthilfegruppe Ausschau zu halten. Es ist mir ein großes Anliegen, die professionellen Helfer

10. Psychoneuroimmunologie

dazu anzuregen, Therapiemöglichkeiten im hier geschilderten Sinne einzurichten und zu betreiben.

10.5. Erweckung der inneren Heilkraft durch Meditation

Je mehr wir uns mit unserer Körperlichkeit, mit unserer materiellen Existenz, identifizieren, umso weiter entfernen wir uns von unserem inneren, geistigen Sein. Der entstehende „Trennungsschmerz" wird von den meisten von uns erst dann erlebt, wenn er als körperlicher Schmerz auftritt und uns dadurch *endlich* ins Bewusstsein rückt. Dieses „Signal" – meist mehrere dieser Signale – drängen uns schließlich und meist unausweichlich die Frage nach unserer eigentlichen, seelisch-geistigen Existenz auf. Auf der Suche nach Beantwortung dieser Frage werden wir auf den „Weg nach innen" verwiesen, den Weg der Meditation.

So will Meditation eigentlich nur das eine: Den Menschen zu sich selbst führen, ihm dazu verhelfen, sein wahres inneres Wesen zu erkennen und so ganz Mensch zu werden im Sinne einer Vervollkommnung *aller* seiner ihm innewohnenden Möglichkeiten. Zwar ist das Wort „Meditation" ein Sammelbegriff für eine Vielzahl von geistigen Übungen, die von der Methode her oft sehr verschieden sein können. Als Ziel jedoch haben sie alle das Gleiche: Den Menschen in direkte Verbindung zu bringen mit der in ihm verborgenen Lebenskraft, mit der Quelle des ewigen Lebens, um aus ihr Kraft und Heil zu schöpfen.

Was mich in diesem Zusammenhang in den siebziger Jahren besonders berührt hat, ist der Bericht von Krebspatienten des mittlerweile bekannt gewordenen amerikanischen Arztes Simonton, die in ihren Visualisationsübungen (s. Kap. 10.4.) spontan ihrem „Inneren Heiler" begegnet sind. Die geführten Visualisationen waren eigentlich darauf ausgerichtet, mit Hilfe der bildhaften Vorstellungskraft die physiologischen Abwehrmechanismen zu aktivieren und so den Kampf des Körpers gegen die Krankheit anzuregen und zu unterstützen. Dabei geschah es Patienten, dass ihnen im Verlauf der Visualisation eine „innere Lichtgestalt" erschien, die so viel Wärme und Liebe und Verstehen ausstrahlte, dass sie nachhaltig von dieser heilenden Energie berührt waren. Dies hat wohl auch die weitere Arbeit von Carl Simonton tiefgreifend verändert und sie in die Richtung der Meditation geführt.

Ein anderer eindrucksvoller Bericht stammt von dem australischen Tierarzt Dr. Ian Gawler, der selbst eine schwere Krebserkrankung überwunden hat und geheilt ist. Er hat an sich selbst erfahren, dass Meditation das wirkungsvollste Mittel ist, um Heilung von Krankheit und ein Höchstmaß an Gesundheit zu erlangen. Die Erfahrungen seines Weges aus der Krankheit heraus zu vollkommener Gesundung und Heilung beschreibt er eindrucksvoll und überzeugend in seinem Buch „Krebs – ein Signal der Seele?" (s. Lit.-Verz.) Er stellt wiederholt die Meditation als *die* wichtige und bedeutende Veränderung an erste Stelle, als „idealen, ersten Schritt" sozusagen, weil dadurch sofort der Stress gemildert wird und es leichter fällt, der Gesamtsituation angemessen zu begegnen. Das bedeutet, dass sämtliche weiteren Schritte, zu denen sich der an Krebs erkrankte Mensch entschließt, unter positiv veränderten Gesichtspunkten getan werden.

Einen weiteren sehr eindrucksvollen Erfahrungbericht über die Wirkung von Meditation in der Behandlung von Krebspatienten liefert der australische Arzt Ainslie Meares. Das Ziel der von ihm gewählten Meditationsmethode ist die Herstellung einer „Stille des Geistes", die er „mentale Ataraxie" nennt. Er versteht darunter einen Zustand der gänzlichen Abwesenheit von Unruhe, Anspannung, Zweifel, Sorge und Angst.

Von anderen Autoren wird über die Möglichkeit berichtet, Tumore zum Wachstumsstillstand oder sogar Rückbildung durch Hypnosetherapie zu bringen. Es handelt sich dabei nicht um die autoritär-direktive „klassische" Methode der Hypnose, sondern um eine „indirekte", behutsam auf den Patienten eingehende nach Milton Erickson.

Ich habe selber keine Erfahrung mit Hypnosebehandlungen. Das hängt mit grundsätzlichen Bedenken zusammen wegen der im hypnotisch veränderten Bewusstseinszustand gegebenen Fremdbestimmungsmöglichkeit von Seiten des Hypnotherapeuten. Bei der Visualisationsmethode nach Simonton hat dagegen der Übende bei erhaltenem Bewusstsein durchaus die Möglichkeit, die angebotenen Texte anzunehmen oder abzulehnen. Ich erwähne die Hypnotherapie hier nur, weil ich immer wieder danach gefragt wurde und weil bei allen geschilderten Verfahren ein gemeinsames Wirkprinzip besteht: Durch die regelmäßigen Übungen wird im Teilnehmer ein Raum der „inneren Stille", frei von allen Spannungen des Alltagslebens, geschaffen. In diesem Freiraum können positive Vorstellungen und Erwartungen wachsen, die für den Kranken zunehmend einen höheren Stellenwert besitzen als Angst und Hoffnungslosigkeit. Und diese „veränderten Gesichtspunkte" eben sind es, die einem an Krebs erkrankten

10. Psychoneuroimmunologie

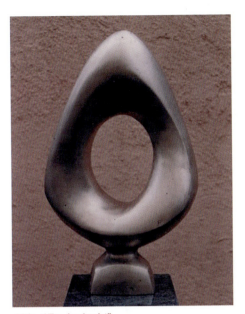

Abb. 17: „Andacht"

Menschen – aber auch jedem „Gesunden" – dazu verhelfen, sein Lebensschicksal in die eigene Hand zu nehmen. Denn erst „gesammelten Geistes" ist der Mensch in der Lage, sein Leben ganzheitlich zu betrachten. Erst wenn sein Geist sich also beruhigt und geklärt hat wie die Oberfläche eines aufgewühlten Gewässers, sodass man nun auf den Grund schauen kann, kann er Einsicht gewinnen in die schicksalshaften, biographischen und auch karmischen Zusammenhänge in seinem Leben und so erst echte Entscheidungen treffen.

Damit lässt sich das allen Meditationsformen gemeinsame Kennzeichen formulieren: Das sich zeitweise Lösen von den äußeren Bindungen an die Welt, um sich „horchend" nach innen zu wenden, so seine „inneren Begrenzungen" zu überschreiten und sich selbst allmählich im innersten Kern seines Wesens zu erfahren. Wenn Sie selber als Leser von einer schweren Krankheit betroffen sind, dann probieren Sie doch gleich heute noch aus, still für sich zu sein und nach innen zu horchen. Das Hineinspüren in die eigene Atembewegung, wie in Kap. 10.8.2. beschrieben, kann ebenfalls ein erster Einstieg sein und zu einer „Seinserfahrung" führen, die einem wahrhaft Suchenden dann auch das Vertrauen gibt, sich weiterhin führen zu lassen. Ein meditatives Verweilen bei einem Satz, der mir etwas sagt, bei einem Gefühl, das mich zart berührt, bei einem mich ansprechenden Bild, vermag mich ebenfalls zum Innehalten zu bewegen und mir dadurch eine Brücke zu schlagen zum Leben in mir.

Es gibt gute Einführungen in das Wesen der Meditation, die Ihnen auch als hilfreicher Einstieg dienen können, sowohl in schriftlicher Form als auch als Seminarangebote. Ich darf Sie als Anregung auf die im Anhang angegebene Literatur verweisen bzw. auf Adressen von geeigneten Zentren für Meditation und Begegnung. Jedenfalls sollten Sie sich bei der Auswahl Ihrer „Einstiegshilfe" von ihrer eigenen Intuition leiten lassen. Denn sicherlich ist nur das für Sie das wirklich Richtige, bei dem Ihr Innerstes Ihnen völlige Übereinstimmung signalisiert.

Hier noch eine andere Sichtweise, von der aus der Weg der Meditation erhellt und verstehbar gemacht werden kann: Wenn in der Meditation der denkende Teil unseres Gehirns, also die „linke Gehirnhälfte", zum Schweigen gebracht ist, findet die kreative, intuitive, fühlende, also die rechte Seite, wieder Möglichkeiten, sich auszudrücken. Sie verschafft sich „Gehör" im Inneren unseres Wesens auf vielfältigste und phantasievollste Weise – gilt es doch, die Eindimensionalität unseres Begreifens zu durchbrechen, um uns unseren „inneren Horizont" wieder zu erschließen.

Doch Meditation lediglich als angewendete „passive Therapie" zu verstehen, die für gesundheitliche Zwecke genutzt wird, trifft noch nicht ihr *Wesen*. Die Bemühungen um die Erfüllung für die Bedingungen für Meditation – ein entspannter Körper, ein geläutertes Gefühl und gereinigte und kontrollierte Gedanken – sind noch nicht Meditation. Sie sind erst die Vorbereitungen für Meditation. Die wirkliche Meditation fängt erst an, wenn diese Vorbereitungen erfüllt sind, also wenn unser Körper, unser Gemüt und unser Geist ganz ruhig, gelassen und still geworden sind. Wenn also alles in uns schweigt und unser Bewusstsein von außen nach innen gewendet ist, dann erst werden wir imstande sein, „die Stimme" unserer Seele zu vernehmen und „das Antlitz" unseres ewigen Selbst zu erschauen. Hier fließen uns dann aus der „inneren Quelle" die wahrhaft heilenden Kräfte zu, die mehr zu heilen vermögen als den Körper allein, die uns gesunden lassen in unserem ganzen körperlich-seelisch-geistigen Sein.

Dieser Ausblick und Hinweis auf die wahren Möglichkeiten der Meditation kann einem Suchenden erst die wirklichen Antworten geben auf die brennenden Fragen des „Warum" und „Weshalb" und „Wohin". Und so möchte ich Sie abschließend in jedem Fall dazu ermuntern, sich zeitweise von den äußeren Bindungen an die Welt zu lösen und den Blick nach innen zu wenden. Denn schon ein einziger Versuch kann Ihnen mehr vermitteln als die besten Beschreibungen über Weg und Sinn und Wesen von Meditation. Ein vertrauensvolles Sich-hinwenden an die inneren Führungs- und Heilkräfte gibt Ihnen auch die zunehmende Sicherheit in der Wahl eines jeden weiteren Schrittes, den Sie gehen werden.

10.6. „Heiler"

Angesichts der vielen Rätsel, vor denen wir in der Krebsbehandlung immer noch stehen, kann es gar nicht ausbleiben, dass Sie als Betroffene mit dem Problem der „Hei-

10. Psychoneuroimmunologie

ler", selbsternannten und echten, in Berührung kommen. Man kann sich des Eindrucks nicht erwehren, dass das Heilerwesen und Unwesen von Jahr zu Jahr zunimmt. Da Sie Hilfe suchen, mag sie auch noch so utopisch erscheinen, werden Sie unvorbereitet mit der ganzen Problematik dieses Bereiches konfrontiert. Deshalb darf ich dieses Thema nicht ausklammern, mag es auch noch so komplex und schwer durchschaubar sein. Es ist zwar bestimmt nicht annähernd möglich, in diesem Zusammenhang alle auftretenden Fragen zu beantworten, doch will ich versuchen, Ihnen einige Gesichtspunkte zu Ihrer Orientierung zu geben.

Heiler hat es gegeben seit die Menschheit besteht. Im frühen Altertum waren es die Priesterärzte, die mit kultischen Handlungen mit magischen Beschwörungsformeln, Räucherwerk und Handauflegen von Dämonen verursachte Krankheiten austrieben. Je nach dem kulturellen Entwicklungsstand der Völker wurden dann nach und nach Arzneimittel in Form von Kräutern und anderen Naturstoffen zusätzlich verwandt. Das begann bei den alten Ägyptern schon im 17. Jahrhundert v. Chr., wie wir in alten Papyri lesen können. Im alten Griechenland wurden die Kranken im Tempel des Asklepios in Epidaurus in einen Tempelschlaf versenkt. Im Traum erschien ihnen der Heilgott und verkündete das Heilmittel. Man könnte das als eine Frühform der Psychoneuroimmunologie bezeichnen. Im Verlauf der zunehmenden Bewusstseinsentwicklung der Menschen löste sich die Heilkunde als selbstständige Wissenschaft immer mehr vom Priestertum ab. Der Beruf des Arztes entstand, die Verstandeskräfte verdrängten zunehmend intuitives Heilwissen. Es entstanden die Natur-Wissenschaften mit schnell sich vermehrenden Kenntnissen in Pharmakologie, Anatomie und Physiologie. Aber auch heute noch finden wir bei so genannten „primitiven" Völkern Heilkundige auf intuitiver Basis in Gestalt von Schamanen und Medizinmännern.

Im 20. Jahrhundert sind wir nun so enorm klug geworden, dass wir mit einem überheblichen Lächeln alles unbesehen abtun, was aus dem Bereich einer naturwissenschaftlich nicht begründbaren intuitiven Medizin stammt. Diese Einstellung ist sicher einseitig und arrogant, berücksichtigt sie doch in keiner Weise die Tatsache, dass große Bereiche des menschlichen Individuums sich ihrem Wesen nach einer rein naturwissenschaftlichen Erfassung entziehen. Gemeint ist der seelische, aber erst recht der geistige Bereich. Es war zweifellos nicht alles Hokuspokus und Quacksalberei, was im Bereich der intuitiven Medizin geschah, zumal ja erstaunliche Wirkungen vielfach belegt sind.

Wir können also davon ausgehen, dass eine Erscheinungsform heilenden Wirkens auf einer intuitiven Ebene existent war und, wie sich zunehmend herausstellt, auch heute noch existent ist. Wir haben schon bei der Besprechung der Wunderheilungen (s. Kap. 3.7.1.) und des Placebo-Effektes (s. Kap. 3.4.4.), ohne es ausdrücklich anzusprechen, diese Ebene berührt.

Wenn wir uns heute in unserer so modernen und aufgeklärten Welt umsehen, stellen wir mit Erstaunen fest, wie viele Heiler, auch Geistheiler genannt, ihre Dienste anbieten. Die einen werben ganz offen in Tageszeitungen, von anderen erfährt man über Nachbarn und Freunde. Es ist ein erstaunliches Phänomen unserer Zeit, dass so viele Menschen sich zum Heiler berufen fühlen und dass ganz offenbar die Nachfrage trotz aller Fortschritte der Medizin zunehmend größer wird. Ein Teil dieser Heiler wirkt im Rahmen von Sekten und anderen weltanschaulichen Gruppierungen, andere haben eine oft fanatische Schar von Anhängern um sich versammelt. Allein in Deutschland sollen rund 700 Sekten in irgendeiner Form Heilung anbieten und etwa 1.000 Geistheiler im Alleingang tätig sein. Dabei werden häufig moralische Schuldgefühle im Hilfesuchenden geweckt und ein erheblicher religiös verbrämter Druck auf ihn ausgeübt. Die mit den Heilangeboten verbundenen Kosten sind oft genug exorbitant. Hier ist also eine dringende Warnung vor jeglicher Kontaktaufnahme mit solchen heilungversprechenden Personen oder Gruppierungen auszusprechen.

So weit ist zu diesem Thema eine ganz klare Aussage möglich. Außer diesen auf menschlichen Verirrungen oder sogar auf Betrugsabsichten beruhenden Erscheinungen der Heilerszene gibt es aber, das ist meine feste Überzeugung, einzelne seriöse und ernst zu nehmende Heiler. Diese verfügen über außergewöhnliche Fähigkeiten und Kräfte, die ihnen die Möglichkeit geben, Heilwirkungen hervorzurufen immer wieder auch in Fällen, in denen unsere medizinischen Mittel versagen. Diese Fähigkeiten können entweder mehr atavistischer Natur sein, das heißt ein Rückgriff auf Kräfte und Fähigkeiten, wie sie unsere Ahnen in früheren Generationen noch in viel größerem Umfang besessen haben. Dazu rechne ich Pendeln, Rutengehen und Heilmagnetismus. Auf der anderen Seite begegnen wir aber auch einzelnen ganz außergewöhnlichen Menschen mit sicher vorhandenen hellseherischen Fähigkeiten und einer Kraftausstrahlung, die physikalisch nicht erfassbar ist, dafür eher auf der für uns schwer verständlichen Schwingungsebene selbstloser Liebe zu sehen ist. Darüber haben wir im Kapitel über „Wunderheilungen" (Kap. 3.7.1.) schon ausführlicher gesprochen. Die

10. Psychoneuroimmunologie

Qualitäten dieser Menschen sind hinter einer bescheidenen Zurückhaltung verborgen und offenbaren sich erst bei näherem Kontakt oder durch ihre Wirkungen. In ihrer Nähe spürt man deutlich ihre kraftvolle Ausstrahlung. Der echte Geistheiler *ist* Autorität ohne jegliche Allüren und moralisch absolut integer. Er repräsentiert eine Seinsqualität, die ich „neue Spiritualität" nennen möchte.

Sollte es sich fügen, dass Sie auf einen Heiler aufmerksam gemacht werden, wie können Sie die Qualität eines echten Heilers erkennen und unterscheiden gegenüber einem angeblichen Heiler, einem Scharlatan oder gar einem Betrüger? Dazu einige Hinweise:

Höchste Vorsicht ist geboten, wenn
- der „Heiler" irgendwelche Versprechungen hinsichtlich des Heilerfolges macht,
- das geforderte Entgelt unangemessen hoch ist,
- der „Heiler" es nötig hat, Werbung zu betreiben,
- Sie irgendwelche Verpflichtungen eingehen müssen, um den Heilerfolg zu erlangen,
- Sie sich in der Nähe oder Umgebung des „Heilers" nicht wohl fühlen,
- der „Heiler" seine u.U. durchaus vorhandenen paranormalen Fähigkeiten dazu benutzt, durch Zauberkunststückchen Eindruck auf Sie zu machen,
- der „Heiler" mit seinen Heilerfolgen prahlt,
- der „Heiler" ein autoritäres Gehabe an den Tag legt.

Seien Sie sich bewusst, dass im Falle einer Begegnung mit einem Heiler eine sehr verführerische Situation auf Sie zukommt. Wer möchte nicht alle seine Krankheitsprobleme einem anderen Menschen übergeben, der sie dann wie im Märchen durch ein Zauberwort auflöst? Es sei darauf hingewiesen, dass solche Ereignisse selbst in unserer so märchenfernen Zeit zwar immer wieder geschehen, es müssen aber die schicksalsmäßigen Voraussetzungen dafür erfüllt sein. Die Entscheidung darüber wird auf einer höheren Bewusstseinsebene als der menschlichen gefällt.

Hermann Hesse hat dieses Thema in der Schilderung des Lebenslaufs des „Regenmachers", der auch über außergewöhnliche Fähigkeiten verfügte, behandelt:

„Auch das hatte er erfahren, dass überkommene oder frei erfundene Zaubersprüche und Bannformeln vom Kranken oder Unglücklichen viel williger angenommen wer-

den als vernünftiger Rat, dass der Mensch lieber Ungemach und äußere Buße auf sich nimmt als sich ändert oder prüft, dass er an Zauber leichter glaubt als an Vernunft, an Formeln leichter als an Erfahrung... Er hatte aber auch gelernt, dass ein forschender geistiger Mensch die Liebe nicht verlieren darf, dass er den Wünschen und Torheiten der Menschen ohne Hochmut entgegenkommen, sich aber nicht von ihnen beherrschen lassen dürfe, dass es vom Weisen zum Scharlatan, vom Priester zum Gaukler, vom helfenden Bruder zum schmarotzenden Nutznießer immer nur einen Schritt weit ist und dass die Leute im Grunde weit lieber einen Gauner bezahlen, sich von einem Marktschreier ausnützen lassen, als ohne Entgelt eine selbstlose Hilfe annehmen."

10.7. Kreative Übungstherapien

Es ist nichts gewöhnlicher als Krankheit und körperliche Gebrechen;
aber diese durch geistige, oder geistigen ähnliche Mittel aufheben, lindern,
ist außerordentlich und eben daher entsteht das Wunderbare des Wunders,
dass das Gewöhnliche und das Außerordentliche,
das Mögliche und das Unmögliche
eins werden.

Johann Wolfgang von Goethe
(Wilhelm Meisters Wanderjahre)

Wir bezeichnen einen Menschen als kreativ, wenn er die Fähigkeit besitzt, geistige Bilder und Ideen aus seinem Inneren sinnlich wahrnehmbar zu machen. Unsere Sinnesorgane sind die Werkzeuge, mit denen wir schöpferisch gestalten, aber auch Geschaffenes wahrnehmen können. So gießen wir innere Bilder in Wortgestalten mit Hilfe des Sprachsinns, wir verwandeln sie in Klänge, Rhythmen und Intervalle mit unserem Hörsinn, wir verleihen ihnen Farben und Formen durch unseren Sehsinn und gestalten plastische Raumgebilde mit unserem Tastsinn. Hat ein Mensch eine solche Fähigkeit in hohem Maße ausgebildet, so sehen wir in ihm einen Künstler und betrachten seine Schöpfungen als Kunstwerke. Kunst vermag so die hinter unserer gewordenen Welt stehenden Gedanken und Bilder der Schöpfung erfahrbar zu machen, so weit wir uns noch die dazu nötige unverbildete Naivität und offene Empfänglichkeit bewahren konnten. Die Kunst war immer das kennzeichnendste Siegel jeder Kulturepoche im Zuge der Evolutionsschritte der Menschheit. Die überlieferten Kunstwerke von den

10. Psychoneuroimmunologie

Höhlenmalereien bis zur Neuzeit machen uns die Bewusstseinsentwicklung des Menschen erkennbar, die in der jeweiligen Kulturperiode ihren Ausdruck gefunden hat.

Damit will ich sagen, dass Kunst nicht nur eine hübsche Randdekoration der Menschheitsentwicklung ist, die mehr der Luxusseite menschlicher Beschäftigungen zuzuordnen ist. In der Kunst offenbart sich ein Höhepunkt menschlichen Schaffens und die menschlichste Form, Bewusstseinsvorgängen Gestalt zu verleihen. Das für uns Wichtige an dieser Feststellung ist aber die Tatsache, dass jeder Mensch ohne Ausnahme die Fähigkeit in sich trägt, schöpferisch tätig zu sein und – noch wichtiger – darüber hinaus das *Bedürfnis* hat, diese Fähigkeit in seinem Leben auch einzusetzen. Denken Sie daran, mit welcher Begeisterung und Freude Kinder im Sand formen und mit Buntstiften malen. Vielleicht erinnern Sie sich an Ihre eigene Kindheit?

Was kritzeln Sie „unbewusst" beim telefonieren? Was empfinden Sie in der Küche beim Formen von Kartoffelklößen oder beim Plätzchenbacken vor Weihnachten? Wer von Ihnen dazu jetzt nichts sagen kann, hat nur keine Gelegenheit, es auszuprobieren oder, besser gesagt, er gönnt sich nicht die Gelegenheit. Nach meiner Erfahrung leiden unzählige Menschen an einer *Kreativitätsmangelkrankheit*, wie ich es nenne. Ich möchte sogar annehmen, dass diese Krankheit weiter verbreitet ist als z.B. Vitaminmangelkrankheiten. Sie erscheint nur nicht unter dieser Bezeichnung, sondern wird in der medizinischen Statistik unter dem Etikett „Neurose" oder „Depression" aufgeführt. Deshalb habe ich in meiner Praxis schon vor über 30 Jahren die kreative Übungstherapie als wichtiges Behandlungskonzept eingeführt. Im Lauf der Jahre ist daraus ein kleines eigenes Therapeutikum geworden, in dem auf ärztliche Verordnung Heilmalen und Plastizieren sowie zeitweise Musiktherapie und Heileurythmie neben anderen Behandlungsformen wie Atemtherapie und Akupunktur durchgeführt wurden. Diese Behandlungen sind für mich eine unersetzbar wichtige Ergänzung meines Therapiekonzeptes geworden, mit dessen Hilfe ich vielen Menschen grundsätzlich und ursächlich helfen konnte, weil ich ihre tiefinnerlichen verborgenen Bedürfnisse zum Bewusstsein bringen und erfüllen konnte.

Zu den Kreativitätsmangelkrankheiten gehört mit Sicherheit auch der Krebs. In einer gewissen Weise drängt sich mir die Vorstellung auf, dass der Tumor als Raumgebilde eine fehlgeleitete Plastik der formschaffenden Energiefelder des Organismus (s. Kap. 7.1.) darstellen könnte. Diese in uns wirksamen formschaffenden Energien sehe ich als

Ursache unserer Bedürfnisse nach schöpferischer Betätigung. Geben wir ihnen die Möglichkeit, sich kreativ zu entfalten, können wir Stauungen und Blockaden im Energiesystem unseres Organismus vermeiden. Jedes kreativ-schöpferische Tun wirkt ausgleichend und harmonisierend auf unsere steuernden Bildekräfte und wirkt daher gesundend bei der Überwindung krankmachender Störimpulse.

In der anthroposophischen Medizin gehören die hier „künstlerische Therapie" genannten kreativen Behandlungsweisen seit etwa 90 Jahren fest zum Therapiekonzept des Krebses. Auch von Seiten der Schulmedizin werden seit einigen Jahren künstlerische Übungen therapeutisch eingesetzt, so die so genannte Gestaltungstherapie überwiegend bei psychiatrischen Erkrankungen und die Ergotherapie oder Beschäftigungstherapie im Rahmen der Rehabilitationsmedizin. Nur in wenigen Krebsnachbehandlungskliniken wird in letzter Zeit Maltherapie im Behandlungsplan angeboten. Da aber die wenigsten Ärzte eigene Erfahrung im kreativen Tun haben, führen diese Behandlungen meist ein Aschenputteldasein irgendwo im Keller der Kliniken, von den Ärzten bestenfalls als „ablenkende Beschäftigung" für die Patienten eingestuft. Darunter leiden die oft sehr engagierten Therapeuten vielfach außerordentlich und werden zur Resignation gedrängt. Wieviel hochwirksames therapeutisches Potential den Patienten vorenthalten wird, ist den behandelnden Ärzten einfach nicht bewusst. Nur wer selber einmal einen kreativen Prozess im eigenen Tun erlebt hat, kann verstehen, was ich meine. Jedem anderen ist die Urteilsfähigkeit zu diesem Thema abzusprechen. Mit Blinden kann man eben nicht über Farben sprechen. Ich plädiere für ein kreativ-therapeutisches Praktikum während des Medizinstudiums oder wenigstens im Rahmen der ärztlichen Fortbildung.

10.7.1 Maltherapie

Stellen Sie sich vor, Sie erhalten die ganz einfache Aufgabe, die Farben blau und rot mit Wasserfarben auf einem weißen Blatt Papier so anzuordnen, wie es Ihnen gerade aus dem Pinsel fließt. Eifrig gehen Sie ans Werk, vergessen dabei völlig Ihre Umgebung und nach einer Weile finden Sie zu Ihrem Erstaunen auf Ihrem Papier eine ganz charakteristische Aussage in blau und rot vor.

Charakteristisch? Ja, niemand anders würde die Farbkomposition hinsichtlich der Farbverteilung, ihrer Dichte oder Transparenz, ihrer Schwerpunktverteilung sowie ihrer

10. Psychoneuroimmunologie

Kontraste oder Mischungen so gestalten wie Sie. Die Aussage ist also eine ganz evident persönliche. Und was teilt sie mit? Sie haben, ohne sich dessen bewusst zu sein, Ihre den vorgegebenen Farben entsprechende augenblickliche Gefühlslage unter Ausschaltung des üblichen Ausdrucksmittels Sprache mit Hilfe des Mediums Farbe und Wasser eindrucksvoll und unmissverständlich zur Darstellung gebracht. Umgekehrt werden Sie bei der Aufgabe, eine kürzlich erlebte Freude oder auch Wut mit dem Pinsel zu beschreiben, ganz bestimmte Farben wählen, eben die, die Ihrem Gefühlserlebnis am meisten entsprechend sind. Die meisten von Ihnen werden also zu ihrer eigenen Überraschung feststellen, dass Umgang mit Farben gleichbedeutend ist wie Umgang mit Gefühlen.

Wenn Sie jetzt die grundlegende Basisaussage dieses Buches sich vor Augen führen, dass Krebs eine Krankheit des ganzen Menschen ist, so werden Sie verstehen können, warum Maltherapie gerade auch bei Krebskranken als gezielte therapeutische Anwendung eingesetzt wird. Gilt es doch, den so wichtigen Gefühlsbereich des Erkrankten mit in das Heilungsgeschehen einzubeziehen. Wir haben schon unter den Gesichtspunkten der Psychoneuroimmunologie in unser Bewusstsein gebracht, welche überraschend große Rolle unser Gefühlsleben bei der Steuerung unserer körpereigenen Abwehrvorgänge spielt. Es wäre eine Missachtung der Person des Patienten, sich hier darauf zu beschränken, emotionale Probleme mit Hilfe von Tranquillizern oder Sedativa zu manipulieren, zumal die Nebenwirkungen dieser Medikamente die Abwehr eher hemmend beeinflussen.

Die hier gemeinte Maltherapie hat also eine ganz überwiegend therapeutische Zielsetzung. Eine diagnostische Deutung der entstandenen Bilder, wie sie unter bestimmten Gesichtspunkten der klassischen Psychoanalyse durchaus möglich wäre, wird in der Regel zurückgestellt. Kommt allerdings über die Formensprache der Bilder und die lösende Wirkung der Farben ein Gespräch spontan zustande, geht der Maltherapeut behutsam darauf ein oder veranlasst ein Gespräch mit dem behandelnden Arzt. Häufig habe ich die Erfahrung gemacht, dass die so schwer zu behandelnden „stummen" Patienten, die über ihre eigenen Gefühle einfach nichts zu sagen wissen – man könnte sie auch als „seelische Analphabeten" bezeichnen – im Umgang mit Farben plötzlich eine Sprachebene finden, mit deren Hilfe sie zu ihrer eigenen Überraschung zunächst mit sich selber und später auch mit dem Behandler ins Gespräch kommen.

Noch etwas Wesentliches geschieht wie von selbst im Verlauf der Maltherapie. Der Übende gleitet unmerklich in der bedächtigen Handhabung des Werkzeugs Pinsel, im Eintauchen in das flüssige Medium der Farbe und dem aufmerksamen Auftragen der Farbe auf das Papier in eine gelöste und fast andächtige, dem Alltagsgeschehen entrückte Seelenstimmung, die einer Meditation nahe kommt. Für viele Menschen ist das eine ganz neue unbekannte Erfahrung, die nicht selten eine tief gehende seelische Entwicklung auslöst. Auch dort, wo in Gruppen gearbeitet wird, ist es meist mucksmäuschenstill, sodass man die konzentrierte Hinwendung der Übenden auf ihr Tun fast greifen zu können glaubt. Das hindert allerdings nicht, dass in diesen Übungsstunden, meist gegen Ende zu, häufig fröhlich und von Herzen gelacht wird.

Ich habe hier versucht, einige Eindrücke und Erfahrungen aus langjährigem Umgang mit der Maltherapie wiederzugeben. Das Wesentliche aber lässt sich mit Sicherheit nicht mit Worten schildern, es lässt sich nur erfahren. Die meisten Menschen reagieren bei dem Angebot, an der Maltherapie teilzunehmen, erst einmal mit Hemmungen und Abwehr. Wie oft habe ich gehört: „Ach, ich habe immer eine 5 im Zeichnen gehabt!" Und es sind dann häufig gerade die Patienten mit den meisten Ausreden gewesen, die wir später nach den Malstunden nur mit gelindem Druck wieder aus dem Malraum verscheuchen konnten.

Für mich ist die Maltherapie in den über 30 Jahren, in denen ich sie einsetzen konnte, ein unschätzbar wichtiges Behandlungsinstrument gewesen, das mir vor allem ermöglicht hat, meine Patienten zu aktiven Mitarbeitern am Heilungsprozess zu machen, statt sie zu bloßen Medizinkonsumenten zu „degradieren".

10.7.2. Musiktherapie

Ein ganz anderes Übungs- und Erfahrungsfeld bietet die Musiktherapie. Von allen Künsten ist das Medium, in dem Musik sich abspielt, am wenigsten stofflich. Physikalisch gesehen sind es nur noch Luftschwingungen, die die unendliche Vielfalt musikalischen Erlebens uns ermöglichen. Gerade die Leichtigkeit des Luftelementes bewirkt, dass die Welt der Töne und Klänge uns so unmittelbar zum Mitschwingen bringt. Wir begegnen den Urgesetzen des *Rhythmus* und lassen uns von ihnen ergreifen. Empfangsorgane sind nach dem Gehör in erster Linie die Organe unseres rhythmischen

10. Psychoneuroimmunologie

Systems: Herz und Lunge, deren Eigenrhythmus modifiziert wird. Die weiteren musikalischen Grundelemente der Intervalle sprechen in Form von *Dissonanzen und Harmonien* unseren Gefühlsbereich an und werden durch *Färbungen* in dur und moll variiert. Die charakteristischen *Klangeigenschaften* von Zupf-, Blas- und Streichinstrumenten erweitern zusätzlich die Einwirkungsmöglichkeiten.

Ziel der Musiktherapie ist es in keiner Weise, die Beherrschung eines Instrumentes zu vermitteln. Der Patient soll vielmehr den Schritt vom rein rezeptiven Zuhörer zum aktiv Ausübenden machen. Nur so können die geschilderten Wirkungen ihn im heilenden Sinne auch wirklich erreichen.

Musiktherapie wird als Einzelbehandlung und in Gruppen ausgeübt. Therapiemöglichkeiten dürften heute in jedem größeren Ort bestehen. Vielfach sind die verschiedenen künstlerischen Therapieformen in einem „Therapeutikum" zusammengeschlossen. Adressen können bei *„gesundheit aktiv – anthroposophische Heilkunst e.V"* (s. Anhang) bezogen werden.

10.7.3. Therapeutisches Plastizieren

Wenn wir hier von Heil-Kunst sprechen, ist es die vornehmste Kunst des Arztes, für seinen Patienten den ganz persönlichen, seinen offensichtlichen und verschlüsselten Bedürfnissen entsprechenden Weg für seine Heilung zu finden. Manche Menschen haben es schwer, sich ganz fest mit ihrem physischen Leib zu verbinden, sie schweben gleichsam immer ein Stück neben oder über sich. Ein kleiner Schmerz oder der Anblick von Blut genügt, und sie verlassen mit ihrem Bewusstsein ihren Körper. Sie fallen in Ohnmacht. Auch haben sie es schwer, eine Infektion mit einem kraftvollen Fieber zu beantworten. Im emotionalen Bereich sind sie hoch empfindlich, verbergen aber diese Verletzbarkeit hinter der Maske einer scheinbaren Unbekümmertheit. Diese Menschen gehören zu den besonders für Tumorkrankheiten Disponierten. Oft ist hier schon der Rat, regelmäßig im Garten zu arbeiten und dabei mit bloßen Händen ordentlich in der Erde zu wühlen, überraschend hilfreich. Wenn das nicht möglich oder angebracht erscheint, wenn bei gefährdeten oder bereits erkrankten Menschen eine gezielte und angeleitete Behandlung erforderlich ist, steht uns im Rahmen der kreativen Übungstherapien das therapeutische Plastizieren zur Verfügung.

Im plastizierenden Tun kommt der Patient im wahrsten Sinne des Wortes handgreiflich in Berührung mit irdischen Materialien, Ton, Plastilin oder Wachs, und wird angeregt, dreidimensionale räumliche Gebilde zu schaffen. Das können anfangs geometrische Körper wie Kugeln, Würfel oder Zylinder sein. Daraus lassen sich Schalen, Becher und Vasen gestalten. Schrittweise entwickeln sich aus Reliefs vollplastische Naturnachbildungen. Im Vordergrund steht dabei das unmittelbare Erlebnis der Metamorphose, indem die Vielfalt der räumlichen Gestaltungs- und Verwandlungsmöglichkeiten erprobt wird. Damit wird die innere Elastizität im Denken und Vorstellen geübt. Stauungen und Verhärtungen im physischen und seelischen Bereich werden gelöst. Viele Menschen erhalten mit dieser Art kreativen Tuns nach oft langer Zeit erstmals wieder Gelegenheit zu einer echten schöpferischen Tätigkeit. Sie sind tief beeindruckt, wenn sie ihr eigenes Werk derart gegenständlich in den Händen halten dürfen. Lassen Sie sich diese Freude am Selbstgeschaffenen nicht entgehen, wenn es Ihnen angeboten wird.

10.7.4. Arbeit am Tonfeld

Eine ganz besondere Art therapeutisch-plastizierenden Umgangs mit Ton hat Prof. Heinz Deuser, Nürtingen, entwickelt. Wegen ihrer Eigenständigkeit möchte ich diese Methode hier gesondert vorstellen, zumal ich ihr eine spezifisch therapeutische Wirkung gerade in der Arbeit mit Krebspatienten zuspreche.

Die Arbeitssituation ist folgende: Der Ausübende sitzt an einem kleinen Tischchen, auf dem das „Tonfeld" steht, ein flacher Holzkasten, der etwa drei Finger hoch mit plastizierfähigem Ton gefüllt ist. Dazu gehört noch eine Schüssel mit Wasser, um gegebenenfalls Hände und / oder Ton anfeuchten zu können. Als Aufgabenstellung erhält der Übende lediglich die Aufforderung, mit seinen Händen den Ton beliebig zu formen und zwar, das ist der entscheidende „Kunstgriff", *mit geschlossenen Augen*. Durch die Ausschaltung des Sehsinns tritt augenblicklich der Verstand zurück und es bleibt dem Tastsinn im formenden Bewegen der Hände überlassen, welche Gestaltung der Ton erfährt.

Diese für uns ungewöhnliche Ausnahmesituation überträgt unter Ausschluss aller anderen Wahrnehmungen allein den Händen die „haptische Wahrnehmung", wie Deuser es nennt. Es erschließt sich so dem Übenden die Formenwelt seines Tastsinns,

10. Psychoneuroimmunologie

die den archetypischen Gestalten des „Kollektiven Unbewussten" C. G. Jungs entspricht. Der Tastsinn ist an die ältesten menschheitlichen Erinnerungen angeschlossen. Der Übende eröffnet für sich diese Erinnerungen, erlebt sie als seinen Ursprung und kann sich aus diesen gestalten. Mir drängt sich hier der Gedanke an die in Kap. 7.1. dargestellten morphischen Felder Sheldrakes auf, die als Bildekräfte (Steiner) jeder Gestalt und jeder Bewegung zugrunde liegen. Wenn wir Tumorbildungen als einen fehlgeleiteten Formbildungsprozess auffassen, erscheint es einleuchtend, dass gestaltender Umgang mit unseren Formkräften ein heilendes Tun am verborgenen Krebsbildungsprozess sein kann.

An dieser Stelle erreichen wir wieder den Punkt, an dem Schilderungen mit Worten versagen. Nur eigenes Erleben und Miterleben kann das ablaufende Geschehen noch verdeutlichen. Über ca. drei Jahre haben wir mit unserer Krebsgruppe in regelmäßigen Intervallen die Tonfeldarbeit ausgeübt. Während drei oder vier Stunden haben die Teilnehmer mit gespannter Aufmerksamkeit und innerer Anteilnahme die gestaltenden Bewegungen des Ausübenden, seinen wechselnden Gesichtsausdruck und das oft aufregende Werden der plastischen Formen verfolgt. Die Erfahrung hat uns gezeigt, dass das entstehende Zusammengehörigkeitsgefühl der Gruppenteilnehmer ein wichtiger und hilfreicher Faktor für den Ausübenden war. Spontane Tränen der Freude oder auch des Schmerzes wurden von der ganzen Gruppe aufgefangen. Beim abschließenden Betrachten des entstandenen Werkes ihrer Hände ließen die Ausübenden immer wieder grenzenlose Überraschung oder auch Erschütterung erkennen. „Eingefrorene" Gefühlsbereiche, für deren Mitteilung und Bewältigung bisher die Kommunikationsmittel fehlten, lagen oft in „handgreiflicher" Gestalt vor ihnen. Ist nicht vielleicht der Tumor eine ins unerkennbare Extrem verzerrte Karikatur eines solchen plastischen Prozesses? Wenn „Krebs ungelebtes Leben ist" (Bachmann), sollte es möglich sein, durch frühzeitiges Formen an der eigenen Schicksals- und Lebensplastik die Entstehung einer solchen Karikatur zu vermeiden. Ist aber die krankhafte Zellplastik schon aufgetreten, kann in der beschriebenen Weise auf der energetischen Ebene regulierender Einfluss auf das zugrundeliegende gestörte Formprinzip genommen werden.

Meine Empfehlung geht dahin, diese bisher in der Behandlung Krebskranker noch unbekannte Methode auch in anderen Praxen oder Kliniken einzusetzen, die Erfahrungen zu sammeln und kritisch wertend zusammenzufassen.

10.8. Ergänzende Therapieformen

Nach unserem Grundkonzept, dass Krebs eine Erkrankung des ganzen Menschen darstellt, muss dem Milieu, in dem sich unser Leben entfaltet, eine entscheidende Bedeutung zugemessen werden. Das gilt gleichwertig für unser körperliches, seelisches und geistiges Milieu. Ist das Milieu auf einer oder mehreren Ebenen gestört, gilt es, Wege zu finden, diese Störungen zum Ausgleich zu bringen und dem Menschen seine gesamtmenschliche Harmonie möglichst umfassend wiederzugeben. Dazu können einige Therapieformen hilfreich sein, die auf den ersten Blick scheinbar gar nichts mit Krebs zu tun haben. In manchen kritischen Augen mögen sie sogar zum Teil kontraindiziert erscheinen. Lassen Sie sich nicht beirren, wenn Ihnen Ihr Arzt Heileurythmie, Atemtherapie, Akupunktur, Fußreflexzonentherapie oder andere „Außenseiter-Therapien" vorschlägt, sondern versuchen Sie anhand der in diesem Buch vorgestellten Grundgesichtspunkte die Gedankengänge Ihres Arztes, die ihn zu der Verordnung geführt haben, nachzuvollziehen. Dann sind Sie in der Lage, diese Therapien vorurteilslos und mit Ihrer ganzen partnerschaftlichen Kooperationsbereitschaft zu erleben und mitzutragen. Der Therapieerfolg wird Ihnen die Bestätigung geben.

10.8.1. Heileurythmie

Heileurythmie ist eine Bewegungstherapie der anthroposophischen Medizin und wird deshalb nur in anthroposophisch orientierten Kliniken oder Praxen durchgeführt. Diese Übungstherapie geht von der Diagnose des Arztes aus und wird von einer diplomierten Heileurythmistin in Zusammenarbeit mit dem Arzt durchgeführt. Die zugehörige therapeutische Idee und der Übungsablauf ist mit Worten schwer zu beschreiben und kann eigentlich erst aus dem eigenen Tun richtig verstanden werden.

Wenn Sie sich an das in Kap. 7.1. über die morphischen Felder oder ätherischen Bildekräfte Gesagte erinnern, werden Sie am ehesten eine Verständnisbrücke bekommen können. Heileurythmie ist aus der Eurythmie, einer von Rudolf Steiner angeregten Bewegungskunst, entwickelt worden. In der Eurythmie wird Sprache, Vokale und Konsonanten, durch Körper- und Gliedmaßenbewegungen sichtbar gemacht. Es werden die den einzelnen Sprachlauten zugrundeliegenden seelisch-geistigen Formimpulse in entsprechende Bewegungen des Körpers umgesetzt. Mit anderen Worten könnte man sagen: Das jedem Laut zugehörige morphische Feld wird in eine Bewegungsgebärde

10. Psychoneuroimmunologie

transponiert. In der *Heileurythmie* werden krankhaft deformierte morphische Felder / Bildekräfte durch wiederholt ausgeführte Lautgebärden, die dem erkrankten Organ entsprechen, modifiziert. Dadurch können die gesunden Organbildekräfte wieder die Oberhand gewinnen. Das erkrankte Organ wird also im Sinne seiner urbildhaften Organfunktion und Organgestalt durch gesetzmäßig ausgeführte Bewegungsübungen „belehrt". Das ist das therapeutische Fernziel der Behandlung. Subjektiv erfährt der Patient die Wirkung der Heileurythmie zunächst in dem guten Gefühl, etwas zu seiner Gesundung selbst beitragen zu können und gewinnt dadurch neue Zuversicht und begründete Hoffnung.

Sollten Sie also Gelegenheit zu Heileurythmie angeboten bekommen, steigen Sie vorurteilsfrei in das vielleicht anfangs ungewohnte Übungsgeschehen ein. Wer bekommt sonst schon die Möglichkeit, seine Organe in heilendem Sinne zu „belehren"?

10.8.2. Aktivierung der inneren Heilkraft des Atems

Im Atemgeschehen zeigen sich die uns innewohnenden Heilkräfte in deutlich spürbarer Weise. Mit jedem Ein- und Ausatmen ist unser „Innerer Arzt" (s. Kap. 3.7.) bemüht, alle Disharmonien im Bereich unseres menschlichen Daseins wieder auszugleichen. Voraussetzung dafür ist lediglich, dass wir uns aufmerksam nach innen wenden und den Atem wirklich „geschehen" lassen.

Denn jeder Atemzug wirkt bis ins Zellgeschehen hinein und beeinflusst somit den gesamten Stoffwechsel. Jeder Atemvorgang ist auch Ausdruck unserer Gemütsverfassung. Normalerweise spiegelt sich jedes Gefühl in unserem Atemrhythmus wider. Selbst unsere Gedanken bleiben dem lebendigen Fließen des Atems nicht verborgen.

Diese dem Atem innewohnende Heilkraft wieder zu erwecken und zu nutzen machen sich die Atempädagogen und Atemtherapeuten zur Aufgabe. Vorrangiges Ziel einer jeglichen Arbeit am Atem ist dabei, *mit* ihm zu gehen, *ihn* als Meister anzuerkennen und sich von *ihm* den Weg weisen zu lassen heraus aus den Blockierungen. Allein das Erlernen so genannter Atemtechniken genügt meiner Meinung nach nicht, in die enge Verquickung leib-seelisch-geistiger Blockaden einzugreifen, um Ausgleich, Gesundung oder wenigstens Besserung zu erreichen. Atemtechniken können nur nützlich sein, wenn sie einhergehen mit einem ständigen, aufmerksamen „Nach-innen-spüren" und einem sensiblen Wahrnehmen der Atemreaktionen auf die Angebote und die Hinwendung auf ihn.

Und hier liegt auch die vorzüglichste Möglichkeit, sich des „Meisters" Atem zu „bedienen", um das körperlich-seelisch-geistige Milieu eines Menschen während eines Krankheitsprozesses positiv zu stimulieren. Denn selbst wenn sie keinen geeigneten „Atemlehrer" finden, der ihnen die nötigen Hinweise vermittelt, können Sie sich jederzeit und in jeglicher Lebenslage an den „Meister" in Ihnen direkt wenden. Der fühlt sich sofort angesprochen und wird in einer für Sie spürbaren Weise reagieren und Sie führen. Er kann Sie auf schmerzhafte Weise aufmerksam machen auf „verschlossene Räume" innerhalb Ihres Leibes. Diese kann er aber mit Ihrer Hilfe, Ihrem Durchhaltevermögen und Ihrem Einfühlungsvermögen wieder „aufschließen" und „zurückerobern". Er wird Ihnen aber auch das wunderbare Geschenk machen, Sie die Ihnen innewohnende „Fülle des Atems" erleben zu lassen und so Ihr Vertrauen gewinnen, sich weiter von ihm führen zu lassen.

Besonders in Situationen, in denen Sie unter Schmerzen leiden, sollten Sie als allererstes persönlich auf den Schmerz „antworten", indem Sie fragend in sich hineinhorchen. Wenn es richtig ist, dass „Schmerz ein Schrei des Körpers nach Zuwendung" ist, so sollten Sie es einmal versuchen, Ihrem geplagten, um Hilfe rufenden Körper das zu geben, worum er vielleicht lange vorher schon gebeten hatte: Ihre persönliche Hinwendung.

Zu sehr wurden wir daran gewöhnt, Unangenehmes auszuschalten: Durch Eliminierung, durch Verdrängung, im Falle von Schmerzen dann durch Tabletten. Gewiss gehört Mut dazu, dieser Gewöhnung entgegenzuwirken und einmal ganz etwas Anderes zu versuchen. Dies ist sicher bei sehr starken Schmerzen nicht mehr so leicht möglich. Doch sollten Sie auch bei der unbedingt notwendigen Einnahme von Schmerzmitteln deren stillende Wirkung mit Ihrer ganz persönlichen Hinwendung begleiten und unterstützen.

Diese Art von Hinwendung geschieht wiederum mit Hilfe Ihres Atems: Sie stellen sich einfach vor, wie der in Sie einströmende Atem die „Schmerzräume" gleichsam durchflutet und durchlichtet. Hilfreich ist dabei, sich so lebendig wie nur möglich bildhaft vorzustellen, wie mit dem Einatem Licht in Sie einfließt.

10. Psychoneuroimmunologie

Mit dem Ausatmen verbinden Sie die Vorstellung, dass die Schmerzen „wie eine graue Wolke" aus Ihrem Körper entweichen – und zwar im Liegen da hinein in die Unterlage, wo Sie am schwersten auf ihr aufliegen – also überwiegend durch den Beckenbereich. Das gilt auch beim Sitzen; zusätzlich lassen Sie die negative Energie dabei auch durch die Beine hinunter aus den Fußsohlen abfließen. Im Stehen, wo das ganze Gewicht des Körpers auf den Füßen ruht, ist das „Abfließen" der Energien – durch die Fußsohlen – in den Boden hinein besonders gut möglich. Vorausgesetzt, dass Sie beim Stehen keine Spannungen im Körper „festhalten" – was das Fließen der Energien hindern würde. Dabei ist im Liegen wie im Sitzen und auch im Stehen eine gute, d.h. bewusste Verbindung zur Festigkeit des Untergrundes nützlich.

Sollten Sie zum allerersten Mal sich übend Ihrem Atem zuwenden, wäre es gut, sich *zuerst* auf den abfließenden Atem zu konzentrieren – und damit auf das Abgeben von Spannungen aus den Schmerzbereichen. Als *nächsten* Schritt erst – nach genügender Übung – wenden Sie sich dem einströmenden Atem zu – und nehmen mit ihm die lichte, heilende Lebensenergie auf. Diese lenken Sie dann mit Hilfe Ihrer Vorstellungskraft an die schmerzhaften Stellen in Ihrem Körper – oder in die Organräume hinein, die der „Aufladung", des Ausgleichs und der Heilung bedürfen.

Es gibt noch einen dritten Schritt, den ich Ihnen hier aufzeigen möchte. Wenn Ihnen das Abfließen der Spannungsenergien zusammen mit dem Aufnehmen der lichten Lebensenergie beim Üben gut gelingt, dann wird irgendwann ein Ausgleich stattfinden. Sie werden sich dann wohl fühlen. Schmerzhafte Spannungen werden sich aufgelöst haben. Ihre Gefühle sind ausgeglichen und harmonisch geworden. Das krampfhafte Kreisen vieler Gedanken ist vielleicht dem einen positiven Gedanken an das eigene Heil-Sein gewichen: Wenn Sie selber also der heilbringenden Einatemenergie nicht mehr bedürfen, dann stellen Sie sich bildhaft und lebendig vor, wie Sie sie durch jede Ihrer Hautporen hindurch wieder abgeben an Ihre Umgebung – und dadurch wie eine „Lichtquelle" Ihre Umgebung erhellen. Dieser dritte Schritt vermag uns so über uns selbst hinauszuführen. Er kann uns auf die Erfüllung unseres wahren Menschseins hinweisen: Ein „Licht" zu werden in der „Dunkelheit".

Da sich also im Atemgeschehen so unmittelbar die Ganzheit unseres Menschseins widerspiegelt, empfehle ich vor allem im Krankheitsfall – möglichst schon vorher – sich als Mensch dieses „Spiegels" zu bedienen, um mit seiner Hilfe Zusammenhänge erkennen zu lernen und in den dynamischen Prozess zwischen Gesundheit und Krankheit sich aufmerksam einschalten zu lernen. Fragen Sie Ihren Arzt nach einem geeigneten Atempädagogen, der sich dieser Zusammenhänge bewusst ist und vertraut damit in seiner Arbeit umgeht. Weitere Hinweise nach geeigneten Atemlehrern finden Sie auch in den im Literaturverzeichnis angegebenen Büchern bzw. bei der AFA (Arbeits- und Forschungsgemeinschaft für Atempflege e.V.), s. Adressenangabe im Verzeichnis.

Wenn Sie sich in diesem Moment zum ersten Mal mit einer differenzierteren Betrachtungsweise des Atemgeschehens befassen, wird vielleicht beim ersten Lesen einiges unverständlich erscheinen. Lassen Sie sich aber bitte davon nicht abschrecken! Vielleicht konnten Sie dennoch herausspüren, dass das Lebendige des Atems ein ganz subtiler Lehrmeister ist, der Sie zu sich selbst führen kann und in der Lage ist, auch ernsthafte Schwierigkeiten im Körper-Seele-Geist-Zusammenhang, wie z.B. Schmerzen, positiv zu beeinflussen. Bemühen Sie sich also, einen Atemlehrer zu finden, der Ihnen mehr als nur eine Atem-"Technik" vermitteln kann. Sie werden sicherlich erstaunt sein, welche wahrhaft heilsame Wirkungen vom Atem ausgehen.

10.8.3. Akupunktur

Die Akupunktur ist eine aus der traditionellen chinesischen Medizin hervorgegangene Behandlungsmethode. Die ihr zugrundeliegende Akupunkturlehre ist mit ihren Wurzeln über 5000 Jahre zurückzuverfolgen und tief im alten chinesischen Weltbild verankert. Die spirituelle Anschauung der Polarität von Yin und Yang und die klassische „Fünf-Elemente-Lehre" sind die Grundlage der medizinisch-philosophischen Weltanschauung, auf der die Methode aufbaut. Danach fließt die Körperenergie „Chi" oder „Prana" in ganz bestimmten Bahnen, Meridiane genannt, durch den Körper und verbindet bestimmte Körperregionen und Organe miteinander. Zahlreiche Meridianknoten, die Akupunkte, sind genau bekannt und sind die Einwirkungsorte, an denen der Energiefluss aktiviert, gedämpft oder ausgeglichen werden kann. Das geschieht durch Stechen mit Nadeln aus Stahl, Silber oder Gold und durch mildes Brennen mit kleinen glimmenden Beifußkügelchen, Moxa genannt. Obwohl die Meridianbahnen anatomisch nicht nachzuweisen sind und die zugrundeliegende Lehre unserem modernen medizinischen Weltbild völlig zuwiderläuft, hat sich die Akupunktur in den westlichen Ländern in den letzten Jahrzehnten erstaunlich verbreitet. Einen vertrauenbildenden

10. Psychoneuroimmunologie

Anstoß hat wohl der amerikanische Präsident Nixon durch sein Interesse für die Methode anlässlich seines ersten Besuches in China gegeben. Die zweifellos nachweisbaren Wirkungen hat sogar westliche Chirurgen veranlasst, die Akupunktur zur Vertiefung der Narkose zu verwenden, um Narkosemittel einzusparen. Andere moderne Weiterentwicklungen sind als Elektro-Akupunktur, sowie Licht-, Farb-, und Laser-Akupunktur bekannt geworden. Auf wiederbelebten traditionellen Methoden beruht die Akupressur und Jin-Chin-Jiutsu.

Um falschen Vorstellungen vorzubeugen, muss ich hier aber ganz klar aussprechen, dass Akupunktur, ganz gleich in welcher Form sie angewandt wird, in keiner Weise in der Lage ist, Krebserkrankungen zu heilen. Wohl aber kann in hervorragender und nebenwirkungsfreier Weise das energetische Grundmilieu des Organismus im stimulierenden, dämpfenden oder ausgleichenden Sinne beeinflusst werden. Somit besitzen wir mit der Akupunktur eine Basismethode, die gerade auch bei Krebserkrankungen anders kaum zu erreichende Wirkungen entfalten kann. In vielen Fällen ist es möglich, die Akupunktur auch zur Behebung von Schmerzen erfolgreich und schonend einzusetzen.

Ich selber habe in meiner Praxis ca. 12 Jahre mit einem japanischen Akupunkteur zusammengearbeitet und habe immer wieder über die auftretenden Wirkungen staunen können. Außerdem geht von der Methode eine besonders gute Ausstrahlung aus, die sich wohltuend und harmonisierend auf die ganze Praxisatmosphäre auswirkte.

10.8.4. Reflexzonenarbeit am Fuß

Die Reflexzonenarbeit am Fuß gehört zu den so genannten *Ordnungstherapien*, da sie über die Einwirkung an einem Teil des menschlichen Körpers auf dem Wege der entsprechenden Energiebahnen „ordnend" auf das Ganze einwirkt. In diesem Sinne gehört sie auch zu dem Bereich von Therapien, die heute als *Energiearbeit* bezeichnet werden.

Sie ist mehr als eine übliche Fußmassage, denn sie kann außer einer lokalen intensiven Durchblutung eine *Heilung* oder *Verbesserung* sämtlicher gestörter *Organ- und Gewebefunktionen* des Patienten bewirken. Denn wie in anderen Teilen des Ganzen, des körperlich-seelisch-geistigen Milieus, so haben auch im Fuß alle Bereiche des Menschen ihre ihnen zugeordneten Stellen, die *Reflexzonen*. Sie geben die augenblickliche Verfassung des ganzen Menschen bildschirmähnlich im Kleinen wieder.

Die Therapeuten arbeiten mit gezielten Griffen im wahren Sinne einer Be-Hand-lung, ohne Zwischenschaltung von Geräten oder anderen Hilfsmitteln. So werden die im Menschen gestörten Energieabläufe so weit wie möglich geordnet und harmonisiert. Beim Gesunden sind diese *Wechselbeziehungen* zwischen den Fußpunkten und dem gesamten Organismus unspezifisch, beim Kranken jedoch schmerzhaft spürbar vorhanden. Der durch die Reflexzonenarbeit am Fuß ausgelöste *Schmerz* unterscheidet sich dabei von anderen Schmerzen am Fuß (z.B. orthopädische Probleme, Gewebestauungen u.a.) dadurch, dass er meist nur auf gezielte punktuelle Behandlung hin auftritt und im Laufe einer Behandlungsserie fast immer nachlässt. So wird der Schmerz zum „Wegweiser", denn er zeigt dem Behandler den Weg der aktuell notwendigen Therapie.

Wenn eine *Reflexzone* gestört ist, zeigt sich das meist durch eine fühlbare Veränderung in der lokalen Gewebespannung, dem so genannten *Tonus*. Solche Störungen können sehr schnell auftreten oder sich über Wochen und Monate langsam aufbauen, sodass teilweise sogar tastbare Ablagerungen vorhanden sind. Schmerzen bestimmte Zonen am Fuß, obwohl der Patient in den zugeordneten Organen seines Körpers *noch* keine Beschwerden verspürt, sind das erste Hinweise auf Veränderungen innerhalb der „dynamischen Lebenseinheit Mensch". Hier eröffnen sich alle Möglichkeiten einer tiefgreifenden *Umstimmung* mittels der Reflexzonenarbeit am Fuß bereits im Anfangsstadium einer Erkrankung oder innerhalb des Verlaufs eines Krankheitsprozesses.

Reaktionen zwischen den einzelnen Behandlungen kommt eine besondere Bedeutung zu, denn durch sie zeigt sich eine *Wende* im Verlauf der Krankheit an. Sie sind demgemäß erwünschte und erwartete *Antworten* des Organismus auf den gesetzten Heilreiz, selbst wenn sie teilweise und vorübergehend unangenehm sein können. Sie sind immer ein Hinweis auf die vorhandene Lebenskraft, die der „Innere Arzt" einsetzt, um sich einer Belastung zu erwehren.

Somit ist die Reflexzonenarbeit am Fuß als ergänzende Therapieform hervorragend geeignet, auch einem an Krebs erkrankten Menschen zurückzuverhelfen in ein ausgeglicheneres Gesamtmilieu, das den Anforderungen eines Krankheitsgeschehens wieder

10. Psychoneuroimmunologie

besser gewachsen ist. Doch, wie die anderen Ordnungstherapien auch, gehört die Reflexzonenarbeit am Fuß nur in die Hände eines ausgebildeten Behandlers, der um die vielfältigen Zusammenhänge und Wechselwirkungen weiß.

Danksagung

Danksagung

Eine theoretische Abhandlung über Krebs und Krebsbehandlung zu schreiben, hätte ich angesichts der noch so zahlreichen ungelösten Rätsel dieser facettenreichen Krankheit nicht als meine Aufgabe betrachtet. Das gleiche Thema gespiegelt im Bewußtsein meiner Patienten, die ich auf ihrem mühsamen Weg durch die Erkrankung begleiten durfte, hat mich fasziniert. Sie haben die Arbeit am Manuskript als meine kompetentesten Mitarbeiter begleitet. Mit diesem Buch versuche ich, meinen Dank abzustatten für die vielen ermutigenden, mitunter unvergeßlichen, aber oft genug auch alles in Frage stellenden Erfahrungen, die wir gemeinsam machen konnten.

Ganz wesentlich ergänzt wurde meine Arbeit durch mein engagiertes Praxisteam: Gisela Geppert, Elena Cardas, Seeichi Miyao, Helga zur Linden, Adriana Miller, Gerlinde Walther, denen ich, auch im Namen meiner Patienten, besonderen Dank aussprechen möchte.

Möge das „aus der Finsternis hervorbrechende Licht" von Anne zur Linden (s. S. 17) auch weiterhin Seelen und Geist erhellend durch die Zeilen des Textes strahlen. Inzwischen ist die Künstlerin selber bereits den Weg ins Licht vorausgegangen.

Eine eher "zufällige" Begegnung mit den Plastiken Michael Weisskirchers, hat mir die Möglichkeit verschafft, in überzeugender Weise den Themenkreis des Buches mit eindrucksvollen Zeugnissen einer kreativen Krankheitsbewältigung durch einen selbst Betroffenen zu unterstreichen. Möge meinen Lesern dadurch Mut zuwachsen!

Mein alter Freund Sven Kluwe hat ganz wesentlich dazu beigetragen, dass das Thema dieses Buches schicksalhaft für mich erstrangig wurde. Von der gemeinsamen Gründung der Zeitschrift für Krebspatienten SIGNAL bis heute hat er mich mit seinem Rat begleitet.

Durch die enge Kooperation mit der Gesellschaft für biologische Krebsabwehr, vertreten durch ihren ärztlichen Direktor Dr. György Irmey, war es möglich, dem Buch einen ausführlichen Informationsteil anzufügen.

Die sorgfältige Betreuung durch den CO`MED Verlag verdient meine volle Dankbarkeit.

Der innere Heiler

Mensch,
Wanderer zwischen den Zeiten:
Wenn du dich beugst
im Schmerz deines Blutes
und findest gebunden dich
in enger Verstrickung;
Wenn dir dein Haus zum Kerker wird
und Leichengeruch aus den Tiefen dringt,
dann wende dich
und wisse,
daß du hinter den Wänden
deiner inneren Grabkammern,
deine kostbarsten Schätze
und Wegzehrungen verbargst;
dann wende dich,
und sei dir gewiß,
daß dein innerer Heiler nicht schläft;
dann wende dich
und sei dir gewiß
daß er zeitlos wartet,
daß du dich erhebst und losläßt was bindet.
Ergreife den mutigen Schritt
und sei bereit, zu heilen – selbst –
was dich trennt von ihm,
bis Äug in Auge ruht und
Wunden in Lichtblumen wandelt.

Beatrix Thiel

Anhang

Verwendete und weiterführende Literatur

Krebsbehandlung und Ergänzungstherapien:

Beitel, Erhard und Niesel Walter, Bochumer Gesundheitstraining, Arbeitsgr. veget. Physiologie, Bochum 1986

Beuth, Josef, Krebs ganzheitlich behandeln, Trias Verlag, 2004

Beyersdorff, Dietrich und Hager, Dieter (Hrsg.), Beiträge zur biologischen Krebsabwehr 1, Verlag für Medizin, Heidelberg 1986

Beyersdorff, Dietrich, Biologische Wege zur Krebsabwehr, Verlag für Medizin, Heidelberg 1991

Conradt, Ingeborg u. Neumeyer, Günter, Krebsbehandlung mit biologisch ergänzenden Methoden, K. F. Haug, Heidelberg 1993

Grünn, Hans, Die innere Heilkraft: Entdecken Sie die Möglichkeiten der Selbstheilung, Econ, Düsseldorf 1990

Hager, Dieter (Hrsg), Thymusfaktoren, Thymuspräparate, Gustav Fischer, Stuttgart 1987

Hager, Dieter (Hrsg.), Biomodulation und Biotherapie des Krebses 1, Verlag für Medizin, Heidelberg 1986

Hager, Dieter (Hrsg.), Biomodulation und Biotherapie des Krebses 2, Verlag für Medizin, Heidelberg 1987

Irmey, György, Anna-Luise Jordan und Robert Norton, 110 wirksame Behandlungsmöglichkeiten bei Krebs, Haug Verlag 2005

Irmey, György, Heilimpulse bei Krebs, MVS Medizinverlage Stuttgart 2007

Issels, Josef, Ganzheitsbehandlung des krebskranken Menschen, Verlag für Medizin, Heidelberg, 1988

Lösche, Almut, Alternative Krebstherapie, Au-Backe Verlag Völkner + Weidemann, Frankfurt/M. 1988

Löser, Angelika und Hoß, Jürgen, Krebsbehandlung mit Strahlen- und Chemotherapie, Thieme, Stuttgart 1990

Maltzahn von, Ursula, Diagnose Krebs – Der Ausweg aus Angst und Hoffnungslosigkeit, CO`MED Verlags GmbH, Hochheim 2009

Marquart, Hanne, Prakt. Lehrbuch der Reflexzonentherapie am Fuß, Hppokrates Verlag, Stuttgart 1993

Siegel, Bernie, Prognose Hoffnung, ECON Verlag 1988

Servan-Schreiber, David, Das Antikrebsbuch, Verlag Antje Kunstmann, München 2008

Simonton, Oscar-Carl, Wieder gesund werden, Rowohlt, Hamburg 1982

Simonton, Oscar-Carl, Auf dem Wege der Besserung, Rowohlt TB., 2003

Wagner, Richard, Krebs – Den Lebensfaden wiederfinden, Verlag J. M. Mayer & Co 2003

Windstosser, Karl, Ganzheitsmedizinische Behandlung Krebskranker und Krebsgefährdeter, Verlag für Medizin, Heidelberg 1992

Zabel, Werner, Die interne Krebstherapie und die Ernährung der Krebskranken, Bircher-Benner, Bad Homburg v.d.H.1986

Naturwissenschaftliche Grundlagen:

Bartholomew, Alick, Das Verborgene in der Natur, Die wegweisenden Einsichten von Viktor Schauberger, AT Verlg, 2006

Bauer, Joachim, Das Gedächtnis des Körpers, Eichborn AG. Ffm. 2002

Braun von Gladiss, Karl-Heinz, Ganzheitliche Medizin, Bruno Martin, Südergellersen 1991

Bresch, Carsten, Des Teufels neue Kleider, TR-Verlagsunion, München 1978

Büttner, Gottfried, Hensel, H. u.a., Biologische Medizin, Verlag für Medizin Heidelberg, Heidelberg 1977

Coats, Callum, Naturenergien verstehen und nutzen, Viktor Schaubergers geniale Entdeckung, Omega Verlag, 2005

Capra, Fritjof, Das Tao der Physik, Scherz, Bern 1983

Capra, Fritjof, Wendezeit, Scherz, Bern 1983

Charon, Jean, Der Geist der Materie, Ullstein TB 34074, Ullstein, Frankfurt/M.

Charon, Jean, Der Sündenfall der Evolution, Ullstein SB Nr. 34583, Frankfurt/M., 1989

Cramer, Friedrich, Chaos und Ordnung, Insel TB 1496, Insel Verlag, Frankfurt/M. 1993

Dürr, Hans-Peter (Hrsg.) Physik und Transzendenz, Scherz Verlag, München 1994

Dürr, Hans-Peter, Warum es ums Ganze geht, oekom verlag, München 2009

Ebert, Wilhelm, Wo endet die Ganzheit?, Verlag Alois Erdl AG, Trostberg 1989

Feynman, Richard P., QED Die seltsame Geschichte des Lichts und der Materie, Piper Verlag, München, 1999

Gierer, Alfred, Die Physik, das Leben und die Seele, Piper, München 1988

Goswami, Amit, Das bewusste Universum, Lüchow Verlag, 2007

Goyert, Andreas, Chaosforschung und die Suche nach dem Aetherischen, Der Merkurstab 4/1992, Stuttgart

Haken, Hermann, Erfolgsgeheimn. d. Natur. Synergetik:... Ullstein SB Nr. 34725, Ullstein, Frankf./M 1981

Heine, Hartmut, Lehrbuch der biologischen Medizin, Hippokrates, Stuttgart 1991

Kröplin, Bernd (Hrsg), Welt im Tropfen, Gedächtnis und Gedankenformen im Wasser, Gutesbuchverlag ISD, 2001

Lakhovsky, Georges, Das Geheimnis des Lebens, VGM Verlag für Ganzheitsmedizin, Essen 1981

Laszlo, Ervin, Das fünfte Feld, Lübbe GmbH & Co. KG, Bergisch-Gladbach, 2002

Anhang

Lipton, Bruce, Intelligente Zellen, KOHA-Verlag 2006

Mayer-Scheu, Josef und Kautzky, Rudolf (Hrsg.), Vom Behandeln zum Heilen, Herder & Co, Wien 1980

Majorek, Marek, Können Gene diejenigen Leistungen vollbringen, die ihnen zugeschrieben werden? Der Merkurstab I/2009, 5-19

McTaggart, Lynne, Das Nullpunktfeld, Goldmann Arkana, 2008

Milz, Helmut, Ganzheitliche Medizin, Athenäum, Frankfurt/M. 1986

Nilsson, Lennart, Eine Reise in das Innere unseres Körpers, Rasch und Röhring, Hamburg, 1987

Obrist, Willy, Die Natur – Quelle von Ethik und Sinn, Walter Verlag Zürich 1999

Pischinger, Alfred, Das System der Grundregulation, Karl F. Haug, Heidelberg 1983

Popp, Fritz-Albert, Neue Horizonte in der Medizin, Karl F. Haug, Heidelberg 1983

Schiff, Michel, Das Gedächtnis des Wassers, Zweitausendeins, 1997

Schmieke, Marcus (Hrsg.), Feinstoffliche Energien in Naturwissenschaft und Medizin, Acon-Verlag 1997

Selawry, Alla und Oleg, Die Kupferchlorid-Kristallisation, Gustav Fischer, Stuttgart 1957

Sheldrake, Rupert, Das Gedächtnis der Natur, Scherz, Bern 1991

Sheldrake, Rupert, Die Wiedergeburt der Natur, Scherz, Bern 1991

Wilber, Ken (Hrsg.), Das holographische Weltbild, Scherz, Bern 1986

Ernährung/Pflege:

Batmanghelidj, Fereydoon, Wasser – die gesunde Lösung, VAK Verlag, 1997

Benthem van, Bos, Visser de la Houssaye, Krankenpflege zu Hause, Freies Geistesleben, Stuttgart 3.Aufl.

Bruker, Max Otto, Unsere Nahrung – unser Schicksal, emu-Verlags-GmbH, Lahnstein

Bruker, Max Otto, Zucker... krank durch Fabrikzucker, emu-Verlags-GmbH, Lahnstein 1991

Collier, Renate, Natürliche Ernährung in der modernen Welt, Uta Halft, Hennef 1986

Collinge, William, National Cancer Institute, Bethesda, 6. Intern. Konferenz der Society for Integrative Oncologie 2009

Eichler, Els, Wickel und Auflagen, Anleitung für Pflegende, Verein für ein erweitertes Heilwesen, Unterlengenhardt, 3.Aufl.

Kretschmer-Dehnhardt, Liselotte, Die Ernährung der Krebsgefährdeten und Krebskranken, Karl F. Haug, Heidelberg 1993

Loeckle, Werner E., Mundverdauung und Krebsvorsorge, Klostermann, Frankfurt/M., 1961

Orlet, Gudrun, Die Wurzeln beginnen zu blühen, Zeitgemäße Gedanken zum Tod, KaMeRu, Verlag, Zürich 2009

Renner, Karlheinz und Canzler, Helmut, Ernährung und Krebs, K. F. Haug, Heidelberg 1990

Renzenbrink, Udo, Diät bei Krebs, Arbeitskreis für Ernährungsforschung, Bad Liebenzell 1990

Sattilaro, Anthony J. und Monte, Thomas J., Rückruf ins Leben, Mahajiva,Holthausen/Münster 1985

Werner, Hans, Ernährungsratschläge für Gesunde und Tumorkranke, Sozialhyg. Schriftenr., Bad Liebenzell

Umwelteinflüsse:

Alexandersson, Olof, Lebendes Wasser, Viktor Schauberger rettet die Umwelt, Ennsthaler G.m.b.H, 2008

Aschoff, Dieter, Kann die offiz. Wissensch. d. Theorie d. Krebsentstehung..., Zeitschrift für biologische Heilmethoden 4/1973

Bachler, Käthe, Erfahrungen einer Rutengängerin, Veritas, Linz 1981

Becker, Robert O., Heilkraft und Gefahren d. Elektrizität, Scherz 1993

Bird, Christopher, Wünschelrute, Moos, München 1981

Brinkmann,Karl und Schaefer, Hans (Hrsg), Elektromagn. Verträglichkeit biolog. Systeme, Band 1-3, vde-verlag, 1991-1993

Burkhardt, Rainer, Der Schutz vor karzinogenen Substanzen, Verlag für Medizin, Heidelberg 1985

Endrös, Robert, Die Strahlung der Erde, Paffrath Remscheid 1980

Engler, Ivan, (Hrsg.), Wasser, Deutscher Spurbuch Verlag, 2000

Felder, Alois, Mensch zwischen Kosmos und Chaos, Veritas, Linz 1981

Fritsch, Manfred, Ein Leben unter Spannung, Priv. Inst. f. baubiolog. Anwendungen, Fellbach 1989

Fritsch, Manfred, Mikrowellen und Herzinfarkt, Priv. Inst. f. baubiolog. Anwendungen, Fellbach 1993

Grün, Willi H., Erdstrahlen. Unheimliche Kraft oder blühender Blödsinn?, Ullstein, Frankfurt/M. 1986

Hartmann, Ernst, Krankheit als Standortproblem, Karl F. Haug, Heidelberg 1982

Katalyse e.V. (Hrsg.), Chemie in Lebensmitteln, Zweitausendeins, Frankfurt/M. 1991

Katalyse e.V. (Hrsg.), Radon und Strahlung aus Baustoffen, Katalyse e.V., Köln 1990

Katalyse e.V., (Hrsg.), Elektrosmog, Gesundheitsrisiken, Grenzwerte, Verbraucherschutz, Verlag C. F. Müller GmbH, 1994

Kaufmann, Werner, Wasseradern Wünschelrute Wissensch. und Wirklichkeit, Lebenskunde, Düsseld. 1979

König, Herbert L. und Betz, H.-D., Der Wünschelrutenreport, Eigenverlag, München 1989

König, Herbert L., Unsichtbare Umwelt, Eigenverlag, München 1983

Kühne, Andreas, Mikrowellen – Hinweise auf Gesundheitsgefährdung, Garbelmann, Verden 1989

Maes, Wolfgang, Elektrosmog – Wohngifte – Pilze, Baubiologie, Karl F. Haug Verlag 1999

Ott, John, Risikofaktor Kunstlicht, Droemersche Verlagsanst. Th. Knaur Nachf., München 1989

Ott, Theo (Hrsg.), Mensch Wünschelrute Krankheit, M & T, Zürich

Anhang

Otto, Georg, Erdstrahlen. Feinde unserer Gesundheit, bioverlag gesundleben, Hopferau 1983

Palm, Hubert (Hrsg.), Das gesunde Haus, Ordo, Dettingen, 1975

Pohl Freiherr von, Gustav, Erdstrahlen als Krankheits- und Krebserreger, Fortschritt für Alle, Feucht 1987

Rose, Wulf-Dietrich, Elektrostreß, Kösel, München 1987

Schweitzer, Paul, Neue Erkenntnisse zum Verständnis der Geopathie, Karl F. Haug, Heidelberg, 1984

Varga, András, Biologische Wirkung von Luftionen, Verlag für Medizin, Heidelberg 1986

Varga, András, Elektrobioklimatologie, Verlag für Medizin, Heidelberg 1981

Wohlfeil, Gottfried Joachim, Gesund wohnen – gesund schlafen, Werner Jopp Verlag 1998

Psychologische Gesichtspunkte

Bammer, Kurt, Krebs und Psychosomatik, Kohlhammer, Stuttgart 1981

Bragdon, Emma, Spirituelle Krisen Wendepunkte im Leben, Hermannn Bauer, Freiburg/Br. 1991

Canacakis, Jorgos und Schneider Kristine, Krebs. Die Angst hat nicht das letzte Wort, Kreuz, Stuttgart, 1989

Cardas, Elena, Atmen. Lebenskraft befreien, Gräfe und Unzer, München 1989

Cousins, Norman, Der Arzt in uns selbst, Rowohlt, Hamburg 1981

Fabre, Jacqueline, Die Kinder, die nicht sterben wollten, Fischer TB, Frankfurt/M. 1984

Flensburger Hefte, Nr. 31, Biographiearbeit, Flensburger Hefte Verlag, Flensburg 1990

Flensburger Hefte, Nr. 38, Konfliktbewältigung, Flensburger Hefte Verlag, Flensburg 1992

Gawler, Jan, Krebs – ein Signal der Seele?, Peter Erd, München 1985

Hahn, Mechthild, Lebenskrise Krebs, Schlütersche, Hannover 1981

Lambley, Peter, Psyche und Krebs, Rowohlt, Hamburg 1989

Le Shan, Lawrence, Diagnose Krebs. Wendepunkt und Neubeginn, Klett-Cotta, Stuttgart 1993

Leibold, Gerhard, Krebsangst und Krebs behandeln, Falken, Niedernhausen 1988

Lermer, Stephan, Krebs und Psyche: Selbsthilfe als Medizin, Causa, München 1983

LeShan, Lawrence, Psychotherapie gegen den Krebs, Klett-Cotta, Stuttgart 1988

Maltzahn von, Ursula, Der Ausweg über die heilsame Natur der menschlichen Seele, Edition Rosa Sanat 2007

Maltzahn von, Ursula, Diagnose Krebs – Der Ausweg aus Angst und Hoffnungslosigkeit. Über die heilsame Natur der menschlichen Seele, CO`MED Verlags GmbH, Hochheim 2009

Meyer, Frank, Besser Leben durch Selbstregulation, info3-Verlagsgesellschaft, 2008

Olschewski, Adalbert, Streß bewältigen, Ein ganzheitl. Kursprogramm, K.F.Haug, Heidelberg 1993

Peseschkian, Nossrat, Psychosomatik und positive Psychotherapie, Springer, Berlin 1992

Schützenberger, Anne Ancelin, Den Lebenswillen stärken – den Krebs besiegen, Kösel, München 1989

Schwarz, Reinhold und Zettl, Stefan, Psychosoz. Krebsnachsorge in Deutschland, VfM, Heidelberg, 1991

Siegel, Bernie, Prognose Hoffnung, Econ 1988

Simonton, O.Carl, Auf dem Wege der Besserung, Rowohlt Verlag, Reinbek 2003

Tausch, Annemarie, Gespräche gegen die Angst, Rowohlt, Hamburg

Vetter, Gabriela, Krebs und Seele, Oesch, Zürich 1989

Wagner, Richard, Krebs – Den Lebensfaden wiederfinden, Mayer, Stuttgart 2003

Psychohygiene und Weltanschauung:

Biographiearbeit, Flensburger Hefte Nr. 31, 12/90, Flensburger Hefte Verlag, Flensburg 1990

Bruker, M. O., Lebensbedingte Krankheiten, emu-Verlags-GmbH, Lahnstein 1988

Bühler, Walther, Der Leib als Instrument der Seele, Freies Geistesleben, 11. Auflage, Stuttgart

Bühler, Walther, Hat das Leben einen Sinn? Merkblatt 120, Verein für ein erweitertes Heilwesen, Unterlengenhardt 1984

Bühler, Walter, Lach dich gesund, Merkblatt 137, Verein für ein erweitertes Heilwesen, Unterlengenhardt 1990

Grön, Ortrud, Pflück Dir den Traum vom Baum der Erkenntnis, EHP 2007

Hartmann, Otto Julius, Schicksal, Krankheit und Heilung, Die Kommenden, Freiburg i. Br. 1966

Hauschka, Margarete, Künstlerische Therapie, Merkblatt 3, Verein für ein erweitertes Heilwesen, Unterlengenhardt 1990

Hemmerich, Fritz Helmut, Meditation Herzkraftfeld, Sprung in die Freiheit, 2010 Instituto Sensorico SL, Icod/Teneriffa , ISBN 978-3-8391-5116-7

Jacobs, Rita, Musiktherapie, Merkblatt 117, Verein für ein erweitertes Heilwesen

Kuby, Clemens, Unterwegs in die nächste Dimension, Kösel Verlag GmbH & Co. 2003

Kuby, Clemens, Heilung Das Wunder in uns, Kösel-Verlag München 2005

Kübler-Ross, Elisabeth, Ein Brief an ein Kind mit Krebs, FSNH, PJ Arnhem 1982

Kübler-Ross, Elisabeth, Interviews mit Sterbenden, Gütersloher Verlagshaus Mohn, Gütersloh 1984

Kübler-Ross, Elisabeth, Über den Tod und das Leben danach, Die Silberschnur, Melsbach 1986

Kübler-Ross, Elisabeth, Verstehen was Sterbende sagen wollen, Gütersloher Verlagshaus Mohn, Gütersloh 1985

Kübler-Ross, Elisabeth, Was können wir noch tun?, Gütersloher Verlagshaus Mohn, Gütersloh 1984

Lievegoed, Bernard, Lebenskrisen Lebenschancen, Kösel, München 1991

Linden, Volker zur, Sich öffnen für Kreativität, Erkennung und Heilung des „Kreativitätsmangelsyndroms", EHK 2/98

Anhang

Moody, Raymond A., Leben nach dem Tod, Rowohlt, Hamburg 1988

Moody, Raymond A., Nachgedanken über das Leben nach dem Tod, Rowohlt, Hamburg 1978

Orlet, Gudrun, Die Wurzeln beginnen zu blühen – Zeitgemäße Gedanken zum Tod KaMeRu 2009

Rossi, Ernest Lawrence, Die Psychobiologie der Seele-Körper-Heilung, Synthesis-Verlag, Essen 1991

Rundbrief für gesundes Leben und zeitgemäßes Engagement, gesundheit aktiv, www.gesundheitaktiv-heilkunst.de

Soziale Hygiene, Sozialhygienische Schriftenreihe, Bad Liebenzell 3. Aufl. Verlag Zürich 2009

Stangl, Marie-Luise und Anton, Hoffnung auf Heilung, Econ, Düsseldorf 1991

Treichler, Rudolf, Die Entwicklung der Seele im Lebenslauf, Freies Geistesleben, Stuttgart 1981

Wais, Mathias, Biographie-Arbeit Lebensberatung, Urachhaus, Stuttgart 1992

Krebs / Krebsforschung:

Anders, Angelika und Altheide, Hans-Jürgen, Krebs – Entstehung und Vorbeugung, Thieme 1986

Bäker, Bernard A., (Hrsg.), Leben mit Krebs, Domain Medien, Hamburg, 1981

Blumenschein, Willy, Brustkrebs, Zeke, Würzburg 1987

Blumenschein, Willy, Dem Krebs keine Chance geben, Zeke, Würzburg 1987

Blumenschein, Willy, Krebs. Abwehr durch richtige Ernährung, Zeke, Würzburg 1987

Debus, Marion, Das Wesen der Krebserkrankung, Der Merkurstab 42. Jahrgang, 4/2009

Fintelmann, Volker (Hrsg.), Onkologie auf anthroposophischer Grundlage, Verlag Johannes M. Mayer & Co., Stuttgart, 2002

Fischer, Joseph (Hrsg.), Taschenbuch der Onkologie, Urban und Schwarzenberg 1983

Greaves Mel, Krebs – der blinde Passagier der Evolution, Springer Verlag, Berlin 2003

Goyert, Andreas u.a., Der krebskranke Mensch in der anthroposophischen Medizin, Freies Geistesleben, Stuttgart 1989

Hosch, Theo, Krebs von Januar bis August?, Verlag für Medizin, Heidelberg 1986

Issels, Josef, Mein Kampf gegen den Krebs, Bertelsmann, München 1981

Kappauf Herbert, Gallmeier Walter M., Nach der Diagnose Krebs – Leben ist eine Alternative, Verlag Herder Freiburg/Brsg., 1995

Leibold, Gerhard, Krebs vorbeugen, Jopp, Wiesbaden 1989

Leroi, Rita, Bühler, Walther und Werner, Hans, Krebs – die Krankh. uns. Zeit, Verein für ein erweitertes Heilwesen 1982

Ludwig, Wolf-Dieter, Krebs – Ausweg aus der Sackgasse, Kalliope, Siegen und raum & zeit, Gehrden, 1986

Maltzahn von, Ursula, Diagnose Krebs – Der Ausweg aus Angst und Hoffnungslosigkeit, CO`MED Verlags GmbH, Hochheim 2009

Marek B., Können Gene Morphogenese erklären?, Der Merkurstab 2/2008

Prescott, David M. und Flexer, Abraham S., Krebs. Fehlsteuerung von Zellen, Spektrum, Heidelberg 1990

Sachse, Joachim, Vorbeugung gegen Krebs, Mehr Wissen, Düsseldorf, 1984

Schirrmacher, Volker (Hrsg.), Krebs – Tumoren, Zellen, Gene, Spektrum d. Wissenschaft, Heidelberg 1987

Seeger, Paul G., Krebs – Problem ohne Ausweg? Verlag für Medizin, Heidelberg 1974

Vester, Frederic und Henschel, Gerhard, Krebs ist anders, Kindler, München 1973

Wilber, Ken, Mut und Gnade, Scherz 1992

Zupic, Klara, Der Krebs als Lichtstoffwechselstörung, Verein f. Krebsforschung, Arlesheim 1979

Immunologie:

Das Immunsystem – Faszination Menschlicher Körper, Naumann & Göbel

Geesing, Hermann, Immun-Training, Herbig, München 1988

Geo Wissen, Abwehr – Aids – Allergie, Gruner und Jahr, Hamburg 1988

Juchheim, Jürgen K. und Poschet, Jutta, Immun, BLV, München 1988

Lermer, Stephan, Immunkraft, Econ, Düsseldorf 1989

Linden, Volker zur und Kreye, Maria Ursula, Der Immun-Code, Das Immunsystem als Schlüssel zur Vorbeugung und Selbstheilung, EHP Verlag 2010

Miketta, Gaby, Netzwerk Mensch, Thieme Stuttgart 1992

Mohr, Klaus, So steigern Sie Ihre Abwehrkräfte gegen Krebs, Bircher-Benner, Bad Homburg v.d.H. 1986

Pastorino, Ugo and Hong, Waun Ki (Hrsg.), Chemoimmuno Prevention of Cancer, Thieme, Stuttgart 1991

Schwick, H.G. und Bräuer, H., Exempla immunologica, Behringwerke, Frankfurt/M. 1980

Selby, John, Das Immunsystem aktivieren, Droemer Knaur 1987

Sommer, Petra und Prof. Uhlenbruck G., Immunfit forever, ARS NOVA, 2003

Steffen, C. (Hrsg.), Immunologie für die Ärztliche Praxis, Deutscher Ärzte-Verlag, Köln 1982

Weil, Andrew, Spontanheilung, C. Bertelsmann, 1995

Zänker, Kurt S., (Hrsg.), Kommunikationsnetzwerke im Körper, Spektrum Akad. Verlag, Heidelb. 1991

Anhang

Allgemeine Gesichtspunkte:

Gill, Derek, Elisabeth Kübler-Ross. Wie sie wurde, wer sie ist, Kreuz, Stuttgart 1981

Kienle, Gerhard, Arzneimittelsicherheit und Gesellschaft, F. K. Schattauer, Stuttgart 1974

Kühlewind, Georg, Vom Normalen zum Gesunden, Freies Geistesleben, Stuttgart 4. Aufl.

Lieck, Erwin, Das Wunder in der Heilkunde, J. F. Lehmanns, München 1931

Müller-Busch, H. Christoph, Patientenverfügung und Vorsorgeplanung, gesundheit aktiv. anthroposophische heilkunst e.v. 2009

Wander, Maxie, Leben wär` eine prima Alternative, Luchterhand Darmstadt 1981

Stühmer, Rolf, Das große Buch der Naturheilkunde, Verlag für Wissenschaft und Medizin, Zürich 1997

Weinreb, Friedrich, Vom Sinn des Erkrankens, Origo, Bern 1979

Zeitschriften

CO'MED
Das Fachmagazin für Complementär-Medizin
CO`MED Verlagsgesellschaft mbH
Rüdesheimerstr. 40, D-65239 Hochheim
Telefon: +49 (0)6146 90740
www.comedverlag.de

Deutsche Zeitschrift für Onkologie
Karl F. Haug Verlag in MVS Medizinverlage Stuttgart GmbH & Co. KG
Oswald-Hesse-Str. 50, D-70469 Stuttgart
signal@medizinverlage.de

gesundheit aktiv
anthroposophische Heilkunst e.V.
D-75378 Bad Liebenzell, Postfach 1110
Telefon: +49 (0) 7052 9301-0
www.gesundheitaktiv-heilkunst.de

Impulse
Regelmässiger Auszug aus Signal (Mitgliederzeitschrift der GfBK)

Natur & Heilen
VERLAG NATUR & HEILEN
Nikolaistr. 5, D-80802 München
Telefon +49 (0)89 380159-10
Telefax +49 (0)89 380159-16
info@naturundheilen.de
www.naturundheilen.de

Naturarzt
Access Marketing GmbH
Alt Falkenstein 37 a, D-61462 Königstein
Rundbrief für gesundes Lerben und zeitgemäßes Engagement

Signal
Mitgliederzeitschrift der Gesellschaft für Biologische Krebsabwehr e. V.
Karl F. Haug Verlag in MVS Medizinverlage Stuttgart GmbH & Co. KG
Oswald-Hesse-Str. 50, D-70469 Stuttgart
signal@medizinverlage.de

Anhang

Klinikliste

Die folgenden Informationen wurden mir dankenswerterweise von der Gesellschaft für biologische Krebsabwehr (GfbK), Heidelberg, überlassen.

Bitte beachten Sie den erläuternden Text am Ende der Tabellen.

Diese Liste beinhaltet drei Sparten:

- Kliniken / Krankenhäuser mit naturheilkundlichen Abteilungen,
- Tageskliniken und
- Kliniken im Ausland.

Kliniken / Krankenhäuser mit naturheilkundlichen Abteilungen

Klinik Pro Leben
Gartenweg 5-6, D-07973 Greiz
Telefon: +49 (0)3661 / 689870
Telefax: +49 (0)3661 / 689872
klinik@proleben-greiz.com
www.krebsklinik-proleben.de
Bettenzahl: 12
Akut, Ambulanz, Privatkassen, beihilfefähig
I: Enzymtherapie, Misteltherapie, Therapien mit Organpräparaten/Peptiden, Orthomolekulare Therapie, Sauerstoff/Ozon-Therapie, Sauerstoff-Mehrschritt-Therapie nach Ardenne, Thymustherapie
II: Fiebertherapie, Ganzkörperhyperthermie, Regionale Hyperthermie
III: Akupunktur, Bachblüten, Bioresonanztherapie, Colon-Hydro-Therapie, Darmregulation, Elektro-Akupunktur nach Voll, Eigenblut, Fußreflexzonenmassage, Homöopathie, Lymphdrainage, Magnetfeldtherapie, Neuraltherapie, Physiotherapie, Therapien nach Kneipp, Muskelentspannung, Psychotherapie, Visualisierung
IV: Atemtherapie, Autogenes Training, Hypnose, Yoga, Qigong, Feldenkrais
V: Ernährungsberatung, Vollwerternährung, vegetarische Ernährung

Gemeinschaftskrankenhaus Havelhöhe – Klinik für anthroposophisch erweiterte Heilkunst
Kladower Damm 221, D-14089 Berlin
Telefon: +49 (0)30 / 36501-0
Telefax: +49 (0)30 / 36501-366
info@havelhoehe.de
www.havelhoehe.de
I: Misteltherapie
II: Chemotherapie
III: Physiotherapie
IV: Künstlerische Therapien, Heileurythmie
V: Anthroposophisch orientiert, Ernährungsberatung

Klinik Graal-Müritz, Fachklinik für biologische Krebstherapie
Lindenweg 16, D-18181 Graal-Müritz
Telefon: +49 (0)38206 / 750
Telefax: +49 (0)38206 / 75175
krebsklinik.graal-mueritz@t-online.de
www.krebsklinik-graal-mueritz.m-vp.de
Bettenzahl: 50
Ambulanz, Reha, AHB, beihilfefähig, BfA, Privatklinik
I: Enzymtherapie, Misteltherapie, Therapien mit Organpräparaten/Peptiden, Orthomolekulare Therapie, Sauerstoff/Ozon-Therapie, Thymustherapie, Zytokine
II: Chemotherapie, Fiebertherapie, Ganzkörperhyperthermie, Wärmetherapie
III: Akupunktur, Bachblüten, Colon-Hydro-Therapie, Darmregulation, Homöopathie, Neuraltherapie, Physiotherapie, Lymphdrainage, Therapien nach Kneipp
IV: Atemtherapie, Autogenes Training, Künstlerische Therapien, Muskelentspannung, Psychotherapie, Visualisierung
V: Ernährungsberatung, Vollwerternährung, vegetarische Ernährung

**gisunt-Klinik für integrative Medizin –
1. Nordwestdeutsches Hyperthermiezentrum**
Oldenburger Str. 87, D-26340 Zetel
Telefon: +49 (0)4453 / 9782-0
Telefax: +49 (0)4453 / 9782-10
klinik@gisunt.de
www.gisunt.de
Bettenzahl: 15
Ambulanz, Privatklinik, beihilfefähig
I: Enzymtherapie, Misteltherapie, Therapien mit Organpräparaten/Peptiden,Orthomolekulare Therapie, Sauerstoff/Ozon-Therapie, Sauerstoff-Mehrschritt-Therapie nach Ardenne, Thymustherapie, Zytokine
II: Chemotherapie, Ganzkörperhyperthermie, (SkM), Regionale Hyperthermie, Prostatahyperthermie, Fiebertherapie, Thermotherapie, Wärmetherapie, Laserinduzierte Thermotherapie, Cell-Vas
III: Akupunktur, Chelattherapie, Colon-Hydro-Therapie, Darmregulation, Eigenblut, Fußreflexzonenmassage, Homöopathie, Lymphdrainage, Magnetfeldtherapie, Physiotherapie
IV: Atemtherapie, Psychotherapie
V: Vollwerternährung, Ernährungsberatung, vegetarische Ernährung

Reha-Klinik Schloß Hamborn
Schloß Hamborn 85
D-33178 Borchen bei Paderborn
Telefon: +49 (0)5251 / 3886-0
Telefax: +49 (0)5251 / 3886-702
m.seger@schloss-hamborn.de
www.schloss-hamborn.de
Betten: 69 EZ DU/WC, 3 DZ DU/WC
Reha, AHB (Einzelfallentscheidungen), BfA, beihilfefähig
I: Misteltherapie
III: Homöopathie, Physiotherapie, Lymphdrainage
IV: Künstlerische Therapien
V: Anthroposophisch orientiert, Ernährungsberatung, Vollwerternährung, vegetarische Ernährung

**Habichtswald-Klinik –
Klinik für Ganzheitsmedizin**
Wigandstr. 1, D-34131 Kassel
Telefon: +49 (0)561 / 3108-0
Telefax: +49 (0)561 / 3108-128
info@habichtswaldklinik.de
www.habichtswaldklinik.de
Betten: 106
Reha, beihilfefähig, AHB (Einzelfallentscheidungen)
I: Enzymtherapie, Misteltherapie, Therapien mit Organpräparaten/Peptiden, Orthomolekulare Therapie, Sauerstoff/Ozon-Therapie, Thymustherapie, Zytokine
II: Chemotherapie, Ganzkörperhyperthermie, Regionale Hyperthermie
III: Akupunktur, Bachblüten, Colon-Hydro-Therapie, Darmregulation, Homöopathie, Lymphdrainage, Magnetfeldtherapie, Neuraltherapie, Physiotherapie, Ayurveda
IV: Atemtherapie, Autogenes Training, Muskelentspannung, Psychotherapie
V: Vollwerternährung, Ernährungsberatung, vegetarische Ernährung

**Ayurveda-Klinik Kassel
Ganzheitliche Klinik Werner
Wicker KG**
Wigandstr. 1, D-34131 Kassel
Telefon: +49 (0)561 / 3108-99
Telefax: +49 (0)561 / 3108-883
info@habichtswaldklinik-ayurveda.de
www.habichtswaldklinik-ayurveda.de
ambulante Behandlungen
I: Misteltherapie, Therapien mit Organpräparaten/Peptiden, Orthomolekulare Therapie, Thymustherapie
II: Wärmetherapie
III: Chelattherapie, Colon-Hydro-Therapie, Homöopathie, Physiotherapie, Ayurveda, -Ernährung, -Entschlackung, -Ölbehandlung
V: Vollwerternährung, vegetarische Ernährung

Anhang

Schlosspark-Klinik,
Fachklinik für naturgemäße Ganzheitsmedizin
Fritz-Stamer-Str. 11, D-36129 Gerstadt-Rhön
Telefon: +49 (0)6654 / 16-0
Telefax: +49 (0)6654 / 16-63
info@schloss-klinik.de
www.schloss-klinik.de
Betten: 30 (6 DZ m. DU/WC, 18 EZ m. DU/WC)
Ambulanz, Akut, Reha
I: Enzymtherapie, Misteltherapie, Therapien mit Organpräparaten/Peptiden, Orthomolekulare Therapie, Sauerstoff/Ozon-Therapie, Thymustherapie, Zytokine
III: Akupunktur, Bachblüten, Bioresonanztherapie, Chelattherapie, Colon-Hydro-Therapie, Darmregulation, Eigenblut, Fußreflexzonenmassage, Homöopathie, Moratherapie, Neuraltherapie, Physiotherapie, Therapie
IV: Atemtherapie, Autogenes Training, Psychotherapie
V: Ernährungsberatung, Vollwerternährung, vegetarische Ernährung

Sonnenberg-Klinik
Hardtstr. 13, D-37242 Bad Sooden-Allendorf
Telefon: +49 (0)5652 / 541
Telefax: +49 (0)5652 / 549 0 + 54200
info@sonnenberg-klinik.de
www.sonnenberg-klinik.de
Betten: 255
Klinikambulanz, Reha, AHB, alle Krankenkassen, beihilfefähig, DRV-Bund
I: Enzymtherapie, Misteltherapie, Therapien mit Organpräparaten/Peptiden, Orthomolekulare Therapien, Sauerstoff/Ozon-Therapie, Thymustherapie, Zytokine
II: Chemotherapie
III: Akupunktur, Darmregulation, Fußreflexzonenmassage, Homöopathie, Lymphdrainage, Magnetfeldtherapie, Neuraltherapie, Physiotherapie, Therapien nach Kneipp
IV: Atemtherapie, Künstlerische Therapien, Muskelentspannung, Psychotherapie, Visualisierung
V: Anthroposophisch orientiert, Ernährungsberatung, Vollwerternährung, vegetarische Ernährung

Städt. Krankenhäuser Krefeld GmbH,
Cäcilien-Hospital
Fette Henn 50, D-47839 Krefeld
Telefon: +49 (0)2151 / 739-311
Telefax: +49 (0)2151 / 739-313
info@caecilien-hospital.de
www.caecilien-hospital.de
Betten: 182
alle Kassen, Palliativmedizin
I: Enzymtherapie, Misteltherapie, Thymustherapie, Zytokine
II: Chemotherapie, Regionale Hyperthermie
III: Akupunktur, Darmsanierung, Fußreflexzonenmassage, Physiotherapie, Lymphdrainage, Phytotherapie
IV: Atemtherapie, Autogenes Training, Künstlerische Therapien, Muskelentspannung, Psychotherapie, Visualisierung
V: Ernährungsberatung, Vegetarische Ernährung

Gemeinschaftskrankenhaus
Gerhard-Kienle-Weg 4, D-58313 Herdecke
Telefon: +49 (0)2330/ 62-0
Telefax: +49 (0)2330 / 62-3995
geschaeftsfuehrung@gemeinschaftskrankenhaus.de
www.gemeinschaftskrankenhaus.de
Betten: 463, überwiegend 2-Bett Zimmer
alle Kassen, Akut, Ambulanz
I: Misteltherapie, Orthomolekulare Therapien
II: Chemotherapie, Ganzkörperhyperthermie, Regionale Hyperthermie, Prostatahyperthermie
III: Akupunktur, Fußreflexzonenmassage, Homöopathie, Neuraltherapie, Physiotherapie, Therapien nach Kneipp, Lymphdrainage
IV: Atemtherapie, Autogenes Training, Künstlerische Therapien, Psychotherapie, Heileurythmie
V: Anthroposophisch orientiert, Ernährungsberatung, Vollwerternährung, Vegetarische Ernährung, Frauenkompetenz bei Brustkrebs

Klinik Kloster Paradise –
Klinik für Integrative Onkologie
Im Stiftsfeld 1, D-59494 Soest
Telefon: +49 (0)2921 / 3 61 00-50
Telefax: +49 (0)2921 / 3 61 00-18
info@kloster-paradiese.de
www.kloster-paradiese.de
Betten: 13 / 17 Tagesklinikbetten
Privat
I: Enzymtherapie, Misteltherapie, Therapien mit Organpräparaten/Peptiden, Orthomolekulare Therapie, Sauerstoff/Ozon-Therapie, Thymustherapie, Zytokine
II: Chemotherapie, Regionale Chemotherapie, Ganzkörperhyperthermie, Regionale Hyperthermie

III: Akupunktur, Colon-Hydro-Therapie, Darmregulation, Eigenblut, Neuraltherapie, Physiotherapie, Lymphdrainage
IV: Atemtherapie, Autogenes Training, Bochumer Gesundheitstraining, Künstlerische Therapien, Psychotherapie
V: Ernährungsberatung

Frauenklinik – Kreiskrankenhaus Groß-Gerau
Wilhelm-Seipp-Str. 3, D-64521 Groß-Gerau
Telefon: +49 (0)6152 / 986-2342
Telefax: +49 (0)6152 / 986-2177
dr.gehl@kreiskrankenhaus.com
www.4g-team.de
Betten: 62 (22 Zwei-Bett-Zimmer mit WC), EZ gg. Gebühr/Wahlleistung
Akut, Ambulanz, alle Kassen
I: Enzymtherapie, Misteltherapie, Therapien mit Organpräparaten/Peptiden, Orthomolekulare Therapie, Thymustherapie
II: Chemotherapie, Fiebertherapie
III: Akupunktur, Darmsanierung, Physiotherapie, Lymphdrainage
IV: Atemtherapie, Psychotherapie
V: Ernährungsberatung

**Vita-Natura-Klinik –
Klinik für Ganzheitsmedizin**
Altschloßstr. 1, D-66957 Eppenbrunn (Pfalz)
Telefon: +49 (0)6335 / 921100
Telefax: +49 (0)6335 / 921150
vita_natura_klinik@t-online.de
www.vita-natura-klinik.de
Betten: 25
Ambulanz, Akut, Reha, AHB, beihilfefähig
I: Enzymtherapie, Misteltherapie, Therapien mit Organpräparaten/Peptiden, Orthomolekulare Therapie, Sauerstoff/Ozon-Therapie, Thymustherapie, Zytokine
II: Chemotherapie, Fiebertherapie, Ganzkörperhyperthermie, Regionale Hyperthermie, Thermotherapie, Wärmetherapie
III: Akupunktur, Bachblüten, Colon-Hydro-Therapie, Darmregulation, Eigenblut, Fußreflexzonenmassage, Homöopathie, Lymphdrainage, Magnetfeldtherapie, Neuraltherapie, Physiotherapie, Therapien nach Kneipp
IV: Atemtherapie, Autogenes Training, Hypnose, Künstlerische Therapien, Muskelentspannung, Psychotherapie, Visualisierung
V: Ernährungsberatung, Vollwerternährung, vegetarische Ernährung, Ernährung nach F. X. Mayr und Buchinger

Filderklinik
Im Haberschlai 7, D-70794 Filderstadt-Bonlanden
Telefon: +49 (0)711 / 77 / 03-1171
Telefax: +49 (0)711 / 77 / 03-180
mail@filderklinik.de
www.filderklinik.de
I: Misteltherapie
II: Chemotherapie, Ganzkörperhyperthermie, Regionale Hyperthermie, Wärmetherapie
III: Homöopathie, Lymphdrainage, Physiotherapie
IV: Künstlerische Therapien, Heileurythmie, Psychotherapie
V: Anthroposophisch orientiert, Vollwerternährung, vegetarische Ernährung

Kraichgau-Klinik
Fritz-Hagner-Promenade 15,
D-74906 Bad Rappenau
Telefon: +49 (0)7264 / 802-122
Telefax: +49 (0)7264 / 802-114
Peter.Trunzer@kraichgau-klinik.de
Internet: www.kraichgau-klinik.de
Betten: 216 (186 EZ mit DU/WC 20 Zimmer f. Begleitpersonen, Gästehaus f. Begleitpersonen).
Reha, AHB, BfA
I: Enzymtherapie, Misteltherapie, Therapien mit Organpräparaten/Peptiden, Thymustherapie
II: Chemotherapie, spezielle Schmerztherapie
III: Akupunktur, Darmregulation, Fußreflexzonenmassage, Homöopathie, Lymphdrainage, Neuraltherapie, Physiotherapie, Therapien nach Kneipp
IV: Atemtherapie, Autogenes Training, Bochumer Gesundheitstraining, Hypnose, künstlerische Therapien, Psychotherapie
V: Ernährungsberatung, Vollwerternährung, vegetarische Ernährung

**Klinik Öschelbronn Anthroposophisch –
Internistisches Krankenhaus mit
Schwerpunkt Onkologie**
Am Eichhof 30, D-75223 Niefern-Öschelbronn
Telefon: +49 (0)7233 / 68-0
Telefax: +49 (0)7233 / 68-110
info@klinik-oeschelbronn.de
www.klinik-oeschelbronn.de
I: Misteltherapie, Therapien mit Organpräparaten/Peptiden, Orthomolekulare Therapie
II: Chemotherapie, Ganzkörperhyperthermie, Thermotherapie, Wärmetherapie
III: Darmregulation, Fußreflexzonenmassage, Eigenblut, Homöopathie, Lymphdrainage, Neuraltherapie, Physiotherapie

Anhang

IV: Künstlerische Therapien
V: Anthroposophisch orientiert, Ernährungsberatung, Vollwerternährung, vegetarische Ernährung

Paracelsus-Krankenhaus
Burghaldenweg 60, D-75378 Bad Liebenzell
Telefon: +49 (0)7052 / 925-0
Telefax: +49 (0)7052 / 925-2650
info@paracelsus-zentrum.de
www.paracelsus-zentrum.de
Betten: 62 (davon 28 EZ DU/WC u. 10 DZ Du/WC)
Akutklinik f. Innere Medizin, alle Kassen
I: Misteltherapie, Therapie mit Organpräparaten/Peptiden
II: Chemotherapie, Ganzkörperhyperthermie, Fiebertherapie
III: Homöopathie, Physiotherapie, Therapien nach Kneipp, Lymphdrainage
IV: Künstlerische Therapien
V: Anthroposophisch orientiert, Ernährungsberatung, Vollwerternährung, Vegetarische Ernährung

BioMed-Klinik – Klinik für Onkologie, Immunologie und Hyperthermie
Tischberger Str. 5 + 8, D-76887 Bad Bergzabern
Telefon: +49 (0)6343 / 7 05-0
Telefax: +49 (0)6343 / 7 05-358
info@biomed-klinik.de
www.biomed-klinik.de
Ambulanz, Akut
I: Enzymtherapie, Misteltherapie, Therapien mit Organpräparaten/Peptiden, Orthomolekulare Therapie, Sauerstoff/Ozon-Therapie, Thymustherapie, Zytokine
II: Chemotherapie, Galvanotherapie, Ganzkörperhyperthermie, Regionale Hyperthermie, hypertherme Bauchchemotherapie, Photodynamische Therapie, Thermotherapie, Wärmetherapie
III: Akupunktur, Darmregulation, Lymphdrainage, Magnetfeldtherapie, Neuraltherapie, Physiotherapie
IV: Psychotherapie
V: Ernährungsberatung, Vollwerternährung, vegetarische Ernährung

Krankenhaus für Naturheilweisen Fachklinik für Innere Medizin, Naturheilverfahren und Homöopathie
Seybothstr. 65, D-81545 München
Telefon: +49 (0)89 / 625050
Telefax: +49 (0)89 / 62505430
info@kfn-muc.de
www.kfn-muc.de
Betten: 110 (Ein-, Zwei- und Drei-Bett Zimmer)
Akut, alle Krankenkassen, Ambulanz (nur privat)
I: Enzymtherapie, Misteltherapie, Therapien mit Organpräparaten/Peptiden, Orthomolekulare Therapie, Thymustherapie
II: Ganzkörperhyperthermie, Regionale Hyperthermie, Thermotherapie, Wärmetherapie
III: Akupunktur, Bachblüten, Eigenblut, Fußreflexzonenmassage, Homöopathie, Lymphdrainage, Neuraltherapie, Physiotherapie, Therapien nach Kneipp
IV: Atemtherapie
V: Ernährungsberatung, Vollwerternährung, vegetarische Ernährung

St. George Hospital GmbH – Fachklinik für Innere Medizin, Onkologie, Immunologie, Präventivmedizin und Umweltmedizin
Rosenheimer Str. 6-8, D-83043 Bad Aibling
Telefon: +49 (0)8061 / 3 98-0
Telefax: +49 (0)8061 / 3 98-454
info@klinik-st-georg.de
www.klinik-st-georg.de
Ambulanz, Akut (nur PK)
I: Enzymtherapie, Misteltherapie, Orthomolekulare Therapie, Sauerstoff/Ozon-Therapie, Sauerstoff-Mehrschritt-Therapie nach Ardenne, Thymustherapie, Zytokine
II: Chemotherapie, Fiebertherapie, Galvanotherapie, Ganzkörperhyperthermie, Regionale Hyperthermie, Prostatahyperthermie, hypertherme Bauchchemotherapie, Potodynamische Therapie, Thermotherapie, Wärmether
III: Akupunktur, Chelattherapie, Colon-Hydro-Therapie, Darmregulation, Eigenblut, Fußreflexzonenmassage, Homöopathie, Lymphdrainage, Magnetfeldtherapie, Neuraltherapie, Physiotherapie
IV: Atemtherapie, Autogenes Training, künstlerische Therapien, Muskelentspannung
V: Ernährungsberatung, Vollwerternährung, vegetarische Ernährung

Klinik Silima – Synthese innerer und chinesischer Medizin
Im Gut Spreng, D-83083 Riedering im Chiemgau
Telefon: +49 (0)8036 / 309-0
Telefax: +49 (0)8036 / 309-231
info@klinik-silima.de
www.klinik-silima.de
Betten: 18, alle mit DU/Bad/WC (Begleitperson möglich)
Privatklinik, beihilfefähig, Akut, Reha, Ambulanz
II: Chemotherapie, Wärmetherapie
III: Akupunktur, Darmsanierung, Fußreflexzonenmassage, Physiotherapie, Lymphdrainage, Phytotherapie, TCM, Tuina, Shiatsu, APM
IV: Atemtherapie, Künstlerische Therapien, Muskelentspannung, Psychotherapie, Visualisierung
V: Ernährungsberatung

Klinik Marinus am Stein
Biberstr. 30, D-83098 Brannenburg
Telefon: +49 (0)8034 / 908-0
Telefax: +49 (0)8034 / 908-299
info@klinik-marinus.de
www.klinik-marinus.de
Betten: 13
Ambulanz, beihilfefähig
I: Enzymtherapie, Misteltherapie, Therapien mit Organpräparaten/Peptiden, Orthomolekulare Therapie, Sauerstoff/Ozon-Therapie, Sauerstoff-Mehrschritt-Therapie nach Ardenne, Thymustherapie
II: Chemotherapie, Galvanotherapie, Ganzkörperhyperthermie, Regionale Hyperthermie, Wärmetherapie, Laser- und Kryotherapie
III: Akupunktur, Chelattherapie, Darmregulation, Fußreflexzonenmassage, Homöopathie, Magnetfeldtherapie, Neuraltherapie, Physiotherapie, Lymphdrainage
IV: Atemtherapie, Hypnose
V: Vollwerternährung, vegetarische Ernährung

Veramed – Klinik am Wendelstein – Internistische Fachklinik für Onkologie
Mühlenstr. 60, D-83098 Brannenburg
Telefon: +49 (0)8034 / 30 20
Telefax: +49 (0)8034 / 30 27 40
cancercare@veramed.de
www.veramed.de
Betten: 86, Akut 49
Ambulanz, Akut, teilstationär, alle Krankenkassen, beihilfefähig
I: Enzymtherapie, Misteltherapie, Therapien mit Organpräparaten/Peptiden, Orthomolekulare Therapie, Sauerstoff/Ozon-Therapie, Sauerstoff-Mehrschritt-Therapie nach Ardenne, Thymustherapie, Zytokine
II: Chemotherapie, Regionale Hyperthermie, Wärmetherapie
III: Akupunktur, Bachblüten, Colon-Hydro-Therapie, Darmregulation, Eigenblut, Fußreflexzonenmassage, Homöopathie, Lymphdrainage, Magnetfeldtherapie, Neuraltherapie, Physiotherapie, Therapien nach Kneipp
IV: Atemtherapie, Autogenes Training, Künstlerische Therapien, Muskelentspannung, Psychotherapie, Visualisierung
V: Ernährungsberatung, Vollwerternährung, vegetarische Ernährung

Medias Klinikum GmbH & Co. KG
Krankenhausstr. 1, D-84489 Burghausen
Telefon: +49 (0)8677 / 9160101(-2)
Telefax: +49 (0)8677 / 9160120
info@prof-aigner.de
www.medias-klinikum.de
Betten: Bettenzahl: 30 (davon 18 EZ DU/WC, 6 DZ/Du/WC)
Privatklinik, beihilfefähig
II: Regionale Chemotherapie mit Entgiftung durch Chemofiltration, Ganzkörperhyperthermie

Waldhausklinik Deuringen GmbH – Krankenhaus für Innere Medizin
Sandbergstr. 47, D-86391 Stadtbergen
Telefon: +49 (0)821 / 43 05-0
Telefax: +49 (0)821 / 43 05-179
waldhausklinik@t-online.de
www.waldhausklinik.de
Betten: 42
Akut (internistisch), beihilfefähig
I: Enzymtherapie, Misteltherapie, Therapien mit Organpräparaten/Peptiden, Orthomolekulare Therapie, Sauerstoff-Mehrschritt-Therapie nach Ardenne, Thymustherapie
II: Ganzkörperhyperthermie, Regionale Hyperthermie, Wärmetherapie
III: Akupunktur, Darmregulation, Eigenblut, Fußreflexzonenmassage, Homöopathie, Neuraltherapie, Physiotherapie, Therapien nach Kneipp, Lymphdrainage
IV: Autogenes Training
V: Ernährungsberatung, Vollwerternährung, vegetarische Ernährung

Anhang

Kneipp'sche Stiftungen Sebastianeum und Kneippianum
Kneippstr. 8, D-86825 Bad Wörishofen
Telefon: +49 (0)8247 / 355-0
Telefax: +49 (0)8247 / 355-255
sebastianeum@
barmherzige-bad-woerishofen.de
www.kneippsche-stiftungen.de
Betten: 350 (davon190 EZ DU/WC u. 80 DZ Du/WC, teils Appartements)
Akut, AHB, Reha, Ambulanz, alle Kassen
I: Enzymtherapie, Misteltherapie, Therapien mit Organpräparaten/Peptiden, Orthomolekulare Therapie, Sauerstoff/Ozontherapie, Zytokine
II: Ganzkörperhyperthermie nach Ardenne
III: Akupunktur, Colon-Hydro-Therapie, Darmregulation, Elektro-Akupunktur nach Voll, Eigenblut, Fußreflexzonenmassage, Homöopathie, Magnetfeldtherapie, Moratherapie, Neuraltherapie
IV: Atemtherapie, Autogenes Training, Bochumer Gesundheitstraining, Hypnose, Künstlerische Therapien, Muskelentspannung, Psychotherapie, Visualisierung
V: Ernährungsberatung, Vollwerternährung, Vegetarische Ernährung

Kneipp-Sanatorium Möst
Uferstr. 1, D-87629 Hopfen am See
Telefon: +49 (0)8362 / 504-0
Telefax: +49 (0)8362 / 504-184
post@moest.com
www.moest.com
Betten: 130
Ambulanz, Reha, beihilfefähig
I: Enzymtherapie, Misteltherapie, Therapien mit Organpräparaten/Peptiden, Orthomolekulare Therapie, Sauerstoff/Ozon-Therapie, Thymustherapie
II: Wärmetherapie
III: Akupunktur, Colon-Hydro-Therapie, Darmregulation, Eigenblut, Fußreflexzonentherapie, Homöopathie, Lymphdrainage, Magnetfeldtherapie, Neuraltherapie, Physiotherapie, Therapien nach Kneipp
IV: Atemtherapie, Muskelentspannung, Psychotherapie
V: Ernährungsberatung, Vollwerternährung, vegetarische Ernährung

HG Naturklinik Michelrieth
Löwensteinstr. 15, D-97828 Marktheidenfeld
Telefon: +49 (0)9394 / 801-0
Telefax: +49 (0)9394 / 801-310
info@naturklinik.com
www.naturklinik.com
Betten: 64
Ambulanz, Akut (nur PK), Reha, beihilfefähig
I: Enzymtherapie, Misteltherapie, Orthomolekulare Therapie, Sauerstoff/Ozon-Therapie
II: Regionale Hyperthermie, Thermotherapie, Wärmetherapie
III: Akupunktur, Chelattherapie, Colon-Hydro-Therapie, Darmregulation, Elektro-Akupunktur nach Voll, Eigenblut, Fußreflexzonenmassage, Homöopathie, Lymphdrainage, Magnetfeldtherapie, Neuraltherapie, Physiotherapie
IV: Atemtherapie, Autogenes Training, Muskelentspannung, Psychotherapie, Visualisierung
V: Ernährungsberatung, Vollwerternährung, vegetarische Ernährung

Sanatorium Dr. Holler
Edelfinger Str. 26-28, 97980 Bad Mergentheim
Telefon: +49 (0)7931 / 546-0
Telefax: +49 (0)7931 / 546-122
info@sanatorium-holler.de
www.sanatorium-holler.de
Betten: ca. 66
Ambulanz, Reha, AHB, Privatkassen, beihilfefähig
I: Enzymtherapie, Misteltherapie, Therapien mit Organpräparaten/Peptiden, Sauerstoff/Ozon-Therapie, Sauerstoff-Mehrschritt nach Ardenne, Thymustherapie
III: Akupunktur, Bachblüten, Darmregulation, Fußreflexzonenmassage, Homöopathie, Lymphdrainage, Neuraltherapie, Physiotherapie
IV: Atemtherapie, Autogenes Training
V: Ernährungsberatung

Hufeland Klinik
Löffelstelzer Str. 1-3, 97980 Bad Mergentheim
Telefon: +49 (0)7931 / 53 60
Telefax: +49 (0)7931 / 536 333
info@hufeland.com
www.hufeland.com
Betten: 50 (16 Zwei-Bett-Zimmer mit Dusche/WC, 34 Ein-Bett-Zimmer mit Dusche/WC)
Aufnahme von Begleitpersonen möglich
Ambulanz, Reha, AHB, alle Krankenkassen,

beihilfefähig, Private Kassen
I: Enzymtherapie, Misteltherapie, Therapien mit Organpräparaten/Peptiden, Sauerstoff/Ozon-Therapie, Sauerstoff-Mehrschritt nach Ardenne, Thymustherapie
II: Chemotherapie, Fiebertherapie, Ganzkörperhyperthermie, Regionale Hyperthermie, Photodynamische Therapie, Fiebertherapie
III: Chelattherapie, Colon-Hydro-Therapie, Darmregulation, Eigenblut, Fußreflexzonenmassage, Homöopathie, Lymphdrainage, Magnetfeldtherapie, Neuraltherapie, Therapien nach Kneipp
IV: Atemtherapie, Autogenes Training, Bochumer Gesundheitstraining, Hypnose, künstlerische Therapien, Muskelentspannung, Psychotherapie, Visualisierung
V: Ernährungsberatung, Vollwerternährung, vegetarische Ernährung

Inselsberg Klinik
Fischbacher Str. 36, D-99891 Tabarz/Thüringen
Telefon: +49 (0)36259 / 53-0
Telefax: +49 (0)36259 / 53-291
Email: drsebert.int@inselsberg-klinik.de
Internet: www.inselsberg-klinik.de
Betten: 248 (228 EZ DU/WC,10 DZ DU/WC)
AHB
I: Enzymtherapie, Misteltherapie, Therapien mit Organpräparaten/Peptiden, Sauerstoff/Ozon-Therapie, Zytokine
II: Chemotherapie
III: Akupunktur, Fußreflexzonenmassage, Physiotherapie, Therapien nach Kneipp, Lymphdrainage
IV: Atemtherapie, Autogenes Training, Künstlerische Therapien, Muskelentspannung, Psychotherapie
V: Ernährungsberatung, vegetarische Ernährung

Tageskliniken

Pro Leben – Fachbehandlungszentrum
Gartenweg 5-6, D-07973 Greiz
Telefon: +49 (0)3661 / 456520
Telefax: +49 (0)3661 / 456521
klinik@proleben-greiz.com
www.proleben.de
Betten: 12
Akut, Ambulanz, Privatkassen, beihilfefähig
I: Enzymtherapie, Misteltherapie, Therapien mit Organpräparaten/Peptiden, Orthomolekulare Therapie, Sauerstoff/Ozon-Therapie, Sauerstoff-Mehrschritt-Therapie nach Ardenne, Thymustherapie
II: Fiebertherapie, Ganzkörperhyperthermie, Regionale Hyperthermie
III: Akupunktur, Bachblüten, Bioresonanztherapie, Colon-Hydro-Therapie, Darmregulation, Elektro-Akupunktur nach Voll, Eigenblut, Fußreflexzonenmassage, Homöopathie, Lymphdrainage, Magnetfeldtherapie, Neuraltherapie, Physiotherapie, Therapien nach Kneipp
IV: Atemtherapie, Autogenes Training, Hypnose, Muskelentspannung, Psychotherapie, Visualisierung, Yoga, Qigong, Feldenkrais
V: Ernährungsberatung, Vollwerternährung, vegetarische Ernährung

Hyperthermie-Zentrum – Dr. med. Peter Wolf
Oskar-Winter-Str. 9, D-30161 Hannover
Telefon: +49 (0)511 / 66 30-28/-29
Telefax: +49 (0)511 / 39 36 98
info@hyperthermie-zentrum-hannover.de
www.hyperthermie-zentrum-hannover.de
Betten: 4, Ambulanz
I: Enzymtherapie, Misteltherapie, Therapien mit Organpräparaten/Peptiden, Orthomolekulare Therapie, Sauerstoff/Ozon-Therapie, Thymustherapie
II: Ganzkörperhyperthermie, Regionale Hyperthermie, Prostatahyperthermie, Fiebertherapie
III: Akupunktur, Bachblüten, Bioresonanztherapie, Darmregulation, Elektro-Akupunktur nach Voll, Eigenblut, Homöopathie
IV: Psychotherapie, Visualisierung
V: Vollwerternährung

Anhang

**Praxisklinik für integrative Onkologie
Dr. Plaza**
Berliner Str. 11-13, D-42551 Velbert
Telefon: +49 (0)2051 / 254414
Telefax: +49 (0)2051 / 254432
info@praxisklinikdrplaza.de
www.praxisklinikdrplaza.de
Ambulanz
I: Enzymtherapie, Misteltherapie, Therapien mit Organpräparaten/Peptiden, Orthomolekulare Therapie, Sauerstoff/Ozon-Therapie, Thymustherapie, Zytokine
II: Chemotherapie, Fiebertherapie, Galvanotherapie, Ganzkörperhyperthermie, Regionale Hyperthermie, Thermotherapie, Wärmetherapie
III: Akupunktur, Bachblüten, Bioresonanztherapie, Chelattherapie, Colon-Hydro-Therapie, Darmregulation, Elektro-Akupunktur nach Voll, Eigenblut, Homöopathie, Magnetfeldtherapie, Neuraltherapie
IV: Atemtherapie, Autogenes Training, Hypnose, Muskelentspannung, Visualisierung
V: Ernährungsberatung, Vollwerternährung, vegetarische Ernährung

**Tagesklinik für Onkologie
und Naturheilverfahren
Dr. N. Aghdai-Heuser / R. Schregel**
Wachsbleiche 1, D-53111 Bonn
Telefon: +49 (0)228 / 24291-0
Telefax: +49 (0)228 / 24291-29
info@zgm-bonn.de
www.zgm-bonn.de
I: Enzymtherapie, Misteltherapie, Therapien mit Organpräparaten/Peptiden, Orthomolekulare Therapie, Sauerstoff/Ozon-Therapie, Sauerstoff-Mehrschritt-Therapie nach Ardenne, Thymustherapie, Zytokine
II: Chemotherapie, Ganzkörperhyperthermie, Regionale Hyperthermie, Fiebertherapie
III: Akupunktur, Bachblüten, Bioresonanztherapie, Chelattherapie, Colon-Hydro-Therapie, Darmregulation, Eigenblut, Fußreflexzonenmassage, Homöopathie, Magnetfeldtherapie, Moratherapie, Neuraltherapie, Physiotherapie
IV: Atemtherapie, Autogenes Training
V: Anthroposophisch orientiert, Ernährungsberatung

**Praxisklinik Dres. A. und I. Schuppert
Ganzheitliche Medizin und Krebstherapie,
Ganzheitliche Zahnmedizin**
Friedrich-Ebert-Allee 63, D-53113 Bonn
Telefon: +49 (0)228 / 969573
Telefax: +49 (0)228 / 696754
info@praxisklinikbonn.de
www.praxisklinikbonn.de
I: Enzymtherapie, Misteltherapie, Therapien mit Organpräparaten/Peptiden, Orthomolekulare Therapie, Sauerstoff/Ozon-Therapie, Thymustherapie, Zytokine
II: Chemotherapie, Regionale Hyperthermie, Prostatahyperthermie
III: Akupunktur, Bachblüten, Bioresonanztherapie, Colon-Hydro-Therapie, Darmregulation, Elektro-Akupunktur nach Voll, Fußreflexzonenmassage, Homöopathie, Moratherapie, Physiotherapie, Lymphdrainage
IV: Hypnose, Psychotherapie

Juvital Medical Center
Bahnhofstr. 39, D- 65185 Wiesbaden
Telefon: +49 (0)611 / 30 12 15
Telefax: +49 (0)611 / 30 45 42
info@juvital.de
www.juvital.de
I: Enzymtherapie, Misteltherapie, Therapien mit Organpräparaten/Peptiden, Orthomolekulare Therapie, Sauerstoff/Ozon-Therapie, Thymustherapie, Zytokine
II: Chemotherapie, Regionale Hyperthermie
III: Akupunktur, Chelattherapie, Colon-Hydro-Therapie, Darmregulation, Magnetfeldtherapie, Neuraltherapie
IV: Ernährungsberatung

**Tagesklinik für biologische Medizin
und Krebsnachbehandlung**
Kirchstr. 8, D-65627 Elbtal
Telefon: +49 (0)6436 / 3875
Telefax: +49 (0)6436 / 8214
Email: mastall@t-online.de
Internet: www.elbtal-ww.de
I: Enzymtherapie, Misteltherapie, Therapien mit Organpräparaten/Peptiden, Orthomolekulare Therapie, Sauerstoff/Ozon-Therapie, Thymustherapie, Zytokine
II: Chemotherapie
III: Akupunktur, Chelattherapie, Colon-Hydro-Therapie,Darmregulation, Magnetfeldtherapie, Neuraltherapie

Klinik für Prostatatherapie
Dr. med. Joachim Deuster
Bergheimer Straße 56a, D-69115 Heidelberg
Telefon: +49 (0)6221 / 65085-0
Telefax: +49 (0)6221 / 65085-11
dr.deuster@prostata-therapie.de
www.prostata-therapie.de
  I: Enzymtherapie, Misteltherapie, Therapien mit Organpräparaten/Peptiden
  II: Chemotherapie, Prostatahyperthermie
  III: Akupunktur

Praxisklinik Frank Daudert
Frühlingstr. 30, D-83043 Bad Aibling
Telefon: +49 (0)8061 / 49 78-0
Telefax: +49 (0)8061 / 49 78-29
info@praxis-daudert.com
www.praxis-daudert.com
  I: Enzymtherapie, Misteltherapie, Therapien mit Organpräparaten/Peptiden, Orthomolekulare Therapie, Sauerstoff/Ozon-Therapie, Sauerstoff-Mehrschritt-Therapie nach Ardenne, Thymustherapie, Zytokine
  II: Chemotherapie, Galvanotherapie, Ganzkörperhyperthermie, Wärmetherapie
  III: Akupunktur, Chelattherapie, Colon-Hydro-Therapie, Darmregulation, Elektro-Akupunktur nach Voll, Eigenblut, Homöopathie, Magnetfeldtherapie, Neuraltherapie, Lymphdrainage
  IV: Muskelentspannung, Psychotherapie
  V: Anthroposophisch orientiert, Ernährungsberatung, Vollwerternährung, vegetarische Ernährung

Kliniken im Ausland

Institut für Wärme- und Immuntherapie IWIT
Dr. med. Ralf Kleef
Windmühlgasse 30/7, A-1060 Wien
Telefon: +43 (0)1 / 585-7311
Telefax: +43 (0)1 / 585-7311-20
kleef@hyperthermie.at
www.hyperthermie.at
  I: Enzymtherapie, Misteltherapie, Therapien mit Organpräparaten/Peptiden, Orthomolekulare Therapie, Sauerstoff/Ozon-Therapie, Sauerstoff-Mehrschritt-Therapie nach Ardenne, Zytokine
  II: Chemotherapie, Fiebertherapie, Ganzkörperhyperthermie, Regionale Hyperthermie, Photodynamische Therapie, Wärmetherapie
  III: Akupunktur, Chelattherapie, Darmregulation, Eigenblut, Fußreflexzonenmassage, Homöopathie, Lymphdrainage, Neuraltherapie, Physiotherapie
  IV: Psychotherapie, Visualisierung
  V: Anthroposophisch orientiert, Ernährungsberatung, Vollwerternährung, vegetarische Ernährung

Pro Leben Klinik Igls GmbH
Hilberstr. 3, A-6080 Innsbruck/Igls
Telefon: +43 (0)512 / 379862
Telefax: +43 (0)512 / 3798625
office@prolebenklinik-igls.at
www.prolebenklinik-igls.at
  I: Enzymtherapie, Misteltherapie, Therapien mit Organpräparaten/Peptiden, Orthomolekulare Therapie, Thymustherapie
  II: Chemotherapie, Fiebertherapie, Galvanotherapie, Ganzkörperhyperthermie, Regionale Hyperthermie, Prostatahyperthermie
  III: Akupunktur, Chelattherapie, Colon-Hydro-Therapie, Darmregulation, Eigenblut, Homöopathie, Lymphdrainage, Magnetfeldtherapie, Neuraltherapie
  IV: Künstlerische Therapien, Psychotherapie, Visualisierung
  V: Anthroposophisch orientiert, Ernährungsberatung, Vollwerternährung, vegetarische Ernährung

Anhang

Lukas-Klinik
Spezialklinik für Tumorerkrankungen
Brachmattstr. 19, CH-4144 Arlesheim
Telefon: +41 (0)61 / 7067171
Telefax: +41 (0)61 / 7067173
Kontakt@lukasklinik.ch
www.lukasklinik.ch
I: Misteltherapie
II: Chemotherapie, Fiebertherapie, Ganzkörperhyperthermie, Wärmetherapie
III: Colon-Hydro-Therapie, Lymphdrainage, Physiotherapie
IV: Künstlerische Therapien, Psychotherapie
V: Anthroposophisch orientiert, Ernährungsberatung, Vollwerternährung, vegetarische Ernährung

Aeskulap Klinik Dr. Brander
Zentrum für biologische Medizin
CH-6440 Brunnen
Telefon: +41 (0)41/8 25 49 49
Telefax: +41 (0)41/8 25 48 00
info@aeskulap.com
www.aeskulap.com
I: Enzymtherapie, Misteltherapie, Therapien mit Organpräparaten/Peptiden, Orthomolekulare Therapie, Sauerstoff/Ozon-Therapie, Thymustherapie
II: Chemotherapie, Fiebertherapie, Galvanotherapie, Ganzkörperhyperthermie, Prostatahyperthermie, Thermotherapie, Wärmetherapie
III: Akupunktur, Bachblüten, Chelattherapie, Colon-Hydro-Therapie, Darmregulation, Homöopathie, Lymphdrainage, Magnetfeldtherapie, Neuraltherapie, Physiotherapie
IV: Psychotherapie
V: Anthroposophisch orientiert, Ernährungsberatung, Vollwerternährung, vegetarische Ernährung Paracelsus Klinik Lustmühle

Zentrum für Ganzheitsmedizin
und Zahnheilkunde
Battenhusstr. 12, CH-9062 Lustmühle
Telefon: +41 (0)71 / 3357171
Telefax: +41 (0)71 / 3357100
info@paracelsus.ch
www.paracelsus.ch
I: Enzymtherapie, Misteltherapie, Therapien mit Organpräparaten/Peptiden, Orthomolekulare Therapie, Sauerstoff/Ozon-Therapie, Sauerstoff-Mehrschritt-Therapie nach Ardenne, Thymustherapie, Zytokine
II: Ganzkörperhyperthermie, Regionale Hyperthermie, Prostatahyperthermie, Photodynamische Therapie, Thermotherapie, Wärmetherapie
III: Akupunktur, Bioresonanztherapie, Chelattherapie, Colon-Hydro-Therapie, Darmregulation, Elektro-Akupunktur nach Voll, Fußreflexzonenmassage, Homöopathie, Magnetfeldtherapie, Neuraltherapie, Physiotherapie
IV: Atemtherapie, Psychotherapie
V: Anthroposophisch orientiert, Ernährungsberatung, vegetarische Ernährung

Einführung:

Der Aufenthalt in einer naturheilkundlich orientierten Klinik bietet nach der Erstbehandlung eine gute Möglichkeit, verschiedene naturheilkundliche Therapien kennen zu lernen und eine naturheilkundliche Therapie zu beginnen, die dann zu Hause weitergeführt werden kann. Für die Einweisung in eine solche Klinik gibt es verschiedene Möglichkeiten:

Schon während des Krankenhausaufenthaltes stellt sich für Sie die Frage, wie die entsprechende Weiterbehandlung nach der Entlassung aus der Akutklinik auszusehen hat. Oftmals wird bereits während des Klinikaufenthaltes eine Anschlussheilbehandlung (AHB) in die Wege geleitet. Danach können Sie innerhalb von 4 Jahren nach Abschluss der Primärbehandlung (Operation, Chemotherapie, Strahlentherapie) eine stationäre Rehabilitationsmaßnahme in Anspruch nehmen, wenn hierzu eine medizinische Notwendigkeit besteht. Soll eine bestimmte Therapieform (wie z.B. Hyperthermie) genutzt oder sollen Rückfälle behandelt werden und möchten Sie selbst bestimmen, in welchem Haus diese Behandlung durchgeführt wird, können Sie von Ihrem Arzt direkt in eine biologisch-ganzheitliche Klinik eingewiesen werden.

Akutbehandlung:

Unabhängig von AHB- oder Rehamaßnahme kann eine stationäre Nachbehandlung in einer ganzheitlich-biologischorientierten Nachbehandlungsklinik erfolgen. Hier werden auch spezielle Behandlungen durchgeführt, die andernorts nicht zur Verfügung stehen. Wenn diese genutzt werden sollen, kann eine AHB- bzw. Rehamaßnahme abgelehnt und stattdessen vom behandelnden Arzt eine stationäre Nachbehandlung bei der Krankenkasse beantragt werden. Zur Aufnahme ist eine Krankenhaus-Einweisung notwendig, die der behandelnde Arzt ausstellen und begründen muss. Die Einweisung ist möglich, wenn eine stationäre Behandlung medizinisch erforderlich ist, eine ambulante Behandlung nicht ausreicht oder die erforderlichen Therapien in örtlichen Krankenhäusern nicht zur Verfügung stehen. Bei der ärztlichen Begründung der Einweisung soll darauf hingewiesen werden, dass allgemeine Rehamaßnahmen nicht ausreichen.

Anhang

Anschlussheilbehandlung:

Eine Anschlussheilbehandlung ist eine medizinische Rehabilitationsmaßnahme, die unmittelbar (maximal nach 14 Tagen) an die Behandlung im Krankenhaus anschließt. Den Antrag dazu muss die Klinik während Ihres Aufenthaltes stellen.

Ausnahmen: Führt z.B. das Krankenhaus noch eine Chemotherapie durch, kann die AHB nach deren Abschluss angetreten werden. Nach einer Strahlentherapie kann von Beginn der AHB noch eine Pause von 5 Wochen eingelegt werden, um Strahlenschäden abzuheilen. Eine AHB ist sowohl nach der Erstbehandlung wie nach weiteren Krankenhausbehandlungen, z.B. einer Rückfallbehandlung, möglich.

Bei der Antragstellung leistet Ihnen der Sozialdienst im Krankenhaus Hilfestellung.

Die AHB wird in der Regel nur in Häusern durchgeführt, die einen Belegungsvertrag mit den Kostenträgern haben. Das sind vornehmlich die Rentenversicherungsträger (BfA, LVA, Knappschaft, u.a.), nur in Ausnahmen die Krankenkassen. Häuser, in denen eine Anschlussheilbehandlung durchgeführt wird, finden Sie unter der Rubrik AHB.

Rehabilitation:

Nach einer Krankenhausbehandlung sind stationäre Rehabilitationsmaßnahmen möglich, so genannte Rehabilitationen.

Ziel dieser Maßnahmen ist es, bestehende bzw. drohende Behinderungen zu beseitigen, zu mildern oder zu verhüten und die Wiedereingliederung in Arbeit, Beruf und Gesellschaft zu fördern. Im ersten Jahr nach der Akutbehandlung im Krankenhaus muss entweder eine AHB oder eine Rehabilitation genehmigt werden, beides ist jedoch nicht möglich. Weitere Rehamaßnahmen sind normalerweise erst nach 4 Jahren möglich, sie können dann, müssen aber nicht genehmigt werden.

Ausnahme: Das Krankheitsbild hat sich während dieser Zeit verschlechtert oder es wurde wegen eines Rückfalls eine erneute Akut-Therapie im Krankenhaus nötig (dann auch AHB).

Die *Reha* muss durch ein Attest des Arztes medizinisch begründet und vor Antritt vom Kostenträger genehmigt werden. Der Kurantrag kann bei der Krankenkasse gestellt werden, die ihn an den zuständigen Kostenträger weiterleitet. Kostenträger sind wie bei der AHB die Versicherungsträger, in Ausnahmen die Krankenkassen. Diese treten dann ein, wenn kein anderer Kostenträger vorrangig zur Kostenübernahme verpflichtet ist (z.B. bei Rentnern).

Die Kur darf drei Wochen dauern, kann aber im Einzelfall verlängert werden.

Wer den Ort und Einrichtung der Rehamaßnahme selbst wählen möchte, sollte dies in seinem Antrag schon deutlich kennzeichnen und unbedingt beim Kostenträger nachfragen, ob die Kosten dafür übernommen werden. In den meisten Fällen berücksichtigen die Versicherungsträger den Wunsch des Patienten, es besteht jedoch kein Rechtsanspruch auf die Wahlfreiheit. Häuser, in denen eine stationäre Rehamaßnahme durchgeführt werden kann, finden Sie unter der Rubrik „Reha". In unserer Datenbank sind Kliniken geführt, die ganzheitlich orientiert arbeiten. Nähere Hinweise zu den Einweisungsmodalitäten entnehmen Sie bitte der Rubrik „Einführung".

Bitte klären Sie vor der Einweisung auf jeden Fall die Kostenübernahme ab. Die Auflistung der Häuser erfolgt nach der Postleitzahl und stellt keinerlei Wertung dar. Alle Angaben sind ohne Gewähr.

© September 2009, Gesellschaft für Biologische Krebsabwehr e.V., Voßstr. 3, D-69115 Heidelberg

Anhang

Kontaktadressen

Wo erhalte ich weitere Informationen?

- Frauenselbsthilfe: Haus der Krebs-Selbsthilfe
  Thomas-Mann-Str. 40, D-53111 Bonn
  Telefon: +49 (0)228 / 33889400 • Telefax: 0228 / 33889400
  (www.frauenselbsthilfe.de)

- Deutsche ILCO für Menschen mit künstlichem
  Darm- oder Blasenausgang e.V.
  Bundesgeschäftsstelle Haus der Krebs-Selbsthilfe
  Thomas-Mann-Str. 40, D-53111 Bonn
  Telefon: +49 (0)228 / 33889450 • Telefax: 0228 / 33889475
  (www.ilco.de)

- Bundesverband der Prostata-Selbsthilfe:
  Alte Str. 4, 30989 Gehrden
  Telefon: +49 (0)5108 / 926646 • Telefax: +49 (0)5108 / 926647
  (www.prostatakrebs-bps.de)

- Arbeitskreis der Pankreatektomierten e.V. (AdP)
  Haus der Krebs -Selbsthilfe
  Thomas-Mann-Str. 40, D-53111 Bonn,
  Telefon: +49 (0)228 / 338890 • Telefax: +49 (0)228 / 33889253
  (www.adp-bonn.de)

- Bundesverband der Kehlkopflosen e.V.
  Haus der Krebs -Selbsthilfe
  Thomas-Mann-Str. 40, D-53111 Bonn,
  Telefon: +49 (0)228 / 33889 00 • Telefax: +49 (0)228 / 33889323
  (www.kehlkopflosenbundesverband.de)

- Deutsche Leukämie- und Lymphom - Hilfe e. V.
  Postfach 1467, D-53004 Bonn
  Tel. +49 (0)228 / 33889200 • Telefax: +49 (0)2 8 / 33889222
  (unter www.leukaemie-hilfe.de finden Sie die aktuellen
  Adressen der Selbsthilfegruppen in Ihrer Umgebung)

- Deutsche Arbeitsgemeinschaft für Psychosoziale
  Onkologie (dapo)
  Kardinal-von-Galen-Ring 10, D-48149 Münster
  Tel. +49 (0)700 / 20006666 • Telefax: +49 (0)251 / 8356889
  www.dapo-ev.de

- ZIST GmbH, Zentrum für Individual und Sozialtherapie e.V.
  Zist 3, D- 82377 Penzberg
  Tel. +49 (0)8856 / 93690 • Telefax: +49 (0)8856 / 936970
  www.zist.de

- Wenn Sie weitere Selbsthilfegruppen oder Kontakte mit Gleichgesinnten
  suchen, wenden Sie sich an NAKOS (Nationale Kontakt- und Informationsstelle
  zur Anregung und Unterstützung von Selbsthilfegruppen)
  Wilmersdorfer Str. 39, D-10627 Berlin
  Tel. +49 (0)30 / 31018960 • Telefax: +49 (0)30 / 31018970
  (www.nakos.de)

Selbsthilfegruppen

Psychosoziale Beratung und Betreuung

- Krebsinformationsdienst (KID)
  (bearbeitet nur telefonische Anfragen)
  Telefon: +49 (0)6221 / 410121 • Telefax: +49 (0)62 21 / 4018 06
  (Mo.- Fr.: 8.00 -20.00 Uhr)
  Internetseite mit vielseitigen gut verständlichen Informationen zu klinischen
  Therapien und den häufigsten Erkrankungen: www.krebsinformation.de

- Deutsche Krebshilfe e.V.
  Buschstr. 32, D-53113 Bonn
  Telefon: +49 (0)228 / 729900 • Telefax: +49 (0)228 / 7299011
  Vielseitige Broschüren zu einzelnen Tumorerkrankungen umfangreiche
  Linksammlung unter: www.krebshilfe.de

- Schmerztelefon des Krebsinformationsdienstes
  Telefon: +49 (0)6221 / 422000 (Mo.-Fr.: 12.00 -16.00 Uhr)

- Deutsche Schmerzliga e.V.
  Adenauerallee 18, D-61440 Oberursel
  Telefon: +49 (0)700 / 375375375 • Telefax: +49 (0)7 00 / 37537538
  (werktags von 9.00-12.00 Uhr), www.schmerzliga.de

- Ärztegesellschaft für Erfahrungsheilkunde e.V.
  Rüdigerstr. 14, D-70469 Stuttgart
  Telefon: +49 (0)711 / 8931343 • Telefax: +49 (0)711 / 8931370
  www.erfahrungsheilkunde.org

- Zentralverband der Ärzte für Naturheilverfahren (ZÄN)
  Promenadenplatz 1, D-72250 Freudenstadt
  Telefon: +49 (0)7441 / 91 85 80 • Fax: 07441 / 9185822
  www.zaen.org

- Gesellschaft Anthroposophischer Ärzte in Deutschland e.V.
  Roggenstr. 82, D-70794 Filderstadt
  Telefon: +49 (0)711 / 7799711, Fax: 0711 / 7799712

- PI: Patienteninformation über Naturheilverfahren
  Akazienstr. 28, D-10823 Berlin
  Telefon: +49 (0)30 / 76008760 (Mo.-Fr.: 10.00 -13.00 Uhr)
  Umfangreiche Datenbank zu naturheilkundlichen und konventionelle Heilweisen
  c/o Ufa-Fabrik: Themen unter www.datadiwan.de

- Wiener Akademie für Ganzheitsmedizin
  die Internetseiten unter www.gamed.or.at informieren
  über Naturheilverfahren von A-Z die angegebenen Adressen beziehen sich
  allerdings in erster Linie auf Österreich. Klinische Therapien/Informationen zu
  Speziellen Tumorerkrankungen, Schmerzen, Naturheilverfahren

Anhang

Allgemeines

- Hospize Adressen, Beratung: www.hospize.de

- Hospizvereine, ambulant tätige: www.palliativ-postal.de/node/366

- Weitere Hospizvereine: www.allesklar.de

- AFA Arbeits- und Forschungsgemeinschaft für Atempflege e.V.
  Geschäftsstelle Wartburgstr. 41, D-10823 Berlin
  Telefon: 030 / 3953860, www.afa-atem.de

Glossar

Allergen: →Antigen, das zu →Allergien führt.

Allergie: „Andersempfindlichkeit" des Organismus, die auf Grund einer Sensibilisierung durch ein →Allergen zu krankhaften Immunreaktionen (Überempfindlichkeit) führt.

Antigen-Antikörper-Reaktion: reversible auf physiko-chemische Wechselwirkungen beruhende Verbindung eines →Antigens mit dem spezifischen, gegen dieses gerichteten →Antikörper zu einem immun-inaktiven Antigen-Antikörper-Komplex.

Antigen: jede Substanz, die vom Körper als fremd erkannt wird.

Antikörper: die als Reaktion auf ein →Antigen spezifisch gegen diese gebildeten und ausgeschiedenen Eiweißkörper. Diese haben die Fähigkeit zu spezifischer Bindung des →Antigens.

Anus praeter (naturalis): der chirurgisch angelegte Kunstafter, meist als komplette Ausleitung des Dickdarms zur Körperoberfläche.

Arzneimittel: „pflanzliche, tierische oder synthetische Stoffe, die gemäß Arzneimittelgesetz bestimmt sind zur Diagnostik oder – als Therapeutika – zur Beeinflussung von Zuständen oder Funktionen des Körpers, als Ersatz für natürliche vom menschlichen oder tierischen Körper erzeugte →Wirkstoffe oder Körperflüssigkeiten sowie zur Beseitigung oder zum Unschädlichmachen von Krankheitserregern, →Parasiten oder körperfremden Stoffen."

B-Lymphozyten: Lymphzellen, die mit besonderen Eiweißstrukturen auf ihrer Oberfläche versehen sind und sich bei Kontakt mit →Antigenen zu speziellen Abwehrzellen entwickeln können.

Bakterien: kleinste einzellige Mikroorganismen, die sich durch Spaltung vermehren.

Biokatalysator: Enzym, Hormon, Vitamin oder Spurenelement, das als „Wirkfaktor" bestimmte Stoffwechselvorgänge ermöglicht.

Chemotaxis: die durch einen chemischen Reiz ausgelöste, auf den Reizort gerichtete Bewegungsreaktion beweglicher Organismen.

DNS (Desoxyribonucleinsäure): Träger aller Erbinformationen im Zellkern.

Dysbiose: quantitative und qualitative Störung des Gleichgewichts der Darmflora, z.B. nach Antbiotikabehandlung.

Effektorzelle: Immunfunktionen ausführende Zelle.

Elektrosmog: jede Art und Intensität elektromagnetischer Strahlung, welche bei der Erzeugung, dem Transport und dem Verbrauch technisch erzeugter elektrischer Energie in das Umfeld gelangt.

Enzym: für den Stoffwechsel aller Organismen unentbehrlicher Eiweißkörper, der als →Biokatalysator viele biochemische Vorgänge erst ermöglicht.

Ferment: ältere Bezeichnung für →Enzym.

Gedächtniszellen: besondere →immunkompetente Zellen, die nach einem ersten Kontakt mit einem →Antigen die besonderen Merkmale dieses Fremdstoffes wiedererkennen können.

Granulozyten: der Abwehr von →Antigenen dienende besondere →Leukozyten.

Heilmittel: „jedes (Hilfs-)Mittel für Heilzwecke i. e. S. das →Arzneimittel."

HLA-System: das erstmals an weißen Blutkörperchen anhand der von ihnen kodierten Oberflächen-Antigene entdeckte, für die Immunabwehr wichtige Regulationssystem des Organismus.

Hormon: Signalstoff, der überwiegend in besonderen Drüsen oder Gewebsbereichen gebildet wird und über den Blut- oder Lymphstrom an seine Erfolgsorgane geleitet wird und – ohne selbst verbraucht zu werden – in kleinsten Mengen biochemische Reaktionen veranlasst.

Hormonrezeptor: gewebsspezifischer Eiweißkörper der Zellmembran, an den das →Hormon gebunden wird.

Immunisierung, Immunisation: Herbeiführen einer →Immunität des Organismus.

Immunität: die durch →Immunisierung herbeigeführte und durch Auftreten spezifischer →Antikörper und Zellen gekennzeichnete veränderte Reaktionsbereitschaft des →Immunsystems gegenüber →Antigenen (z.B. Viren, →Bakterien, Fremdeiweißen).

Immunkompetente Zellen: Zellen mit der Aufgabe und Fähigkeit, auf ein bestimmtes Antigen spezifisch zu reagiern.

Immunsystem: das die Immunität bewirkende System.

Interferone: von kernhaltigen Zellen nach Infektion mit Viren gebildete niedermolekulare Eiweiße, die als Hemmstoffe intrazellulärer Virusvermehrung und schnellwachsender Tumorzellen wirken.

Interleukine: Stoffe, die bei der Immunreaktion Signale zwischen immunkompetenten Zellen vermitteln.

Ionen: elektrisch geladene Teilchen, die aus Atomen oder Molekülen entweder durch Entzug eines oder mehrerer Elektronen oder durch Elektronenzufuhr entstehen.

Karzinogen: Faktor oder Substanz physikalischer, chemischer oder belebter Natur, die am Ort der unmittelbaren Einwirkung oder fern davon die Bildung einer bösartigen Geschwulst auslösen.

Karzinom: bösartige Geschwulst (gebräuchliche Abkürzung: Ca.).

Killerzelle: →zytotoxisch wirkende Zelle.

Komplement: das im Blutplasma in unterschiedlicher Menge, →Wirksamkeit und Zusammensetzung vorhandene Eiweißkörpersystem, das eine wichtige Rolle bei den Immunreaktionen spielt.

Leukozyt: weißes Blutkörperchen.

Lymphoretikuläres Gewebe: das aus netzartigem Bindegewebe und →Lymphozyten aller Reifungsstufen zusammengesetzte Gewebe der →lymphoretikulären Organe (Milz und Lymphknoten).

Lymphozyten: in Milz, Lymphknoten und anderen Organen gebildete Zellen des lymphatischen Systems, die als →B-Lymphozyten oder →T-Lymphozyten eine wichtige Rolle im →Immunsystem spielen.

Lysozym: schleimlösend wirkendes →Enzym in bestimmten Geweben, Körperflüssigkeiten und →Leukozyten.

Makrophagen: so genannte „Fresszellen", die aber auch andere Immunzellen aktivieren können.

Mamma: Bezeichnung (lat.) für die weibliche Brustdrüse.

Mediator: chemischer „Vermittler" oder „Überträgerstoff" des Nervensystems.

Monozyt: größte weiße Blutzelle, reich an →Fermenten und zu →Phagozytose befähigt.

Nebenwirkung: „jeder nicht erwünschte Effekt einer Maßnahme oder eines →Arzneimittels; bekannt und voraussehbar oder aber unerwartet." Es werden 8 ursächlich verschiedene →Nebenwirkungsgruppen registriert.

Neoplasma: gutartige oder bösartige Neubildung von Körpergeweben im Sinne eines autonomen Überschusswachstums.

Neuropeptid: eiweißartiger Signalstoff.

Neurotransmitter: chemische Substanz, die an den Nervenendplatten (→Synapsen) Nervenimpulse überträgt.

Onkologie: Lehre von den echten Geschwülsten als Zweig der inneren oder experimentellen Medizin.

Östrogen: Geschlechtshormon, dessen Konzentration z.B. im Verlaufe des weiblichen Genitalzyklus schwankt.

Östrogenrezeptoren: die →Hormonrezeptoren für →Östrogen, deren Nachweis z.B. für die Therapie bei Mammakarzinomen bedeutsam ist.

Parasiten: Schmarotzer pflanzlicher oder tierischer Art, der sich auf Kosten eines anderen Lebewesens („Wirt") von dessen Stoffwechsel ernährt.

Phagozyt: „Fresszelle" mit der Fähigkeit, unbelebte oder belebte Fremdpartikel aufzunehmen und zu verdauen (→Phagozytose).

Phagozytose: die aktive Aufnahme unbelebter oder belebter Partikel in das Innere einer Zelle zur Eliminierung von Fremdelementen.

Placebo: „Wirkstoff-freies, äußerlich nicht vom Original unterscheidbares „Leer-" oder „Schein-Medikament" („Falsum-Präparat") für →Placebo-Therapie (um das Verlangen nach einer nicht notwendigen Medikation zu befriedigen) und Blindversuch."

Potential: physikalische Größe zur Beschreibung eines Kraftfeldes.

Remission: das Nachlassen chronischer Krankheitszeichen, jedoch ohne Erreichen der Genesung (z.B. Tumorremission).

Spurenelemente: in geringer Konzentration im Organismus vorkommende anorganische Bioelemente, die als ergänzende oder lebensnotwendige Nahrungsbestandteile gelten und sich vielfach als spezielle Immunstimulatoren herausgestellt haben.

Stoma: künstlich geschaffene Hohlorganöffnung zur Körperoberfläche, z.B. Anus praeter.

Symbiont: an einer →Symbiose teilnehmendes Lebewesen.

Symbiose: dauerhaftes Zusammenleben verschiedenartiger Lebewesen.

Synapse: Kontaktstelle zwischen Nervenzellen bzw. Nerven und anderen Zellen, an der Nervenimpulse zur Aktivierung der nachgeordneten Zelle übertragen werden.

T-Helferzellen: im →Thymus gebildete →Lymphozyten, die bei der →Antikörperbildung mitwirken.

T-Lymphozyten: vom →Thymus abhängige Träger der zellvermittelten →Immunität, die körperfremde Zellen zerstören können.

T-Suppressorzellen: im →Thymus gebildete →Lymphozyten, die Immunreaktionen unterdrücken können.

Thymus: hinter dem Brustbein gelegene Hormondrüse („Bries"), die als „Ministerium" des →Immunsystems gilt und wichtige Immunzellen (→T-Lymphozyten) bildet und „ausbildet".

Thyristor: steuerbares Halbleiterbauelement, bei dem der Stromdurchgang durch einen Steuerimpuls freigegeben wird.

Toxizität: die für die verschiedenen Organismenarten unterschiedliche Giftigkeit einer Substanz.

Tumor: jede umschriebene Schwellung („Geschwulst") von Körpergeweben.

Vagabundierende Ströme: elektrische Ströme, die neben Leitungen fließen, z.B. in die Erde, in Bautenwänden oder in Rohrleitungen.

Virulenz: die den Grad der Schädlichkeit bestimmende Infektionskraft eines Erregers.

Virus: besonders kleine Krankheitserreger, die sich nur in lebenden Zellen vermehren und auf künstlichen Nährböden nicht züchtbar sind.

Vitamin: lebensnotwendiger, stickstoffhaltiger Nahrungsbestandteil, der bei Fehlen Mangelerscheinungen auslöst.

Wirksamkeit: zwischen →Wirkung und Wirksamkeit wird bezeichnender Weise nicht unterschieden. Nach Kienle ist Wirksamkeit: „die Qualität und Dauer der Lebensverlängerung". Die genaue Unterscheidung dieser beiden Begriffe hat in der Arzneimittelprüfung eine entscheidende Bedeutung.

Wirkstoffe: „→Heilmittel (Pharmaka); d.h. definierbare Elemente und Verbindungen, die biologische Wirkungen auslösen."

Wirkung: „Effekt zugeführter →Wirkstoffe."

Zytostatika: Substanzen, die gezielt in die Zellteilung eingreifen und diese verhindern oder erheblich verzögern bzw. ihren Ablauf unterbrechen oder stören.

zytotoxisch: zellvergiftend, -schädigend, z.B. →Antikörper.

Stichwortverzeichnis

Abschied: 61, 133, 148, 214, **219**, 222
Akupunktur: 161, 270, 337, 344, **348**, 365f
Alarmphase: 175, 186f, 239, 261f
Alkohol: 32, 44, 108, 145, 150f, 161f, 291
Anamnese, synoptische biographische: 80f,113, 137, 156, 167, 182
Angehörige: **19ff**, 31, 41, 47, 61, 64f, 68, 77, 124, 133, 156, 210ff, 221ff, 261, 278, 312ff, 323
Angst: 13, 16, 19, 21, 24, 31ff, 41, 44, 51, 57, 63ff, 72, 78f, 109, 111, 123f, 134, 145, 150, 157, 170, 172, 184, 186, **187**, 195f, 204, 207, 213ff, 221, 232, 242, 263, 257, 262, 265, 268ff, 273f, 316, 330
Anschlussheilbehandlung (AHB): 271, 376, **377**
Antigen-Antikörper-Reaktion: 116, 239, 384
Antigene: 166, 238, 241, 384ff
Antikörper: 115f, 166, 175, 238f, 260, 293, **384**, 386, 389f
Antikörper, monoklonale: 260
Anti-Therapie: 75, 95, 98, 267, 279
Apoptose: 101
Arznei-Mittel: 104f
Arzt, behandelnder: 126, 203, 376
Arzt, innerer: 77f, 101, 118, 135, 250, 237, 345
Arzt, mein: 104
Aufbegehren: **37**
Ausleitungstext: 384
Ausnahmeerlebnis: 177

Bakterienflora: 165f, 236, 294
Ballaststoffe: 159
Basisbehandlung: 139
Befindlichkeitsstörungen: 78, 110
Begleitung: 13, 54, 136, 224
Behandlung: 14ff, 20, 23, 25ff, 29, 31, 41f, 46, 52, 57, 59, 61ff, 74ff, 82f, **85ff**, 141ff, 183, 187, 189, 192, 203, 205, 242, 257, **259ff**
Behandlung, ganzheitliche: 76, **85ff**, 191, 272, 321, 331, 376ff
Behandlung, seelische: 13, **22ff**, 24, 53, 77ff, **110ff**, 120, 136, 277, 279
Behandlung, symptomatische: 78, 111, 155, 192, 300
Behandlung über den Geist: 111ff, 131
Behandlungskonzept: 18, 46, 74f, 91, 95, 111, 268, 337
Behandlungsmöglichkeiten, konventionelle: 15, 76, 84ff, 93, 139f, 259, 279, 300
Behandlungsvertrag: 135, 137f
Behandlungsverweigerer: 65
Beistandspakt: 132, 134f, **136f**, 138
Belastungen, elektro- und geobiologische: **168**, 243, 271

Belastungen, psychische und seelische: 83, **172**
Bestrahlung: 29, 35, 65, 72, 74, 84, 94f, 126, 139, 203, 263, **265ff**, 279, 292, 297, 299
Beteiligter: 57f, 83, **134ff**, 138, 322
Betreuung: 21, 54, 211ff, 223, 271
Betreuung, geistige: 22f, 53, 265, 270
Betreuungsaufgaben: 20, 22, 211ff
Betreuungsdefizit: **275**
Bildekräfte: 230, 388, 343ff
Bilderleben, katathymes: 319, 321
Bildersprache: 77, 221
Biographie: 81, 93, 113, 128, 181ff, 206, 317
Biographie-Seminar: 183, 185
Biologische Funktionsdiagnostik (BFD): 244
Biologische Krebsabwehr, Gesellschaft für: 13, 54, 98, 353, 364, 378
Biopsie: 243
Blindversuch, doppelter: 106, 285, 388
Blutgerinnung: 288
Brave, der: **62ff**, 65, 95
Burkitt-Lymphom: 234

Chaosforschung: 102
Chemotaxis: 116, 239, 385
Chemotherapie: 29, 35, 65, 72, 74, 79, 84, 94f, 203, 262, 263ff, 268, 271, 274, 279, 292, 297, 299, 327f, 376
Code, genetische: 233

Darmflora: 159, **164ff**, 294, 300, 385
Dauerstress: 186f
Depression: **39ff**, 46, 67, 79, 83, 109, 133, 187, **190ff**, 316, 337
Desorientierte, der: **58f**, 84
Diagnose: 11, 13f, 21, 23, 29f, 39, 49,0 74, 94, 139, 198, 203, 205, 216, 243f, 261, 263, 268f, 271, 278, 280, 344
Diät: 53, 95, 144, 146ff, 151, 153f, 162, 300
Dienst, psychosozialer: 271, 377
Disstress: 186f, 242
Dysbiose: 164ff, 300, 385
Dysplasien: 156

Eigeninitiative: 34, **45f**, 139
Eigenleistungen: 82, 138
Eigenschwingungsfrequenz: 247
Einstellung, seelische: 15, 21, 35f, 46, 61, 67, 73, 83, 109f, 122, 128, 131, 178, 224, 314
Eiter: 241
Eiweiße, tierische: 154, 159, 163, 237, 240, 267, 286, **288f**, 291, 384f
Elektro- und geobiologische Belastungen: **168ff**, 243, 271
Elektrogeräte: 249

Elektroinstallation: 249
Elektrosmog: 247, 385
Elektrostress: 145
Entlassung, aus der Klinik: 94, 262, 271, 272, 376
Entwöhnung: 145, 160ff
Entzündung: 79, 118, 163ff, 241, 244, 289, 301, 306
Enzyme, eiweißspaltende: **288f**, 291, 293
Epithelhyperplasien: 156
Eppstein-Barr-Virus: 234
Erdstrahlen: 170, **250ff**
Ernährung: 32, 54, 66, 101, 143, **146ff**, **157ff**, 235, 253, 273, 289, 295, 300, 319, 328, 357
Ernährung, geistige: 83, 113, **175ff**, 310, 313
Ernährung, makrobiotische: **154**
Ernährungsberatung: 273
Ernährungsempfehlungen, andere: **153ff**
Erschöpfungsphase: 187
Erwartung, positive: 68, 107ff, 120, 122
Eustress: 186, 242

Familien-Anamnese: 156
Fanatiker, der: **66ff**, 151
Fehlernährung: 145, **157ff**, 310
Feilschen: **38f**
Felder, morphische: 89, 117, **229ff**, 3434
Fette, tierische: 151, 154, **158**
Fleischwaren: 150f, 159, 256
Fließgleichgewicht: 88, 113, 115, 118
Fokaltoxikose: 163
Funktionsstörungen: 78, 107, 111, 174, 191, 293
Furcht: **33ff**, 45, **187ff**, 195, 205, 215, 324

Ganzheitsmedizin: 91, 92, 279, 303
Gemütsruhe, aktive: 178, 180
Germanium: 290, **293f**
Gesprächstherapie: 145, 312, **315ff**
Gesundheit: 31, 40, 58, 81, 85, 87, 90f, 97, 100, 102f, 117, 137ff, 146, 158ff, 164, 170, 175, 177, 187, 206, 223, 251, 261, 273, 300, 309, 330, 341, 348
Gesundheitsamt: 223, 287
Gesundheitserreger: **164ff**
Gesundheitspolitik: 148, 158
Glaube: 22, 41, 45f, 65, 119f, **122**, 199, 201, 215, 308, 319
Gnade: 120, 122
Gruppenarbeit: 199, **323ff**

Hauspflege: 22, **211ff**, 223
Haysche Trennkost: 154
Heiler: 65, 68, 118f, 121f, 135, 144, 329, **323ff**, 354
Heileurythmie: 76, 113, 337, **344f**
Heilkraft des Atems: **345ff**

Heil-Mittel: 104ff, 113, 117
Heilung: 13, 23ff, 32, 85, 87, 103, 111, 113ff, 121ff, 125, 128, 140, 225, 323, 330, 334, 341, 347, 349
Helfersyndrom: 20, **163ff**
Herdbelastungen: 163f
Herddiagnostik: 163f
Herderkrankung: 167
Herdsanierung: 145, 163f
HLA-System: 240, 385
Hoffnung: 14, 22, 25, 35, 41, **45f**, 48, 59, 61, 93, 104, 125ff, 130, 133, 139, 205, 224, 276, 345
Hormonbehandlung: 74, 267
Hormone: 115, 174, 186, 237, 266, 286, 299, 303ff, 307f, 311
Hormontherapie: 84, 94, 203, **266f**
Hospizpflege: **213ff**
Hospizvereine: 22, 179, 199, 211

Immunglobuline: 166
Immunität: 239
Immunmodulatoren: 260
Immunologie: 115, 235, 299f, 303
Immunstatus: 30, 100, 164, 243, 280, 301
Immunsystem: 75, 97, **100ff**, 140, 152, 163ff, 167, 173, **235ff**, 242, 245, 260, 287, 289ff, 295, 297, 300f, 309
Immuntherapie: 30, 52, 74ff, 84, 94, 96ff, 235, 244, 260, 267
Immuntherapie, biologische: 146ff, 151, 153, 163, 260, 262, 268, **279ff**, 288f
Individuum: 90, 142, 174, **278**, 333
Indol: 159
Informationen: 11, 14, 16, 18, 23, 26, 35f, 54, 59, 69f, 76, 95, 105, 130, 139, 166, 232ff, 237, 245, 257, 261, 278, 286, 296, 303f, 308, 379
Informationsdefizit: 205, **273ff**
Informierte, der: **59f**, 73

Japaner: 150

Karma: 66, 83, 113, 129, **266ff**
Karzinogene: 150, 233
Kernspintomographie (NMR): 243
Kirlian-Test: 244
Klinikatmosphäre: 55, **277f**
Kliniken: 20, 51, 61, 75f, 96, 98, 134, 205, 211, 248, 259ff, 268, 271, 273, 276f, 280, 285, 297, 338, 343f, 378
Klinikgeistliche: 222
Klinikpflege: 22, **211**
Kochsalz: 108, 159, 290
Kohlenwasserstoffe, chlorierte (CKW): 158, 255f
Ko-Karzinogen: 150, 253
Komplemente: 240
Konsil, onkologisches: 95

Stichwortverzeichnis

Kontamination: 150
Korpuskularstrahlen: 265
Krankenhaus-Seelsorge: 277
Krankenpflege, häusliche: 22
Krankheitsanamnese: 80f
Kreativität: 70, 125, 135, 177f
Kreativitätsmangelkrankheit: 337
Krebsabwehr, körpereigene: **235ff**
Krebsangst: 51, 65, 123, 157
Krebsdiät: 148
Krebsdisposition: **156f**
Krebsentstehung: 75, **232ff**
Krebsgruppen: 199
Krebsinduktoren: 150
Krebspersönlichkeit: 62, 327
Kupfer: 290f, **293**
Kupferchlorid-Kristallisation: 149
Kupferchlorid-Kristallisationstest: 244

Laienhelfer, onkologische: 22, 54, 213
Lebenskonzept: 83, **196f**, 198, 318
Lebenslauf: 80f, 317, 335
Lebenslauf, innerlicher: 80f
Lebensleib: 89, 317, 335
Lebensweise: 82, 143
Lepra: 1954
Leukoplakien: 156
Lymphdrainage: 164
Lymphozyten: 236ff, 244, 286
Lysozyme: 236

Magnesium: 290f, **291**
Makrophagen: 101, 166, 237f, 241, 291f, 295, 306
Maltherapie: 338f
Mangan: 290, 293
Medikamente: 34, 79, **94ff**, 106ff, 110, 121, 135, 139f, 163, 259, 278f, 286, 297, 307, 339
Meditation: 70, 179, 195, 322, **329ff**
Menschenbild: 82, 85, 97, 111, 191, 213, 274
Metamedizin: 102
Metastasen: 15, 31, 50, 61, 133, 143f, 189, 242ff, 263, 268f, 283, 298, 327
Mikrobiologische Therapie: 167, **300ff**
Milchsäurebakterien, rechtsdrehende: 165, 300
Missbrauch: 145, **160ff**
Misteltherapie: 75, 99, **281ff**
Mitverantwortung: 57, 93, 137
Molybdän: 290, **293**
Mormonen: 150
Musiktherapie: 337, **340f**
Mutationstheorie: 232

Nachbehandlung: 74, 94f, 164, **261f**, 338
Nachsorge: 54, 94, **270ff**
Nachtschattengewächse: 151
Nahrungsmittel: 149ff, 159, 179, 238, 254, 289

Nebenwirkungen: 30, 65, 95f, 98f, 109, 132, 259f, 264ff, 283, 289, 314, 339
Netzfreischalter: 145, 249
Neurotransmitter: 237, 304ff
Nitrosamine: 150, 256

Öl-Eiweiß-Kost: 154
Onkogene: 232, 234
Onkologen: 30, 50, 52, 94f, 144, 259, 264, 277, 318, 327
Operation: 29ff, 35, 53f, 64f, 69, 74, 84, 94f, 120f, 135, 186, 189, 203ff, 260ff, 263, 266, 271ff, 289, 297, 301, 328, 344, 353, 376
Opiate, endogene: 305
Organdefekte: 79
Organsprache: 78
Östrogenrezeptoren-Titer: 266

Papillom-Viren: 234
Paradigmenwechsel: 43
Parenchymentschlackung: 164
Partner: 25, 46, 49, 93, 132, 134, 137, 204f, 312, 316
Patienten, ungewöhnliche: 25, 60, 64f, **69ff**, 95, 199, 314, 327f
Patient, unbequemer: 59, 64
Pflege: 22, 210ff, 224, 271, 310
Phagozyten: 237
Placebo-Effekt: **106ff**, 125, 134, 154, 253, 308, 334
Placebo-Substanz: 108
Plastizieren, therapeutisches: 185, **341f**
Polypen: 156
Präkanzerosen: 156
Pro-Therapie: 75, 96, 98, 279
Psychohygiene: **309ff**
Psychoneuroimmunologie: 53, 76, 279, **303ff**, 318, 333, 339
Psychoonkologie: 24, 276, 317f
Psychopharmaka: 110, 192
Psychopharmakon: 34
Psychotherapie: 145, 270, 312, 316, **317f**

Qualität: 148f, 183, 194, 289, 335, 390

Reaktionsphasen: 31, 38, 139
Reflexzonenarbeit: 349f
Rehabilitation: 123, 271, 303, 338, 376, **377**
Reinkarnation: 83, 202, **206ff**
Reiztherapie, unspezifische: 187
Resonanz, morphische: 230f 243
Resonanzsystem, therapeutisches: 135, 137
Risikofaktoren: 83, **155**, 157f, 232
Rollenspiele: 60
Röntgendiagnostik: 50

Sauerstoffmangel: 234, 254, 296f

Sauerstoff-Mehrschritt-Therapie: **296**
Schicksal: 15, 22, 24, 26, 29, 35, 38f, 42f, 46, 55, 60ff, 66, 181f, 197ff, 260ff, 253, 269, 275, 303, 317, 322, 343
Schicksalsgestaltung: **45ff, 196**
Schicksalskrankheit: 15, 24ff, 143, 181
Schmerz: 11, 31, 35, 61f, 72, 78, 85, 87, 107, 10f, 120, 133, 143, 174, 184, 189, **193ff**, 206, 212, 214, **268ff**, 305, 314, 320, 329, 341, 3434, 346ff, 350
Schmerzspezialisten: 269
Schmerztherapie: 195f, **268**
Schmerzzentren: 270
Schockphase: **31ff**, 187, 189
Schuldgefühle: 39, 112, 334
Schulmedizin: 84, 146f, 163, 285, 289, 299, 338
Schweigepflicht: 21
Seelenleib: 89, 117, 173, 191, 310, 326
Selbstheilungsprozesse: 115
Selbsthilfegruppen: 23, **53ff**, 199, 205, 275f, 323
Selbsthilfeorganisationen: 44, 130, 223, 273, 318, 325
Selen: 162, 167, 290, **292**
Sexualität: 145, 203ff, 311
Siebentageadventisten: 151
Signalsprache, averbale: 24, 58, **77ff**, 140
Signalstoffe: 237, 239, 305
Skatol: 159
Sonographie: 50, 243
Sozialdienst: 222, 377
Sozialstationen: 223
Spontanheilung: 119
Sprachlosigkeit: 203ff
Spurenelemente, essentielle: 147, 179, 243, **289f**, 293
Statistik: 109, 160f, 274, 278, 323
Sterbebegleitung: 54, 224
Sterbehilfe: **224ff**
Sterben: 31, 35, 44, 54, 56, 126, 197, 213ff, 220ff, 326
Steuerung: 88f, 102, 115ff, 158, 235, 291, 298, 303, 306, 309, 326, 339
Strahlen: 233, 245, 259, 265f, 268
Strahlen, elektromagnetische: 265
Strahlenbelastung, elektrobiologische: 234
Strahlenbelastung, geopathische: 170, 234, 251
Strahleneinflüsse: 170, 172, 245ff
Strahlung: 145, 168ff
Stresseinflüsse: 173, 175
Stress: 145, 173, 174ff, 186, 261, 289, 297, 308, 311, 330
Stufenplan: 270
Symbionten: 165, 300f
Symbiose: 165, 167, 237, 300
Symbioselenkung: 167
System, lymphoretikuläres: 50, 94, 126, 238, 255

Szintigraphie: 50

Tabak: 150ff, 160ff
Tabutod: 124
Tagesklinik, onkologische: 272
Tapfere, der: **60**
Taxol: 264
Technics: 247
T-Helferzellen: 237
Therapeutikum: 289, 337
Therapie: 13ff, 21, 49, 52, 61, 75f, 84, 93, 95, 98ff, 144f, 214, 248, 267f, 270, 279, 285, 287, 290, 332, 344
Therapie, künstlerische: 179, 338
Therapie, mikrobiologische: 56, 167, **300ff**
Therapie, orthomolekulare: **289**
Therapiefolgestörungen: 271
Therapieformen, ergänzende: **344**, 350
Therapieverfahren, komplementäre: 94
Therapieverfahren, konventionelle: 15, 76, **84**, 93, 139f, **259ff**, 267ff, 279
Thermo-Chemo-Therapie: 299
Thermo-Radio-Therapie: 299
Thermoregulationsdiagnostik: 244
Thrombozyten: 96, 264
Thymus: 237f, 303
Thymusdrüse: 101, 237, 292
Thymustherapie: **286**
T-Lymphozyten: 115, 166, 237, 286ff
Tod: 21, 31, 35, 40, 44, 56, 61, 72, 124, 169, 189, 198, 202, 206f, 214, **215ff**, 220ff, 320, 326
Tonfeld, Arbeit am: **342ff**
Traurigkeit: 39ff, 191f
T-Suppressorzellen: 237, 292
Tumor: 18f, 52, 58, 64, 71, 74f, 79, 97, 123, 126, 147, 154f, 173, 192f, 203, 229f, 232, 259ff, 267ff, 299, 307, 313, 326, 337, 343
Tumorbildung: 52, 75, 96, 99, 163, 174, 229ff, 244, 295, 343
Tumorentstehungstheorie: 174, 192, 229
Tumornachsorge: **270ff**
Tumorpass: 271
Tumorremission: 260, 264
Tumorzellen: 30, 74f, 84, 99, 244, 259, 263, 266f, 287, 298f, 322

Überdiagnostik: 30, 51, 242
Überernährung: 158f
Übergewicht: 158
Überwärmungstherapie: **289f**
Übungsablauf: 323, 325, 344
Übungstherapien, kreative: 113, 269, 319, 363ff, 341, 344
Umweltgifte: 158, 253
Untersuchungsmethoden: 50, 99f, 149, 270f

Veränderungen: 15f,082, 87, 97, 107, 112, 121, 126, 138, 142ff, 156, 163, 183, 191, 194, 203f, 231f, 242ff, 266, 287, 295, 301, 322, 328, 350
Verlaufskontrolle: 270f
Verlaufsdiagnostik: 242f
Verlustangst: 41
Vertrauen: 14, 20, 37, 40, 47, 64f, 68, 82, 140ff, 108f, 129ff, 136, 146, 178, 184f, 189, 192, 208, 214, 218, 261, 270, 272, 277, 316, 320, 322, 324, 331f, 346, 348
Verweigerer, der: **64ff**
Viren: 32, 166, 234, 236, 238f, 260, 280, 300
Visualisationskassetten: 322
Visualisationstexte: 320,326
Visualisationsübungen: 179, **318ff**, 326f, 329
Vitamin A: 288, 295
Vitamin C: 149, 295, 314
Vitamin E: 292, 296

Vitamine: 99, 117, 146f, 153, 178, 212, 273, 289f, **294**, 310, 337
Vollwerternährung: 54, 151
Voodoo-Tod: 124

Wahrheit: 13, 61f, 106, 109, 123ff, 260
Weiterbehandlung: 272, 376
Widerstandsphase: 187
Wohlfahrtspflege, Verbände der freien: 22
Wunderheilung: **118ff**, 124, 308, 334
Wünschelrutengänger: 171, 251f
Zellen, immunkompetente: 237, 240, 244, 267, 286, 290
Zink: 290, **291**, 293f, 340
Zufall: 23, 96, 128ff, 135, 143, 182
Zustimmung: 41, **42**, 77, 104, 122, 135, 263, 274, 285
Zytostatika: 272

... eine weitere Neuerscheinung von Volker zur Linden

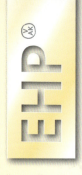

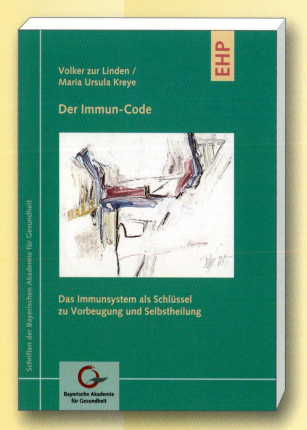

Volker zur Linden / Maria Ursula Kreye
DER IMMUN-CODE

Das Immunsystem als Schlüssel zu Vorbeugung und Selbstheilung

978-3-89797-063-2 · 207 S., Abb.

Eine Darstellung der Mechanismen des menschlichen Immunsystems. Ein moderner und integrativer Ansatz, der Krankheit wieder zur eigenen Angelegenheit macht (‚Der mündige Patient') und befähigt, Krankheitsursachen und Lebensumstände zu verbinden, das eigene schöpferische Potenzial auszuloten und die körperliche Hygiene mit seelischen und geistigen Aspekten zu integrieren.

Der Band erschien in der Reihe
›Schriften der Bayerischen Akademie für Gesundheit‹
– ein anderer Band der Reihe:

Ortrud Grön
PFLÜCK DIR DEN TRAUM VOM BAUM DER ERKENNTNIS

Träume im Spiegel von Naturgesetzen –
Ein Lehrbuch für die Arbeit mit Träumen

978-3-89797-045-8 · 360 Seiten; zahlr. Abb. u. Fotos, Hardcover

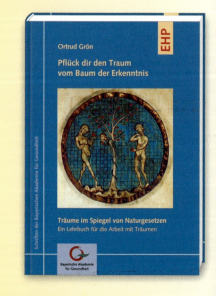

Weitere Infos zum Programm: www.ehp-koeln.com

EHP - Verlag Andreas Kohlhage · www.ehp.biz · Tel. 02202-981236 · PF 200222 · 51432 Bergisch Gladbach

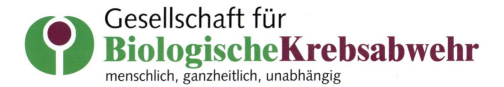

Gesellschaft für Biologische Krebsabwehr
menschlich, ganzheitlich, unabhängig

Sie sind an Krebs erkrankt?

Die Gesellschaft für Biologische Krebsabwehr e.V. ist die größte Beratungsorganisation bei Fragen zu komplementärmedizinischen Heilverfahren bei Krebserkrankungen.

→ Unser ärztlicher Beratungsdienst beantwortet Ihre Fragen zu ganzheitlichen Krebstherapien kostenfrei.

→ Rufen Sie uns an: 06221 138020 und vereinbaren Sie ein persönliches Beratungsgespräch.
Montag bis Donnerstag 9 bis 16 Uhr, Freitag 9 bis 15 Uhr

→ Fordern Sie kostenfrei unsere vielfältigen und hilfreichen schriftlichen Informationen an oder informieren Sie sich unter www.biokrebs.de

Gesellschaft für
Biologische Krebsabwehr e.V. (GfBK)
Zentrale Beratungsstelle:
Voßstraße 3 (Samariterhaus),
69115 Heidelberg

Ursula von Maltzahn
Diagnose Krebs –
Der Ausweg aus Angst und Hoffnungslosigkeit

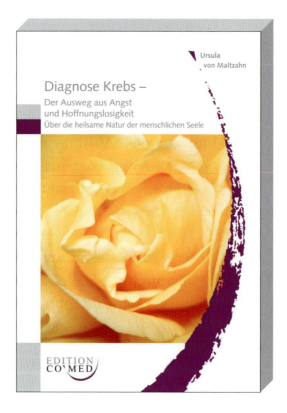

Heilen ist eine Gabe, die im Augenblick – als schöpferischer Akt – das physikalische, energetische, mentale und spirituelle Dasein eines Menschen vollkommen zu verwandeln vermag. Durch Ausdauer, Disziplin und den aufrichtigen Wunsch nach gewissenhafter, spiritueller Praxis, kann die Gabe des Heilens vermittelt, wahrgenommen und verkörpert werden, da der Schlüssel zur Heilung und des „Heil(er) Werdens", in der Wandlung unseres Bewusstseins liegt. Spirituelle Heilung ist also weder Technik, noch „magischer Anwendungszauber", sondern die Kunst, den Augenblick im Jetzt, als vollkommenen Ausdruck unseres göttlich-geistigen Seins auftauchen und wirksam werden zu lassen.

160 Seiten, Softcover, ISBN: 978-3-934672-34-5   € 17,80

CO'MED Verlags GmbH
Rüdesheimer Str. 40
D-65239 Hochheim
Tel. 06146-90740
Fax 06146-9074-44
verlag@comedverlag.de
www.comed-online.de

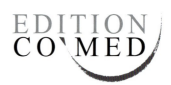

Hartmut Heine & Elke Heine
Befindensstörungen – Chronische Krankheiten – Altern

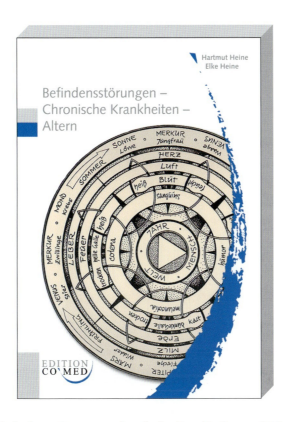

Wie hängen Befindensstörungen, chronische Krankheiten und Altern zusammen? Den Autoren ist es erstmals gelungen diese klinische, gesellschaftsrelevante und soziale Problematik auf einen Nenner zu bringen: Das System der Grundregulation. Dies ist mehr als „Interorgankommunikation", da im Bereich der Grundregulation somato-psychische und psycho-somatische Rückkopplungen evident sind. In der Grundregulation sind das zelluläre-, humorale (Blut, Lymphe)-, hormonelle- und nervöse System sowie Umwelteinflüsse durch das Interface der Grundsubstanz (extrazelluläre Matrix, ECM) miteinander verschaltet. Jeder hat genetisch und umweltbedingt seine individuelle Grundregulation, die er eigenverantwortlich in seinem familiären und sozialen Umfeld förderlich oder missbräuchlich beeinflussen kann. Das Buch gibt Therapeuten praktische Hinweise, wie man im Krankheitsfall und im Alternsprozess sein Ich bewahren, seine Probleme erkennen und seine Stellung in der Gesellschaft wahrnehmen kann (Salutogenese). Die weitaus größte Zahl Kranker sind Befindensgestörte und chronisch Leidende. Sie werden auf gänzlich neue Versorgungsbereiche angewiesen sein. Dabei kommt es darauf an, den Menschen ganzheitlich zu behandeln. Wir brauchen daher ein medizinisches System, das Gesundheitssicherung und Krankenversorgung gleichzeitig und gleichrangig umfasst. Im Zeichen des demographischen Wandels ist eine „Ganzheitsmedizin" vorrangig notwendig für die Versorgung des ständig wachsenden Anteils alter Menschen in unserer Gesellschaft.

168 Seiten, Softcover, ISBN: 978-3-934672-35-2   € 17,80

Edgardo Biéri
Gedanken zur Heilung
Wie Du denkst, sprichst und fühlst, so ist Dein Leben

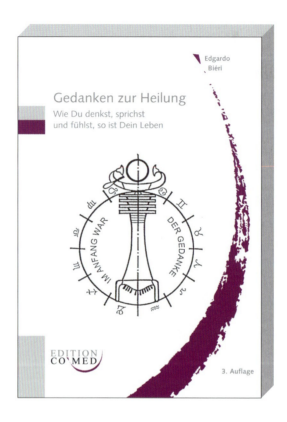

Im vorliegenden Buch wurden Gedanken des Autors gesammelt, die über 30 Jahre lang als Anregungen und Tipps für eine heile, ganzheitliche Lebensführung von ihm niedergeschrieben wurden. Die eigenen Gedanken können nach dem Motto „Innen wie außen" krank oder gesund machen. Krankheiten sind demnach Funktionsstörungen, welche psychisch bedingt sind, d.h. sie sind ein Bewusstseinszustand, und das Bewusstsein kann heilen. Folglich benötigen wir die „richtigen" Gedanken zur Heilung, die wir alle jederzeit entwickeln können...

3. Auflage, 144 Seiten, Hardcover, ISBN: 978-3-934672-37-6   € **11,80**

Viele weitere interessante Bücher aus der EDITION COMED finden Sie auf unserer Internetseite: www.comedverlag.de